イラスト
食品学各論

北越 香織　飯村 九林　小長井 ちづる
白尾 美佳　端田 寛子　檜垣 俊介　著
藤井 俊輔　舩越 淳子　武曽 歩

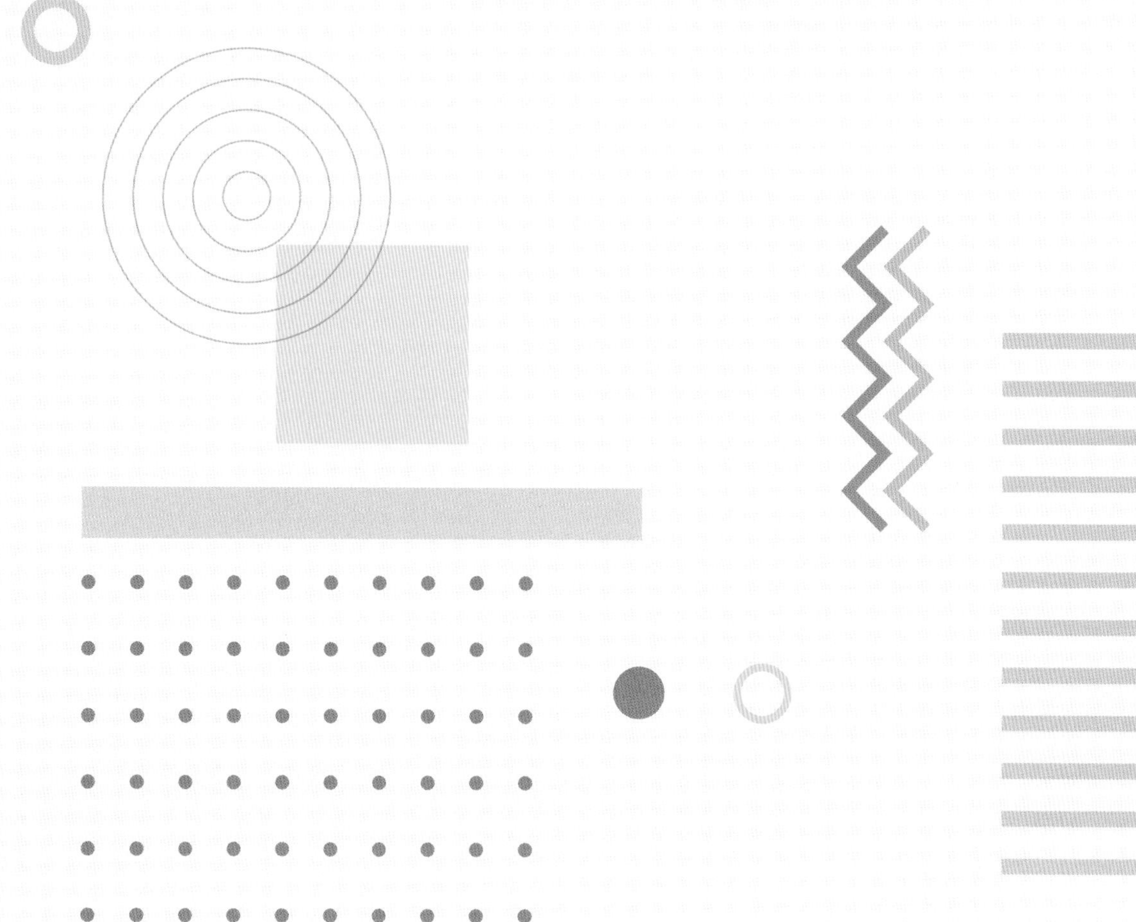

東京教学社

著者紹介

北越香織（キタコシ カオリ）
至学館大学・健康科学部・栄養科学科

飯村九林（イイムラ クリン）
十文字学園女子大学・人間生活学部・食物栄養学科

小長井ちづる（コナガイ ちづる）
十文字学園女子大学・人間生活学部・健康栄養学科

白尾美佳（シラオ ミカ）
実践女子大学・生活科学部・食生活科学科

端田寛子（ハシダ ヒロコ）
帝京平成大学・健康メディカル学部・健康栄養学科

檜垣俊介（ヒガキ シュンスケ）
北海道文教大学・人間科学部・健康栄養学科

藤井俊輔（フジイ シュンスケ）
長崎国際大学・健康管理学部・健康栄養学科

舩越淳子（フナコシ アツコ）
西南女学院大学・保健福祉学部・栄養学科

武曽歩（ムソウ アユミ）
九州女子大学・家政学部・栄養学科

まえがき

私たちは日頃から多くの食品に囲まれて生活しています。買い物に行けば、季節に関係なく様々な食品が並び、いつでも好きな食品を選び、食べることができるようになっています。食品の種類もどんどん増えており、食べたことのない食品を目にすることも増えてきました。また、加工された食品では原材料に何が使用されているかわかりにくく、そもそも何からできているかすら知らない子どもたちも増えています。そのため、いろんな食品に興味をもち、日常生活で活かせる正しい知識が必要となっています。

本書は、管理栄養士国家試験のガイドラインに沿って構成し、国家試験に出題された重要ポイントをおさえつつ、新たな知識が増やせるようにイラストや写真などを加えて見やすく作成しています。管理栄養士の方々をはじめ、栄養士、調理師、食品関連の仕事をされている（しようと考えている）方々が食品に興味・関心をもつきっかけとなれば嬉しい限りです。

2001年に「イラスト食品学総論」が出版されてから20年以上たち、この度念願の「イラスト食品学各論」を出版することができました。私たち執筆者は教育機関において多くの学生と向き合い、食品について知ることはとても楽しいことだということを日々試行錯誤しながら伝えています。みんなでどうしたらわかりやすいか、見やすいかなどを考えて作成した教科書ですが、不備や未熟な部分にお気づきになられましたらご指摘いただけると幸いです。

最後に、本書の出版に多大なご尽力をいただきました、東京教学社鳥飼正樹氏に心よりお礼申し上げます。

2023年7月

著者一同

第1章 人と食べ物

第2章 食品の成分

第3章　食品の生産・加工・保存・流通と栄養

イラスト：Othello
梅本昇

第1章

人と食べ物

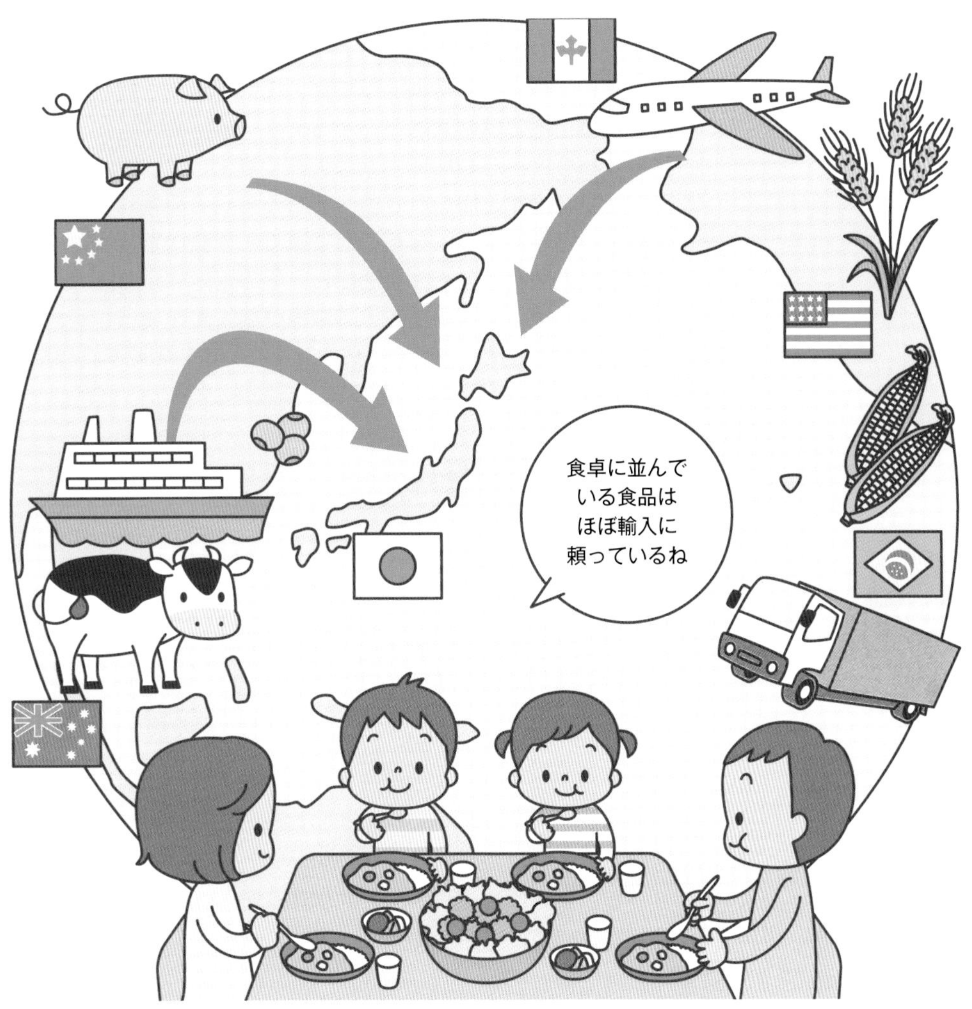
食卓に並んで
いる食品は
ほぼ輸入に
頼っているね

ヒトは自らエネルギーをつくり出すことはできません。そのため、植物や動物を食品として摂取しなければ生きていくことはできません。身体を動かす、呼吸をするなどの生きていくための活動は、エネルギーがなければ不可能なのです。野生動物を捕まえたり、木の実を採取したりして必要な食べ物を得ていたヒトが、どのようにして安定的に食べ物を生産・管理するようになったのでしょうか。また、身体をつくり健康な生活を送るために必要な食べ物が、なぜヒトの健康を脅かしたり、環境破壊の原因となったりするようになったのでしょうか。

この章では、私たち人間と食品とのかかわりの歴史及び現在抱えている課題について学びます。

1 食文化と食生活

私たちヒトはどのようにして現在のような食文化・食生活になったのでしょうか。長く続いた狩猟・採取生活から農耕・牧畜生活に移行することで食生活はどのように変化したのでしょうか。時代の移り変わりとともに食生活は大きく変化していきます。調理・加工技術が発達するにつれて食べられる食品の種類や量が増え、また長く保存できるようになることで遠くまで輸送できるようになりました。気候や土地の特性を活かし、その土地ならではの食文化も発展していきました。私たちヒトは様々な工夫を凝らして、生きていくために必要な食べ物を得る努力を重ねてきたのです。

１）食文化とその歴史的変遷

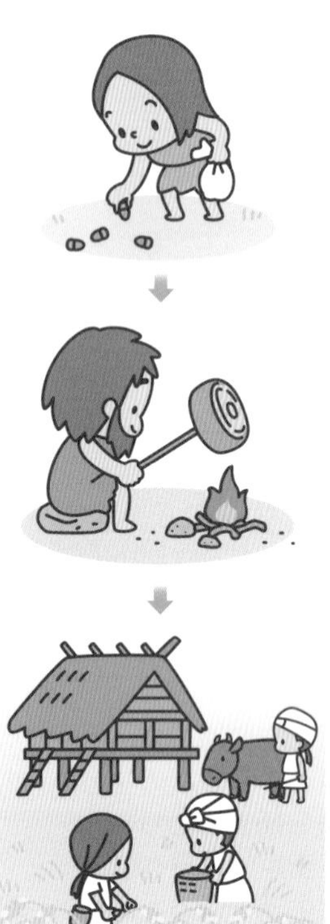

およそ600万年前に誕生してから、ヒトは生きていくために食料を得なければならなかった。そのため、ヒトは生活する場所を変えながら動物を捕らえ、果実や海藻などを採取することで食料を確保し生活していた。やがてヒトは火を利用するようになった。火を使えるようになったことでヒトの生活は大きく変化した。暗闇や獣の襲来に怯えることがなくなっただけでなく、火を使うことで手に入れた食料を加熱するようになった。また加熱することによって栄養素の消化・吸収がよくなり、今まで硬くて食べられなかったものも柔らかくして食べられるようになった。さらに食料に含まれる寄生虫や有害成分を減らすこともできるようになり食の安全性も向上した。現在でも使用されている塩は、製塩用の土器が縄文後期に見つかっていることから、多くの食料の貯蔵・輸送に使われはじめた頃とも考えられている。

およそ１万年前からは農耕・牧畜が始まったといわれている。植物を栽培し、動物を飼育することで食料を確保できるようになった。ヒトは食料を求めて移動する生活から、定住生活へと移行するようになった。しかし、気候変動や自然災害などの影響を受けることもあり、安定的に食料が確保できたわけではない。そのため、ヒトは栽培・飼育している動植物の品種改良などを行い、食料の増産を行ってきた。米や小麦などの主食となる作物だけでなく、野菜なども生産・流通するようになり、貴重な香辛料、砂糖を巡っては争いが起こることもあった。

18 世紀に入り産業革命と同時に農業革命が起こり、人口がさらに増加して農業は劇的に変化した。自給自足から商品として特化した作物を生産する方法に変化させることで、人口増加に対応した。また食料の輸送にも大きな影響を与え、缶詰などの貯蔵性の高い食品が開発されるきっかけとなった。

20 世紀に入ってからは農業用機械の発展や、化石燃料へのエネルギー転換によりさらに農業技術は進歩した（図 1-1）。しかし、人口増加に伴う食料不足の問題は解決されず、開発途上国では多くの人々が飢餓に苦しんでいる。一方、先進国ではエネルギー摂取過剰による肥満などから引き起こされる生活習慣病が増加している。また、農業の工業化になどに伴う環境破壊も問題となっている。

ヒト誕生	火の使用	農耕開始	産業革命	農業技術発達
600 万年前	50 万年前	1 万年前	18 世紀	20 世紀

図 1-1　ヒトの歴史的変遷

2）食生活の時代的変化

日本では戦後の高度経済成長により食生活は一変した。米や魚が中心だった食事が多様化し、動物性たんぱくや脂質の摂取が増加した。また外食産業も発達し、食料に事欠かない飽食の時代となっている。しかし、日本ではまだ食べられる食品が 1 人 1 日約茶碗 1 杯分（約 114g）が捨てられている一方、世界には食料不足に苦しんでいる国が多くある。

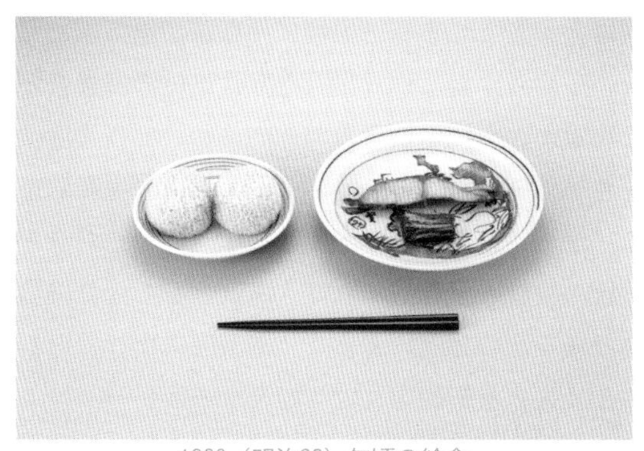

1889（明治22）年頃の給食

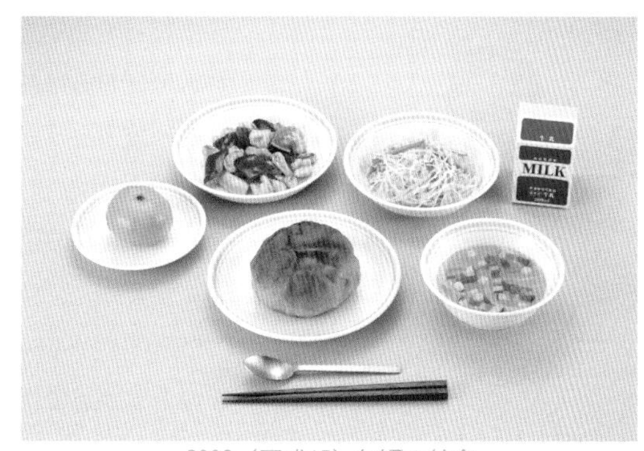

2003（平成15）年頃の給食

図 1-2　学校給食の時代的変化

写真提供：独立行政法人日本スポーツ振興センター

3）食物連鎖

植物は、光合成を行い無機物（二酸化炭素）から様々な有機物（栄養素）を作り出し、自らエネルギーを産生している（生産者）。一方、ヒトや動物は、生きていくために栄養素を外部から摂取する必要がある（消費者）。そのため、生産者である植物を摂取したり（草食動物）、植物を摂取した動物を捕食したり（肉食動物）する必要がある。この「植物（生産者）」と「草食動物や肉食動物（消費者）」の間には「食べる」「食べられる」の関係がある。これを**食物連鎖**[*1]という（図1-3）。

＊1　ヒトはライオンなどの肉食動物のように牙や爪をもたないが、道具や知識を駆使することで食物連鎖の頂点に立っている。

＊2　生産者を直接食べるものを第1次消費者、肉食動物などを第2消費者、肉食動物を食べるものを第3次消費者とする分類もある。

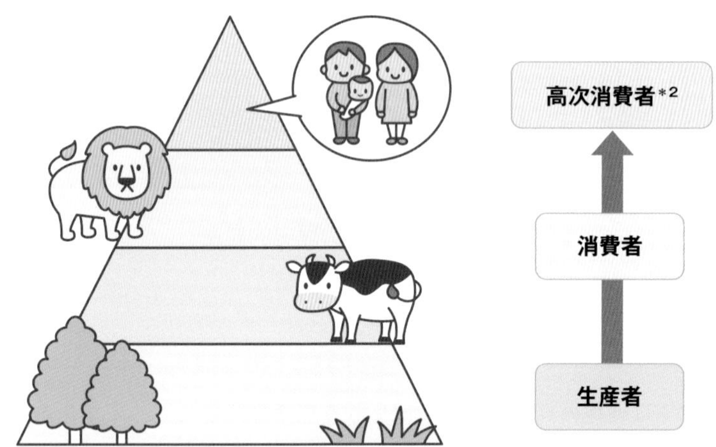

● 図1－3　食物連鎖・生態系ピラミッド

食物連鎖では、上位である消費者と下位である生産者のバランスが重要である。このバランスが崩れ生産者が減ってしまうと消費者がエサ不足になったり、生産者が増えすぎてしまうと環境に悪影響が出てきたりする可能性がある。また、生産者が自ら作り出したり、下位の消費者が体内に取り込んだりした物質が、上位の消費者の体内において高濃度になることがある。これを**生物濃縮**（図1-4）という。微生物が生産したアスタキサンチン（色素）が上位の消費者であるサケにおいてその身を赤くするなどのヒトに影響の少ない場合もあれば、廃液として海に排出した水銀が下位の消費者である魚の体内に蓄積し、高濃度になっているものをヒトが摂取することで大きな影響を及ぼす場合もある。

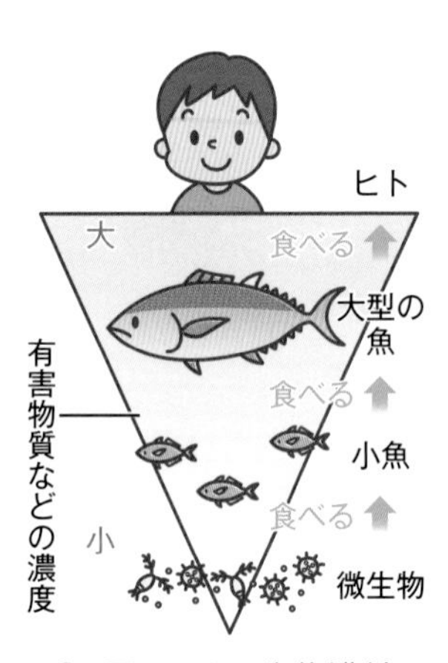

● 図1－4　生物濃縮

2 食生活と健康

私たちヒトは自給自足の生活から、技術の発達により様々な食べ物を効率よくかつ大量に手に入れられるようになりました。そのため食生活は変化し、以前はあまり食べなかったような食品を口にするようになりました。魚中心だったたんぱく質の摂取源は肉類に変わり、脂肪分の多い食品が出回るようになりました。その結果、食生活が一因となっている生活習慣病患者が増加し、死因別死亡率のおよそ5割を占める、医療費を圧迫するなどの問題を引き起こしています。

1）食生活と健康維持・管理

1955年頃から始まった高度経済成長をきっかけに、貧困状態にあった日本人の栄養状態は改善し始めた。また医療が発達することで感染症などが激減した。そのため、1955年頃にはおよそ65歳だった**平均寿命**[*1]は2019年にはおよそ85歳まで上昇し、世界的にみても高い水準となっている（**図1-5**）。

＊1　0歳における平均余命

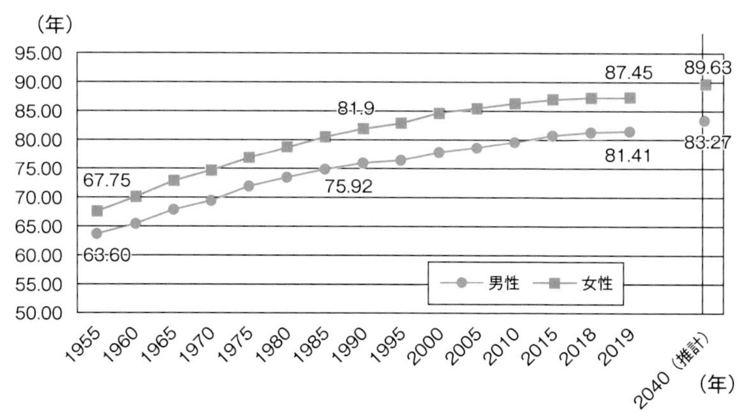

● **図1-5　わが国の平均寿命の推移**
資料：厚生労働省「健康寿命の令和元年値について」より作成

しかし生活が豊かになるにつれ、食生活は多様化した。冷凍食品や加工食品、肉類や脂肪分の多い食品を多く消費するようになった（**図**

1-6)。食生活の変化は食品の安全性やヒトの健康を脅かすことになる。例えば輸入した食品から有害物質が検出されたり、日本人の死因の上位を占めるがんや脳卒中、心臓病などの生活習慣病発症を誘発したりする。

そのため内閣府による食品安全委員会の設置、厚生労働省による栄養、運動による生活習慣病予防などの対策を講じている（図1-7)。

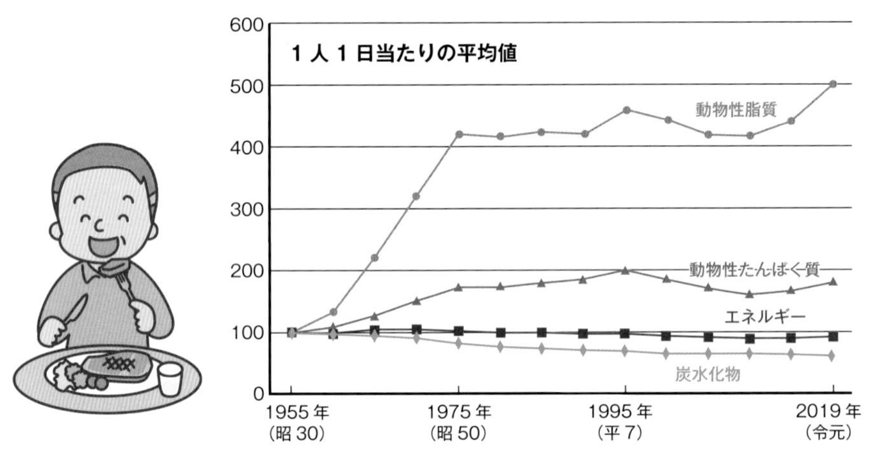

● 図1-6　栄養素等摂取量の推移（1955年を100とした場合）
資料：国立健康・栄養研究所「国民健康・栄養調査、栄養摂取状況調査」より作成

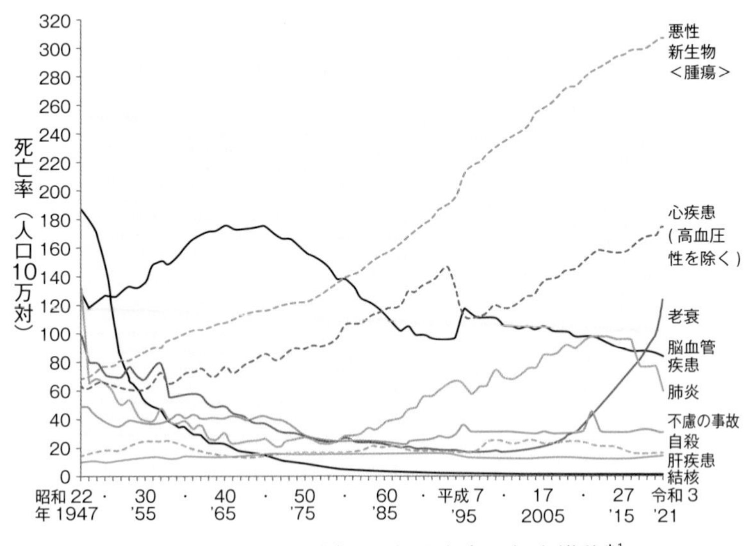

● 図1-7　死因別にみた死亡率の年次推移[*1]
資料：厚生労働省「人口動態統計（令和3年）」より作成

＊1　2020年より感染拡大した新型コロナウイルス感染症による2021年の死亡数は16,766人、死亡率は13.7であった（厚生労働省「令和3年人口動態統計」より)。

2）食生活と生活習慣病

生活習慣病とは、「食事や運動、休養、喫煙、飲酒などの生活習慣が深く関与し、それらが発症の要因となる疾患の総称」である。がんや脳血管疾患、心疾患及びこれらの危険因子となる動脈硬化症や糖尿病、高血圧症、脂質異常症などが含まれる。現在ではこの生活習慣病が主な死亡原因となっており、国民医療費（一般診療医療費）のおよそ3割、死亡者数のおよそ5割を占めている（**図1-8**）。また平均寿命の延伸に伴い、寝たきりなどの要介護者等の増加も問題となっている。そのためただ単に長寿ではなく、健康上の問題で日常生活が制限されることなく生活できる期間である**健康寿命**が重要である（**図1-9**）。生活の質（QOL*1）を維持し、平均寿命と健康寿命の差を少なくすることが課題となっている。2024年から始まる「健康日本21（第三次）」では、健康寿命の延伸と健康格差の縮小実現に向けての目標が設定されている。

*1　Quality Of Life

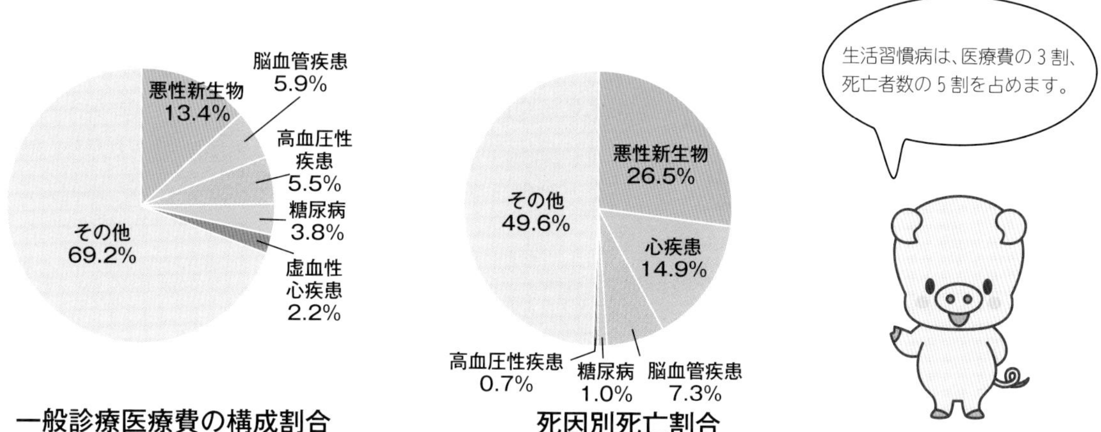

● 図1-8　生活習慣病の医療費に占める割合と死亡割合
資料：厚生労働省「国民医療費の概況（令和2年）」、「人口動態統計（令和3年）」より作成

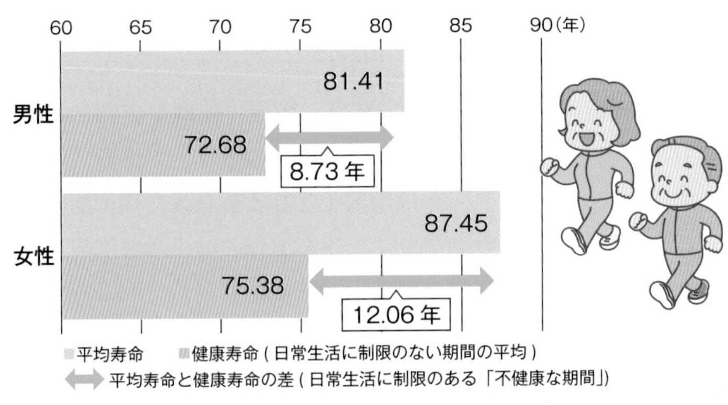

● 図 1 − 9　平均寿命と健康寿命

3）食嗜好の形成

食嗜好とは、食べ物の好き嫌いのことである。この食嗜好の形成には先天的要因と後天的要因がある。先天的要因としては人種、民族、性別などが、後天的要因には経験や環境などがある。ヒトの味覚は 3 歳ごろまでにできあがり、10 歳ごろにはほぼ完成するといわれている。ヒトがおいしいと感じる要因は味だけでなく、香りや外観、触感などの物理的・化学的要因及び体調や経験などの環境的要因が関わっており、味覚とともに幼児期の食生活が食嗜好に大きく影響する。そのため個人差も大きい。

食嗜好は一生涯続くものではなく、年齢等によって変化する。子どものころに食べられなかったものが大人になってから食べられるようになることや、その逆も起こり得る（図 1-10）。塩味のように加齢によって味を感じにくくなるような感覚の変化や、食に対する考え方の変化などが要因として考えられる。

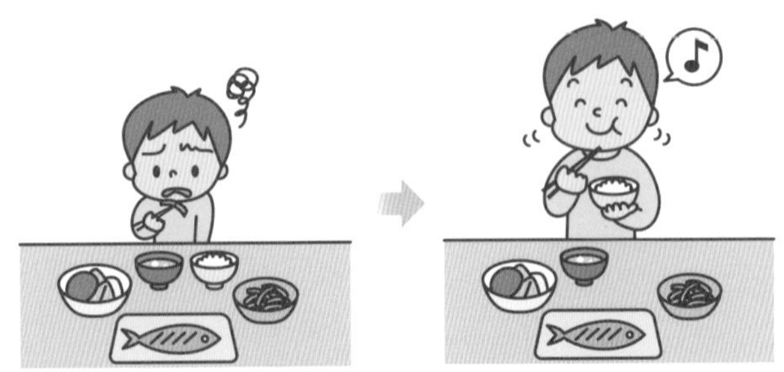
嫌いなものを食べている子ども
好きになった大人

● 図 1 −10　食嗜好の変化

3　食料と環境問題

工業化が進み、様々な食品を輸入できるようになると、新たな問題が起こるようになりました。地球温暖化を引き起こす CO_2 などの温室効果ガスです。食品の生産や輸送では多くの温室効果ガスを排出します。そのため環境への影響が懸念されるようになりました。また日本は多くの食品を輸入しているにもかかわらず、廃棄する食品も多い国です。私たちが住むこの地球と限りある資源を大切に守っていくためにはどうすればいいのでしょうか。

1）フードマイレージの低減

フードマイレージ（食料総輸送距離）とは、1994年にイギリスのティム・ラングが提唱した概念をもとに、農林水産省により考案されたもので、輸入国からの輸入重量（t）とわが国までの距離（km：国内輸送は含まない）を掛け合わせたものである。

フードマイレージ（t・km)＝輸入重量（t）× 輸送距離（km)

輸入重量が大きくなるほど、また輸送距離が長くなるほど（遠い国から輸入するほど）フードマイレージは大きくなる（図 1-11)。

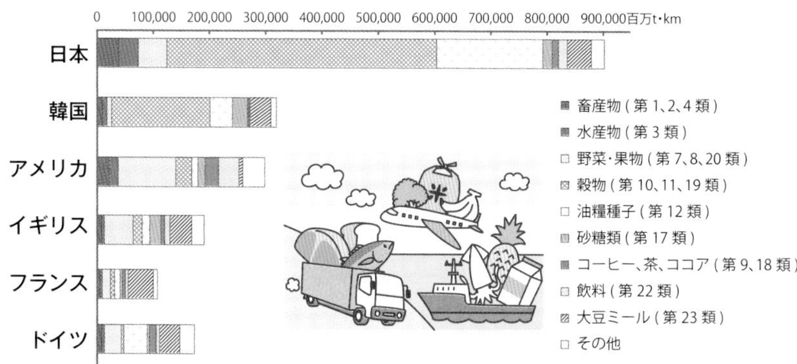

図 1-11　各国のフードマイレージ比較
資料：農林水産省ＨＰ「『フード・マイレージ』について」より作成

フードマイレージが大きくなることは輸送エネルギーが大きく、地球環境への負荷が大きくなることを意味する。多くの食料を輸入に頼り、食料輸出国から遠く離れているわが国では、フードマイレージが大きくなっている。

この問題を解決するためにはわが国の食料自給率を向上させる必要があるが、現状では改善されていない。

一方、このフードマイレージの算出には、輸送手段が決められていない。船、飛行機、トラックなどの輸送手段により地球環境への負荷は異なるため、フードマイレージだけでは判断できない。そのため、製品のライフサイクル全体（原材料～廃棄・リサイクル）で排出される温室効果ガス排出量を CO_2 量に換算した**カーボンフットプリント**（CFP*1）が用いられることも多くなってきている（**図 1-12**）。

*1 CFP：Carbon Footprint of Products

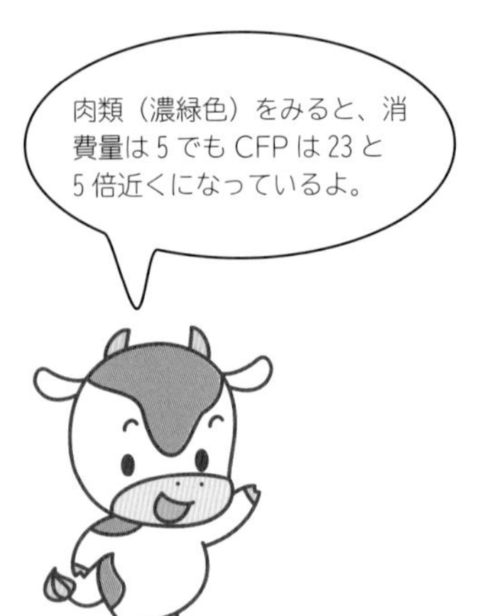
肉類（濃緑色）をみると、消費量は 5 でも CFP は 23 と 5 倍近くになっているよ。

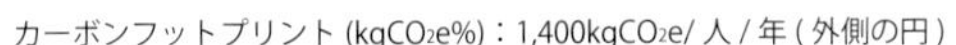

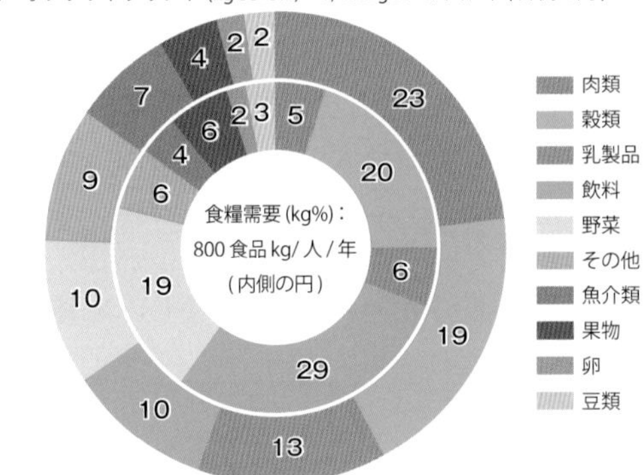

● 図 1-12　日本人の食に関連する CFP および物的消費量の割合

資料：環境省「環境白書（令和 2 年度）」より作成

2）食料生産と食料自給率

食料自給率とは、わが国の食料供給に対する国内生産の割合を示す指標である。食料自給率には、単純に重量で計算する**品目別自給率**と、食料全体について共通の「ものさし」で単位をそろえて計算する**総合食料自給率**がある。後者の総合食料自給率には、熱量で換算するカロリーベースと金額で換算する生産額ベースがある。

食料自給率
- 品目別食料自給率
- 総合食料自給率
  - カロリーベース
  - 生産額ベース

$$品目別自給率 = \frac{国内生産量（t）}{国内消費仕向量（t）^{*1}}$$

$$カロリーベース総合食料自給率 = \frac{1人1日あたり国産供給熱量（kcal）}{1日あたり供給熱量（kcal）}$$

$$生産額ベース総合食料自給率 = \frac{国内生産額（兆円）}{国内消費仕向額（兆円）}$$

＊1　国内消費仕向量とは国内で消費に回された（市場に出回った）食料の量のこと。
国内消費仕向量＝
国内生産量＋輸入量－輸出量

わが国では、食料自給率を2030（令和12）年度までにカロリーベースで45％、生産額ベースで75％にすることを目標にしている。しかし昭和40年以降、わが国の食料自給率はカロリーベース、生産額ベースともに低下傾向にある（図1-13）。また諸外国と比べてもカロリーベース、生産額ベースともに低い水準にある（図1-14）。

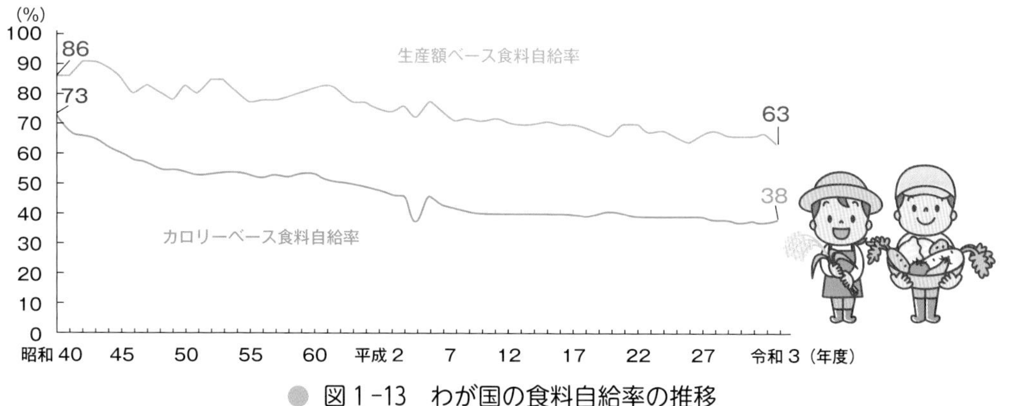

図1-13　わが国の食料自給率の推移
資料：農林水産省「世界の食料自給率」より作成

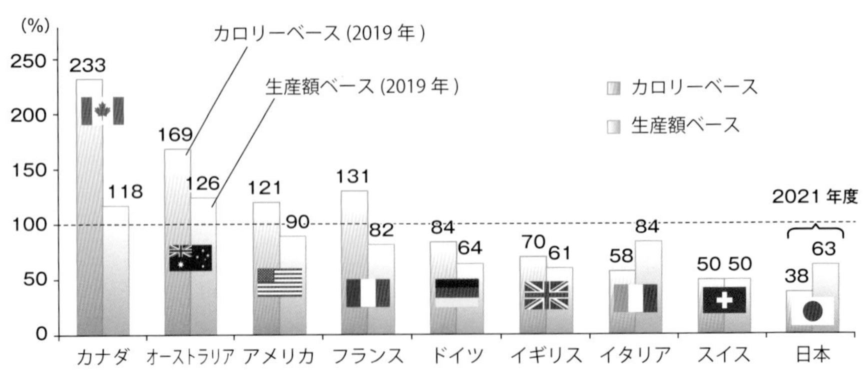

● 図 1 -14　各国の食料自給率の比較

資料：農林水産省 HP「世界の食料自給率」より作成

これは、食生活の多様化に伴う自給率の高い米の消費の低下、農地の減少などが一因としてあげられる。そのため農林水産省は、食と農のつながりの深化に着目した新たな国民運動「食から日本を考える。ニッポンフードシフト」を開始している。

Column

食料自給率について考えよう

日本の食料自給率は、カロリーベースで40%程度のほぼ横ばいで改善していません。食品の多くを輸入に頼っていることは知っていても、私たちの食生活に大きな影響はなくあまり困ることはありません。しかし、最近の世界情勢の変化から輸入品の値段が高騰し、いかに輸入に頼って生活していたかを実感するようになりました。鶏卵のように国内でほぼ100%生産し物価が変わってもあまり値段が変わらない「物価の優等生」といわれてきた食品も、飼料を海外から輸入していることによる影響を受け値段が上がっています。私たちの食生活は海外情勢の影響を受けやすい状態にあることを理解し、今ある食品を無駄にせず有効に消費する方法を模索していかなければならないのです。

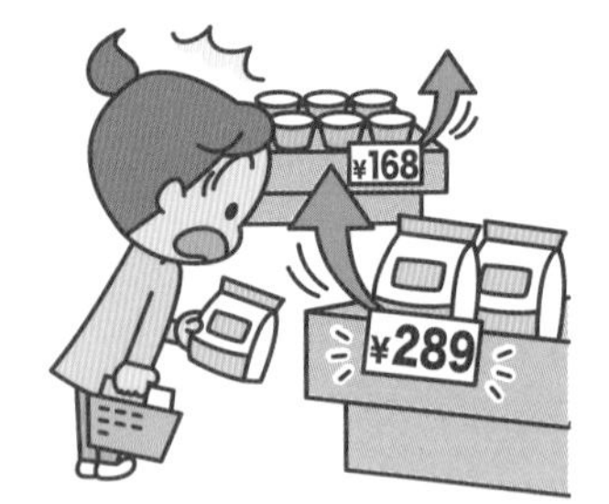

3）地産地消

地域で生産された農林水産物を地域で消費しようとする取り組みを、**地産地消**という。地元のものを地元で消費するため、生産者は食品の輸送距離を短くすることができ、輸送やトレーサビリティ（食品の生産過程の把握・追及）のコスト削減、フードマイレージの低減が期待できる。また消費者は新鮮な食品を手に入れることができる。さらに食料自給率の向上やスローフード運動（地域の食文化の維持や継承）につながっている。

Column

学校給食における地産地消

皆さんはご自身が小中学生のころの学校給食について覚えていることはありますか？学校給食にはその地域の特色がよく表れています。例えば、北海道足寄町では羊肉やラワンブキ、長崎県平戸市では木引きかぶなどが提供されています。子どものころからよく食べていてなじみのある食品でも、生まれ育った場所が違うと一度も食べたことがないという人がいます。周りの人たちと給食で出されたものについて話してみましょう。驚きと新しい食材の発見があるかもしれません。

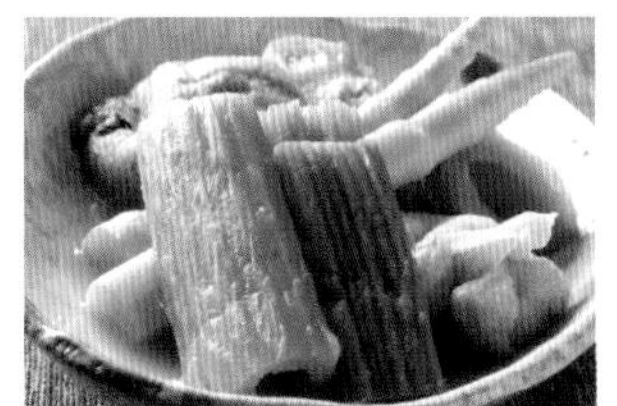
ラワンブキの煮物

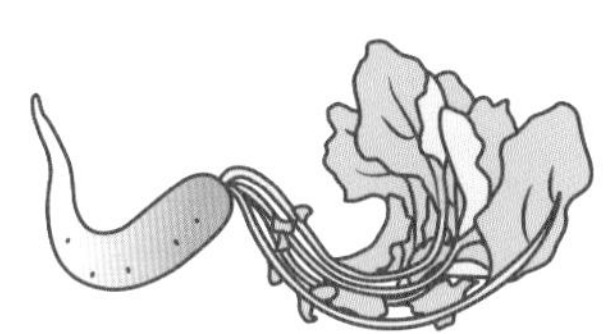
木引きのかぶ

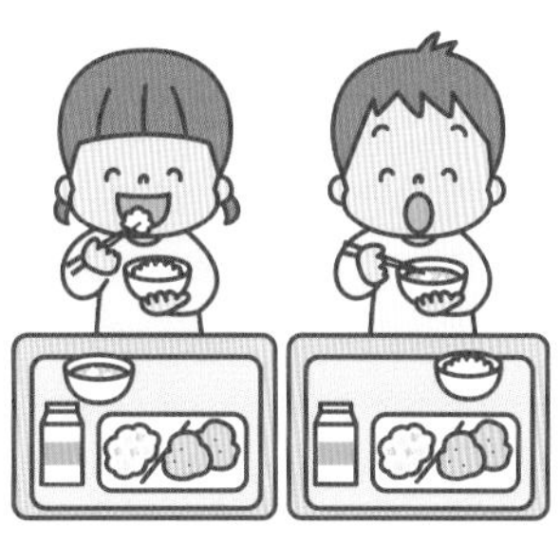

4）食べ残し・食品廃棄の低減

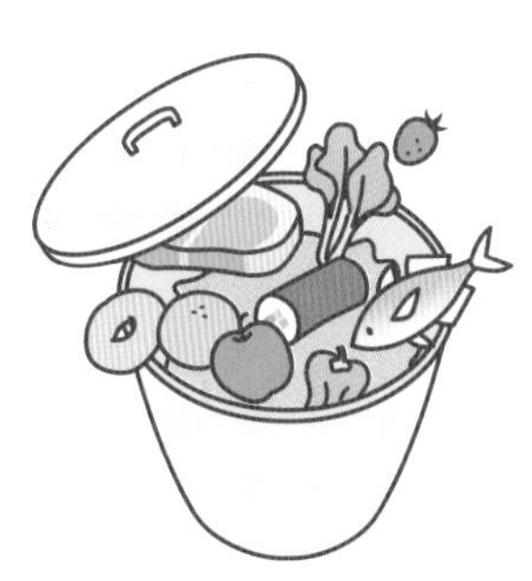

わが国は多くの食品を輸入に頼っているにもかかわらず、大量の食品を廃棄している。料理・食品として提供されたもののうち、食べ残した重量と直接廃棄重量（消費期限切れなど）、過剰除去重量（不可食部を廃棄率以上に除去）をあわせたものを食品ロス量という。食品ロス量を食品使用量で除したものを**食品ロス率**という。

$$\textbf{食品ロス率}=\frac{\textbf{食品ロス量（食べ残し重量＋直接廃棄重量＋過剰除去重量）}}{\textbf{食品使用量}}\times 100$$

現在、わが国の食品ロス量はおよそ523万tである。これは世界の食糧支援（2020年度で年間約420万t）の1.2倍、国民1人1日あたり114gの食品を捨てていることになる（**図1-15**）。一方で、世界では約9人に1人が栄養不足だとされており、環境の悪化や人口増加に伴い今後も増えていく可能性がある。また、廃棄された食品はごみとして運搬・

＊1　食べられるのに包装の破損や過剰在庫などで流通できない食品を企業から寄贈してもらい、必要な施設や団体に無償で提供する活動。

処分される際CO_2を排出するため環境負荷にもつながる。

そのため、わが国では関係府省庁が連携して、食品ロス削減国民運動（NO-FOODLESS PROJECT）を展開し、生産者にはフードバンク＊1などの推進、消費者には買い過ぎや作りすぎ防止の啓発を行うなど食品ロス削減に取り組んでいる。

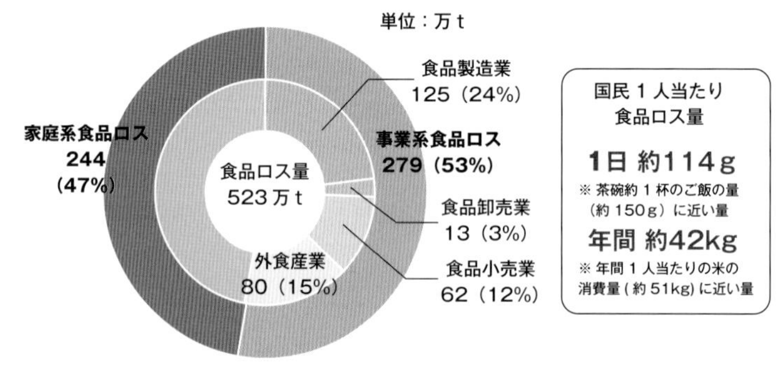

● 図1-15　わが国の食品ロス量

資料：環境省「我が国の食品ロスの発生量の推移（令和3年度）」より作成

チェック問題Ⅱ

次の文章の**下線部分**が正しければ○、間違っていれば×をつけなさい（解答は p.239）。

【ヒトと食べ物】

① 食物連鎖において、ヒトは**生産者**に該当する。
② 生物濃縮において、体内に蓄積する物質の濃度は下位の消費者のほうが**高い。**
③ 食嗜好は、年齢によって変化**する**。
④ フードマイレージは、食品の輸入重量に輸送**時間**を乗じて算出される。
⑤ フードマイレージが大きいと、環境への負荷は**小さい**。
⑥ 昭和40年以降日本の食料自給率は、カロリー、生産額ベースともに**低下**傾向にある。
⑦ 地産地消を実施すると、トレーサビリティのコストは**増加**する。
⑧ 地域の食文化の維持・継承を行う活動を、**スローフード運動**という。
⑨ 食品ロスには、調理時に除去される不可食部が**含まれる**。
⑩ まだ食べられる食品を企業から寄付してもらい、必要な施設等に提供する活動を、**フードバンク**という。

第2章

食品の成分

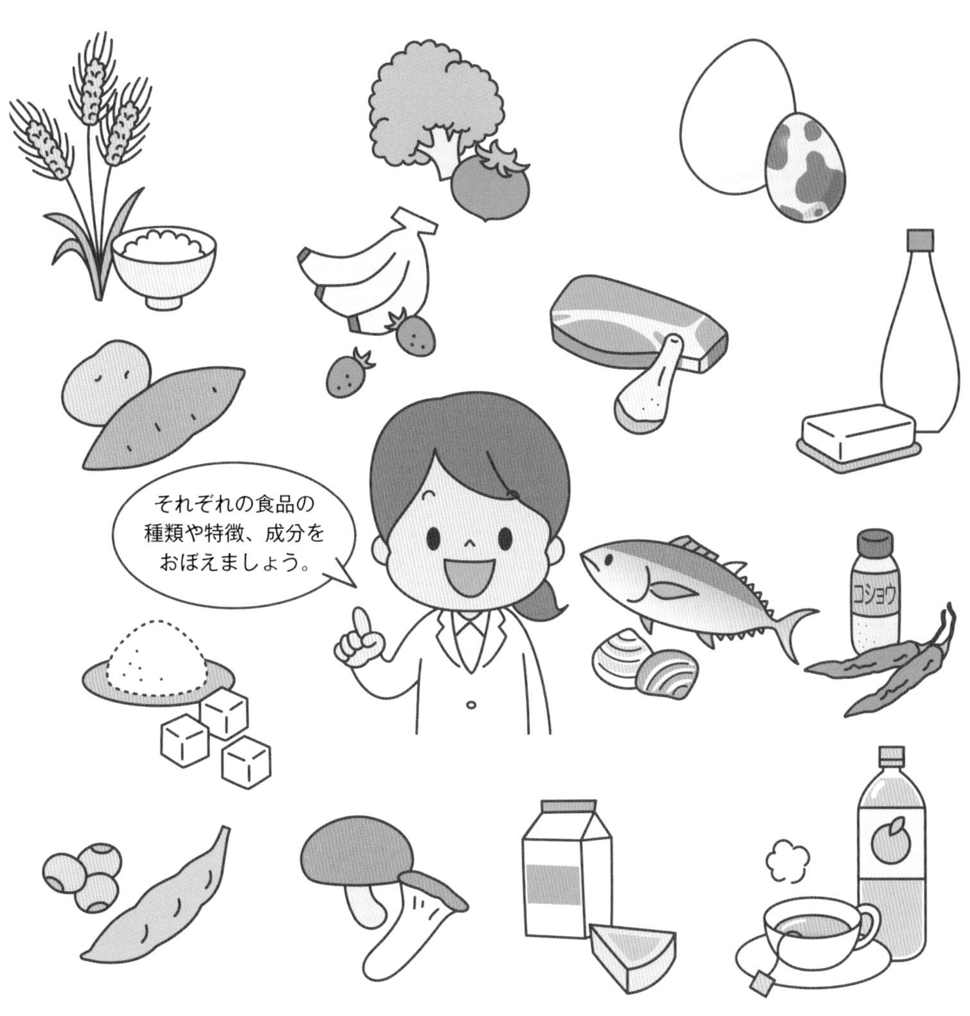

それぞれの食品の
種類や特徴、成分を
おぼえましょう。
コショウ

1950年に公表された「日本食品標準成分表」に収載された食品数は538品でしたが、日本食品標準成分表（八訂）増補2023年では、2,538品に上ります。今後、さらに収載食品数は、増加することが予想されます。これらの食品はそれぞれに栄養成分も異なり、特徴があります。また、食品成分は、保存状況、調理加工によって変化します。第２章では、主な食品の成分、特徴などについて学びます。これらの食品を理解することは、まずは食品を見て、触って、食べてみることで興味や理解が一層深まることでしょう。

1 植物性食品の分類と成分

植物性食品は、主食とされる穀類をはじめ、多種多様な食品が存在し、利用部位やそれぞれの特徴により分類されています。これらの分類ならびに栄養成分、機能性成分などを理解します。

1）穀　類

穀類は、イネ科などでんぷんを主成分とする植物の種子の総称である。主に主食として利用されるが、様々な加工品にも用いられている。穀類の生産量は、小麦、こめ、とうもろこしの順であり、三大穀類といわれている。

（１）穀類の特徴

穀類は、植物の種子を食用とするイネ科のこめ、麦、とうもろこし、タデ科のソバ、ヒユ科のアマランサス*1、キヌア*2 などが存在するが、この中でも**表 2-1** に示したように多くがイネ科に属している。

*1　世界保健機構（WHO）が栄養価の高さから「未来の食物」と評価される、今注目の食材。

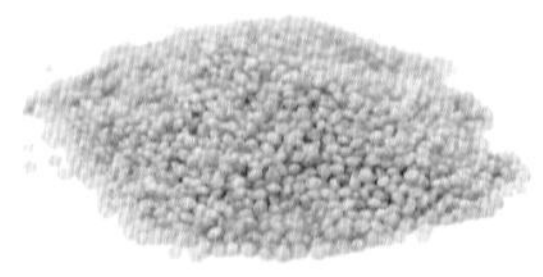

アマランサス

*2　アカザ亜科アカザ属の植物であり、アンデス山脈が原産である。インカ文明ではとうもろこしと同様に貴重な作物とされており、他の雑穀に比べて、タンパク質、葉酸なども豊富である。

表 2-1　穀類の分類

イネ科	タデ科	ヒユ科
こめ、麦、大麦、ライ麦、エン麦、ひえ、あわ、とうもろこし	そば	アマランサス、キヌア

（２）穀類の成分

穀類の成分は主に炭水化物であり、でんぷんが多く、エネルギーの供給源である。食品標準成分表では、エネルギーが 300～400 kcal、炭水化物が約 70～80 %、たんぱく質約 10 %、脂質約 2 %程度である。脂質、無機質、ビタミン類は、胚芽部分に多く含まれる。

（３）主な穀類

❶　こめ［イネ科］

稲が最初に作られたのは、インドのアッサム地方から中国の雲南省にかけての山間部であり、ここから、南アジア、東南アジア、東アジアへ伝わったと考えられている。日本へは、約6000年前の縄文時代前期に伝わったといわれている。伝来は、① 中国大陸から直接伝来、② 朝鮮半島経由、③ 台湾・沖縄経由の3つの説があるが、中国江南地方から直接伝来という説が有力である。

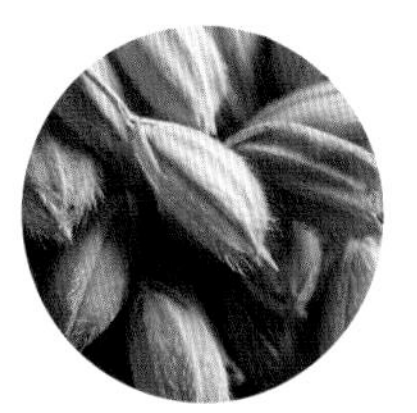

籾

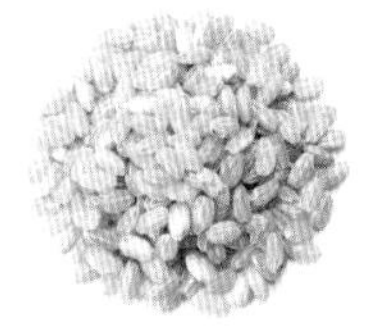

玄　米

精白米

A：構　造

こめは外皮がついているものを**籾**、籾殻を除去したものを**玄米**という。玄米から胚芽とぬかを除去した胚乳が**精白米**である（図2-1）。七分つき米とは、ぬかと胚芽の70％を搗精*1したものである。

*1　外皮を削り、精米する工程。精白ともいう。

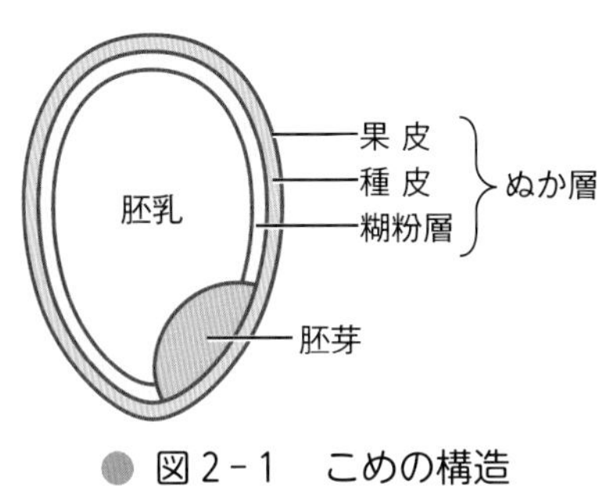

● 図2-1　こめの構造

B：種　類

こめの種類は、日本で食されているジャポニカ種、タイやインドなどの東南アジアで食されているインディカ種がある。その他、ジャバニカ種も一部の地域で栽培されている。ジャポニカ種は、粒が短く粘りがある。インディカ種は、粒が長く粘りが少ない（表2-2）。

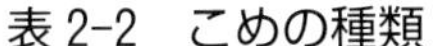

表2-2　こめの種類

品　種	ジャポニカ米	インディカ米	ジャバニカ米
栽培地域	日本、朝鮮半島、中国など	インド、タイ、フィリピン、中国など	インドネシア、イタリア、アフリカなど
形　体	短粒種	長粒種	中粒種

栽培は、水田ならびに畑で栽培されている。日本ではほとんどが水田で栽培されており水稲（すいとう）米という。一方、畑で栽培されるこめを陸稲（りくとう）米という*1。

*1 日本で栽培される米は多くが水稲米である。

C：成 分

こめの成分は主として炭水化物である。脂質、無機質、ビタミン類は胚芽部分に多いことから、搗精すると減少する。

炭水化物のほとんどがでんぷんである。でんぷんの含有量は、食品標準成分表によると、水稲穀粒精白米うるち米で 100 g 中 77.6 g、もち米で 77.2 g である。でんぷんの構成は、アミロースとアミロペクチンからなる。うるち米は、アミロース 20～30 %、アミロペクチン 70～80 %、もち米はアミロペクチンがほぼ 100 %である。この割合が異なることにより、粘性などの物理的性状が異なる。

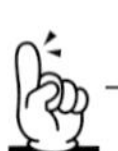

Point アミロペクチンが多いほうが粘り気が強くなる。

主要たんぱく質は**オリゼニン**で、第一制限アミノ酸はリシンである。

脂質は、胚芽、ぬかに多く、オレイン酸、リノール酸、パルミチン酸を含んでいる。無機質は、リン、カリウム、マグネシウムなどを含有している。

D：加 工

こめは、米粉、油、菓子、発酵食品として加工・利用される。

● 米 粉

米粉について**表 2-3** に示した。上新粉や上用粉のように精白米を粉砕したもの、道明寺粉のように糊化させたのちに粉砕したものがある。

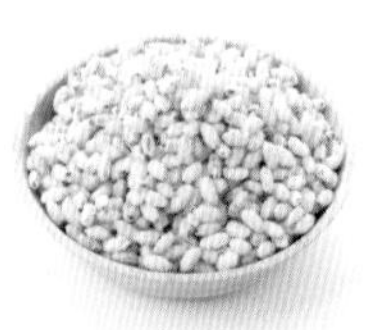

ポン菓子（こめ）

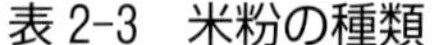

表 2-3 米粉の種類

種 類	米 粉	でんぷん	主な用途
うるち米	上新粉	生でんぷん	柏餅、草餅、ういろう
	上用粉		饅頭
	みじん粉	糊化でんぷん	和菓子
もち米	餅 粉	生でんぷん	大福餅、求肥*2、最中
	白玉粉		白玉団子、求肥
	道明寺粉	糊化でんぷん	桜餅
	寒梅粉		押菓子、製菓用
	みじん粉		和菓子、玉あられ、おこし

*2 餅粉や白玉粉などに水、砂糖を加えて練り上げたものである。加熱しながら練る「水練り」、練った後に、ゆで、蒸しなどの加熱をした後に、砂糖などを加えてしっかりと練る「ゆで練り」、「蒸し練り」などの方法がある。求肥は餅と違って、硬くならないことから様々な和菓子に利用されている。

● **米油**

胚芽、ぬか層に多い脂質部分が米油に加工され、食用油として用いられる。米油には γ- オリザノール*1 が含まれており、抗酸化作用をもつ(p.145 参照)。

*1　γ-オリザノールは、米糠に多く含まれており、酸化防止作用、コレステロール吸収抑制作用、更年期障害の緩和作用などが知られている。

● **無洗米**

こめは、炊飯としての用途が多い。近年、こめを研ぐ必要性がない無洗米の利用が増加している。無洗米は搗精の過程でこめの表面に残っているぬか層（肌ぬか）*2 を取り除いたものである。

*2　装置では、取り切れない粘着性の高いぬかを肌ぬかという。

● **アルファ化米**

こめを炊飯して、糊化（アルファ化）させたこめを熱風などで急速に乾燥させたものである。長期保存が可能であり、水を加えて食べられることにより非常食として用いられている。

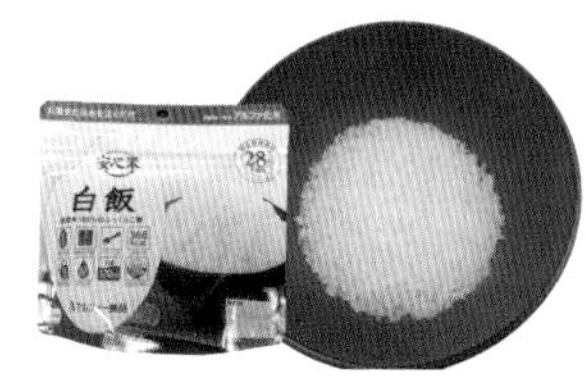

アルファ化米

● **発芽玄米**

玄米が発芽した状態で乾燥させたものであり、γ- アミノ酪酸(GABA)*3 を含有する。

*3　哺乳類の脳や脊髄、甲殻類の神経筋接合部、トマトなどの野菜、米、大豆などに含有する。「血圧が高めの方に適する」、「疲労を軽減する」、「リラックス効果がある」などといわれている。

● **強化米**

搗精した際に失われるビタミンB類などの栄養成分を補ったこめを強化米という。

● **ビーフン**

主にインディカ種の米粉を原料として、水を加えて蒸した後、細長い形状のめんにして乾燥させたものである。

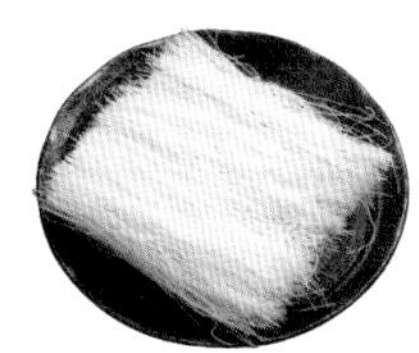

ビーフン

❷ 小麦［イネ科］

小麦の原産地は中央アジアの高原地帯であり、約1万5千年前から1万年前には栽培が開始されたといわれている。日本には静岡県静岡市の登呂遺跡や長崎県壱岐市原の辻遺跡などから炭化した小麦が出土されていることから、弥生時代に朝鮮半島より伝わってきたと考えられている。

A：構　造

小麦は、胚乳、胚芽、外皮から構成されている。中心部には、外皮が入り込んだ溝がある。外皮は硬く、胚乳が軟らかくてもろいことから、胚乳部を粉にして使用する（図2-2）。

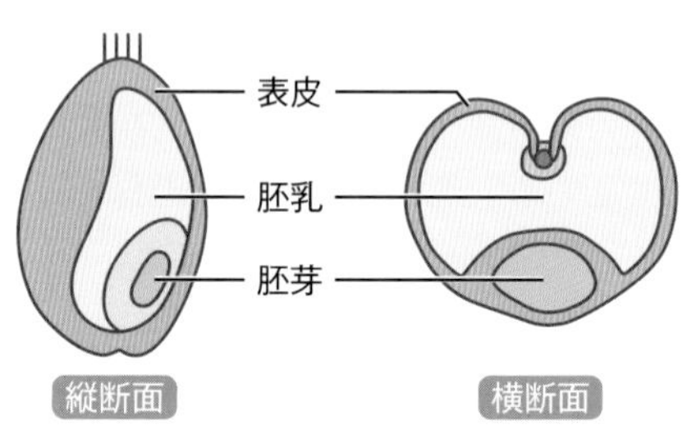

● 図2－2　小麦の構造

B：種　類

小麦は、粒質によって粒の硬い硬質小麦、軟質の軟質小麦、軟質の中でも硬いものを中間質小麦という。これらを粉にした場合、たんぱく質含量によって主に、強力粉、中力粉、薄力粉に分けられる。**表2-4** のように、それぞれの小麦の種類によって利用用途が異なる。

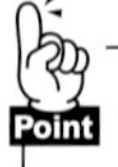

Point　さらに小麦の灰分量の違いによって特等粉～末粉までの等級がある。

表2-4　小麦の種類

小麦の種類	小麦粉の種類	たんぱく質量	利　用
硬質小麦	強力粉	11.0～13.0％	パン、中華めん
中間質小麦	中力粉	7.5～10.5％	うどん
軟質小麦	薄力粉	6.5～9.0％	天ぷら、ケーキ、菓子
デュラム小麦	デュラム粉	11.0～14.0％	スパゲティ、マカロニ

C：成　分

小麦粉の主成分は炭水化物のでんぷんである。アミロースが約25％、アミロペクチンが約75％である。たんぱく質は、小麦粉の種類によって異なる。すなわち、**表2-4** に示したように強力粉、中力粉、薄力粉の順にたんぱく質含量が多い。たんぱく質は**グルテニン**と**グリアジン**である。アミノ酸は、グルタミン酸の他プロリンが多く、リジンが少なく第一制限アミノ酸である。脂質、灰分、ビタミンは、胚芽部分に多く含まれ、胚乳部分には少ない。

第2章

D：加　工

小麦は、小麦粉の種類によって、加工食品が異なり、強力粉や準強力粉がパン、中華めん、パスタ類、中力粉がうどん、そうめんなどのめん類、薄力粉が菓子類、天ぷら粉などに加工される。

●　パ　ン

パンは、小麦粉、水、食塩、イースト（酵母）を主原料とし、これに、砂糖やバターなどを加えて混ぜ合わせ、イーストによる発酵過程を経て、焼成したものである。小麦粉のグルテンにより、パンの粘弾性が得られる。パンの種類は、食パン、菓子パン、フランスパンなどがある。

Column

世界のパン

パンには、それぞれの国によって特徴があります。フランスではフランスパンが食べられるが、細長のフランスパンは、長さ、重量、クープ（切り口）の本数でネーミングされています。すなわちフッセルというのはひも、バケットは杖、ドゥリーブルとは1kgという意味です。ドイツパンのカイザーゼンメルには「けしの実」がついており、プレッツェルはビールのおつまみとして食べられています。また、気候が寒くて小麦粉が収穫できない地域ではヴァイツエンブロート、プンパニッケルといったライ麦パンが食べられています。イタリアではオリーブオイル入りの平たいパンがフォカッチャ、バラの花に似ているロゼッタ、パスタ料理によく添えられる細長いグリッシーニなどがあります。

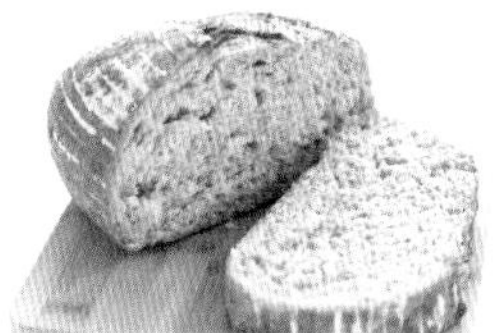
ライ麦パン

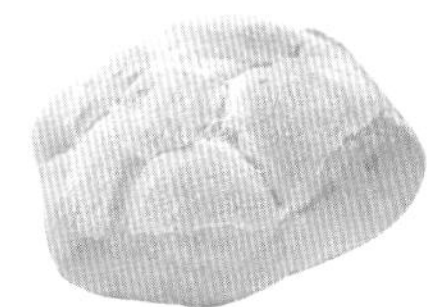
ロゼッタ

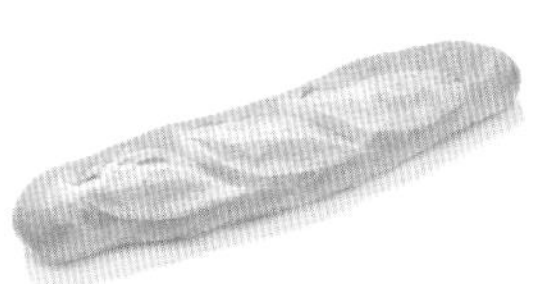
フランスパン

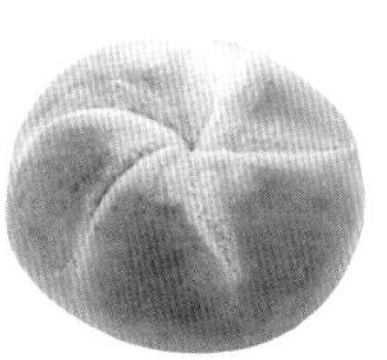
カイザーゼンメル

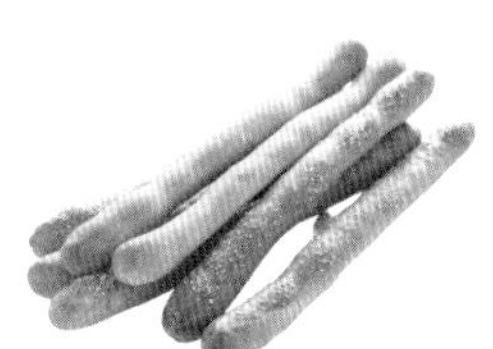
グリッシーニ

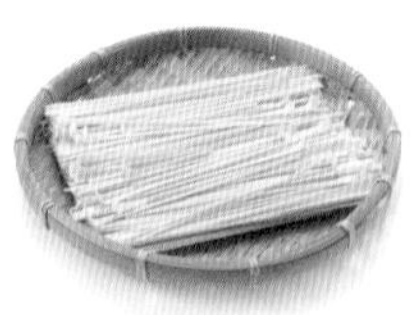
うどん

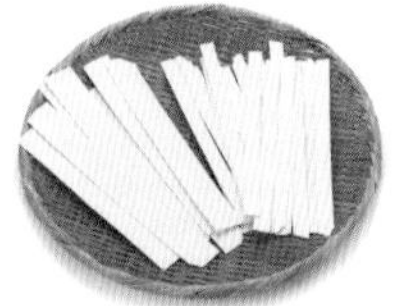
ひもかわ

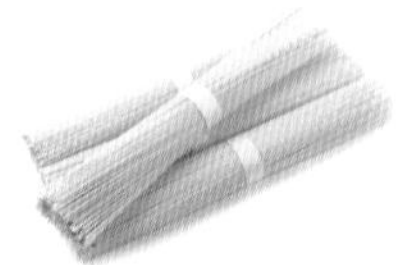
そうめん

● めん類

めん類には、うどん、ひやむぎ、そうめん、中華めん、パスタなどがある。生めん類とは、小麦粉などの穀粉類を主原料として製めん、成形したもの及び製めん成形した後にゆで、蒸し、油揚げ、半生または冷凍の工程を経たものとされている。乾めん類とは、小麦粉、そば粉、または小麦粉もしくはそば粉に大麦粉、米粉、粉茶、卵などを加えたものに食塩、水を加えて練り合わせた後、製めんし乾燥したものである。うどん、きしめん、ひやむぎ、そうめんは乾めんの太さによって分類されている（**表2-5**）。中華めんは、かん水を用いて製めんにするが、かん水はアルカリ性のため、小麦粉のフラボノイド色素より黄色を呈する。

表2-5　乾めんの太さの基準（JAS規格）

乾めんの種類	基　準
干しうどん、うどん	長径1.7 mm以上
干しひらめん、ひらめん、きしめん、ひもかわ	幅4.5 mm以上、厚さ2.0 mm未満
干しひやむぎ、ひやむぎ、細うどん	長径1.3 mm以上、1.7 mm未満
干しそうめん、そうめん	長径1.3 mm未満
干し中華めん、中華めん	かん水を使用したもの

●麩　類

小麦粉に水及び食塩を加えてこねた後、**ドウ**[*1]を形成させたのち、でんぷんを取り除いたものが生麩である。焼き麩は、生麩に小麦粉、膨張剤を加えて練って焼いたものである。

❸ 大麦［イネ科］

大麦は、一年生植物[*2]であり、1万年ほど前より西アジアから中央アジア付近で栽培され、古代エジプトの墓などから発見されている。日本には1万8千年ほど前に中国から伝わったといわれている[*3]。

A：種　類

結実する穂の数により2列に穂が並んでつく二条種と6列の六条種がある（**図2-3**）。こめと同様に、うるちともちがある。外皮がはがれやすい種類の麦をはだか麦という。

＊1　小麦粉に水を加えてこねた塊のことをいう。パン、めん、麩など目的に応じて、小麦粉の種類、水分量、温度、寝かせる時間などの条件を変えて製造する。

＊2　種実から一年以内に発芽、開花、結実、種子を残して枯れる植物を一年生植物、複数年にわたって生存する植物を多年生植物という。

＊3　農林水産省2018（平成30）年産作物統計によると二条大麦の全国の収穫量は121,700トン（主に佐賀県、栃木県など）で、六条大麦の全国の収穫量は39,000トン（主に富山県、福井県）であった。

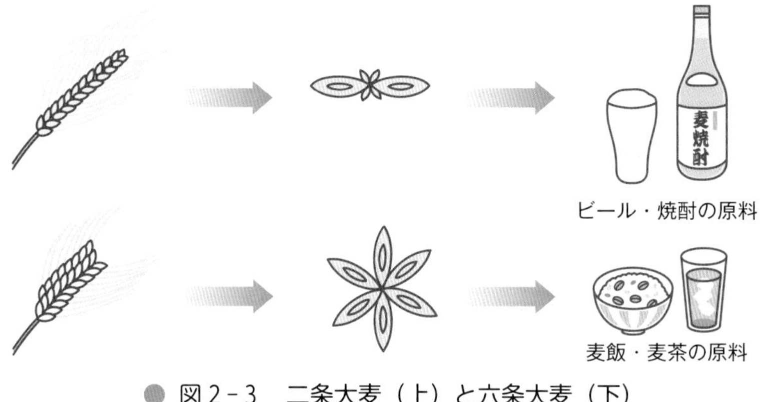

● 図2-3　二条大麦（上）と六条大麦（下）

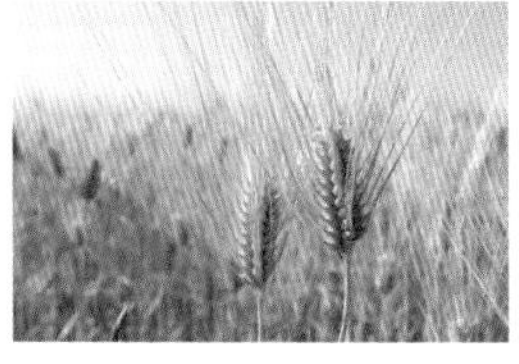
二条大麦

六条大麦

B：成　分

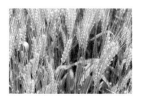

炭水化物の中でもでんぷんが多く、アミロース、アミロペクチンで構成される。たんぱく質はプロラミンに属するホルデイン、グルテリンに属するホルデニンが占めている。胚乳部に水様性食物繊維の *β*-グルカンを多く含む。脂質の構成脂肪酸はリノール酸、オレイン酸が多い。

C：加　工

大麦の外皮を取るなど、加工する工程や加工した製品のことを精麦という。外皮、ぬかを取って搗精して蒸煮したものを丸麦といい、この丸麦を蒸気で加熱後、押し潰して平らにしたもの（圧ぺん）を押麦、黒条線に沿ってカットしたのち、蒸煮してやわらかくしたものを米粒麦、カット後蒸気で加熱後、圧ぺんしたものを白麦という。

二条大麦はビールや麦焼酎の原料として、六条大麦は麦茶や麦飯、はだか麦は味噌の原料として利用される。また、焙煎して粉末にしたものを麦こがし（はったい粉）といい、落雁（らくがん）などの原料としても使用される。

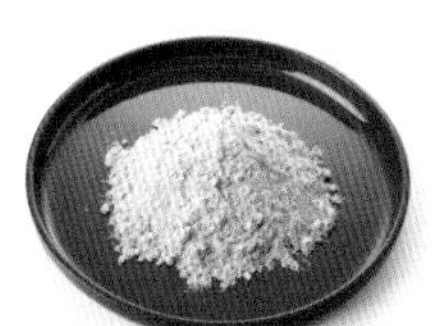
麦こがし
（はったい粉）

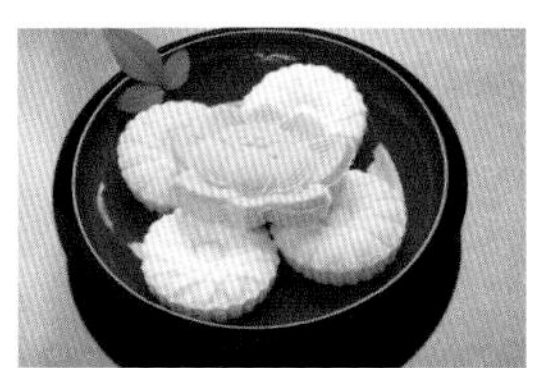
落　雁

❹ とうもろこし［イネ科］

とうもろこしの原産地は、明確にはわかっていないが、中南米といわれている。1万4千年前には、メキシコ西部で栽培され、その後は南北アメリカ大陸に伝わったとされている。15世紀末にクリストファー・コロンブスがアメリカ大陸からスペインへ持ち帰ったのがきっかけで、その後ヨーロッパ各国へ広がった。日本には、16世紀にポルトガル人により硬粒種が伝来し、明治初期には甘味種がアメリカから北海道に導入され、国内で栽培されるようになった。

A：構　造

とうもろこしの構造は、包葉といわれる葉に頴果が包まれており、色は、黄が一般的であるが、白、赤茶、紫などがある。薄くて硬い果皮の中に種子が存在する。絹糸はそれぞれの種子につながっている（**図2-4**）。

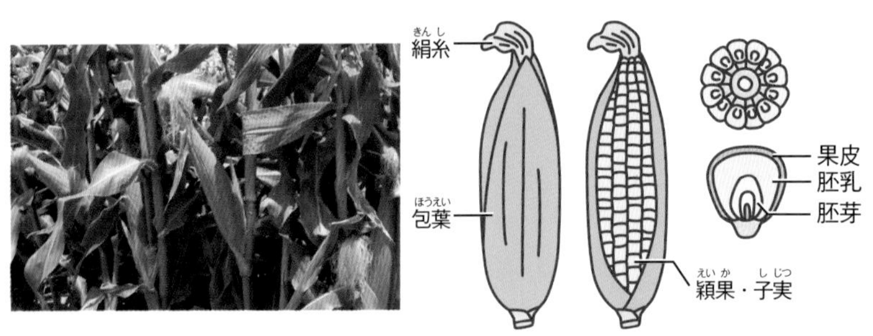

● 図２－４　とうもろこしの構造

B：種　類

とうもろこしは一年生植物である。甘味種、爆裂種、馬歯（ばし）種などの品種がある（**表2-6**）。食品標準成分表では、とうもろこしの未精製の粒である玄穀、コーンミール、コーングリッツなどは穀類、スイートコーンやヤングコーンは野菜類に収載されている。

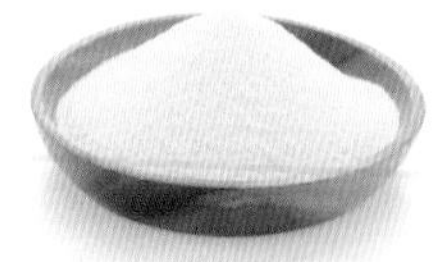

コーンミール

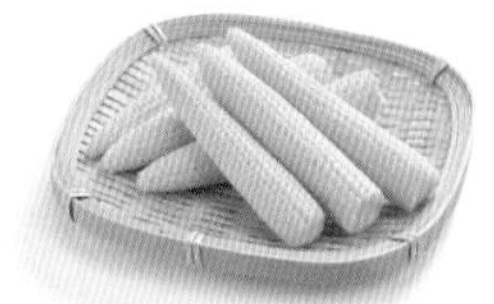

ヤングコーン

表 2-6　とうもろこしの種類と特徴

種　類	特　徴
馬歯種（デントコーン）	●馬の歯型に似ているところから馬歯種とつけられた ●飼料、でんぷんなど工業原料になる
硬粒種（フリントコーン）	●小粒で、粒全体が硬質でんぷんで硬く包まれており、貯蔵性に富む
甘味種（スイートコーン）	●主食用として用いられる（主に未熟果を食用にするが、冷凍・缶詰にも使用される） ●ほとんどが粉質でんぷんである ●胚乳に糖分を含むことから甘味がある
軟粒種（ソフトコーン）	●胚乳全体が粉質でんぷん ●でんぷんの製造原料、生食、缶詰材料になる
爆裂種（ポップコーン）	●子実が小さく、硬い品種である ●中心部分は軟質でんぷんがあり、そのまわりを角質でんぷんが包んでいる ●高緯度や高冷地など作期が短い地域で栽培され、食糧・飼料・工業用原料に用いられる

※　粒の色：黄色種、白色種などがあるが、黄色種が最も多く栽培されている。

C：成　分

炭水化物の大部分はでんぷんである。たんぱく質は、プロラミンに属する**ツェイン**である。アミノ酸のリシン、トリプトファンが少ない。

脂質は胚芽部分に多く、脂肪酸では、リノール酸*1、オレイン酸が多い。無機質やビタミンは胚芽中に存在する。トリプトファン、ナイアシンが少ないことから、とうもろこしを主食とする地域において**ペラグラ***2が発症しやすくなる。色素成分は β-クリプトキサンチン、ルテイン、ゼアキサンチンである。

*1　適度な摂取はLDLコレステロール値を下げるはたらきがあるとされ、動脈硬化予防などの効果がある。

*2　主症状は、神経障害、皮膚炎などである。とうもろこしをアルカリ処理し、アク抜きすることによりペラグラの発症が予防できる。

D：加　工

とうもろこしは、スイートコーンなど未熟な状態で食べる他、フリント種やデント種、爆裂種などは製粉、でんぷん、胚芽部分は油に加工される（表 2-7）。

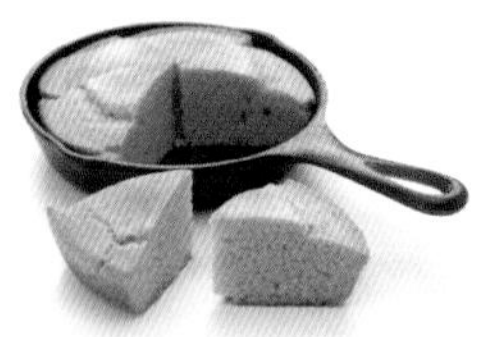

コーンブレッド

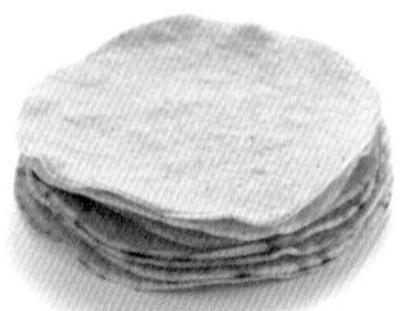

トルティーヤ

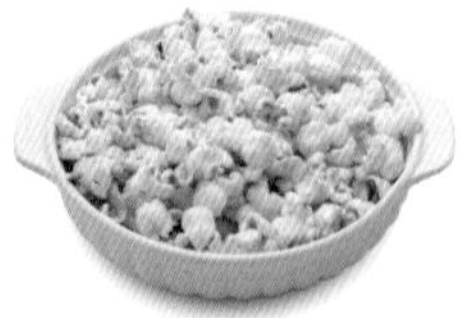

ポップコーン

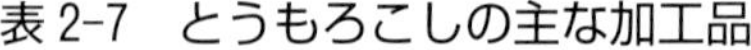

表 2-7　とうもろこしの主な加工品

加工品	特徴など
コーングリッツ	●とうもろこしの角質胚乳部を挽き割りにしたもの ●粉砕の粒度によってビール、菓子、スナック、香辛料、醸造用などに利用される
コーンミール	●コーングリッツよりも粒子が細かい ●製菓、コーンブレッドやイングリッシュマフィン、コーンフレークなどの原料として利用される。
コーンフラワー	●とうもろこしの粉質胚乳部分を微粉砕したもの ●製菓、コーンスナック、天ぷら粉、唐揚げ粉、チキンナゲット、アメリカンドック、ホットケーキ、トルティーヤの原料として利用される
コーンフレーク	●コーンミールなどのとうもろこし粉を、加熱後、圧ぺんして乾燥させたものである
コーンスターチ	●とうもろこしを浸漬後、胚芽、皮、たんぱく質、でんぷんを分離し、でんぷんを精製したもの ●製菓、糖化用原料（水飴、粉飴、異性化液糖、ブドウ糖など）、ビールなどに利用される
ポップコーン	●粒が小さく、角質でんぷんがほとんどであることから爆裂種を利用する ●加熱すると粉質でんぷんの水分が水蒸気になって膨張する ●内部圧力が増すと角質でんぷんも膨張、爆発して、白い胚乳内部が露出する
とうもろこし油（コーン油）	●とうもろこしの胚芽部分から抽出される ●構成脂肪酸としてリノール酸が多く含有している（p.145 参照）

❺ そば［タデ科］

そばは、アムール川流域及びバイカル湖周辺が原産といわれている。

やせた土地でも栽培が可能であり、短期間で生育する。わが国では、北海道、長野県、栃木県、茨城県などで生産されている。

A：構　造

そばの実は、表層、中層、内層に分けられ、そば実を挽いた場合に、それぞれ表層粉、中層粉、内層粉という（図 2-5）。

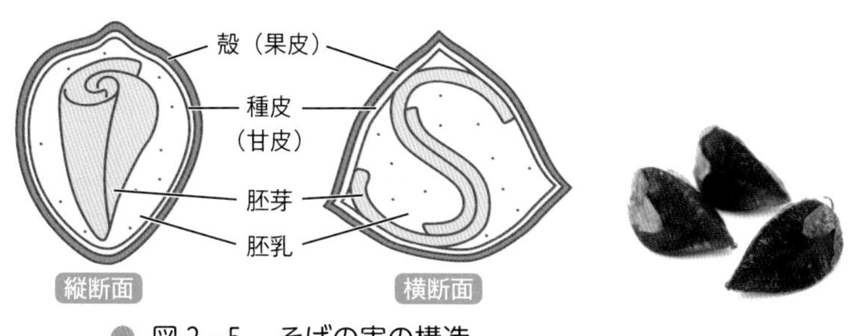

● 図 2－5　そばの実の構造

B：種　類

そばの品種としては、キタミツキ、キタワセソバ、レラノカオリ、階上早生（はしかみわせ）、にじゆたか、福井在来、鹿屋在来、春のいぶきなどがある。

C：成　分

炭水化物のでんぷんが主成分である。たんぱく質は、グロブリンである。全層粉の場合は、穀類に少ないリシンも多く含まれている。フラボノイド系色素の**ルチン**[*1] を含む。

*1　ケルセチンに β-ルチノースがグリコシド結合したもので、抗炎症効果や血流改善効果があると報告されている。

D：加　工

●　そば粉

そばの実からそば殻（果皮）を除去した後、胚乳部分を挽いたのが、そば粉である。一番粉（更科粉）は、胚乳の中心部を挽いたものであり、色が白い。一番粉にならなかった胚乳や胚芽を挽いた粉が二番粉、胚乳部を取り除いた残りを精粉したものが三番粉（表層粉）、ふるい分けせずすべてを挽いたもの全層粉である。そば切り、そばがき、そば焼酎、そば饅頭などに利用される。

そばは、グルテンが少ないため、伸びなどが悪い。そのため、そばを作る場合、小麦粉ややまのいもなどのつなぎを加えることが多い。

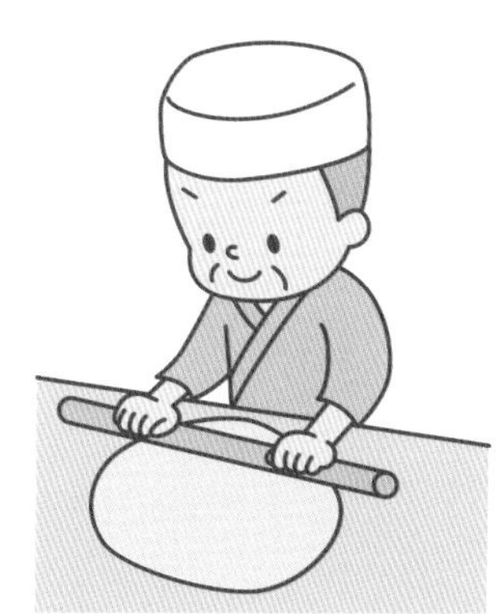

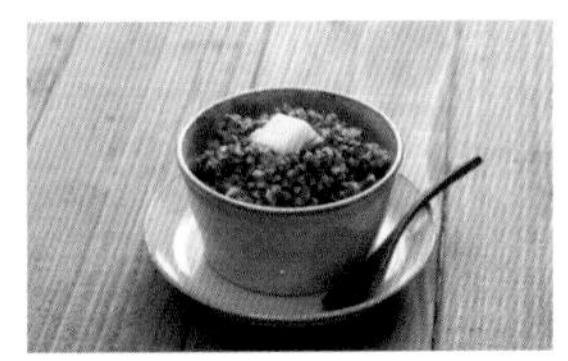
カーシャ

● その他の加工品

そばは、饅頭、菓子、団子、焼酎などに加工される。ウクライナやロシアなどでは、粥状にして食べるカーシャ、フランスでは、粉にしてクレープのように焼いて食べるガレットなどがあり、めんではイタリアのピッツォッケリ、韓国の冷麺などがある。

❻ その他の穀類

ライ麦やエン麦は、寒冷な地域でも生産が可能であることから、小麦が生産できない地域で栽培されている。ひえ、あわ、きびなどは日本では古くから食べられていたイネ科の植物である。特徴などを**表 2-8** に示す。

表 2-8　その他の穀物

種　類	特徴など
ライ麦	●パンに加工されるが、グルテンを形成しないため、粘弾性が乏しい ●ライ麦パン製造には多様な乳酸菌を含有しているサワー種（サワードウ）を用いることが多い
エン麦	●イネ科のカラスムギ属であり、炭水化物のでんぷんが主成分である ●食物繊維が多く、コレステロール低下作用が報告されている ●オートミールとして食べられている。
ひ　え	●搗精後、こめと混ぜて食べる
あ　わ	●搗精後、もち、菓子などの原料になる
き　び	●製粉後、団子に利用される

Column

十六穀米は栄養満点

十六穀米とは、16種類の穀類や豆類などを１回で食することができるもので、白米だけに比べて、ビタミンB群、食物繊維、亜鉛、鉄、マグネシウムなどのミネラル類を摂取できます。日常で摂りにくい栄養素を白米と一緒に炊いて食べることで摂取できます。

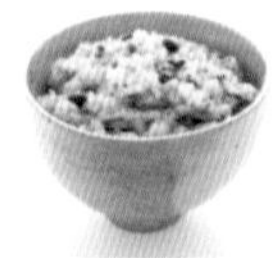

2）いも及びでんぷん類

いも類は、世界的にも様々な地域で栽培され、食されている。また、これらのいも類から、様々なでんぷん類に加工されている。ここでは、いも及びでんぷん類についての特徴や加工品について解説する。

（1）いも類の特徴

いも類は、植物の地下茎や根の部分にでんぷんなどの多糖類が貯蔵されて肥大したものである。じゃがいもは茎の部分が発達した塊茎、さつまいも、やまのいも、キャッサバは、根が肥大した塊根である（**表2-9**）。

表2-9　いも類の分類

分　類	種　類
塊（かい）茎（けい）	じゃがいも、さといも、きくいも、こんにゃくいも
塊（かい）根（こん）	さつまいも、キャッサバ
その他（根と茎の中間的性質をもつもの）	やまのいも

（2）いも類の成分

いも類は、水分が多く、炭水化物の中でもでんぷんが多い。たんぱく質含量は、1.2～4.5％程度である。穀類と同様にエネルギー源となる。

❶　じゃがいも（馬鈴薯）［ナス科］

原産地は南米のアンデス山脈地域であり、7000年前位より栽培されていたとされている。日本には、17世紀前半にインドネシアのジャカルタより、オランダ船により長崎に伝えらえたといわれている。

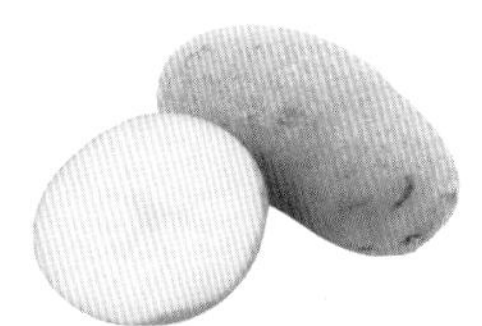

メークイーン

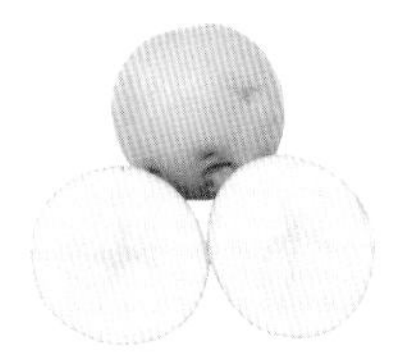

きたあかり

A：種　類

品種は、男爵、メークイーン、きたあかりなど60種類以上が栽培されており、生食用、加工食品用、でんぷん原料用に分けられる（**表2-10**）。

表 2-10　主なじゃがいもの種類

用　途	主な品種
生食用（青果）	男爵・メークイーン・ニシユタカ・キタアカリ
加工用	トヨシロ（ポテトチップス）・ホッカイコガネ（フレンチフライ）・きたひめ（ポテトチップス）・さやか（業務用ポテトサラダ）
でんぷん原料用	コナフブキ・コナヒメ・コナユタカ・フリア

B：成　分

主成分はでんぷんであり、ビタミンCが多く、加熱してもビタミンCの損失率が少ない。なお、食物繊維も多く含まれている。

切り口が褐変するのは、じゃがいもに含有されるチロシンがチロシナーゼによりキノン誘導体に変化、重合しメラニンを生成するためである。さらに、ポリフェノール類[*1]については、**ポリフェノールオキシダーゼ**によって褐変する。これらは、いわゆる**酵素的褐変**[*2]である。じゃがいもの芽や未熟な緑色部分には、ソラニン、チャコニンが含まれる。これらは、加熱に強いことから、芽や緑の部分は食さないようにする[*3]。日本においては、発芽防止のために**放射線照射**[*4]が認められている。

C：加　工

じゃがいもは、でんぷんの他、細切後、フライドポテトやポテトチップスのように揚げたもの、蒸した後にマッシュポテトなどに加工される。（表 2-11）

表 2-11　じゃがいもの主な加工品

加工品	特徴など
でんぷん	●本来、片栗粉はユリ科カタクリの地下茎を原料としたでんぷんであるが、日本で片栗粉として流通しているほとんどのものは、じゃがいものでんぷんを原料としている
フライドポテト	●拍子木切りにし、油で揚げたもの
製菓用	●ポテトチップスは、じゃがいもをスライスして水洗後に油で揚げたものと、じゃがいもを捏ね、調味料などを添加し、団子状にしたものをスライスして油で揚げたものがある（成形ポテトチップス）
インスタントマッシュポテト	●じゃがいもを加熱し、マッシュポテトをつくり、粉末状やフレーク状にしたものを乾燥させたもの

＊1　芳香環（ベンゼン環）に2つ以上のヒドロキシ基（−OH 基）をもつ化合物の総称。フェノール酸とその誘導体、クマリン酸、色素成分のフラボノイド（アントシアニン、タンニンを含む）、渋味成分のクロロゲン酸やカテキン類（p.164参照）などがあり、様々な食品に含まれている。野菜・果物類では、クロロゲン酸はごぼう、なす、さつまいも、りんご、ぶどうなどで、カテキン類は、りんご、もも、なし、れんこんなどに含まれる。

＊2　じゃがいもをはじめ果物などにおいても、皮をむいたり、切ったりした場合に、ポリフェノール類などがポリフェノールオキシダーゼなどの酵素により酸化され、褐変する。

＊3　ソラニン、チャコニンはステロイドアルカロイドの一種で、多く含むジャガイモを食べることで吐き気、下痢、腹痛、頭痛、めまいなどの症状がでることがある。加熱しても分解しにくいことから、芽や緑の部分は食さないようにする。

＊4　日本では食品衛生法にもとづき、じゃがいも発芽防止のために放射線照射（コバルト 60）が認められている。海外においては香辛料、食鳥肉などにおいて認められている。

❷ さつまいも［ヒルガオ科］

メキシコなどの中南米を起源とし、紀元前800〜1000年頃には作られていたといわれている。日本には、16世紀に中国から沖縄に入り、種子島から薩摩（鹿児島）に伝えられた。中国からきたということで唐いも、甘藷（かんしょ）[*1]ともいわれていた。

*1　甘藷というのは、中国名と同じである。荒廃した土地でも良く育つことから、第二次世界大戦中や戦後、米が不足した時代によく食べられていた。

A：種　類

多年生植物であり、主に、こがねせんがん、紅はるか、紅あずま、高系14号（なると金時、紅さつまなど）、しろゆたか、安納（あんのう）いも、あやむらさき、紅赤（金時）など、現在では約60種類が作付けされている。

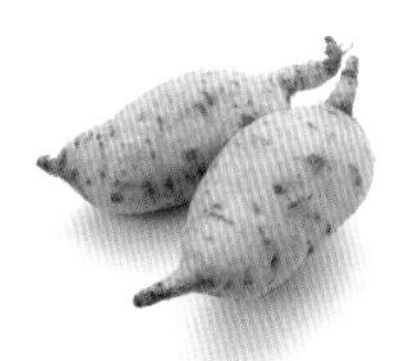

こがねせんがん

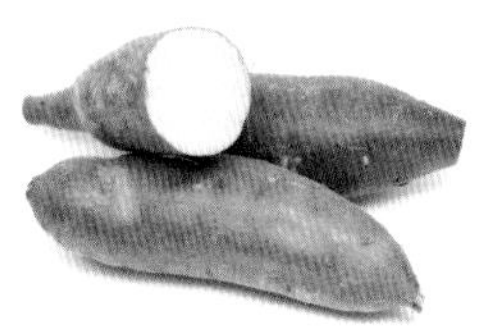

紅はるか

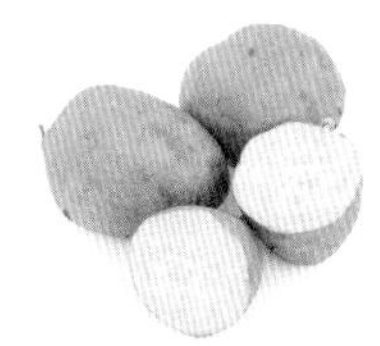

安納いも

B：成　分

水分は、他のいも類に比べて少ない。糖分が多く、貯蔵中に甘味が増す。ビタミンCが豊富であり、カルシウムは、他のいも類の中でも多く含まれている。切り口から乳白状の液体がでるが、これを**ヤラピン**という。

C：加　工

さつまいもは、でんぷんや焼酎及び製菓の原料として加工される（**表2-12**）。

表2-12　さつまいもの主な加工品

加工品	特徴など
でんぷん	●しろゆたかなどの品種が利用されていることが多く、春雨の原料やわらび餅を作る際のわらび粉の代用として使われる ●水産練り製品類などにも利用されている
焼　酎	●芋焼酎の原料として、こがねせんがんが利用されることが多い
干しいも	●さつまいもを蒸して薄切り、またはそのまま乾燥させたもので、日持ちがよい ●アミラーゼ[*2]によりでんぷんが分解することで甘味が増す

*2　でんぷんを含む多糖類を、加水分解する酵素。加熱により糊化したでんぷんに作用して甘味成分の麦芽糖を生成する。

D：貯　蔵

長期間保存させるために、病原菌などによる腐敗を防ぐ必要がある。そのため、収穫後にさつまいもを30〜34℃、湿度90％以上で3〜6日間貯蔵することで、さつまいもの傷口にコルク層を形成させる。これを**キュアリング**という。

❸ さといも［サトイモ科］

起源はじゃがいもやさつまいもよりも古く、縄文時代に中国より日本に伝来し、奈良時代には食されていたといわれている。

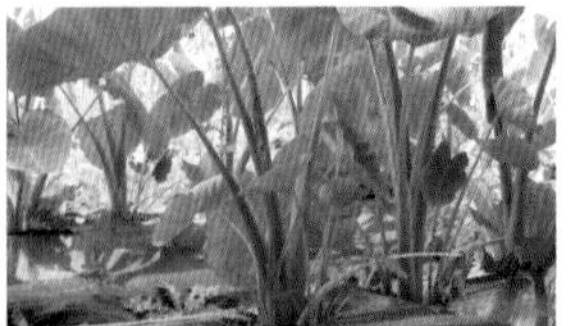
さといもの葉柄

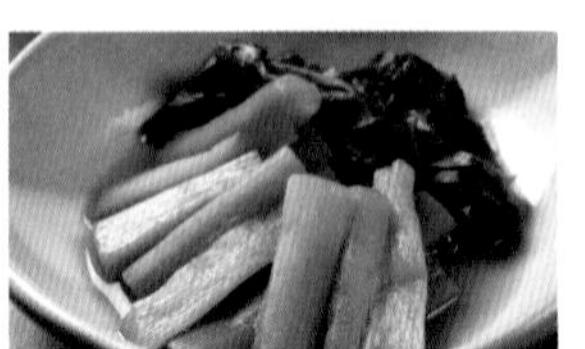
ずいきの煮物

A：種　類

多年草であり、地下茎が肥大したものであるが、親いもに子いも、子いもに孫いもができる（図2-6）。品種は、子いも用の石川早生（いしかわわせ）、土垂（どだれ）、親、子いも用品種には、セレベス、八つ頭、唐芋（とうのいも）などがある。さといもの葉柄は、ずいきとして食用とされている。

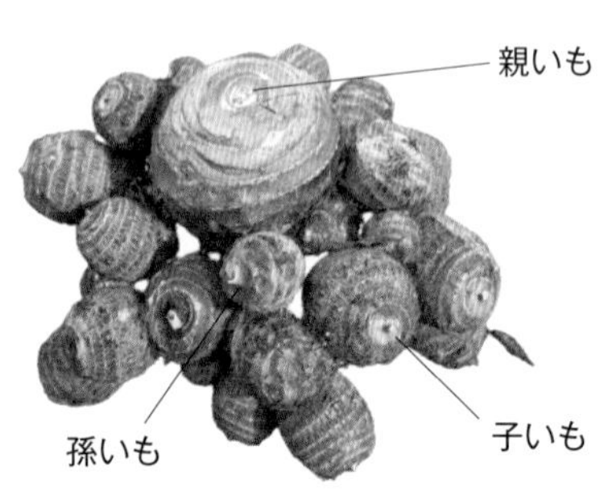

● 図2-6　さといも

B：成　分

主成分は、炭水化物であり、主にでんぷんである。粘質物質は多糖類のガラクタンとたんぱく質が結合したものである。生のさといもは、シュウ酸やシュウ酸カルシウムを含むため、直接ふれるとかゆみなどを生じることがある*1。

＊1　さといもやその葉柄（ズイキ）には、針状結晶のシュウ酸カルシウムが多く含まれていて、この針状結晶の刺激により、さといもの皮を剥くと手がかゆくなったり、舌や喉の奥が「チクチク」刺されたようなえぐみを感じることがある（農林水産省HPより）。

Column

えび芋

京料理の「いもぼう」にはさといもの唐芋（とうのいも、えび芋）が使用されます。えび芋はえびの形のように先太りの紡錘形で下が湾曲している形ですが、栽培する過程において、親芋と子芋を離すように株の間に土をいれるなど、数回土寄せを行うことで、土の重さで湾曲した形になります。えび芋の栽培には、手間がかかる作業が行われています。

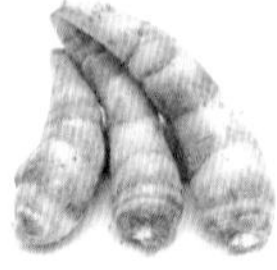

❹　やまのいも［ヤマノイモ科］

中国が原産であり、中国から東南アジアに広まり、日本には平安時代に伝来したといわれている。自然薯などは日本にもともと自生していた。

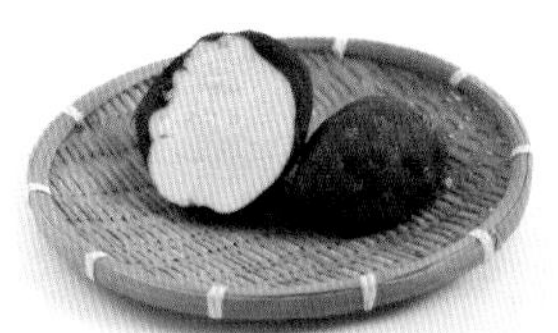
やまのいも

A：種　類

多年生植物で、日本で栽培されている品種は同一であり、長形種のながいも、扁平型のいちょういも、塊形のやまといも（つくねいも）が栽培されている。その他、野生の自然薯などがある。

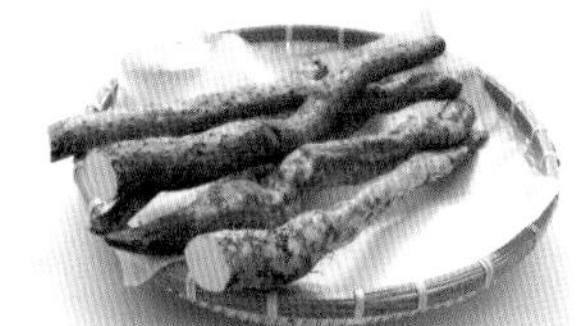
自然薯

B：成　分

主成分は、炭水化物（でんぷん）であり、粘質物である糖たんぱく質を含有している。なお、やまのいもには、他のいも類よりもアミラーゼを多く含むため生食もでき、でんぷんの消化を助ける。また、さといもと同様にシュウ酸カルシウムを含んでいる。

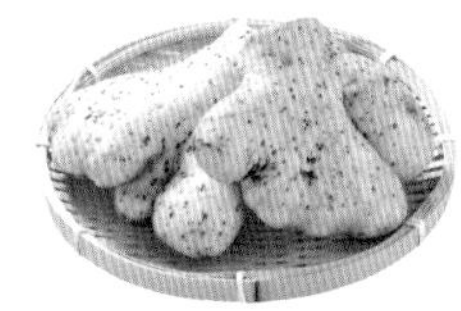
いちょういも

❺　こんにゃくいも［サトイモ科］

インドシナ半島原産の多年生植物で、成長するまでに3年程度必要とする。主成分はグルコースとマンノースが1：2で結合したグルコマンナンである。グルコマンナンはアルカリ性になると凝固する性質があることから、こんにゃくに加工される。こんにゃくは、こんにゃくいもを薄く切って乾燥させ、さらに細かい粉（精粉）にして、水を加え混合した後、水酸化カルシウムをいれて固めたものである。

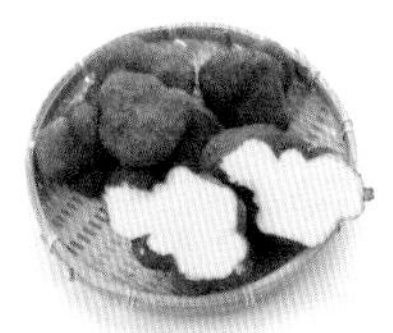
やまといも

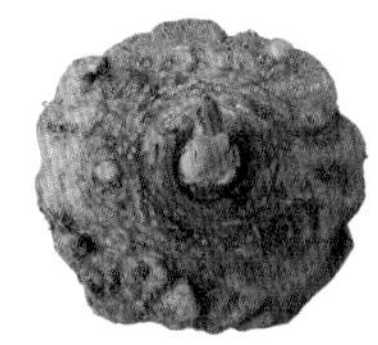
こんにゃくいも

Column

こんにゃく

こんにゃくは、以前は生芋を使用すると、芋の皮が混入することから、黒いこんにゃくが主流でした。しかし、現在は、こんにゃくいもの精粉を使うと白いこんにゃくなることから、ひじきなどの海藻の粉末をいれて、黒いこんにゃくとしています。

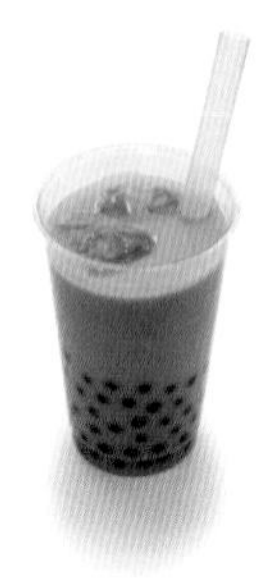

タピオカドリンク

＊1　構造中に青酸（シアン）と糖をもつシアン化合物の総称である。ヒトの体内で、シアン化水素に分解すると、頭痛やめまい、嘔吐などの症状を引き起こす。

＊2　キャッサバ、らい豆などに含まれている青酸配糖体の１つである。ヒトの腸において酵素や腸内細菌により毒性のあるシアン化水素に分解される。キャッサバの皮をむいてよく洗い、茹でた後に水につけることで毒素を抜くことができる。

＊3　ごぼうなどにも含まれる水溶性食物繊維の一種であり、腸内環境改善効果、血中中性脂肪低減効果、食後の血糖値の上昇抑制効果などが報告されている。

❻ キャッサバ［トウダイグサ科］

ブラジル原産の多年生植物である。苦味種と甘味種があり、苦味種では、青酸配糖体*1のリナマリン*2が含まれる。精製することにより無毒化され、タピオカの原料にされる。甘味種は、蒸したり、焼いたりして食べられる。わが国ではタピオカとして利用されることが多い。

❼ きくいも［キク科］

カナダまたはアメリカ北東部が減産とされている多年生植物である。主要炭水化物は**イヌリン***3である。利用方法としては、漬物や果糖の原料として利用されることが多い。

3）砂糖及び甘味類

食品の中でも甘味を有するものとして代表的な食品が砂糖であるが、砂糖は、甘味をつけるだけでなく、防腐作用や物理的な性状にも有用な役割をもつ。砂糖の他に、糖アルコール、オリゴ糖の他、甘味の増強、エネルギー摂取量減少などの目的にあわせた合成甘味料などが存在する。

（１）砂　糖

砂糖は、てんさい、サトウキビを原料としており、搾り汁から砂糖の結晶と蜜を分離して結晶の部分だけを取り出した**分蜜糖**と糖蜜を含んだ**含蜜糖**に分けられる（図 2-7）。

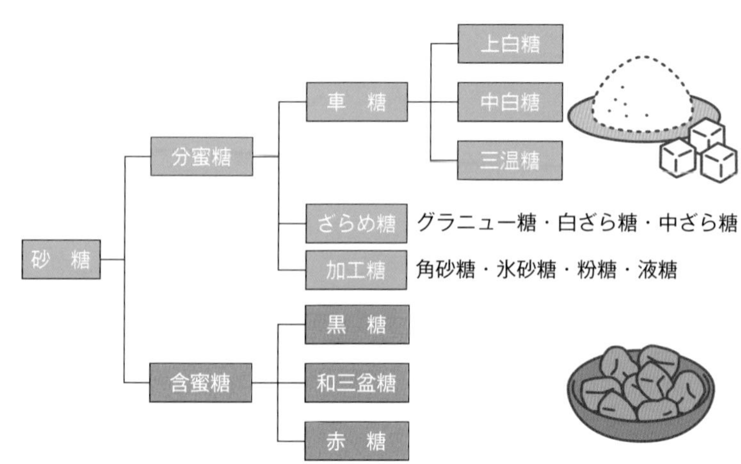

● 図２-７　砂糖の分類

❶　分蜜糖

分蜜糖として、車糖、ざらめ糖、加工糖がある。車糖は、色の違いにより、上白糖、中白糖、三温糖がある。上白糖は、わが国の砂糖消費量の約半分を占める。しっとり感をだすために、転化糖*1をまぶしている。三温糖は、上白糖やグラニュー糖を取り出した後の糖液を煮詰めてつくるために、色が黄褐色となっている。特有の風味と甘さをもつ。ざらめ糖は、グラニュー糖、白ざら糖、中ざら糖が含まれる。グラニュー糖の結晶は、上白糖よりも大きく、さらさらとしている。白ざら糖は、グラニュー糖よりも大きく、光沢がある。中ざら糖は、表面にカラメルをかけている。加工糖には、角砂糖、氷砂糖、粉糖、液糖がある。角砂糖は、グラニュー糖を固めたものであり、コーヒー、紅茶に使用される。氷砂糖は、ゆっくりと時間をかけて結晶を大きくしたものである。ゆっくりと溶けることから果実酒などに利用されている。粉糖は、純度が高い砂糖を、粒子を細かくしたものであり、製菓などに利用される。液糖は液体であることからガムシロップ、清涼飲料水などに使用されることが多い。

*1　合成甘味料。表2-13参照

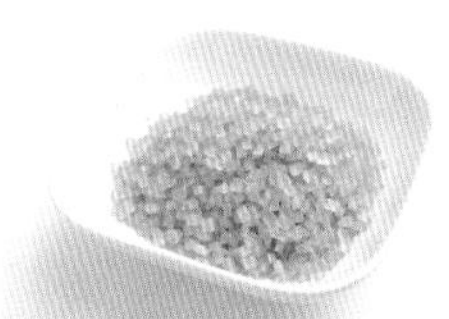

ざらめ糖

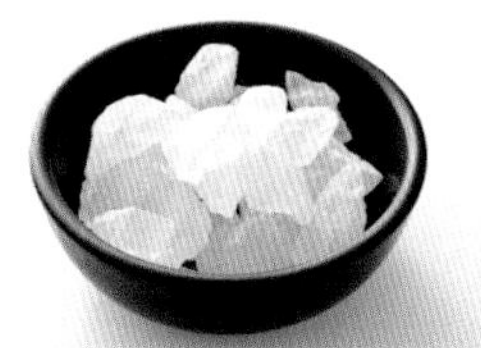

氷砂糖

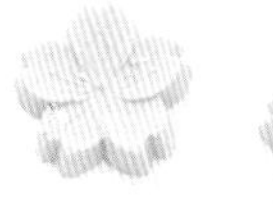
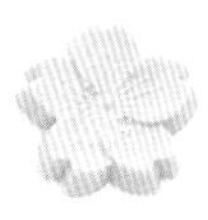

和三盆糖

❷　含蜜糖

含蜜糖は、黒糖、和三盆糖、赤糖である。黒糖は、サトウキビの搾り汁を煮詰めたもので、特有の甘さと風味をもっている。和三盆糖は、結晶が細かく、上品な甘さをもつことから、和菓子の原料に使用されている。赤糖は、原料糖や糖蜜を主原料に加工したもので煮物や佃煮などに利用されている。

（2）甘味類

砂糖は、甘味類の中心として主要な食品であるが、これらの代替品として様々な甘味類が存在する。はちみつやメープルシロップなどの天然の甘味類の他、異性化糖、転化糖、糖アルコール、合成甘味料について**表2-13**に示す。

表 2-13 甘味類の種類

種　類	特徴など
はちみつ	●レンゲ、クローバーなどの花の蜜をみつばちが集めたもので、みつばちから分泌される酵素によりブドウ糖と果糖に分解されたものである
メープルシロップ	●サトウカエデの樹液からつくられる ●ホットケーキなどに使用される
異性化糖	●でんぷんを分解してできたブドウ糖の一部をグルコースイソメラーゼ（ブドウ糖異性化酵素）により、果糖にかえたものである ●低温において甘味が増す
転化糖	●ショ糖をインベルターゼにより分解して得られるブドウ糖と果糖の等量混合物である
糖アルコール	●グルコースを還元して得られるソルビトール、マルトースを還元して得られるマルチトール、キシロースを還元して得られるキシリトールなどがある
オリゴ糖	●フラクトオリゴ糖、カップリングシュガー、キシロオリゴ糖などが知られている ●フラクトオリゴ糖は、整腸作用、カップリングシュガーは、抗う蝕作用などの作用をもつ
合成甘味料	●合成甘味料は多くの種類があるが、アスパルテーム、サッカリンナトリウム、アセスルファムカリウムが様々な食品に利用されている ●アスパルテームは、アスパラギン酸とフェニルアラニンが結合したジペプチドである ●甘味度はショ糖の 100～200 倍とされており、清涼飲料水や菓子類に使用されている ●サッカリンナトリウムは水にとけやすいことから、漬物や粉末清涼飲料に使用されている
配糖体	●ステビアの葉に含まれるステビオシド、甘草の根に含まれるグリチルリチンなどがある ●甘味度はショ糖の 50～250 倍 ●非う蝕性でカロリーが低いことから、低カロリー甘味料として用いられる

4）豆　類

豆類は、マメ科の一年生、多年生植物の種子を食用とする植物である。枝豆やそら豆などの未熟豆やもやし類などについては野菜に分類されており、水分が少ない完熟種子ならびに加工品について豆類に分類されている。豆類には、脂質が多い大豆などと炭水化物が多い小豆、ささげなどに大別される。

（1）豆類の分類

豆類は、マメ科に属する。世界では、約 70～80 種類が作られている。

わが国では、主に大豆、小豆、ささげ、えんどう、いんげんまめ、そら豆などが栽培されているが、品目別自給率は低い。

（２）豆類の成分

豆類は、たんぱく質、炭水化物、食物繊維の他、カリウム、カルシウム、マグネシウムなどの無機質も多く含んでいる。また、トリプシンインヒビターなどのたんぱく質分解酵素阻害物質（プロテアーゼインヒビター）を含むものもある。

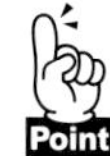

Point たんぱく質分解酵素阻害物質が含まれる大豆などは加熱をすると、その作用がなくなる。

（３）主な豆類

❶ 大　豆［マメ科］

大豆の原種はツルマメである。原産は東アジアで、数千年前から中国東北部で栽培されており、日本には弥生時代に、朝鮮半島を経て伝わったとされている。

A：種　類

日本で生産されている品種は、約230種類が登録されており、在来品種をあわせると300〜500種類存在すると考えられている。種皮の色、子実の形状、さやの形などから分けられている。また、大豆は用途別に品種特性があり、様々な加工食品に利用されている。しかし、大豆の日本における自給率は5〜7％程度しかない。

B：成　分

たんぱく質が豊富なことから畑の肉といわれていた。たんぱく質では、大部分はグロブリン類のグリシニンであり、アミノ酸組成ではリシンが多い。脂質では、リノール酸、オレイン酸などの不飽和脂肪酸に富んでいる。また、リン脂質では、レシチンが含まれている。炭水化物では、でんぷんの含有量は少ないが、食物繊維は豊富に含まれている。スタキオース、ラフィノースなどのオリゴ糖が含まれており、整腸作用がある。

機能性成分として、ダイゼインなどの**イソフラボン**[*1]が含まれており、抗酸化作用や骨粗鬆症予防、更年期障害の軽減効果、脂質代謝の改善効果などに有効性があるとされている。

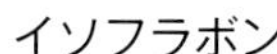

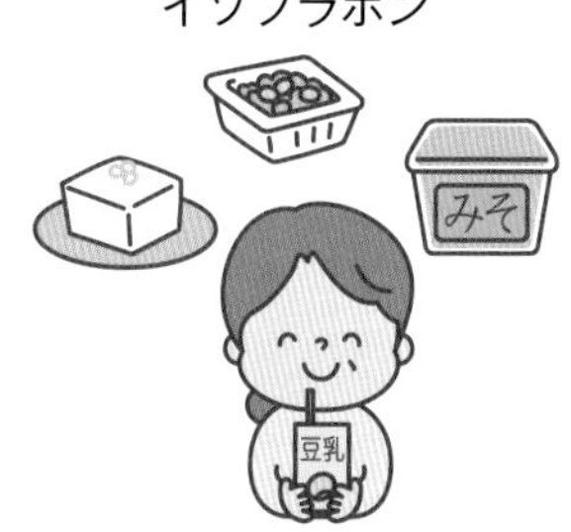

＊1　ダイズイソフラボンは、大豆に含まれるイソフラボンの総称であり、主にダイゼイン、ゲニステイン、グリシステインの3種で、その多くは配糖体として存在する。

C：加　工

大豆の油を抽出した大豆油、大豆を加熱後、麹菌や納豆菌を加えて発酵させた味噌、しょうゆ、納豆の他、発酵を伴わない豆乳や湯葉、豆乳を固めた豆腐や、豆腐の加工品であるがんもどき、油揚げ、その他にきな粉や煎り豆などがある（図 2-8）。

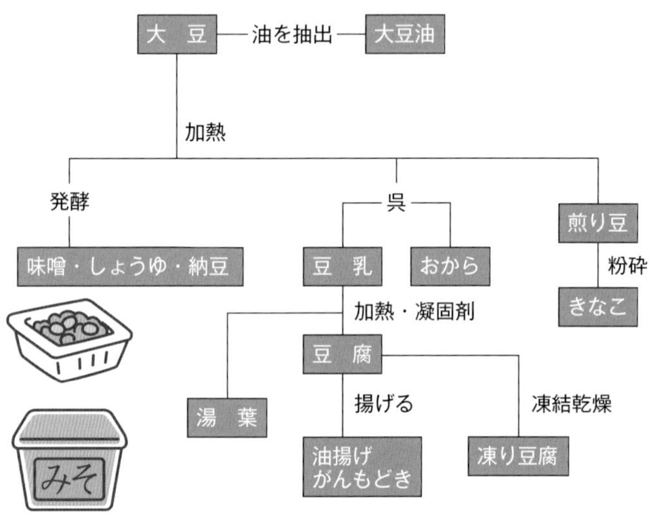

● 図 2－8　大豆の加工品

●　大豆油

大豆を製造用のヘキサンなどの有機溶媒で油を抽出し、精製する。販売されている油には、ヘキサンは含まれないことから、食品添加物としての食品表示はされていない。

●　豆　腐

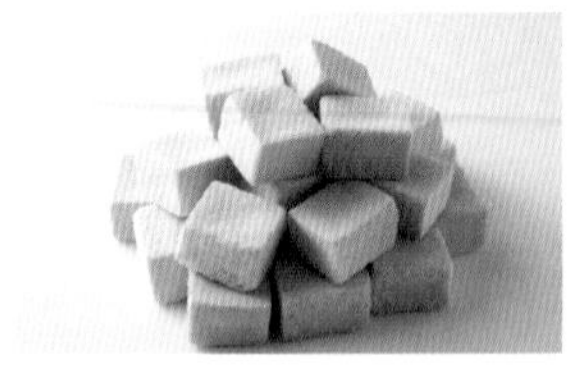
凍り豆腐

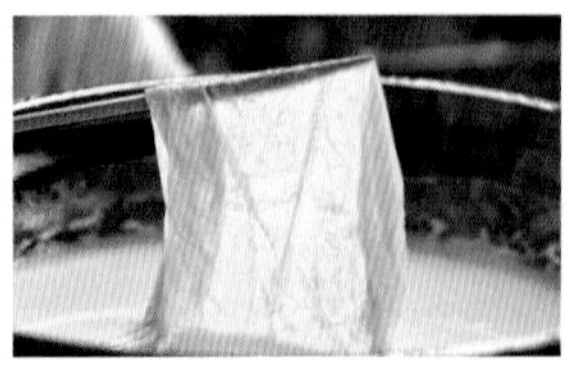
湯葉

大豆の多くが豆腐に加工され、消費されている。大豆を水に戻したものを摩砕して呉を得る。その後、布などで搾り、濾して豆乳を得た後、加熱、凝固剤（にがり：塩化マグネシウム、すまし粉：硫酸カルシウム、グルコノデルタラクトンなど）を添加することで豆腐を製造する（代表的なものに木綿、絹ごしがある）。呉を搾った残りかすがおからである。

豆腐を凍結乾燥させたものが凍り豆腐（高野豆腐）、揚げたものが油揚げや、がんもどきである。そして豆乳を加熱した際に表面にできる被膜が湯葉である。

● 納　豆

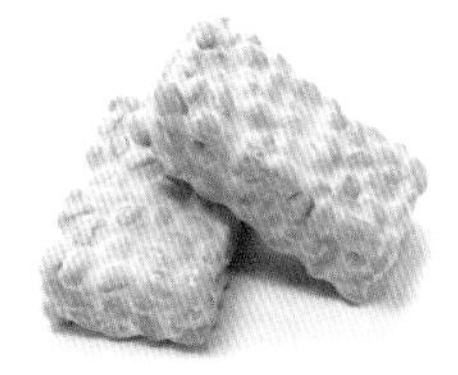
テンペ

糸引き納豆、塩納豆、テンペなどがある。糸引き納豆は、大豆を蒸煮し、納豆菌を加えて、約 40 ℃で 1 日弱発酵させたものである。納豆をかきまぜると糸をひくが、これは、グルタミン酸のポリペプチド（ポリグルタミン酸）とフルクトースの重合体であるフルクタンの混合物である。塩納豆は、蒸煮した大豆に小麦粉と麹菌を混合して発酵させ、塩水を加えて熟成させたものである。テンペは、インドネシアで食されており、蒸煮した大豆をクモノスカビを加えて発酵させたものである。

● 味　噌

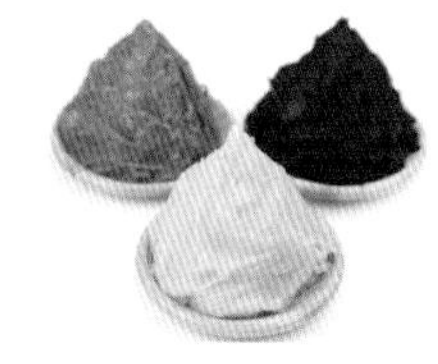
味　噌

原料は、大豆、麹、塩である。蒸煮した大豆と麹菌、塩を混合して熟成させて製造する。麹として米麹、麦麹、豆麹を使用したものが、それぞれ米味噌、麦味噌、豆味噌となる。熟成が長くなると味噌の色が濃くなる（p.187 参照）。

● しょうゆ

原料は、大豆、小麦、麹菌、塩である。蒸煮した脱脂大豆と炒った小麦を混合し、種麹を加えて麹を作った後に、食塩水と一緒に容器に仕込んで、もろみを作る。撹拌をしながら、6～7 か月熟成させてしょうゆを作る。日本農林規格では、濃口しょうゆ、うすくち（淡口）しょうゆ、たまり（溜）しょうゆ、さいしこみ（再仕込み）しょうゆ、しろ（白）しょうゆに分類される（p.188 参照）。

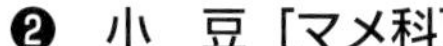

❷ 小　豆［マメ科］

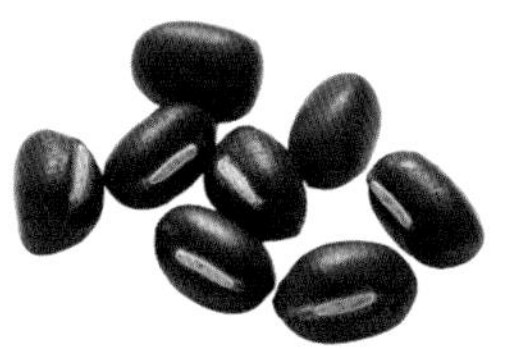
小　豆

原産地は東アジアとされており、日本においては、古代遺跡からも小豆の種子が発見されている。

A：種　類

粒の大きさによって大納言、中納言、少納言に分けられる。種皮の色にも、濃い赤色の他、黒、白、茶色の品種もある。日本で栽培されている品種は、赤色の品種がほとんどである。

B：成　分

主な成分は炭水化物であり、多くがでんぷんである。その他、たんぱく質が約 20 %含まれており、主なものはファゼオリンである。

C：加　工

小豆は主に、あん、赤飯、甘納豆に利用されている。

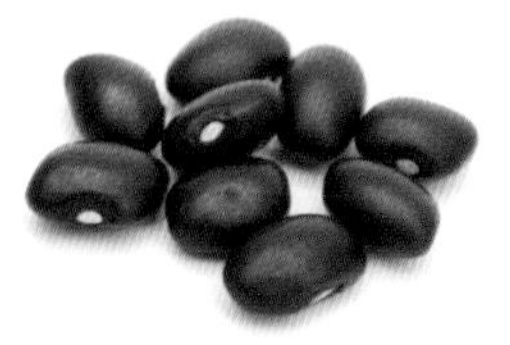

ささげ

❸ ささげ［マメ科］

アフリカが原産であり、中国より平安時代に伝わってきたといわれている。日本で栽培されている品種は、黒色であるが、白色、褐色のものも存在する。また、大粒種と小粒種がある。小豆と似ているが、臍の形状によって異なる。ささげは楕円形であるが、あずきは長く直線状である。ささげは、煮ても皮が破けないことから赤飯などに用いられることが多い。

❹ えんどう豆［マメ科］

えんどうは、遣唐使が中国から日本に持ち帰ったといわれている。新石器時代の遺跡から種子が発見されている。種類としては、赤、青えんどうがある。赤えんどうはみつ豆や豆大福に、青えんどうは煮豆や煎り豆などに利用されている。

❺ いんげん豆［マメ科］

原産地は、中央アメリカから南アメリカとされており、日本へは、ヨーロッパ経由で江戸時代に、中国から隠元という僧侶によって伝えられたとされている。いんげん豆の種類には、白いんげん、金時、うずら豆、手亡（てぼう）、虎豆などがある。成分は炭水化物の中でもでんぷんが多い。煮豆や白あん、甘納豆に利用される。糖結合たんぱく質であるレクチンが含まれており摂取には注意が必要である[*1]。

＊1　いんげん豆を生食、または加熱不足で摂取すると嘔吐、下痢などの消化器症状を起こすことが知られている（資料：厚生労働省より）

❻ その他の豆

そら豆は、西アジアや北アフリカが起源と考えられており、日本には、奈良時代に中国経由でインドの僧侶によって伝えられたといわれている。空の方を向いて実がなることから「空豆」といわれている。煮豆、豆板醤などに利用されている。

緑豆は、もやしや春雨の原料としている。ひよこ豆、レンズ豆はカレーやサラダなどに利用されることが多い。

5）種実類

食品標準成分表では、「穀類あるいは豆類以外の種子及びその製品」とされており、主にナッツ、種あるいは実として乾燥・焙煎したものが販売されている。

（1）種実類の分類

種実類は**堅果類**（けんか）と**種子類**に分類される（**表 2-14**）。落花生（らっかせい）は、マメ科の植物であるが脂質の含有量が多いため（50％程度）、食品標準成分表では種実類に含まれる。料理の副材料や菓子、酒のつまみとして、また脂質が多い種実類は製油に利用される（p.136 油脂類参照）。

表 2-14　種実類の分類

種　類	特　徴	主な種実
堅果類（ナッツ類）	外果皮が硬く、種子の肥大した仁を食用とする	アーモンド、カシューナッツ、くるみ、ヘーゼルナッツなど
種子類	果実以外の植物の種子を食用とする	カボチャの種、ひまわりの種など

（2）種実類の成分

脂質を多く含む（50％以上）種実類は、アーモンド・カシューナッツ・かぼちゃの種子・くるみ・ごま・まつの実などがある。炭水化物を多く含む（30％以上）種実類は、ぎんなん・くり類・しいの実などがある。種子類や落花生は、たんぱく質を 20％程度含む。無機質はカリウム、リン、マグネシウム、カルシウム、鉄、ビタミンはB_2、E を多く含む種実類がある。水分は、乾燥品や焙炒した種実類では 10％未満である。

（3）脂質を多く含む主な種実類

❶　アーモンド［バラ科］

核内の仁を食用とする甘扁桃（かんへんとう）（スイートアーモンド）と天然香料や薬用に利用される苦扁桃（くへんとう）（ビターアーモンド）がある。たんぱく質約 20％、脂質を 50％以上含み、オレイン酸約 70％、リノール酸約 25％を含む。無機質はカリウム、カルシウム、鉄、ビタミンはB_2、E を多く含む。スライスしたものや、粉末にしたもの（アーモンドプードル）は、料理や菓子の材料として市販されている（図 2-9）。

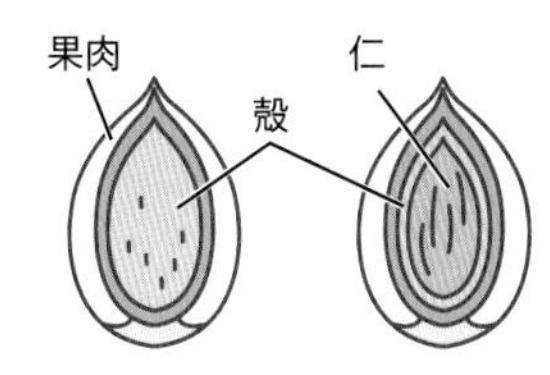

図 2-9　アーモンドの構造

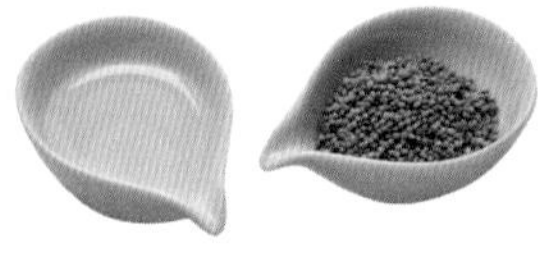
えごま油とえごまの種子

❷ えごま（の種子）［シソ科］

青じそよりも葉が大きい「えごま」の種子で、しそはこの変種である。脂質含量は 40 %程度で、α-リノレン酸を多く（約 60 %）含むため製油（えごま油）に利用される（p.148 表 2-51 参照）。無機質はカリウム、カルシウム、鉄、ビタミンはB_2、ナイアシンを多く含む。

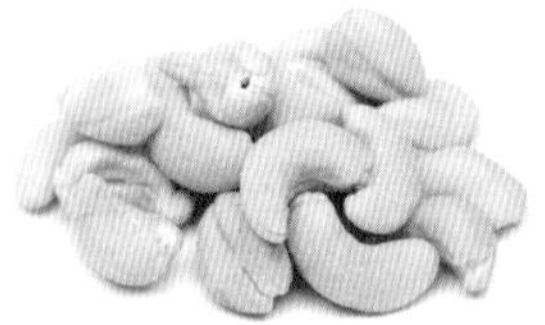
カシューナッツ

❸ カシューナッツ［ウルシ科］

勾玉（まがたま）のような特殊な形をしており、加熱が必要な種実類である。脂質含量は 50 %程度で、オレイン酸を約 60 %含む。中国料理には揚げたカシューナッツを鶏肉や野菜と炒める料理がある。

❹ かぼちゃ（の種子）［ウリ科］

種皮を取り除いた仁が食用部位である。脂質含量は 50 %程度で、リノール酸を約 50 %、オレイン酸を約 30 %程度含む。たんぱく質は約 25 %、無機質はリン、鉄を含む。

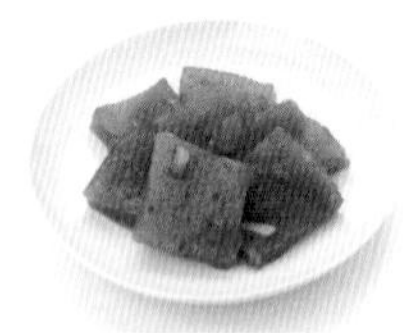
くるみゆべし

❺ くるみ［クルミ科］

果実（殻）の核中の仁が可食部である。大粒のペルシャぐるみ（西洋ぐるみ）と、小粒で日本原産の鬼ぐるみや姫ぐるみがあり、前者が市販品の大半を占める。炒ったくるみでは、脂質含量が約 70 %で、リノール酸を約 60 %、オレイン酸、リノレン酸を約 10 %、ビタミンB_2を多く含む。くるみゆべしやあめ煮、和え衣、くるみ豆腐などに利用される。

❻ ごま（の種子）［ゴマ科］

白ごま、黒ごまが広く市販されているが、成分に大差はない。脂質含量が約 50 %で、リノール酸とオレイン酸がそれぞれ 40 %前後含まれる。無機質は、カルシウム、鉄、ビタミンはB_1、B_2を多く含む。脂質代謝改善作用のあるセサミンや抗酸化作用を示すセサモール、セサミノールを含む。むきごまは、白ごまを水に浸漬して種皮を分離し乾燥したもの、練りごまは、種皮を剥（む）いた白ごま、または種皮を剥かない種子を焙煎後にすりつぶしたものである。ごま油の原材料（p.145 参照）や和え衣、ごま豆腐などに利用されている。

❼ チアシード［シソ科］

シソ科チアの種子で、そのままもしくは10〜15倍の水に浸漬して吸水させゲル状にして用いる。脂質含量は約30％でα-リノレン酸約60％、リノール酸約20％からなる。食物繊維は他の種実類に比べて多く、チアシード入りのドリンクなどが販売されている。

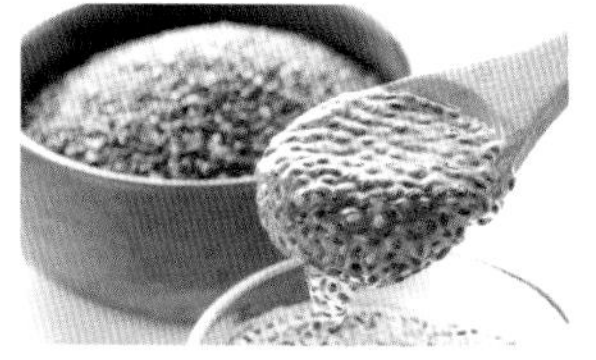
水に浸漬したチアシード

❽ ピスタチオ［ウルシ科］

核果（殻）内の仁を食用とする。煎って塩味をつけたものでは、脂質含量が約50％で、オレイン酸約50％、リノール酸約30％が含まれる。無機質はカリウム、β-カロテンを多く含む。デザートやアイスクリームなどにも用いられる。

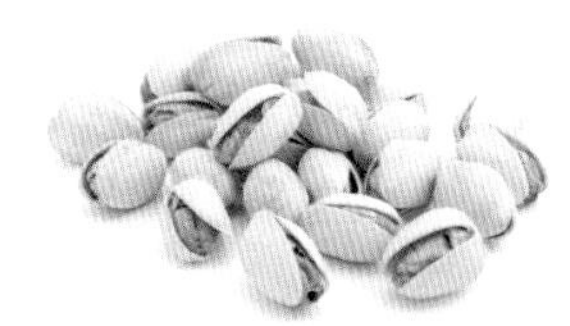
ピスタチオ

❾ マカダミアナッツ［ヤマモガシ科］

核果（殻）内の仁を食用とする。煎って塩味をつけたマカダミアナッツでは、脂質含量が約80％で、オレイン酸約60％、種実類では珍しくパルミトレイン酸が約20％含まれる。脂質が多いが味は淡白である。ナッツ入りチョコレートに用いられる。

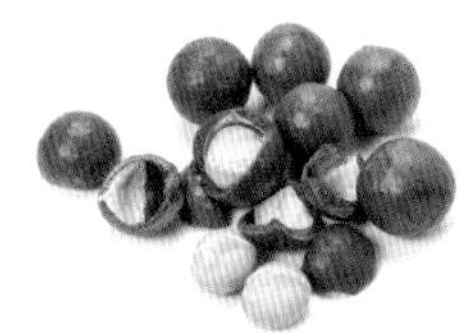
マカダミアナッツ

❿ まつ（の実）［マツ科］

マツ科チョウセンゴヨウマツの実で、中国や韓国から輸入される。炒ったまつの実は、脂質が約70％で、リノール酸が約50％、オレイン酸が約30％含まれる。無機質は鉄、ビタミンはB_1、B_2を多く含む。

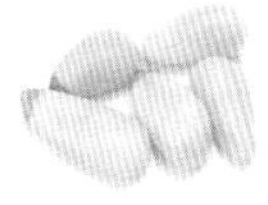
まつの実

⓫ らっかせい（落花生）［マメ科］

ピーナッツ、南京豆（なんきんまめ）ともいわれる。花が咲き終わると、子房から子房柄が伸びて地中に入り、先端が肥大して落花生となる。食物アレルギーの**特定原材料**[*1]の1つである。バターピーナッツは種皮を除いた種子を油脂で揚げた後に食塩で味付けしたもの、ピーナッツバターは煎った種子をすりつぶして砂糖、食塩、ショートニングを加えて練ったものである。落花生油（p.148 表2-51参照）の原材料に利用される。

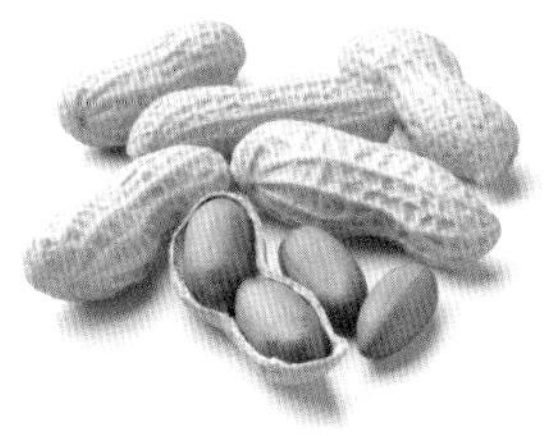
落花生

＊1 食物アレルギーの発症数、重篤度から勘案して定められた原材料。加工食品については、当該特定原材料を含む旨の表示を義務づけている。えび、かに、小麦、そば、卵、乳、落花生（ピーナッツ）、くるみの8品目が対象である。くるみは2023年3月より新たに追加された。

（４）炭水化物が比較的多い種実類

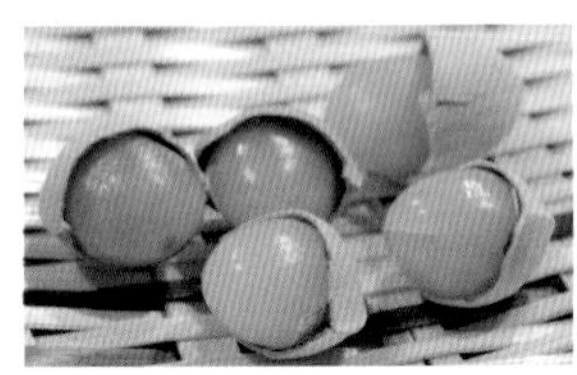
ぎんなん

❶ ぎんなん［イチョウ科］

イチョウ種子の堅い種皮を取り除いた、やわらかい仁を「ぎんなん」という。炭水化物が30％以上含まれ、主にでんぷんである。種実類の中では脂質が少なく、β-カロテン、ビタミンCが多い。ビタミンB_6の生理作用を阻害する4-メトキシピリドキシンが含まれているため、食べすぎには注意が必要である。

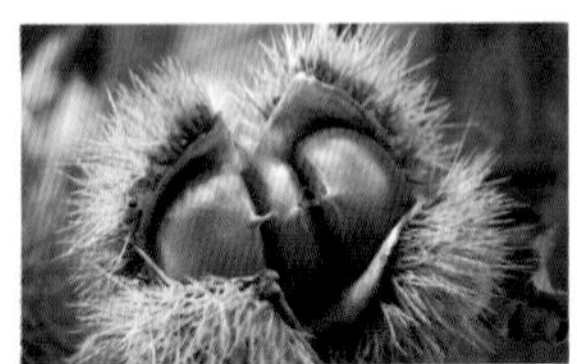
くり

❷ くり類［ブナ科］

果皮と種皮（渋皮）を取り除く、または種皮を付けたまま調理する（図2-10）。日本ぐり、中国ぐり、ヨーロッパぐりなどがある。可食部の子葉は、ぎんなんと同様に炭水化物が30％以上含まれ、主成分であるでんぷんの他、ショ糖が多いため甘味を感じる。脂質が少なくビタミンA、B_2、Cを多く含む。子葉の黄色色素はルテイン、渋皮の渋味成分はタンニン（酸）の**エラグ酸**である。甘露煮は、皮を取り除きアク抜きした後、湯煮または蒸煮した栗をシロップに漬けたものでお節料理の栗きんとんに用いられる。甘ぐり（焼き栗）は、砂糖や水あめなどを加えて焙煎したもので、渋皮が剥（は）がれやすい中国ぐりが用いられる。マロングラッセは、食品標準成分表では菓子類に掲載されている。

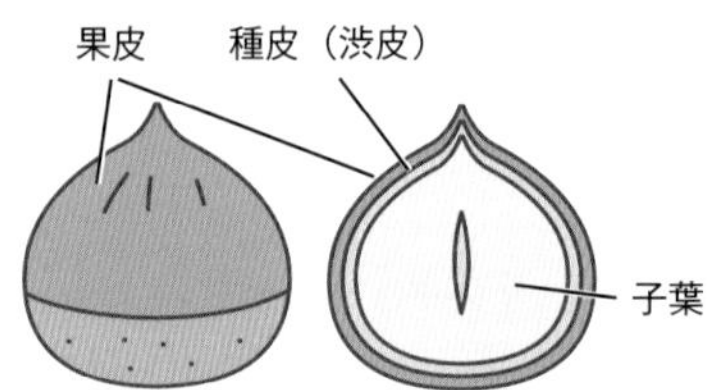

●図2-10　くりの構造

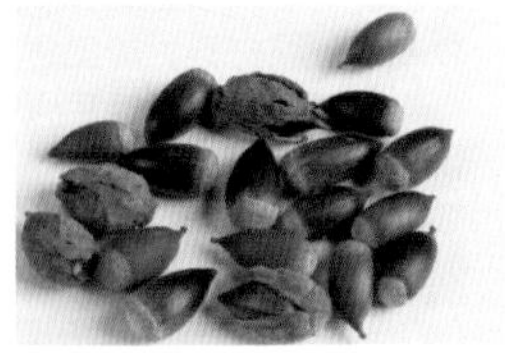
しいの実

❸ しい（の実）［ブナ科］

堅果内部を生のまま、または煎（い）って粉にして餅に混ぜて食べる。炭水化物を約60％含み、主にでんぷんである。種実類の中では脂質や無機質は少なく、ビタミンCが多い。

第2章

6）野菜類

野菜は食用とする草本[*1]植物で、山野に自生して食用となる山菜類、ハーブ類も含まれる。種類や品種は様々で、**周年化**[*2]が進み旬以外の野菜が販売されている。

豆類の未熟なさやと種子（さやいんげん、さやえんどう、スナップえんどう、十六ささげなど）、**未熟種子**（えだまめ、グリンピース）や発芽させたもの（もやし類、豆苗）、とうもろこしの未熟種子（スイートコーン、ヤングコーン）、いも類の珠芽（むかご）、葉柄（ずいき、p.32参照）は、食品標準成分表では野菜類に掲載されている。

*1 植物の地上部分が柔軟で木質（幹の内部の硬い部分）ではないものの総称。「草」のことをいう。木本が「木」を示すことに対する概念。

*2 栽培技術、養殖技術などの発達により、旬の境界・区別がなくなり、1年を通じてほとんどの食材が入手できること。

（1）野菜類の分類

野菜類は**緑黄色野菜**と**淡色野菜**に分類される。緑黄色野菜は、原則として可食部100 g当たりのβ-カロテン当量が600μg以上の野菜であるが、トマト・ピーマンなどβ-カロテン当量が600μg未満であっても摂取量、食する頻度などを考慮して栄養指導上、緑黄色野菜として分類している野菜もある（**表2-15**）。

また、**表2-16**に示すように食用部位により分類される。

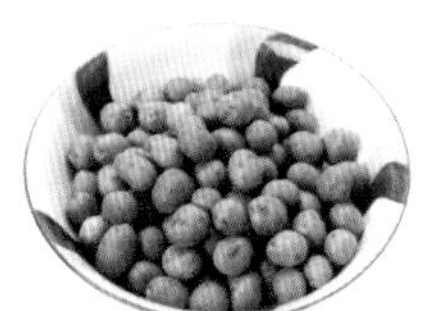

むかご

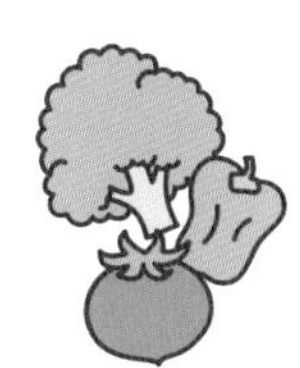

緑黄色野菜

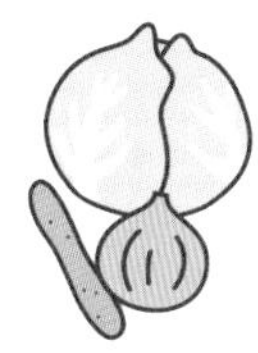

淡色野菜

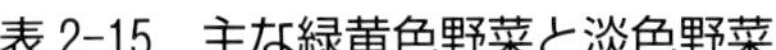

表2-15　主な緑黄色野菜と淡色野菜

種　類	主な野菜
緑黄色野菜	アスパラガス・かぶ（葉）・かぼちゃ類・こまつな・しそ・しゅんぎく・だいこん（葉）・とうがらし・トマト・にんじん・ねぎ類・ピーマン・ブロッコリー・ほうれんそうなど
淡色野菜	かぶ（根）・カリフラワー・きく・キャベツ・きゅうり・ごぼう・しょうが・だいこん（根）・たけのこ・たまねぎ・なす・にがうり・にんにく・はくさい・ビーツ・もやし類・れんこん・わさびなど

表2-16　食用部位による野菜の分類

種類（部位）	主な野菜
葉菜類（葉・葉柄）	キャベツ・こまつな・しそ・はくさい・ほうれんそう・ねぎ類など
花菜類（花・花蕾）	カリフラワー・きく・ブロッコリーなど
茎菜類（茎・鱗茎・地下茎）	アスパラガス・たけのこ・たまねぎ・にんにく・れんこん・（わさび）など
果菜類（完熟・未熟果実・未熟種子及び未熟種子を含む果実）	かぼちゃ類・きゅうり・とうがらし、トマト・なす・にがうり・ピーマンなど
根菜類（根）	ごぼう・だいこん・にんじんなど

その他に、山菜類、ハーブ類、西洋野菜などの総称で分類される野菜類がある（**表 2-17**）。

表 2-17　その他の分類

種　類	主な野菜と特徴
山菜類	こごみ・ぜんまい・たらのめ・つくし・よもぎ・わらびなど。あさつき・うど・せり・ふきなどのように栽培されているものもある。
ハーブ類	食品では、香草・香辛野菜を差すことが多い。コリアンダー*1・バジル・パセリなどが食品標準成分表に掲載されている。
西洋野菜	明治時代以降に欧米から輸入され定着した野菜。たまねぎ・キャベツ・トマト・ブロッコリー・レタス・ピーマンなど。
中国野菜	1970 年代以降に中国から導入された野菜。タアサイ・チンゲンサイ・豆苗・茎にんにく・パクチョイなど。
地域野菜（伝統野菜）	食品標準成分表には、大阪しろな・水前寺菜（金時草・式部草）・野沢菜・水菜・壬生菜などが掲載されている。

＊1　香菜（シャンツアイ）・パクチーともよばれる。

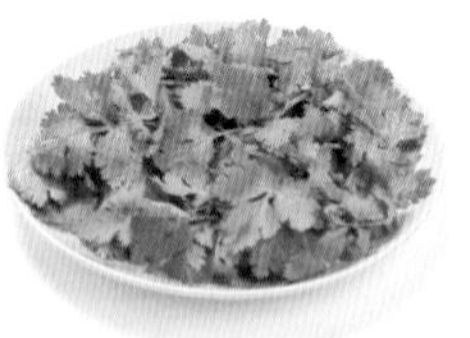
コリアンダー

（２）野菜類の成分

水分、ビタミン、無機質、食物繊維（dietary fiber）*2 が多く、エネルギー、たんぱく質、脂質は少ない。ビタミンは、β-カロテンは特に緑黄色野菜で、ビタミンC、K、葉酸は、緑黄色・淡色野菜に関係なく多く含まれる。無機質は、カリウムが多く、カルシウム、鉄を多く含むものもある。食物繊維では、セルロース、ヘミセルロース、リグニン、ペクチン（p.56 参照）などを含む。

＊2「ヒトの消化酵素で消化されない食品中の難消化性成分の総体」と定義され、一般には多糖類や高分子化合物であるリグニンを示すが、キチン、キトサン、難消化性オリゴ糖も定義に該当する。
水溶性と不溶性に分類される。
水溶性：ペクチン、グルコマンナン、寒天、フコイダン、アルギン酸ナトリウムなど
不溶性：セルロースへミセルロース、キチン、アルギン酸など

緑色野菜に含まれる色素成分クロロフィルは酸に不安定で、酸性条件下で加熱すると褐色のフェオフィチン、アルカリ性条件下では鮮緑色のクロロフィリンに変化する（p.204 参照）が、一般に色よく、歯ごたえよく仕上げるには 0.5 %食塩水でゆでることが多い。山菜は、収穫後 0.2 ～0.3 %程度の重曹（炭酸水素ナトリウム）を加えてゆでると、アクが抜けて鮮やかな緑色になりやわらかく仕上がる。

色素は赤～紫～青色系色素の**アントシアニン**、黄～橙～赤色系色素の**カロテノイド**、白～黄色系色素の**フラボノイド**（p.205 参照）を含む野菜がある。呈味成分では、辛味成分、苦味成分、えぐ味成分を含む野菜がある。香気成分では、アルコール類、アルデヒド類、テルペン類などである。

栄養成分に関わる酵素である**ビタミン B_1 分解酵素**（**チアミナーゼ、アノイリナーゼ**）や**ビタミンC酸化酵素**（**アスコルビン酸オキシダー**

ゼ）、酵素的褐変（p.180 参照）を引き起こすポリフェノールオキシダーゼを含む野菜がある。

（３）野菜類の特性

収穫後、温度が 10 ℃下がると野菜や果物の呼吸量は 1/2〜1/3 になるが、きゅうり・トマト・なす・ピーマンなどは**低温障害**を生じる（p.197 参照）。呼吸量を減少させて長期間保存するために CA 貯蔵、またはプラスチックフィルムを使用した MA 包装を行う（p.198 参照）。

JAS 法による有機農産物は、「堆肥等による土作りを行い、播種（はしゅ）・植付け前 2 年以上及び栽培中に（多年生作物の場合は収穫前 3 年以上）、原則として化学的肥料及び農薬は使用しないこと。遺伝子組換え種苗（しゅびょう）は使用しないこと」となっており、「有機」や「オーガニック」などの表示を規定している。

（４）主な野菜類【葉菜類（葉・葉柄）】

❶ キャベツ［アブラナ科］[*1]

結球性・非結球性、葉色が淡緑色・緑色・紫色（レッドキャベツ）など多様な品種がある。レッドキャベツは、赤キャベツ、紫色キャベツともよばれ、アントシアニンを含む。抗消化管潰瘍食事性因子として単離された、ビタミン様物質の **S-メチルメチオニン**[*2] が含まれる。加工品には乳酸発酵させたザワークラウトがある。

＊1 アブラナ科の野菜は、香気成分であるイソチオシアネート類を多く含んでいる（p.53 参照）。

＊2 メチルメチオニンスルホニウムともよばれる。

$$H_3C-S^+(CH_3)-CH_2CH_2-CH(NH_2)-COOH$$

❷ こまつな［アブラナ科］

名称は東京の小松川で栽培されたことに由来し、冬菜や雪菜ともいわれる。カルシウムや鉄が多く含まれている。

❸ しそ［シソ科］

葉じそは、緑色の青じそ（大葉）や紅紫色の赤じそなどがあり、栄養成分の差はほとんどない。発芽した芽ばえの芽じそ、やや開花した花穂（かすい）の穂じそ、実を利用する実じそがある。なお、梅干しの赤色は、赤しそに含まれるアントシアニンの**シソニン**による。赤じそジュースの赤色を鮮やかにするために、酸を添加する。

❹ はくさい［アブラナ科］

完全結球性で内部が黄色の黄芯系品種が主流である。近年は内部が橙色の品種も販売されている。塩漬やキムチなどの加工品がある。

❺ ほうれんそう［ヒユ科］

葉の切れ込みが大きく、秋から冬に収穫される東洋種と、葉の切れ込みが少なく、春から秋に収穫される西洋種がある*1。ほうれんそう（生）に含まれるビタミンの量は、「夏採り」より「冬採り」の方が多いため、食品標準成分表では、「夏採り」、「冬採り」が収載されている。ほうれんそうに含まれる**シュウ酸**により、カルシウムの吸収が阻害される。

ほうれんそうをはじめとする緑色野菜には、**クロロフィル**によるマグネシウムが含まれる。

*1 ほうれんそう

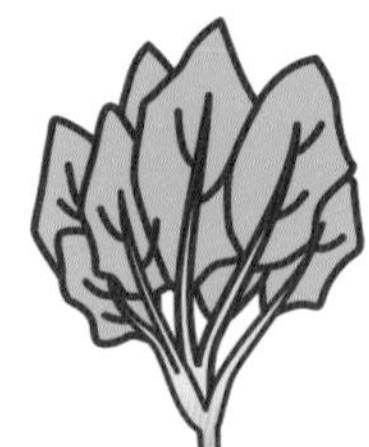

東洋種

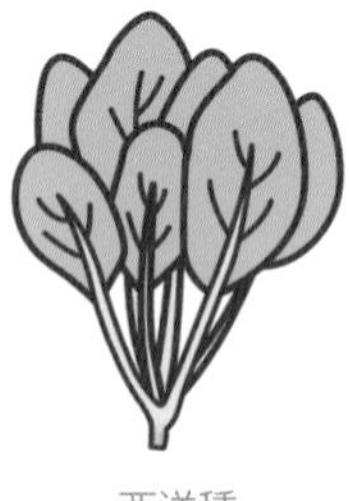

西洋種

❻ ねぎ類［ヒガンバナ科］

根深ねぎは長ねぎ、白ねぎともよばれ、葉柄（ようへい）部に土寄せして栽培する。一方、葉ねぎは青ねぎともよばれ、土寄せせずに栽培する。こねぎは、葉ねぎや一本ねぎを早期に収穫したもので万能ねぎともいう。

関東では根深ねぎ、関西では葉ねぎを中心に利用されていたが、近年では東西問わず利用されている。根深ねぎよりも、葉ねぎ 100 g 当たりの β-カロテン量が多い。香気成分は、**ジスルフィド類***2（主にジプロピルジスルフィド）による（図 2-11）。

*2
たまねぎ、ねぎ：
ジプロピルジスルフィド
にんにく：
ジアリルジスルフィド
にら、らっきょう：
ジメチルジスルフィド

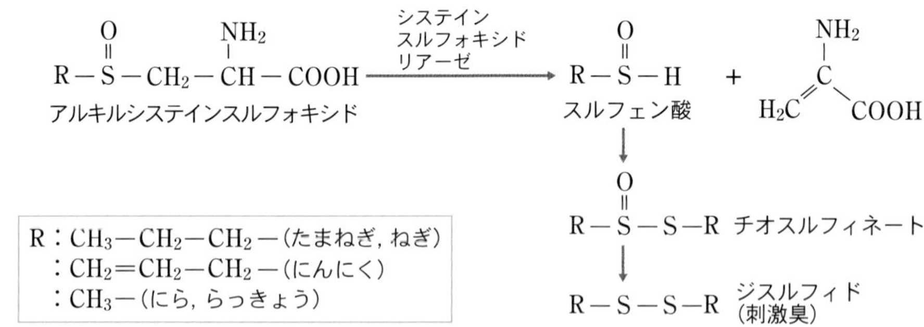

● 図 2-11 ねぎ類の香気成分の生成

（５）主な野菜類【花菜類】

花・花蕾が食用部位の野菜類である。

❶　カリフラワー［アブラナ科］

キャベツの一種で、花蕾部の白い部分はフラボノイド系色素を含む。花蕾部を白く仕上げるためには酢を、黄色に仕上げるためには重曹をゆで水に加える。カリフラワーとブロッコリーを掛け合わせたロマネスコがある。

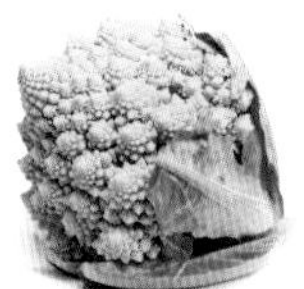
ロマネスコ

❷　きく［キク科］

食用ぎく、料理菊ともよばれ、黄色の「阿房宮」や紫色の「もってのほか」など品種がある。菊のりは、花びらを蒸して薄い板状に乾燥したもので、熱湯でもどして酢の物や和え物に利用する。

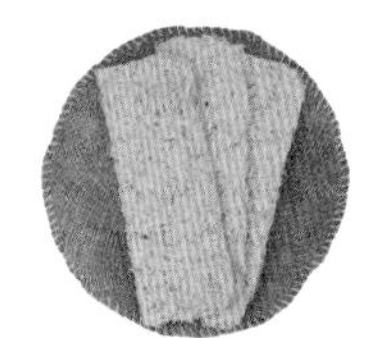
菊のり

❸　ブロッコリー［アブラナ科］

キャベツの一種で、ビタミンCが多い。花蕾部が小ぶりで茎が細長くやわらかい茎ブロッコリーや、花蕾部が紫色のブロッコリーがある。芽ばえは、ブロッコリースプラウトといわれる。

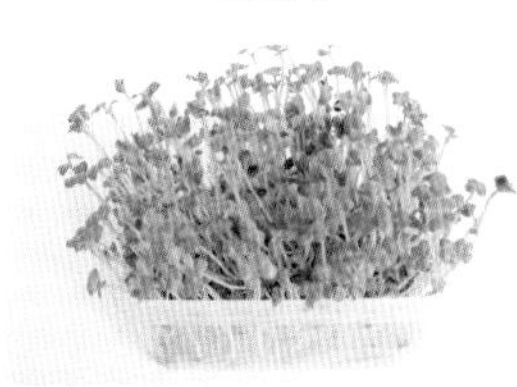
ブロッコリースプラウト

（6）主な野菜類【茎菜類】

❶　アスパラガス［キジカクシ科］

ホワイトアスパラガスは土寄せなど遮光して栽培したもので、グリーンアスパラガスは遮光せずに栽培した若い茎を収穫したものである。全体が紫色のアスパラガスもある。アミノ酸であるアスパラギンはアスパラガスから抽出されたため、この名称がつけられた。

加工品は、ホワイトアスパラガスの水煮缶詰がある。

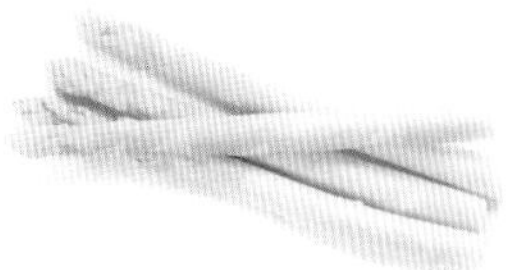
ホワイトアスパラガス

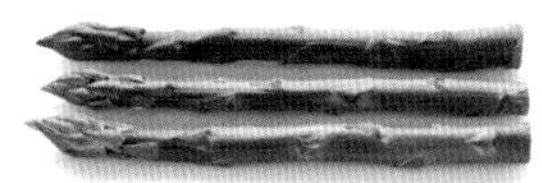
紫アスパラガス

❷　たけのこ［イネ科］

竹の若芽で、孟宗竹のたけのこが販売されている。えぐ味成分は、**ホモゲンチジン酸**やシュウ酸による。たけのこの液汁が白濁する現象には、チロシンが関与している。たけのこのアクを除くために米ぬかや米のとぎ汁を加えて煮る。

めんまは、麻竹または布袋竹のたけのこを蒸して乳酸発酵させ、乾燥後に塩蔵したものである。

❸　たまねぎ［ヒガンバナ科］

鱗茎の形状、色、味により種類が豊富である。国内のほとんどが球形または扁平の黄色種の辛たまねぎが栽培・販売されている。赤たまねぎは、レッドオニオンや紫たまねぎとよばれ、アントシアニンを含む赤色

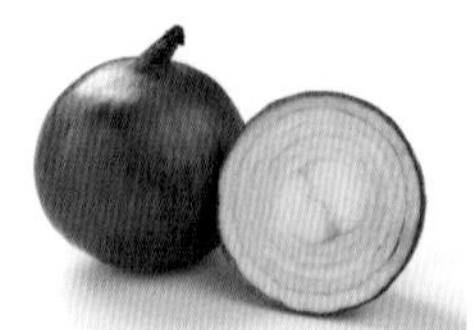

紫たまねぎ

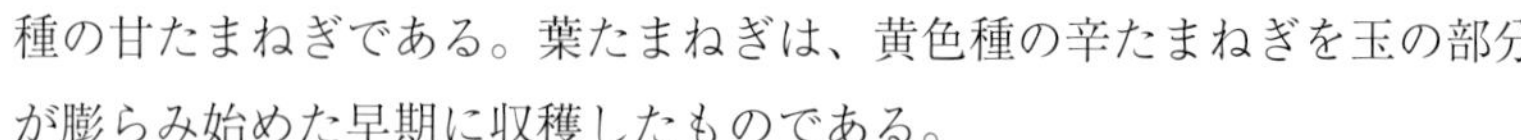

種の甘たまねぎである。葉たまねぎは、黄色種の辛たまねぎを玉の部分が膨らみ始めた早期に収穫したものである。

たまねぎを切断した際に生じる香気成分は、ジスルフィド類（ジプロピルジスルフィド）による（p.48参照）。たまねぎの皮の色素成分は、フラボノイドの**ケルセチン**である。

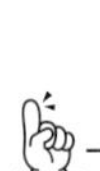

アリシン＋ビタミンB_1(チアミン)
→**アリチアミン**

❹ にんにく［ヒガンバナ科］

国産以外に中国、台湾からも輸入されている。茎にんにくは、にんにくの芽ともよばれ、成長したにんにくの花蕾を取り除いた茎である。にんにくの主な香気成分はアリインが**アリイナーゼ**により変化する**アリシン**及びジスルフィド類（ジアリルジスルフィド）による。さらに、アリシンはビタミンB_1と結合すると**アリチアミン**となり、ビタミンB_1分解酵素（チアミナーゼ、アノイリナーゼ）で分解されない。

❺ れんこん［スイレン科］

はすの肥大した地下茎を食用としたものである。炭水化物は主にでんぷんである。フラボノイドを含むため、2％酢水につけたり、ゆで水に食酢を加えたりすると白く仕上がり、歯切れがよくなる。はすの実（種子）は食品標準成分表では種実類に記載されている。

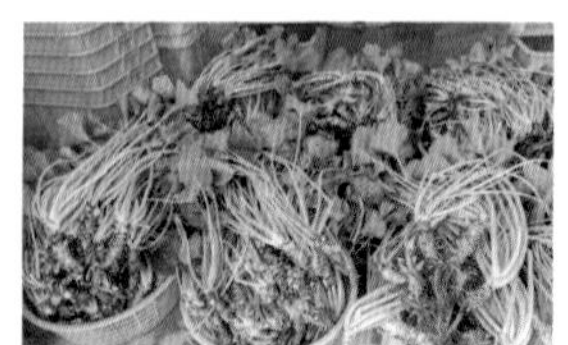

収穫されたわさび

❻ わさび［アブラナ科］

一般的なわさびである沢わさびと、ホースラディッシュ（西洋わさび）の畑わさびがある。わさびの辛味や香気成分は**イソチオシアネート類**（**アリルイソチオシアネート**）で、**シニグリン**から**ミロシナーゼ**（**チオグルコシダーゼ**）によって生成される（p.53図2-14参照）。わさびの葉柄、根茎を酒粕と混合したわさび漬がある。

（7）主な野菜類【果菜類】

完熟・未熟果実・未熟種子及び未熟種子を含む果実が食用部位の野菜類である。

❶　かぼちゃ類［ウリ科］

日本かぼちゃ、西洋かぼちゃ、ペポかぼちゃに分類される。日本かぼちゃに比べて西洋かぼちゃは、果皮表面が平滑、果肉は粉質で、炭水化物含量は約 10 ％多く、水分含量は約 10 ％少ない。ペポかぼちゃには、ゆでるとそうめんのような糸状にほぐれるそうめんかぼちゃ（金糸瓜）、ズッキーニがある。

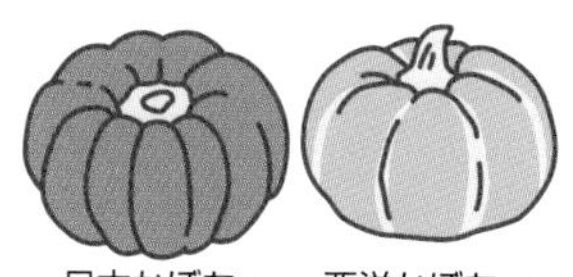

日本かぼちゃ　西洋かぼちゃ

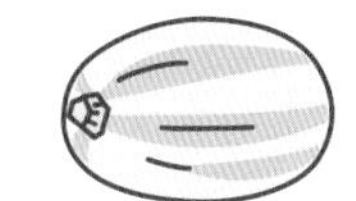

ペポかぼちゃ（そうめんかぼちゃ）

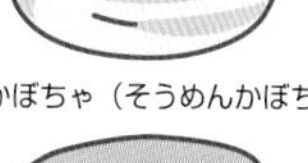

ペポカボチャ（ズッキーニ）

かぼちゃのいろいろ

❷　きゅうり［ウリ科］

きゅうりの表面の白色粉上のものはブルームとよばれ、果皮の水分蒸発を防止する。伝統野菜として、東京の馬込半白きゅうり、石川の加賀太きゅうり、大阪の毛馬きゅうりなどがある。

きゅうりの苦味成分は、**ククルビタシン**、特有な香気成分は**青葉アルコール（ノナジエノール）**、**スミレ葉アルデヒド（ノナジエナール）**による。

加工品には、塩漬、しょうゆ漬、ぬかみそ漬、ピクルス（甘酢漬け、乳酸発酵）がある。

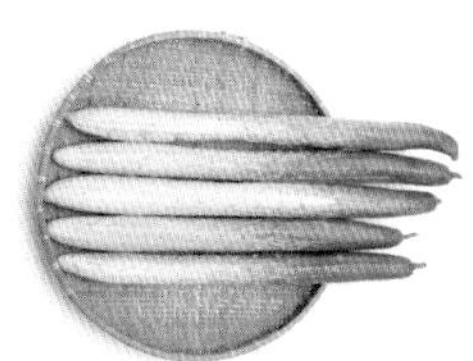

毛馬きゅうり

❸　とうがらし［ナス科］

辛味種と甘味種がある。辛味種はとうがらし、甘味種はししとう、ピーマン類として食品標準成分表に記載されている。葉とうがらしは、辛味種の葉である。とうがらしは、「たかのつめ」ともよばれ、辛味成分である**カプサイシン**は、体熱産生作用をもつ。色素成分は、カロテノイドの**カプサンチン**である（図 2-12）。

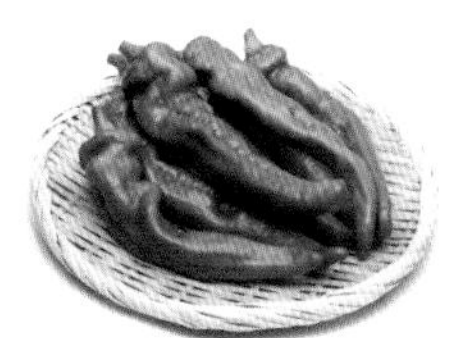

万願寺とうがらし

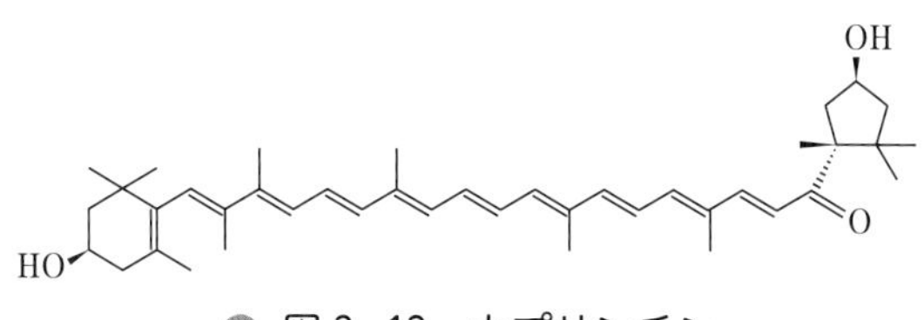

図 2-12　カプサンチン

❹　トマト［ナス科］

赤茄子ともいわれる。ミニトマトは、プチトマト、チェリートマトともよばれ、赤、黄、オレンジ、緑、紫など様々な色調のものが販売されている。トマトの赤色は、ビタミン A 効力をもたないカロテノイドの**リコペン**によるものである（図 2-13）。うま味成分のグルタミン酸を多く含む。

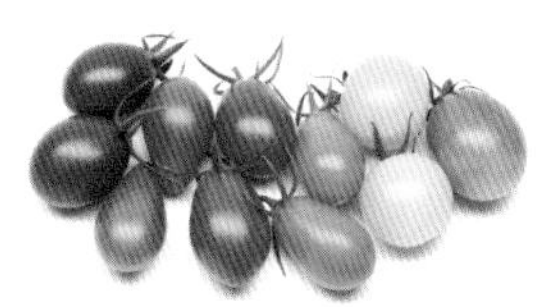

ミニトマト

● 図２-13　リコペン

加工品の種類は多く、ドライトマトの他、ホールトマト（固形トマト）、トマトジュース、トマトミックスジュース、トマトピューレー、トマトペースト、トマトケチャップ（p.151 参照）、トマトソースについてはJAS規格により規定されている。

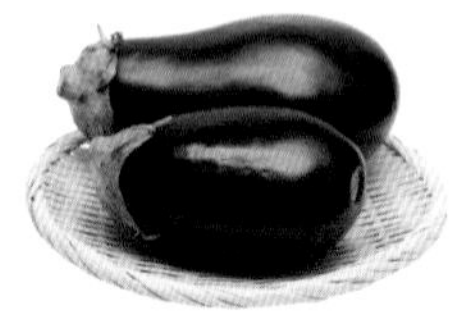

べいなす

❺　なす［ナス科］

「なすび」ともいわれ、果実の形状や色によって様々な種類がある。べいなすは大型の楕円形で、洋なすともよばれる。果皮の色素成分は、アントシアニンの**ナスニン**、**ヒヤシン**で、鉄やアルミニウムイオンと結合すると安定した青紫色になる。**クロロゲン酸**を含むため、酵素的褐変反応により切り口が短時間で褐変する。

加工品は、塩漬け、ぬかみそ漬、こうじ漬、からし漬、しば漬がある。

❻　にがうり［ウリ科］

つるれいし、ゴーヤともよばれる。にがうりの苦味は、**モモルデシン**やククルビタシンである。

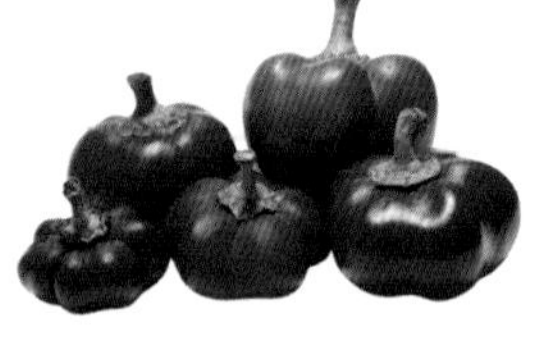

トマピー

❼　ピーマン類［ナス科］

とうがらしの甘味種で、緑（青）、赤、オレンジ、黄など様々な色調やサイズのものが栽培されている。大型のものはパプリカともよばれる。ビタミンCが多い。トマピーは、トマトのような色と形状でピーマンの一種である。

（８）主な野菜類【根菜類】

根が食用部位の野菜類である。

❶ しょうが［ショウガ科］

葉しょうが、根しょうがなどがある。葉しょうがは、谷中しょうが、筆しょうが、はじかみともよばれ、新芽を収穫する。根しょうがは、新芽の根が少し肥大した新しょうがと収穫後貯蔵して翌年出荷するひねしょうが（種しょうが）がある。**ショウガオール**、**ジンゲロン**（**ジンゲロール**）は、しょうがの辛味成分である。しょうが汁に含まれる**プロテアーゼ**（たんぱく質分解酵素）により、肉類の肉質を軟化させる。

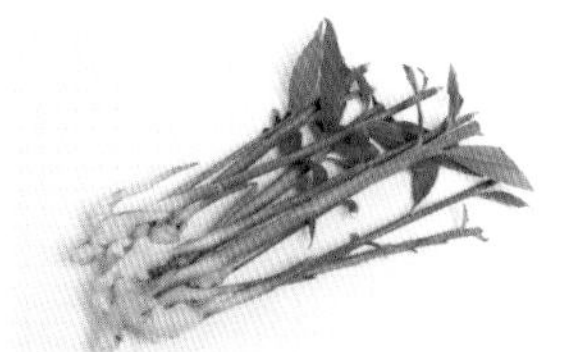
葉しょうが

❷ ごぼう［キク科］

関西では短根種、関東では長根種が栽培されており、赤茎種と白茎種がある。炭水化物は主に食物繊維のイヌリンである。クロロゲン酸やカテキン類を含むため、切断面で酵素的褐変が起こる。

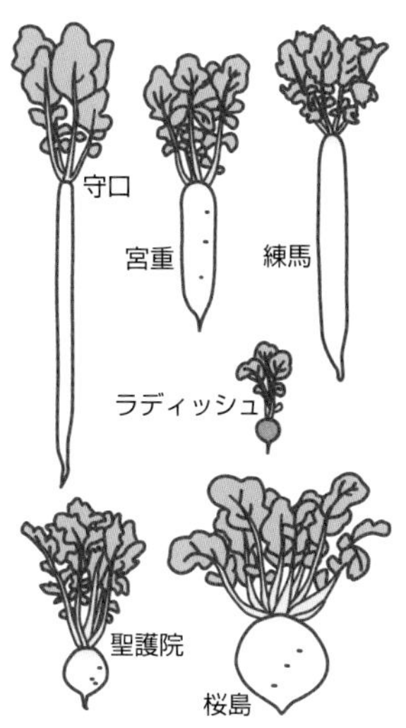

だいこんのいろいろ

❸ だいこん［アブラナ科］

根の上部が緑色の青首だいこんが広く流通しているが、東京の練馬や亀戸、京都の聖護院、鹿児島の桜島など地域特産のだいこんがある。かいわれだいこんは種子を発芽させたもの、葉だいこんは葉を食用とする専用品種を栽培したものである。生のだいこんの葉部は、根部よりもほとんどのビタミンの量が多く、カルシウムや鉄も多い。食品標準成分表にはだいこんおろしの成分も掲載されており、ビタミンは時間経過とともに減少する。だいこんの辛味*1 や香気成分は**イソチオシアネート類**で、**シニグリン**からミロシナーゼ（チオグルコシダーゼ）によって生成される（図2-14）。

＊1 だいこんの葉に近い部分は辛味が少ないので生食に、根の部分は辛味があるため煮物やみそ汁の具に利用すると良い。

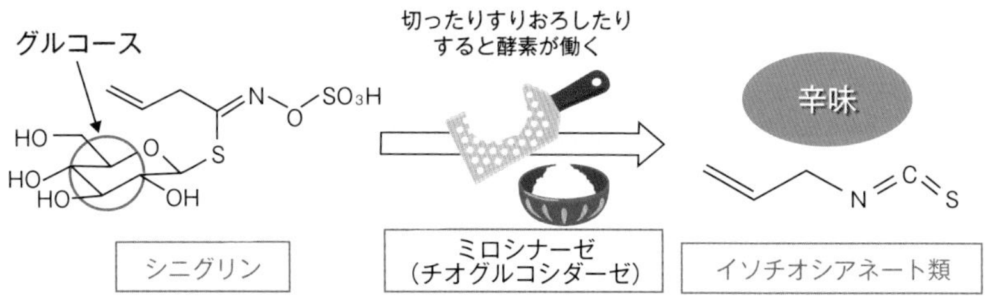

図2-14 だいこんの辛味

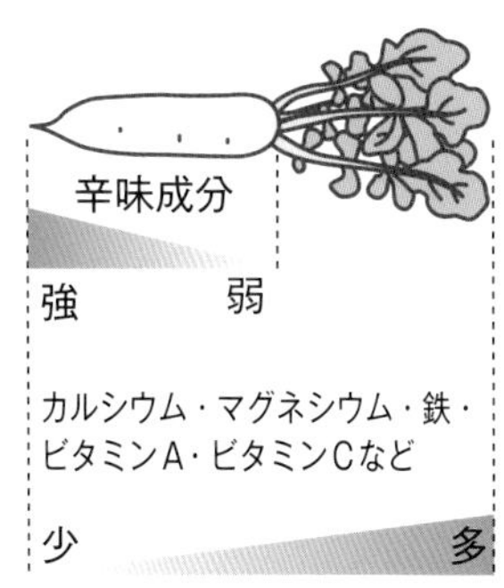

加工品は、切干し大根や様々な種類の漬物（いぶりがっこ、たくあん漬、守口漬、べったら漬、みそ漬、福神漬など）が市販されている。

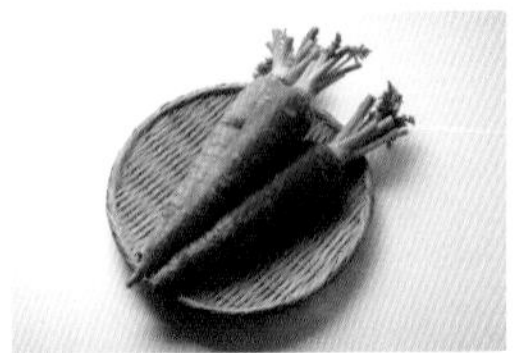
西洋にんじんと金時にんじん

❹ にんじん［セリ科］

ヨーロッパ系と東洋系（和種）があり、一般的に販売されているのは、ヨーロッパ系の西洋にんじん、またはヨーロッパ系と和種との交雑種で、橙色は主にカロテノイドの β-カロテンである。和種では、金時にんじん（京にんじんなど）があり、濃い赤色は主にリコペンである。葉にんじんは、間引いたにんじんなどの葉である。にんじんおろしと大根おろしを混合した「もみじおろし」では、にんじんに含まれるビタミンC酸化酵素（アスコルビン酸オキシダーゼ）によりビタミンCの酸化が促進される。

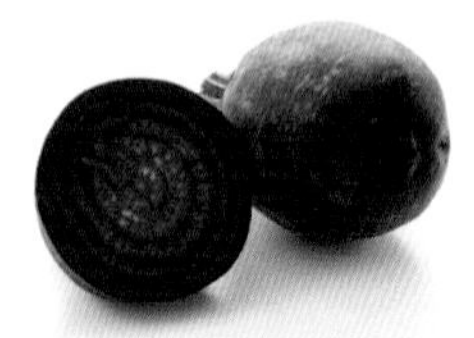
ビーツ

❺ ビーツ（ビート）［アカザ科］

火焔菜（かえんさい）ともいい、輪切りにすると赤と白の同心円状の輪がみられるのが特徴である。ロシア料理のボルシチなどに利用される。赤色の色素成分は**ベタニン**（図2-15）で食品添加物としても用いられている。

● 図2-15 ベタニン

（9）野菜類の加工品

野菜の漬物の製造では、主として乳酸菌が酸を生成し腐敗菌の増殖を抑制する。ぬかみそ漬は、ぬかに含まれる酵素や乳酸菌を利用した漬物で、生食の野菜よりもビタミンB_1含量量が増加する。国内の代表的な漬物を表2-18に示す。中国ではザーサイ、韓国ではキムチなどの漬物がある。

乾燥野菜は、収穫後細断し、乾燥させた野菜である。かんぴょう、干しずいき、干しぜんまい、切干しだいこん、ドライトマト、干しわらびなどがある。

野菜冷凍食品*1は、「野菜に、選別、洗浄、不可食部分の除去、整形等の前処理及び**ブランチング**（p.197参照）を行ったもの（ブランチングを行っていないものを混合したものを含む）を凍結し、包装し、及び凍結したまま保持したものであって、簡便な調理をし、又はしないで食用に供されるもの」と規定している*2。

水煮製品は、缶詰、びん詰、レトルトパックなどに包装されて販売されている。たけのこなど周年出荷が難しい食材を長期保存できる。

にんじんジュースやトマトジュース、及び他の果実や野菜の搾汁などを加えたミックスジュースなどの加工品がある。

*1 グリンピース、スイートコーン、にんじんを混合したミックスベジタブルや、ほうれんそうなどの冷凍食品がある。

*2 野菜冷凍食品品質表示基準（平成20年1月31日農林水産省告示第130号より）

表 2-18 漬物の種類・調味料・代表的な漬物

種 類	漬床・調味料など	代表的な漬物
ぬかみそ漬	米ぬか・食塩	たくあん漬、なすのぬかみそ漬け
塩 漬	塩	野沢菜漬、壬生菜漬、広島菜漬、高菜漬
	乳酸発酵	すぐき漬、しば漬
かす漬	酒粕やみりん粕	奈良漬、わさび漬、守口漬
みそ漬	味噌	印籠(いんろう)漬
しょうゆ漬	しょうゆ、みりん	福神漬け
こうじ漬	米こうじ	べったら漬
酢 漬	甘酢	らっきょう漬、はりはり漬、千枚漬、スイートピクルス
	乳酸発酵	サワーピクルス、ザワークラウト
からし漬	米こうじ、からし	小なすのからし漬

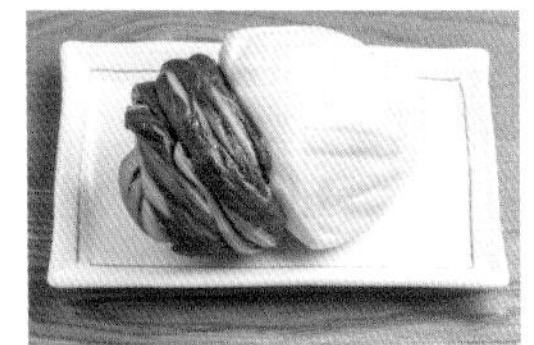

すぐき漬

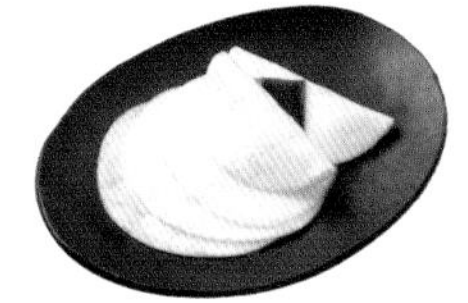

千枚漬

Column

ホームフリージングのすすめ

家庭内で野菜を冷凍しておく場合は、品質保持のためにブランチングを行ってから冷凍するとよいでしょう。熱湯でゆでる、または電子レンジ加熱を行ったあとに流水に浸して水気をとり、冷凍用保存袋などに入れて冷凍します。調理に利用しやすいようにカットしておくと便利です。ブランチングに適した野菜は、ブロッコリー、ほうれんそうや小松菜などの葉菜類、とうもろこし、枝豆などです。

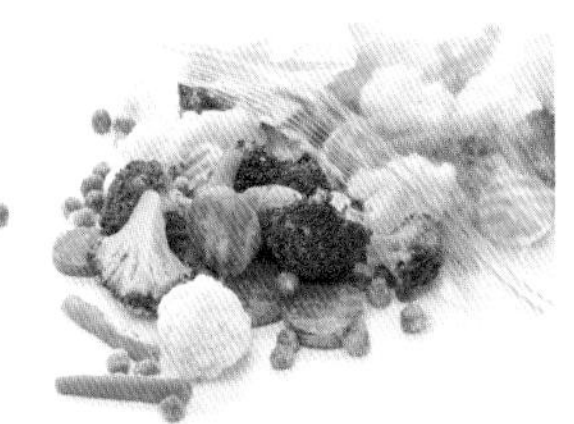

7）果実類

果実類は、木本植物（p.45 参照）から収穫されるもの以外に、草本植物であるいちご、すいかなども果実として扱うことが多い。オリーブやアボカドは、食品標準成分表では果実類に記載されている。食後のデザート（水菓子）や嗜好品として好まれる。主な果実類の構造を図 2-16 に示す。

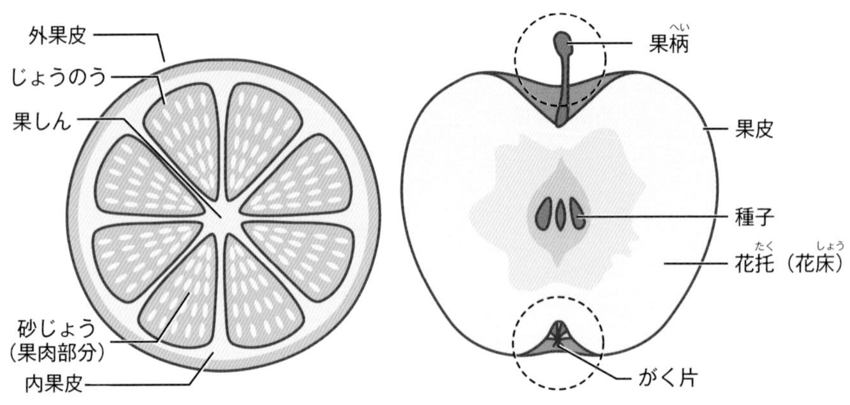

● 図2-16　果実類の構造

（1）果実類の分類

果実類は、その構造により**表2-19**のように分類される。トロピカルフルーツ*1と総称される果実類もある。

*1　熱帯果実類ともよばれる。熱帯地域で収穫される果実類。アボカド、キウイフルーツ、バナナ、パインアップル、パパイア、ドリアンなど。

表2-19　果実類の分類

分　類	特　徴	主な果実
仁果類	肥大した花托が食用部位	なし、りんごなど
核果類	肥大した中果皮が食用部位	うめ、さくらんぼ、ももなど
柿果類	肥大した中・内果皮*2が食用部位	かき
漿果類	多汁質の中・内果皮が食用部位、小さい種子を多く含む	いちご、いちじく、キウイフルーツ、バナナ、パインアップル、パパイア、ぶどう、ブルーベリーなど
柑橘類（準仁果類）	内果皮が食用部位、多汁質・多細胞（粒状）の果肉部分「砂じょう」とそれを袋状に包んでいる半月形の房「じょうのう」がある。	うんしゅうみかん、グレープフルーツ、レモンなど
瓜果類	ウリ科の植物で甘味の強いもの	すいか、メロンなど

*2　中・内果皮

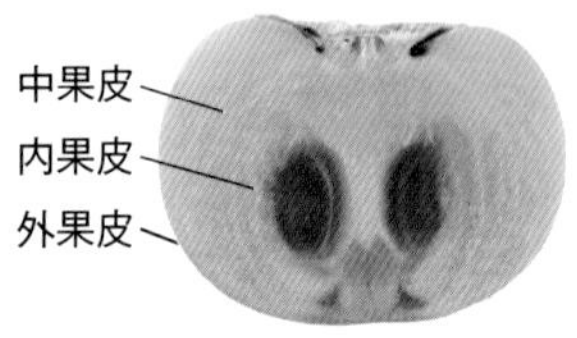

（2）果実類の成分

水分、炭水化物、ビタミン、無機質、食物繊維が多く、たんぱく質、脂質は少ない。炭水化物のうち、糖質は**グルコース**、**フルクトース**、**スクロース**、食物繊維はセルロース、ヘミセルロース、**ペクチン**、リグニンを多く含む。フルクトースは、温度が下降すると α 型から β 型に変化して甘味が増す。ペクチンは、**ガラクツロン酸**とメトキシルガラクツロン酸で構成されるヘテロ多糖類で、未熟な果実ではプロトペクチン、完熟な果実ではペクチン、過熟な果実ではペクチン酸に変化する（図2-17）。メトキシル基の含有量が7％以上を**高メトキシルペクチン**、それ以下のものは**低メトキシルペクチン**という。ビタミンCは、特にいちご、キウイフルーツ、柿、柑橘類などに多い。無機質は、カリウムが多い。

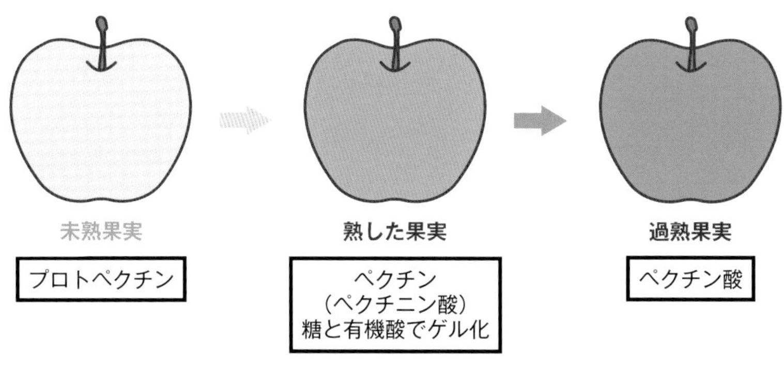

● 図2-17　ペクチンの変化

色素成分は、クロロフィル、フラボノイド、アントシアニン、カロテノイドなど、香気成分は主にエステル類、アルコール類、アルデヒド類、テルペン類による。酸味は**リンゴ酸**、**酒石酸**、**クエン酸**で、苦味の**ナリンギン**（**ナリンジン**）を含む果実類もある。

野菜類と同様にポリフェノールを多く含み、細断などが空気中の酸素と反応するポリフェノールオキシダーゼの働きで、酵素的褐変が起こりやすい。プロテアーゼ*1を含む果実類がある。

＊1　食肉の軟化ゼリーのゲル化阻害、ヨーグルトの苦味成分生成などの影響を及ぼす。生のままではなく、加熱処理を行い、酵素を失活させたのち、ゼラチンやヨーグルトに加えるなどの注意が必要である。

（３）果実類の特性

野菜類と同様、収穫後も呼吸しており、一過的に二酸化炭素量が増大する（**クライマクテリック・ライズ**）果実がある。クライマクテリック型の果実は、西洋なし、バナナ、りんごなどがある。収穫後に20℃前後の温度下でエチレンガス処理をする**追熟**を行った後に出荷する果実類がある（図2-18）。

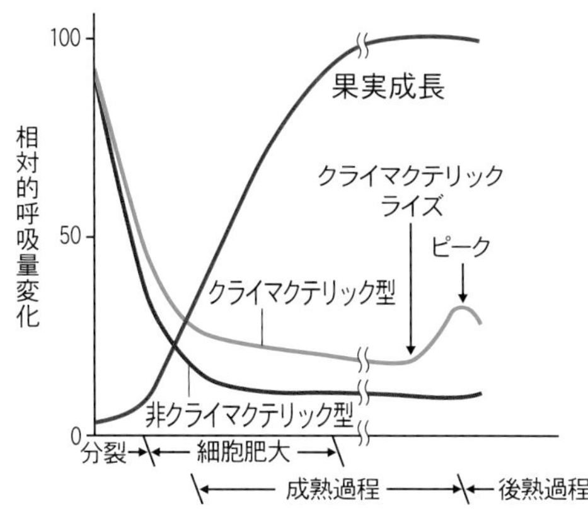

● 図2-18　クライマクテリック型果実

引用：西村公雄・松井徳光 編「新食品・栄養科学シリーズ 食品加工学（第2版）」p.112 図8.8、化学同人、2023年より

（4）主な果実類【仁果類】

肥大した花托（花床）を食用部位とする。

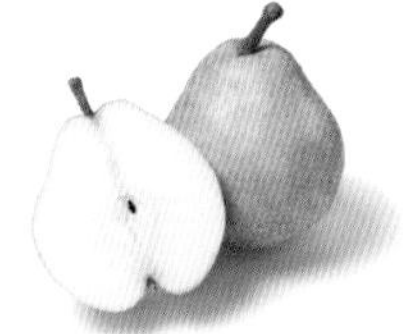

ラ・フランス

❶ なし類［バラ科］

日本なし（和なし）、中国なし、西洋なしに分類される。さらに、日本なしは青なし（二十世紀など）と赤なし（幸水、新高など）に分類され、特有の食感は、食物繊維のリグニン、多糖類のペントザンが主成分の**石細胞**による。「西洋なし」にはラ・フランスなどがあり、完熟前に収穫し追熟させた後に販売される。特有のエステル類による香気成分を含む。

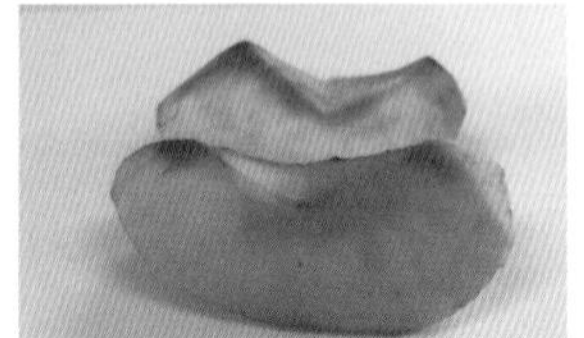

褐変したりんご

❷ りんご［バラ科］

果皮が赤色の紅玉、ジョナゴールド、つがる、ふじ、黄色のシナノゴールド、青（緑）色の王林などがある。りんごの酸味の主成分はリンゴ酸で、「蜜」は糖アルコールの**ソルビトール**による。切断面はポリフェノールオキシダーゼによって酵素的褐変が起こる。

果汁飲料は混濁タイプと、さらに**ペクチナーゼ**で濁りを除去（**清澄化**）したクリアタイプがある。また、マイコトキシン（カビ毒）の**パツリン**の基準値として 0.050 ppm（50 μg/kg に相当）が定められている。

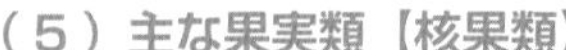

（5）主な果実類【核果類】

肥大した中果皮を食用部位とする。

❶ うめ［バラ科］

うめの主な酸味は、クエン酸である。青うめや未熟なバラ科の果実類の果肉や核の仁には青酸配糖体の**アミグダリン**が含まれ、酵素（エムルシン、β-グルコシダーゼなど）により青酸（シアン化水素）を生成するが、成熟に伴い分解される（図 2-19）[*1]。

梅びしおは、梅干しを裏ごしして砂糖を加え、さらに加熱して練り上げたもので、練りうめともよばれる。

*1 梅干しや調味漬（酢漬け）、梅酒などの加工の際にも分解は促進されるといわれているが、食品としての摂取にとどめる必要がある。

ゲンチオビオースー O(H)(CN) ー C ー ⟨ベンゼン環⟩ —— β-グルコシダーゼ（またはエルムシン）/ H_2O → 2グルコース ＋ H(O=)C ー ⟨ベンゼン環⟩ ＋ HCN

アミグダリン（青酸配糖体）　　ベンズアルデヒド　　青酸（シアン化水素）有毒

●図 2 -19　青酸配糖体（シアン化合物）からの青酸（シアン化水素）の生成

❷　もも［バラ科］

白肉種と黄肉種があり、黄肉種はビタミンAの含有量が多い。ネクタリンは外果皮の表面が無毛で、ももの一種である。

ももの主な香気成分は、**γ-ウンデカラクトン**などである。

（6）主な果実類【柿果類】

肥大した中・内果皮を食用部位とする。

❶　かき［カキノキ科］

そのまま食べる「甘がき」と渋抜き（**脱渋**(だつじゅう)）してから食べる「渋がき」がある。かきの渋味は、タンニンの**シブオール**による。干しがきの製造、焼酎などのアルコール類の散布（醂柿(さわし)）、二酸化炭素ガス中に一定期間保存するなどの方法でシブオールを不溶化する。色素成分の β-カロテンを多く含むため、ビタミン A が比較的多い。

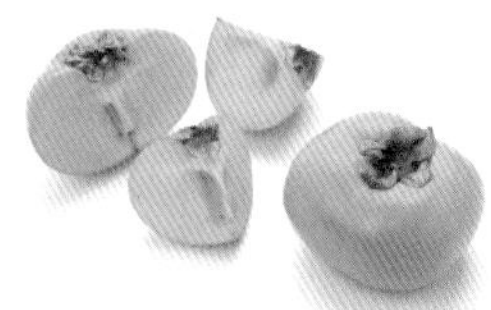

醂　柿

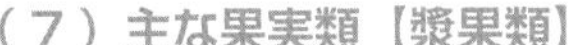

（7）主な果実類【漿果類】

多汁質の中・内果皮が食用部位、小さい種子を多く含む。

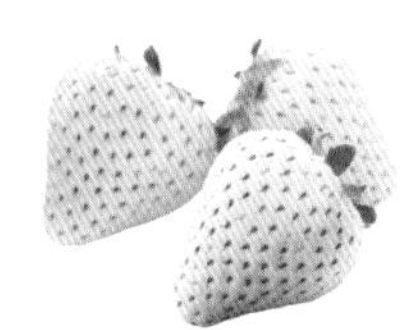

白いちご

❶　いちご［バラ科］

あまおう、紅ほっぺ、とちおとめなど種類が豊富である。いちごの赤色は、アントシアニンの**カリステフィン**である。ジャムなどの加工品にも利用される。白色のいちごも販売されている。

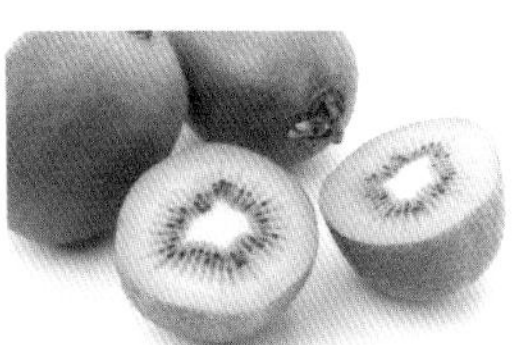

緑肉種（グリーンキウイ）

❷　いちじく［クワ科］

プロテアーゼの**フィシン**を含む。

❸　キウイフルーツ［マタタビ科］

果肉の色調により緑肉種と黄肉種があり、緑肉種の色素はクロロフィルによるものである。果肉には、プロテアーゼの**アクチニジン**が含まれる。

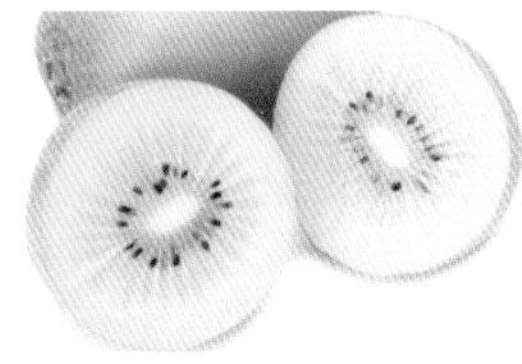

黄肉種（ゴールデンキウイ）

❹ パインアップル［パイナップル科］

果肉には、プロテアーゼの**ブロメライン**（**ブロメリン**）が含まれるが、缶詰では高温処理されているため失活する。

❺ バナナ［バショウ科］

未熟果（青バナナ）の状態で輸入されて、追熟を行ってから販売される。また、冷蔵庫で保存すると劣化し、低温障害*1をおこす。完熟バナナの香気成分は**酢酸イソアミル**である。バナナチップなどの加工品がある。

*1　青果物により温度や生理的障害の状態は異なる。バナナの場合、10℃以下（冷蔵庫保存）で黒変する（p.197参照）。

❻ パパイア［パパイア科］

プロテアーゼの**パパイン**を含む*2。未熟パパイア（青パパイア）は加熱調理する、または追熟して完熟させ生食する。

*2　遺伝子組換え表示の義務表示対象農産物は、大豆、とうもろこし、ばれいしょ、なたね、綿実、アルファルファ、てん菜、パパイア、からしなの９作物である。（2023年４月現在）

❼ ぶどう［ブドウ科］

果色、果実の大きさなどの外観、食用部分（皮ごとまたは果肉のみ）の違い、果肉中の種の有無などにより様々な品種がある*3。なお、種なしぶどうは植物ホルモンのジベレリンを使用する。ぶどうの酸味の主成分は酒石酸で、色素はアントシアニンの**エニン**（**オエニン**）、**エニジン**（**オエニジン**）、**デルフィニン**などである。干しぶどうや果実飲料などの加工品がある。

*3　巨蜂、シャインマスカット、デラウェア、ピオーネ、ベリーＡなどがある。

❽ ブルーベリー［ツツジ科］

色素はアントシアニンの**クリサンテミン**である。ドライフルーツや果汁飲料、冷凍食品などの加工品がある。

（８）主な果実類【柑橘類】

内果皮が食用部位、多汁質・多細胞（粒状）の果肉部分（砂じょう）とそれを袋状に包んでいる半月形の房（じょうのう）がある*4。

主な酸味はクエン酸、香気成分は**リモネン**、色素成分は果肉のカロテノイドの **β-クリプトキサンチン**である。β-クリプトキサンチンは、ビタミンＡ効力を示すプロビタミンＡである。果皮の白い部分などのフラボノイドの**ヘスペリジン**によりみかん缶詰の液が白濁するため、**ヘスペリジナーゼ**を用いて白濁を抑制する。なつみかんやグレープフルーツの苦味成分は色素成分でもあるナリンギンで、苦味を除去するために**ナリンギナーゼ**を使用する。

*4　いよかん、うんしゅうみかん、オレンジ、きんかん、グレープフルーツ、なつみかん、はっさくなどがある。かぼす、シークヮーサー、すだち、ゆず、ライム、レモンなどは、果汁や外果皮を主に利用する。

❶　うんしゅうみかん［ミカン科］

一般的な「みかん」のことである。収穫時期によって、早生（わせ・そうしゅう）みかん（10〜11 月に収穫）と普通みかん（11〜12 月に収穫）に分類され、食品標準成分表に記載されている*1。

*1　果肉である「砂じょう」のみと、それを包む「じょうのう」ごと食べる場合も記載されている。

❷　グレープフルーツ［ミカン科］

果肉の色により白肉種、紅肉種に分類され、ビタミンA含量はスタールビーなどの紅肉種に多く含まれる。香気成分は主に**ヌートカトン**による。

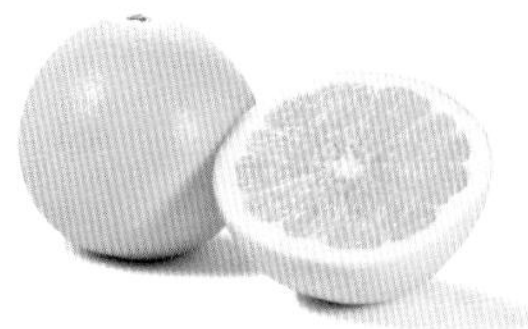

グレープフルーツ（白肉種）

❸　レモン［ミカン科］

レモンの酸味は主にクエン酸である。香気成分は主に**シトラール**による。

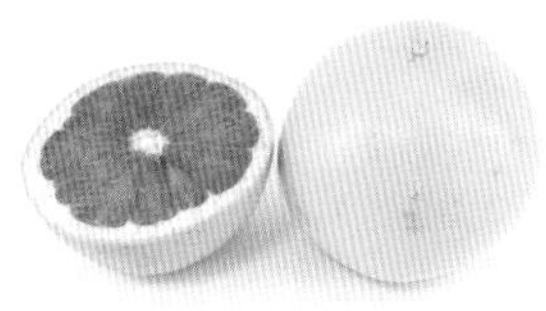

グレープフルーツ（紅肉種）

（9）主な果実類【瓜果類】

ウリ科の植物で甘味の強いもの。

❶　すいか［ウリ科］

果肉の色によって赤肉種と黄肉種があり、赤肉腫はビタミンAの含有量が多い。主に生食用であるが、皮は漬物に利用される。すいかの赤色色素はリコペンで、アミノ酸の一種**シトルリン**を含んでいる。食品としての「すいかの種子」は、食品標準成分表では種実類に収載している。

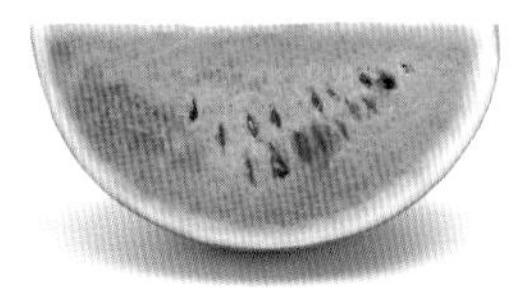

すいか（赤肉種）

❷　メロン［ウリ科］

果肉の色の違いにより緑肉種と赤肉種に分類される。緑肉種にはアールスメロン、アンデスメロン、プリンスメロン、赤肉種に夕張メロンがある。赤肉腫は緑肉種に比べてビタミンA含有量が多い。プロテアーゼの**ククミシン**が含まれる。

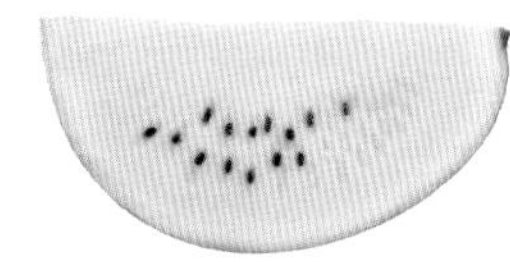

すいか（黄肉種）

夕張メロン（赤肉種）

（10）主な果実類【その他】

上記以外の食用部位であるが、食品標準成分表では果実類に分類されている。

❶ ココナッツ［ヤシ科］

ココヤシの果実で、一般にヤシの実ともよばれ（図 2-20）、やし油の原材料としても利用される（p.146 参照）。ココナッツウォーターは未熟果の果実に含まれる半透明の液体で、ココナッツミルクは、完熟果実の胚乳部分を砕いて水を加えて煮沸して濾過した白い液体である。ナタデココは、ココナッツウォーターを酢酸菌で発酵させてゲル化したもので不溶性食物繊維のセルロースが多く含まれる。菓子類の原材料として使用されるココナッツパウダーは、食品標準成分表の種実類に掲載されている。

ナタデココ

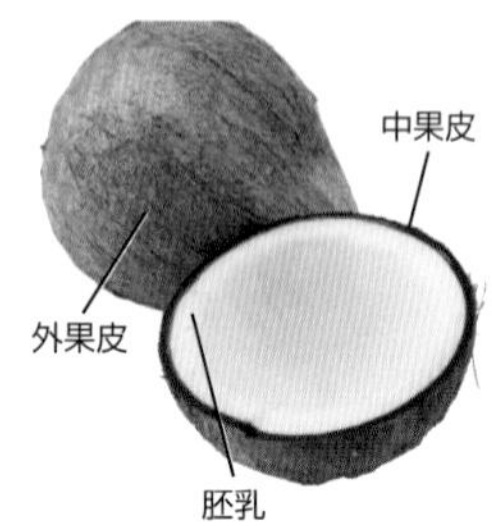

● 図 2-20
ココナッツの構造

（11）果実類の加工品

果実飲料、ペクチンのゲル化を利用した食品、その他の加工品（乾燥果物、漬物）などがある。

❶ 果実飲料

濃縮果汁、果実ジュース、果実ミックスジュース、果粒入り果実ジュース、果実・野菜ミックスジュース、果汁入り飲料がある*1。

濃縮果汁は搾った果汁の水分を蒸発させ、1/4〜1/6 程度に濃縮したもので、冷凍などの長期保存が可能である。濃縮果汁に水（飲料に適した水）を加えて元のジュースの濃さ（搾汁の状態）に希釈したものを**還元果汁**という。

❷ ペクチンのゲル化を利用した商品

果実中のペクチンや酸と砂糖などとともにゼリー化するまで加熱したものがジャムである。果実に含まれる高メトキシルペクチンが、ジャムの製造に利用される。柑橘類の果実を原料として果皮が保持されたものを**マーマレード**、果実などの搾汁を原料としたものをゼリー、果肉原形が保持されたものを**プレザーブスタイル**という。防腐効果を高めるために、砂糖濃度を高くするが、低濃度の商品が広く流通している*2。低メトキシルペクチンが牛乳中のカルシウムイオンの存在下でのゲル化することを利用した商品が販売されている。

*1 果実ジュースは1種類、果実ミックスジュースは2種類以上の果実の搾汁、もしくは還元果汁又はこれらに砂糖類、蜂蜜などを加えたものをいう。
果粒入り果実ジュースは、柑橘類の果実の砂じょう、もしくは柑橘類以外の果実の果肉を細切したものなど（果粒）を加えたものである。
果実・野菜ミックスジュースは、果汁と野菜汁を混合して 100 %に調整したものである。

*2 日本ジャム工業組合では、高糖度ジャムは糖度 65 %以上、中等度ジャムは糖度 55 %以上 65 %未満、低糖度ジャムは糖度 40 %以上 55 %未満としている。

❸ その他の加工品

乾燥果実（ドライフルーツ）では、干しあんず、干しいちじく、オレンジピール、干しがき、デーツ[*1]、バナナチップ、プルーン、干しぶどう、ドライマンゴーなどがある。さらに砂糖漬けにしたレモンピール、ざぼん漬、塩漬けにした梅漬や梅干し、調味料に漬け込んだ梅の調味漬がある。果実とシロップと漬け込んだ缶詰、オリーブを塩蔵したびん詰などがある。

*1　乾燥させた「なつめやし」である。

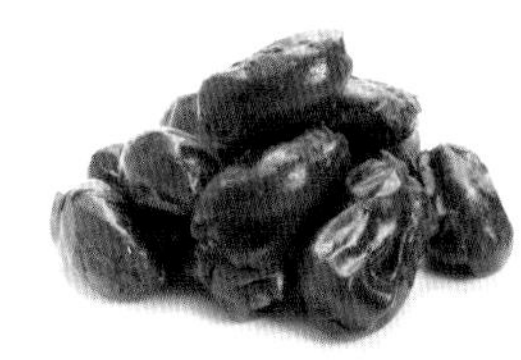

デーツ

8）きのこ類

きのこ類は菌類でカビなどと同様に胞子で増殖する植物である。秋の味覚を感じる食材であるが、栽培技術が進み年中販売されているきのこ類が多い。それぞれに特有のテクスチャーや風味がある。

（1）きのこ類の分類

子実体[*2]の種類により、担子菌（たんしきん）類と子嚢菌（しのうきん）類に分類される。一般に販売されているきのこ類のほとんどが**菌床栽培**[*3]である。なお、しいたけ、なめこ、まいたけなどについては、原木に穴をあけて種菌を埋め込み自然に近い条件で育てる**原木栽培**されたものが流通している（図2-21）。

*2　胞子を形成する器官。担子菌類では担子器、子嚢菌類では子嚢果が子実体である。

*3　おがくずにふすま、ぬか類、水などを混合した培地に種菌を植え付け施設内で栽培する。

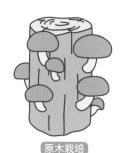

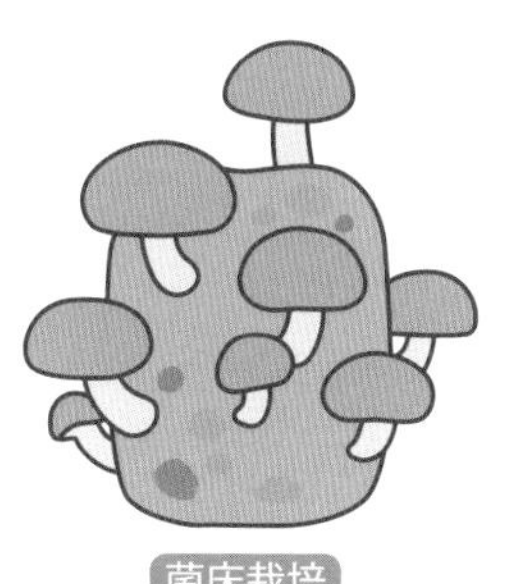

● 図2-21　きのこの栽培

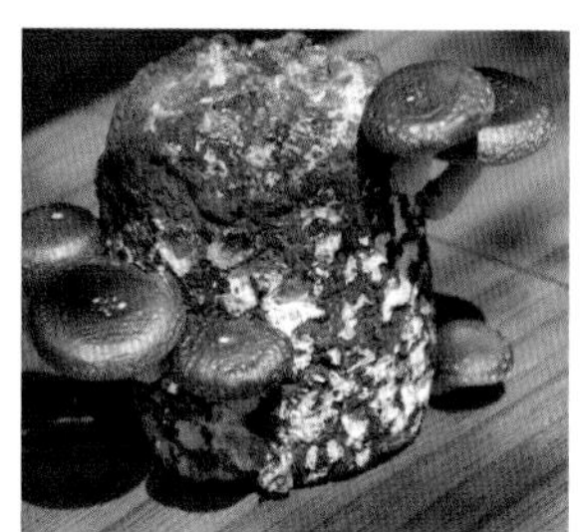

（2）きのこ類の成分

生のきのこ類では、水分量が約90％程度、エネルギー量は100g当たり20〜30kcal程度である。脂質、たんぱく質は少ない。きのこに含まれる食物繊維は、他の植物性食品と異なりキチンが多く含む。ビタミンは、B_1、B_2、ナイアシン、**エルゴステロール（プロビタミンD_2）**を含む。エルゴステロールは、紫外線照射により**エルゴカルシフェロール**

（ビタミン D_2）に変化する（図 2-22）。

エルゴステロール
（プロビタミン D_2）
紫外（UV）
エルゴカルシフェロール
（ビタミン D_2）
生しいたけ
干ししいたけ

図２-22　紫外線照射によるエルゴステロールの変化

「香り（匂い）まつたけ、味しめじ」と言われるほど、香り成分やうま味成分の強いものがある。うま味成分は、**グアニル酸**（p.153 参照）、グルタミン酸、遊離アミノ酸などがある。

毒をもつきのこがあり、ツキヨタケは**イルジンＳ**、クサウラベニタケやベニテングタケは**ムスカリン**などが有毒成分である*1。また、生のきのこ類は酵素が含まれており変色しやすい。

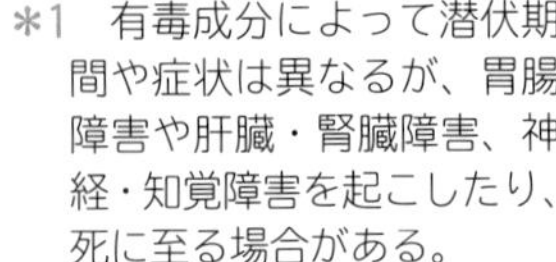
*1　有毒成分によって潜伏期間や症状は異なるが、胃腸障害や肝臓・腎臓障害、神経・知覚障害を起こしたり、死に至る場合がある。

（３）主なきのこ類

食用きのこの多くが担子菌類で、子嚢菌類にはトリュフなどがある。

❶　えのきたけ

傘は白色で小さく、柄が細長いのが特徴である。ぬめり成分があり、なめたけともよばれる。しょうゆで味付けしたびん詰加工品が「なめたけ」として販売されている。

❷　きくらげ類

きくらげ類は、あらげきくらげ、きくらげ（くろきくらげ）、しろきくらげに分類される。特有の歯触りがあり、乾燥品は主に中国料理に、しろきくらげはデザートにも利用される。

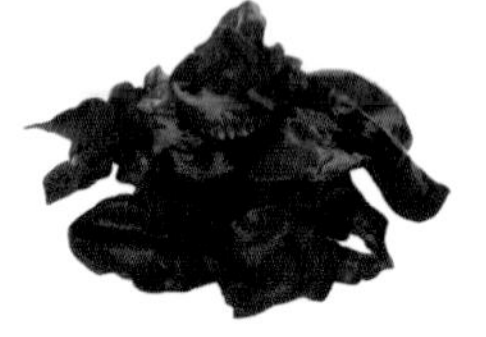
生きくらげ

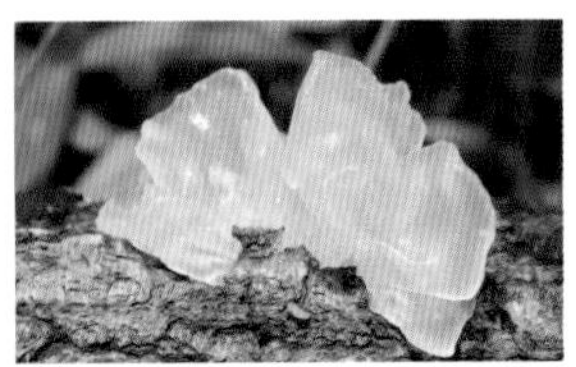
しろきくらげ

❸　しいたけ［キシメジ科］

乾しいたけは、干ししいたけともいわれており、しいたけを乾燥させたものである。傘があまり開かないうち採取した冬菇と、傘がかなり開いてから採取した香信がある。

ビタミンB_1、B_2、ナイアシン、エルゴステロールを多く含む。干ししいたけのうま味は核酸系のグアニル酸で、干ししいたけの特有な香気成分はレンチオニンである。

食品表示基準において、「生しいたけ」は栽培方法による表示（菌床または原木栽培）が義務づけられている。

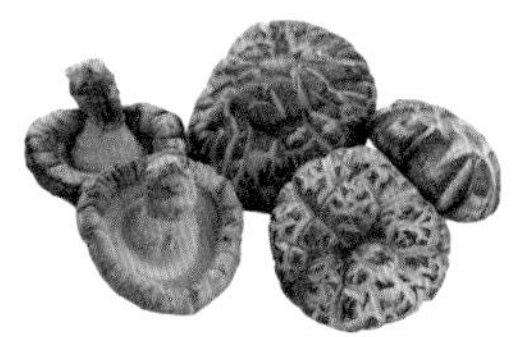

冬　菇

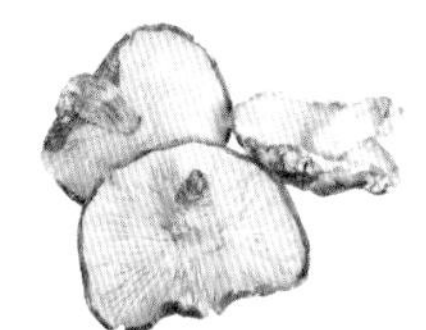

香　信

❹　しめじ類

はたけしめじは傘と柄が灰褐色で、秋には道端や民家の庭にも自生する。一般に「しめじ」とよばれるのは「ぶなしめじ」で、傘が褐色のものと白色のものがある。ほんしめじは、傘が褐色で大きく柄が太く丸みを帯びており、近年栽培に成功して市場に出回るようになった。

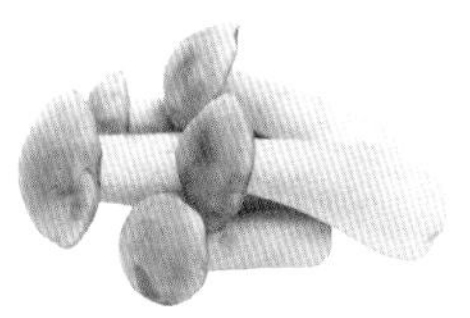

はたけしめじ

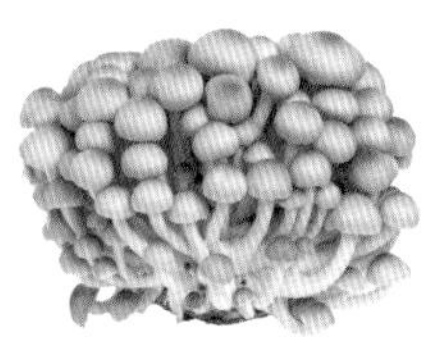

ぶなしめじ

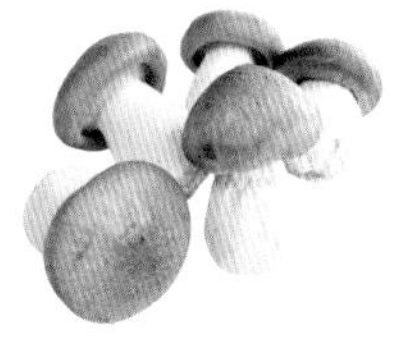

ほんしめじ

❺　なめこ

粘質物の多いきのこで、傘は柄よりも濃い褐色のものが多い。いしづきを取り除いて真空パックしたカットなめこや缶詰などの加工品がある。

❻　ひらたけ類

うすひらたけ、エリンギ、ひらたけがある。傘は他のきのこ類と比べて平たい。以前は傘のひらく前にひらたけを収穫して「しめじ」として販売されていたこともある。エリンギは、1990年代以降に販売され、まつたけに似た歯ごたえがある。

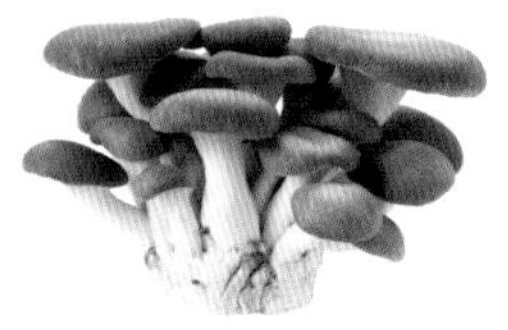

ひらたけ

❼　まいたけ

傘は花びらのような形状をしており、褐色のものや白色のものがある。プロテアーゼを含むため、生のままで加えると茶碗蒸しがゲル化しない。

❽　マッシュルーム

ツクリタケ（和名）、シャンピニオンともいわれる。傘が球形で、色調により白色、クリーム色、茶色に分類され、西洋料理に用いられることが多い。缶詰は白色が用いられる。たんぱく質、ビタミンB_1、B_2、ナイアシンを多く含む。

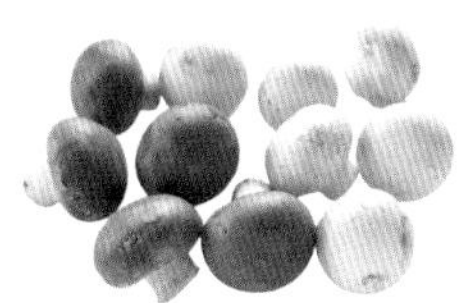

マッシュルーム

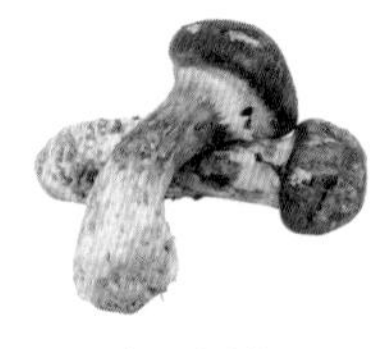
まつたけ

❾ まつたけ

栽培は成功しておらず、希少なため高価である。韓国やカナダなどから輸入されたものが比較的安価で販売されている。まつたけの香気成分は、**1- オクテン -3- オール**（**マツタケオール**）、**桂皮酸**（けいひさん）**メチル**である。

❿ トリュフ

西洋しょうろともよばれ、世界三大珍味の１つである。黒または褐色で地中に自生し、訓練された豚や犬を使って採取する。味よりも香りを楽しむ。

Column

世界三大○○

世界三大珍味といえば、トリュフ、フォアグラ（ガチョウやカモの「脂肪肝」状態の肝臓）、キャビア（チョウザメの卵の塩漬け）です。その他の「世界三大」には、

世界三大料理：フランス料理、中国料理、トルコ料理
世界三大穀物：こめ、小麦、とうもろこし
世界三大スープ：ふかひれスープ（中国）、トムヤムクン（タイ）、ボルシチ（ロシア）※ブイヤーベース（フランス）の場合もある

などがあります。なぜ「世界三大」に選ばれたのかを調べてみると、地域の歴史や特産物、風土に繋がっています。

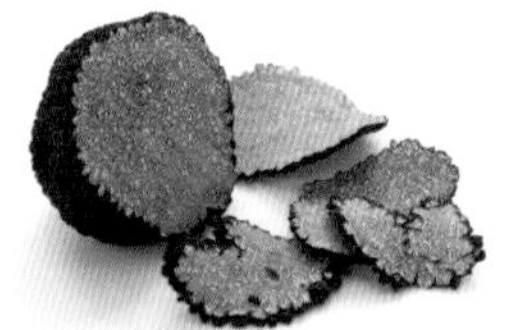
トリュフ

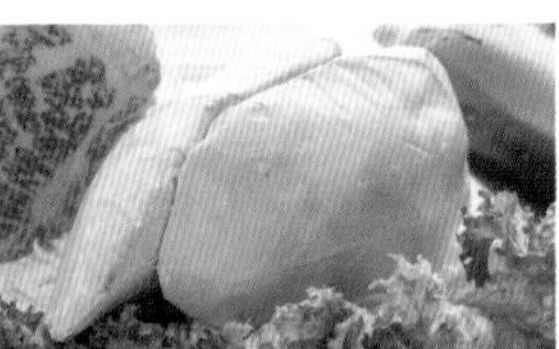
フォアグラ

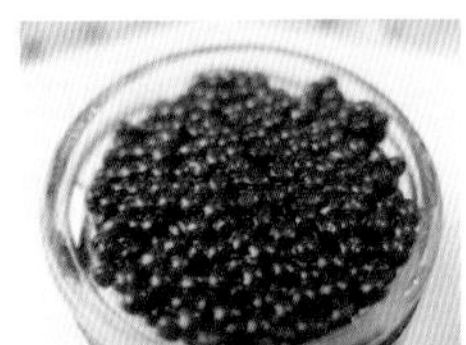
キャビア

9）藻　類

水中に育成する光合成を行う生物群の総称で、海や川に囲まれた日本における食生活には欠かせない。

（1）藻類の分類

収穫した場所により、淡水産藻類と海産藻類（海藻）に分類される。淡水産には水前寺のりなど少数で、海藻の方が日常的に利用されている。また、色調による分類がある。（**表 2-20**）

表 2-20　藻類の分類

分　類	主な藻類
藍藻類（らんそう）	水前寺のり、スピルリナなど
緑藻類（りょくそう）	あおさ、あおのり、うみぶどう、クロレラ、ひとえぐさなど
褐藻類（かっそう）	こんぶ、ひじき、もずく、わかめなど
紅藻類（こうそう）	あまのり、つのまた、てんぐさ、とさかのり、ふのりなど

（2）藻類の成分

水分は、生では 90 %程度、乾燥品は 10～15 %程度、焼きのりや味付け海苔は 3 %程度である。炭水化物のほとんどが食物繊維で、**寒天**、**カラギーナン**[*1]、**アルギン酸**[*2] などがゲル化剤や増粘剤として利用されている。その他の多糖類ではフコイダンや糖アルコールである**マンニトール**（**マンニット**）を含むものもある。無機質はヨウ素、鉄、カルシウム、リン、亜鉛などを含む。ビタミン類では、β-カロテン、B_1、B_2、ナイアシン、C を多く含む。

色素成分は、**クロロフィル**、カロテノイドの β-カロテンや**フコキサンチン**、**フィコビリン**[*3] などである。うま味成分は、**グルタミン酸**、イノシン酸、グアニル酸、遊離アミノ酸が含まれる。

乾物・塩蔵して販売されることが多く、あおのりはふりかけ、あまのりは焼きのりや味付けのり、ひとえぐさは佃煮などに加工されている。

なお、自生したおごのりを生食して死亡した事件例があるため、市販品（アルカリ処理済）を購入するなど注意が必要である。

*1　紅藻類から抽出されるゲル化剤。ガラクトースを主とする構造に硫酸基を含んでおり、低温でも溶解可能な点が寒天と異なる。

*2　マンヌロン酸とグルクロン酸が β-1,4 結合した多糖類。カルシウムイオンを加えるとゲル化する性質を利用して人造イクラが製造されている。低分子化アルギン酸ナトリウムには、コレステロールの吸収をしにくくし、おなかの調子を整える作用を促進する作用がある。

*3　光合成に関与する色素成分。アポタンパク質と結合してフィコビリタンパク質を形成する。フィコビリタンパク質には、フィコシアニン（青色色素）、フィコエリトリン（フィコエリスリン、赤色色素）などがある。

（3）主な藻類

❶　あおのり

彩りや薬味として利用される。鉄、カルシウムの含有量が多い。芳香成分は、含硫化合物の**ジメチルスルフィド**による。

❷　あまのり［ウシケノリ科］

あさくさのり、すさびのりが養殖されている。干しのりはあまのりを抄いて乾燥、焼きのりは干しのりを短時間加熱、味付けのりは干しのり

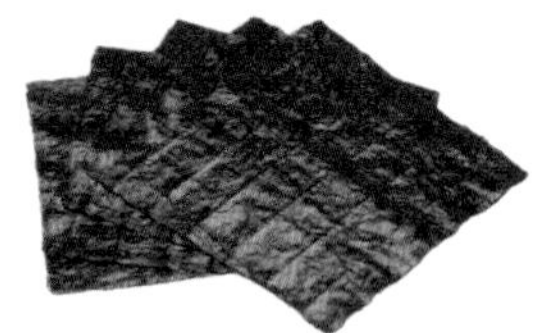
焼きのり

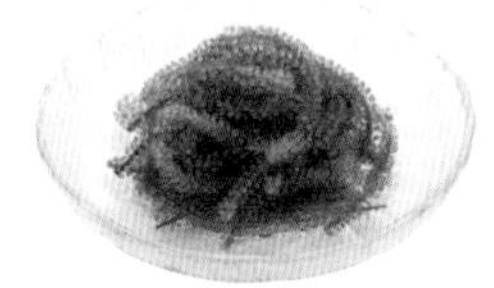
うみぶどう

にしょうゆ・砂糖などを主とする調味液を塗って乾燥したものであり、乾燥品は特にビタミンB_{12}の含有量が多い。色素成分は、クロロフィル、カロテノイドのフコキサンチン、フィコビリンを含む。乾燥品を加熱すると青緑色になるのは、熱に弱い色素たんぱく質の**フィコエリトリン**（赤色色素）の分解による。

❸ うみぶどう

くびれずた（くびれづた）ともいい、主に沖縄地方で養殖されたものが販売されている。ぶどうの房に似た形で、特有の食感がある。

❹ こんぶ

乾燥品は主にだしの材料として利用される。干しこんぶでは、炭水化物が50％以上含まれる。炭水化物には表面の白い粉の主成分のマンニトールや、ぬめり成分の**アルギン酸**がある。無機質は特にヨウ素とカルシウムが多く、β-カロテン、ビタミンB_1、B_2、ナイアシン、Cが多い。色素成分は、クロロフィルやβ-カロテン、フコキサンチンを含む。うま味成分はグルタミン酸、遊離アミノ酸などによる。

加工品も多く、刻み昆布はこんぶを細く糸状に刻んだもの、削り昆布は食酢でしめらせて削ったもので、とろろこんぶやおぼろこんぶがある。しょうゆを主体とした調味液で味付けした塩昆布や、つくだ煮も販売されている。

❺ てんぐさ

テングサ科で寒天原料の原藻の総称である。ところてん（心太）は、熱水で抽出、濾過した液を冷却し凝固させた寒天ゲル、寒天はさらに凍結・乾燥させた**キセロゲル**[*1]である。角寒天、粉末寒天、固形寒天、フレーク寒天などがある。寒天の主要な多糖成分は**アガロース**[*2]と**アガロペクチン**[*3]である。

ところてん（心太）

＊1　コロイドの一種。分散相が気体で分散媒が個体である。乾ゲルともよばれ、棒寒天、板状ゼラチン、凍り豆腐などがある。

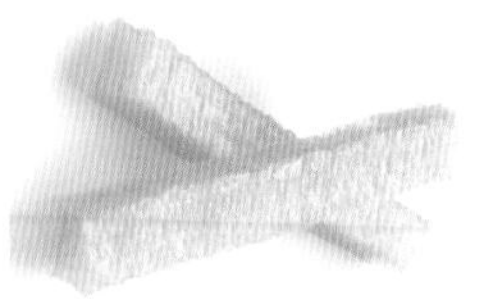
棒寒天

＊2　ガラクトースとアンヒドロガラクトースが交互に直鎖状に結合している。

＊3　ガラクトース、アンヒドロガラクトース、グルクロン酸とその硫酸エステルまたはピルビン酸エステルが結合している。アガロースよりもゲル強度は弱い。

❻ ひじき

3～4月にかけて収穫、加工する。原藻は渋味が多いので、蒸煮した後に適当な長さに切って乾燥させて干しひじきとして販売されている。生ひじきで販売されているものは、干しひじきを蒸したものである。

無機質はカルシウム、鉄が多い。ヒ素の含有量が高いが、浸水時や調理の過程で溶出される。

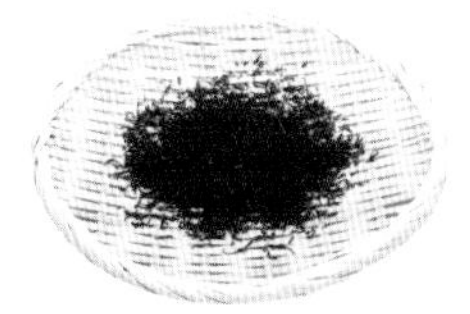
干しひじき

❼ もずく

おきなわもずくは、南西諸島に分布しており、一般のもずくよりも太い。いずれも粘質物が多く特有の食感がある。2～3月頃収穫したものは生食用で、さらに塩蔵したものが販売されている。

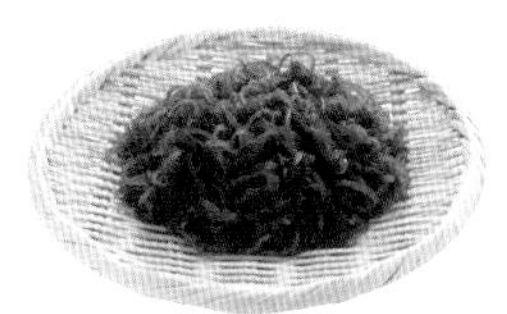
もずく

❽ わかめ

三陸沿岸を中心に各地で養殖されているが、中国産などの輸入品も販売されている。冬から春にかけて収穫される（図2-23）。

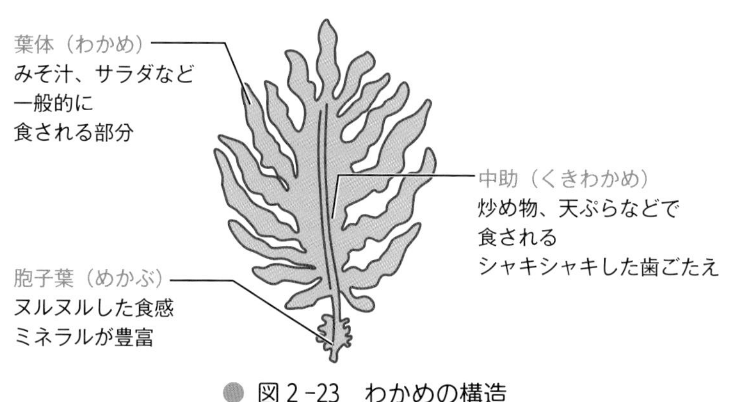

● 図2-23　わかめの構造

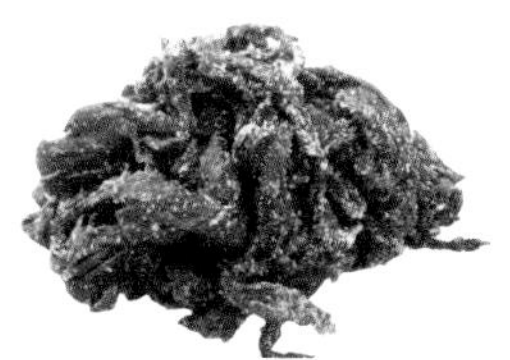
塩蔵わかめ

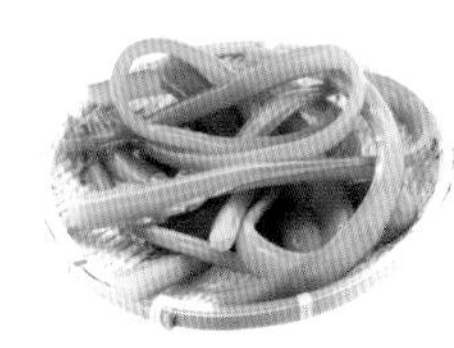
くきわかめ

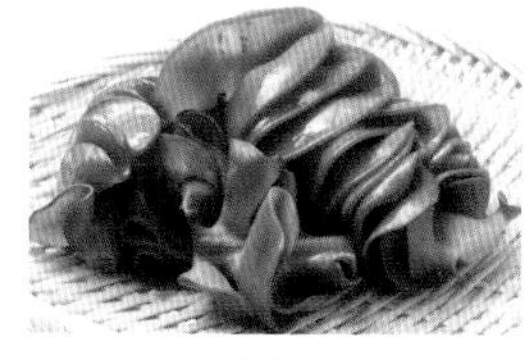
めかぶ

無機質はカルシウム、マグネシウム、リンが多く、ビタミンは、β-カロテン、B_1が多い。色素成分は、クロロフィルやカロテノイドのフコキサンチンを含む。

素干しわかめはそのまま乾燥したもの、灰干しわかめは鳴門わかめともよばれ、収穫後に草木を燃やした後に残る灰（アルカリ性）をまぶして乾燥したものである。カットわかめは塩蔵わかめを乾燥して適当なサイズにカットしたものである。くきわかめはわかめの加工時に取り除かれる茎や中肋（ちゅうろく）（中芯）の部分、めかぶわかめは成熟すると茎の根近くに形成される胞子葉である。

チェック問題Ⅱ

次の文章の下線部分が正しければ〇、間違っていれば×をつけなさい（解答は p.239）。

【穀　類】

① うるち米のアミロースとアミロペクチンの構成比率は、**80：20** である。
② 道明寺粉は、**もち米**からできている。
③ 薄力粉は、強力粉よりもたんぱく質含有量が**多い**。
④ 天ぷら粉は、**強力粉**からつくられる。
⑤ 大麦に含まれるたんぱく質は、**オリゼニン**である。
⑥ とうもろこしの缶詰には、**未熟**種子が用いられる。
⑦ そばは、**イネ科**である。
⑧ そばは、グルテンを形成**する**。
⑨ ライ麦パンの発酵には、**酵母**が関与する。
⑩ オートミールは、**えん麦**からつくられる。

【いも及びでんぷん類】

① じゃがいもは、**ナス科**である。
② じゃがいもでんぷんは、**上新粉**として利用されている。
③ じゃがいもの発芽防止には、**紫外線**が用いられる。
④ さつまいもは、**塊茎**を食用とする。
⑤ さつまいもの切り口から出る白い液体は、**ヤラピン**である。
⑥ さといものぬめり成分は、**シュウ酸カルシウム**である。
⑦ こんにゃくいもは、**ヒルガオ科**である。
⑧ こんにゃくのゲル化には、**炭酸カルシウム**が必要である。
⑨ キャッサバには、青酸配糖体である**リナマリン**が含まれる。
⑩ きくいもの主成分は、**グルコマンナン**である。

【砂糖及び甘味類】

① 上白糖は、**分蜜糖**である。
② 三温糖は、**含蜜糖**である。
③ グラニュー糖は、**車糖**の１つである。
④ 異性化糖の原料は、**スクロース**である。
⑤ 異性化糖の生成には、**グルコースイソメラーゼ**が用いられる。
⑥ 転化糖は、グルコースと**フルクトース**の等量混合物である。

⑦　キシリトールは、**オリゴ糖**の１つである。
⑧　ソルビトールは、グルコースを**酸化**して得られる。
⑨　アスパルテームは、アスパラギン酸と**トリプトファン**からなるジペプチドである。
⑩　アスパルテームは、ショ糖よりも**甘い**。

【豆　類】
①　大豆に含まれるたんぱく質は、**グリアジン**である。
②　大豆に含まれるリン脂質は、**レシチン**である。
③　豆腐の凝固剤には、塩化**カルシウム**が用いられる。
④　糸引き納豆の粘り成分は、ポリグルタミン酸と**ガラクタン**である。
⑤　麦味噌の主原料は、**小麦**である。
⑥　小豆に含まれるたんぱく質は、**ファゼオリン**である。
⑦　豆苗は、**いんげん豆**の若芽である。
⑧　グリーンピースは、**えんどう豆**の未熟種子である。
⑨　豆板醤の製造には、**大豆**が用いられる。
⑩　もやしや春雨には、**えんどう豆**が用いられる。

【種実類】
①　くるみは、**核果類**である。
②　アーモンドは、**バラ科**である。
③　えごまに最も多く含まれる脂肪酸は、**リノール酸**である。
④　ごまには、抗酸化作用をもつ**セサミノール**が含まれる。
⑤　らっかせいは、**ナス科**である。
⑥　らっかせいは、**地上**で殻付きの実をつける。
⑦　ぎんなんは、**ウメ**の種子の仁を食用とする。
⑧　ぎんなんは、**ビタミンB_{12}**の生理作用を阻害する成分を含む。
⑨　くりの黄色色素は、**β-クリプトキサンチン**である。
⑩　くりの渋皮に含まれる渋みは、**タンニン**である。

【野菜類】
①　ブロッコリーは、**果菜類**である。
②　キャベツは、**キク科**である。
③　夏採りのほうれんそう（生）は冬採り（生）よりもビタミンC含有量が**少ない**。
④　ねぎ類やたまねぎの香気成分には、**硫黄**が含まれる。
⑤　たけのこ水煮の液汁が白く濁るのは、**ホモゲンチジン酸**が原因である。
⑥　れんこんは、**はす**の地下茎を食用としたものである。

⑦　きゅうりの苦味成分は、**ノナジエナール**である。
⑧　ピーマン、とうがらし、パプリカはすべて**ナス科**である。
⑨　だいこんやわさびの辛味成分に関与する酵素は、**アリイナーゼ**である。
⑩　にんじんには、ビタミンC**酸化**酵素が含まれている。

【果実類】
①　りんごは、**仁果類**である。
②　日本なしの特有の食感は、**石細胞**による。
③　うめの未熟果実には、青酸配糖体である**リナマリン**を含む。
④　ももの香気成分は、**グルコノデルタラクトン**である。
⑤　干しがきにすると、渋味成分が**可溶化**するため渋味がなくなる。
⑥　いちごの赤色色素は、**リコペン**である。
⑦　パイナップルには、たんぱく質分解酵素である**アクチニジン**が含まれる。
⑧　ぶどうの酸味の主成分は、**クエン酸**である。
⑨　みかん缶詰の液汁が白濁するのは、**ナリンギン**による。
⑩　すいかの赤色色素は、トマトと**同じである**。

【きのこ類】
①　きのこに含まれる食物繊維は、**キトサン**が多い。
②　多くのきのこには、プロビタミンＤである**エルゴステロール**が含まれる。
③　しいたけには、肉厚の**冬菇**と肉薄の**香信**がある。
④　干ししいたけの香気成分は、**レンチナン**である。
⑤　しいたけの主なうま味成分は、**イノシン酸**である。
⑥　しいたけ（生）よりも干ししいたけ（天日干し）のほうが、ビタミンＤ含有量は**多い**。
⑦　まいたけには、たんぱく質**合成**酵素が多く含まれる。
⑧　マッシュルームの和名は、**つくりたけ**である。
⑨　まつたけは、人工栽培が**できる**。
⑩　まつたけの香気成分は、**桂皮酸メチル**である。

【藻　類】
①　わかめは、**緑藻類**である。
②　水前寺のりは、**淡水**で生育する。
③　海苔（乾燥品）を加熱すると青緑色になるのは、**フィコシアニン**が分解されるためである。
④　干しこんぶの表面の白い粉は、**グルタミン酸**である。
⑤　こんぶのぬめり成分は、**ポリグルタミン酸**である。
⑥　寒天の原料は、**褐藻類**であるてんぐさである。

⑦　寒天に含まれる主な多糖は、**アミロースとアミロペクチン**である。
⑧　ひじきは、**ヒ素**の含有量が多い。
⑨　もずくは、**緑藻類**である。
⑩　めかぶは、**こんぶ**の一部である。

2 動物性食品の分類と成分

動物性食品とは、動物に由来する食品とその加工品で、肉類、魚介類、乳類、卵類があります。良質なたんぱく質や微量栄養素の供給源として、ヒトの成長や健康維持に欠かせない食品です。

わが国では、食生活の変化に伴い肉類、乳類の摂取量が増加傾向にある一方で、魚介類の摂取量は減少し、2006 年以降、肉類の摂取量が魚介類の摂取量を上回っています（図 2-24)。

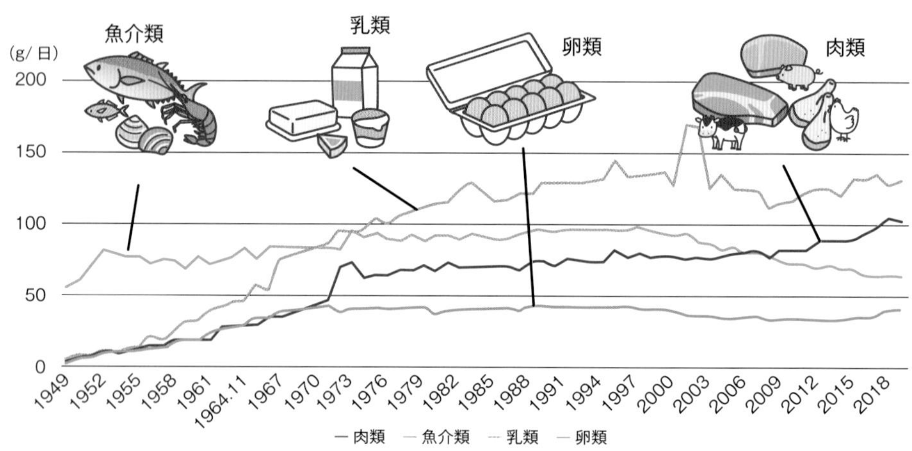

● 図 2 -24　日本人の動物性食品摂取量の推移

資料：厚生労働省「国民栄養調査」（1949～2002）・「国民健康・栄養調査」（2003～2019）より作成

1）肉　類

食肉とは、家畜や家きんの骨格筋やその加工品を食用にするものであるが、肝臓や心臓、胃などの内臓や、軟骨なども食肉に含まれる。

（１）肉類の分類

畜肉、獣肉、家きん肉、野鳥肉、その他の肉に分類される。

畜肉とは、食用に飼育された家畜の肉で、「と畜場法」[*1] においてと畜場で処理することが義務づけられている牛、豚、馬、羊、山羊のことである。

獣肉は、畜肉以外の陸上に住む哺乳動物の肉を指す。わが国で一般的

＊1　1953（昭和 28）年施行
【目的】
と畜場の経営及び食用に供するために行う獣畜の処理の適正の確保のために公衆衛生の見地から必要な規制その他の措置を講じ、もって国民の健康の保護を図ることを目的とする。

に食用されている獣肉は、イノシシ肉やシカ肉、クマ肉などである。

家きん肉は、肉や卵を得るために飼育される鳥類の肉で、鶏の他、アヒル、うずら、七面鳥などがある。

野鳥肉は、家きん肉以外の鳥類の肉で、マガモ、キジ、スズメ、ハト、ガチョウ、ホロホロ鳥などの肉が属する。また、食品標準成分表では、その他の肉としていなご、すっぽん、カエル、はち（はちのこ）も、肉類に分類されている。

世界的に消費される食肉のほとんどは、牛、豚、鶏、羊であるが、カンガルー、ダチョウ、アルパカ、トナカイ、ラクダ、コウモリ、ワニ、クジラ、イルカ、アザラシ、トドなど、地域によって様々な動物の肉が食用とされる。

（２）肉類の成分

肉類の成分組成は、動物の種類や年齢、飼育環境や方法、飼料、部位、脂身や皮の有無などにより大きく異なる。

❶　たんぱく質

肉類には一般に15～25％程度のたんぱく質が含まれ、その構成アミノ酸のバランスが優れており、**アミノ酸スコア**[*1]はほぼ100である。

溶解性や存在箇所によって、**筋漿（筋形質）たんぱく質**、**筋原線維たんぱく質**、**肉基質たんぱく質**の3種類に分類される（表2-21）。

＊1　たんぱく質を構成するアミノ酸のうち、必須アミノ酸の含量が必要とされる量（アミノ酸評点パターン）に対してどの程度含まれているかを表す指標。アミノ酸評点パターンの値を100として、各アミノ酸の含量を比率で表し、最も低い値がその食品たんぱく質のアミノ酸スコアとなる。

表2-21　たんぱく質の種類と食肉における組成

	筋漿（筋形質）たんぱく質	筋原線維たんぱく質	肉基質たんぱく質
溶解性	水溶性	塩溶性	不溶性
存在箇所	筋細胞間、筋原線維間	筋原線維	結合組織
主な構成たんぱく質	ミオグロビン ヘモグロビン 糖代謝関連酵素	アクチン ミオシン	コラーゲン エラスチン
組成（％）			
牛	17	68	15
豚	20	51	29
鶏	33	62	5
馬	16	48	36
ウサギ	23	51	15

*1 筋細胞の細胞質のこと。

A：筋漿（筋形質）*1 たんぱく質

筋細胞の細胞質や細胞間に溶解しているたんぱく質である。肉を加熱すると、先に筋原線維たんぱく質が変性、凝固して構造物を形成するが、さらに温度が上昇すると筋漿たんぱく質が凝固して、筋原線維たんぱく質の凝固物同士をつなぐ役割を果たす。

肉をゆでると筋漿たんぱく質が流出、凝固してアク*2 の一部となる。

*2 煮汁に流出した水溶性たんぱく質が熱により凝固して、脂質、臭みや雑味をもつ成分とともに泡状に浮遊したもの。

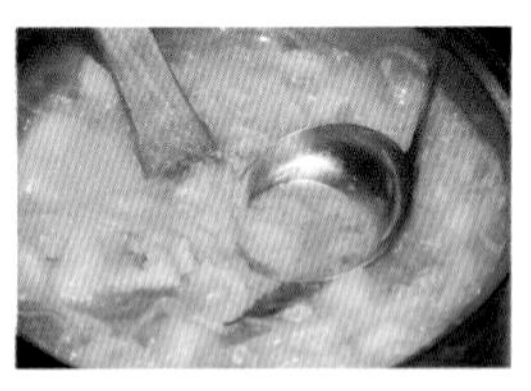

B：筋原線維たんぱく質

アクチン、**ミオシン**など筋収縮に関わる収縮たんぱく質である。塩溶性であるため、加塩をして混合すると溶出し、組織同士の結着性と保水性が増す。

C：肉基質たんぱく質

コラーゲン、エラスチンなどの硬たんぱく質で、**結合組織***3 を形成している。肉の硬さに関与するが、コラーゲンは水とともに加熱をするとゼラチン化し水溶性となる。そのため、結合組織の多い部位の肉であっても、煮込み料理などで長時間加熱するとほろほろとやわらかく崩れるようになり、冷めると煮こごりができる。

*3 血管壁、筋内膜、筋周膜、筋上膜など筋線維や筋繊維束などを束ねている組織。結合組織の束は「すじ」とよばれる。

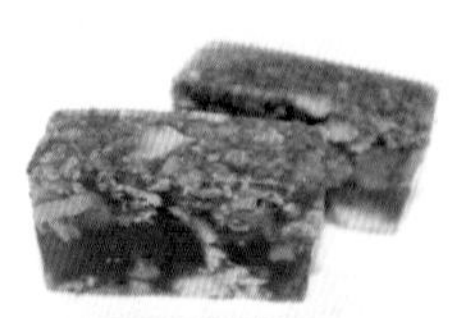

牛スジの煮こごり

❷ 脂 質

蓄積脂肪と組織脂肪とに分けられる（**表 2-22**）。食肉の脂質は、ほとんどが蓄積脂肪であるが、動物の種類や部位によって量は大きく異なる。一般に、皮下や内臓周囲などに多くみられるが、筋肉組織の内部に中性脂肪が細かく分散し蓄積した、いわゆる「サシ」が入った**霜降り肉**では、肉質がやわらかくなる。

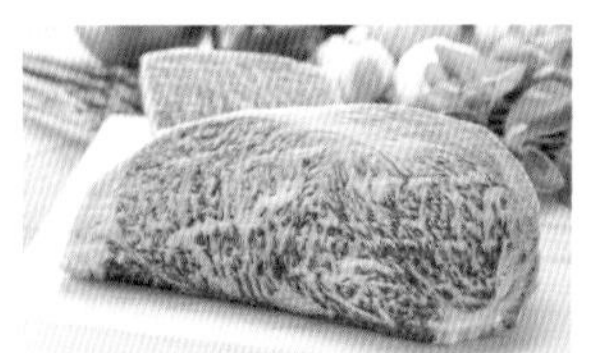

霜降り肉

表 2-22 脂肪の種類

	蓄積脂肪	組織脂肪
存在箇所	皮下、内臓周囲、筋肉間、霜ふり肉の骨格筋中	筋肉内、臓器内の細胞膜など
主な構成脂質	中性脂肪（トリアシルグリセロール）	複合脂質（リン脂質、糖脂質）、ステロール
変動要因	動物の種類や年齢、雌雄、季節、栄養状態（飼料）、部位により変動しやすい	動物の種類や栄養状態の影響を受けにくい

組織脂肪は細胞の構成成分であり、栄養状態などの外的要因の影響は

はとんど受けない。

食肉の脂質を構成する脂肪酸は、オレイン酸（$C_{18:1}$、n-9）が最も多く、次いでパルミチン酸（$C_{16:0}$）、ステアリン酸（$C_{18:0}$）である。牛脂や羊脂では飽和脂肪酸が比較的多く、豚脂や鶏脂では不飽和脂肪酸がやや多く含まれる。飽和脂肪酸は融点が高く、不飽和脂肪酸は低い。したがって、脂肪の融点がヒトの体温より低い食肉では、脂肪の口溶けや口当たりがよい（表 2-23）。

表 2-23　畜肉による脂肪の融点の違い

項　目	羊　肉	牛　肉	豚　肉	鶏　肉
融　点	45～55 ℃	40～50 ℃	33～46 ℃	30 ℃以下
口溶け・料理法	脂肪がヒトの体温では溶けないので、口溶けが悪い 温かい料理に向く		脂肪の口溶けがよく、低温の料理にも向く	

❸ 炭水化物

食肉に含まれる炭水化物は主にグリコーゲンである。動物の死後、嫌気的解糖系が進むので、経時的に分解されて乳酸に変わる。そのため、熟成後の食肉にはほとんど含まれない。

肝臓はグリコーゲンの主要な貯蔵器官であるため、他の部位に比べて炭水化物含量がやや多い。

＊1　レバーは鉄を豊富に含むが、ビタミンAの過剰摂取にならないように注意が必要である。

❹ 無機質

食肉の鉄はヘム鉄（Fe^{2+}）として含まれており、吸収率が高い。特に、肝臓（レバー）＊1や、牛肉、羊肉などの赤身肉は、鉄分の供給源となる（表 2-24）。

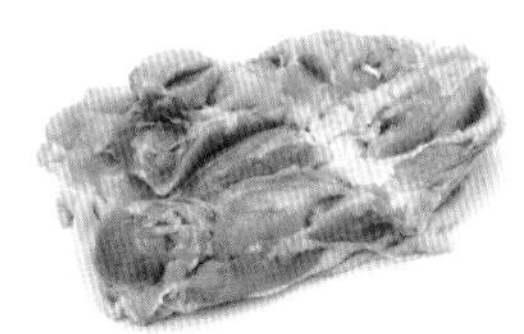
鶏もも肉

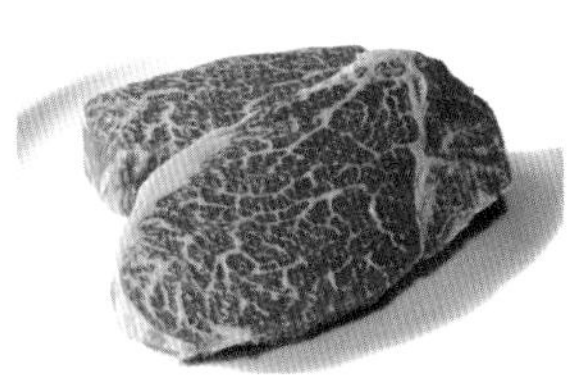
牛　肉

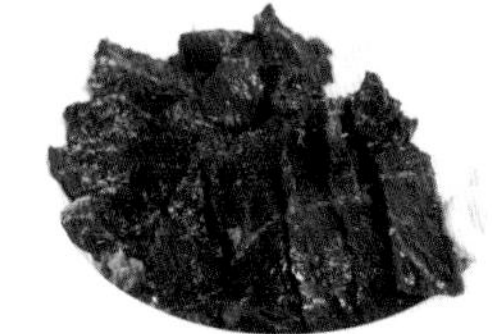
クジラ肉

表 2-24　ミオグロビン＊2含有量と鉄含有量

	ミオグロビン含有量（%）	色　調	鉄含量
鶏　肉	0.1～0.15	淡赤色	少
豚　肉	0.05～0.15	↓	↓
羊　肉	0.25		
牛　肉	0.5		
馬　肉	0.8		
クジラ肉	1～8	濃赤色	多

資料：斉藤忠夫・根岸晴夫・八田一編「畜産物利用学」文英堂出版、2011 年より一部改変

❺ ビタミン

脂溶性ビタミンのA、D、Kは、脂肪組織や肝臓に多く含まれる。またビタミンB群が豊富に含まれ、特に豚肉はビタミンB_1の含有量が他の肉よりも多い。

（3）肉類の特性

❶ 食肉の組織と構造

筋肉には骨格筋と平滑筋、心筋がある。平滑筋は小腸や胃袋などの内臓、心筋は心臓を構成している筋肉で、「モツ（ホルモン）」として食用とされているが、食肉の大部分は骨格筋を食用としたものである。

骨格筋は、**筋線維**（**筋細胞**）の集まりである（図2-25）。筋線維が多数集まって**筋線維束**（**筋束**、第一次筋線維束）を構成する。

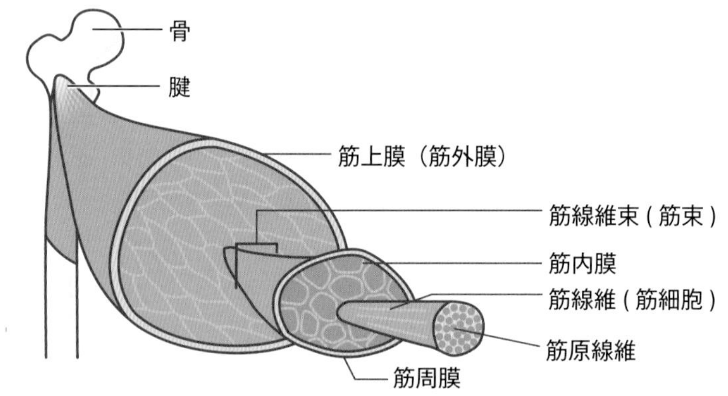

● 図2-25　筋肉の構造

個々の筋線維（筋細胞）の周囲は筋内膜が取り囲んでおり、さらに神経や血管、脂肪組織とともに、筋周膜により束ねられ、筋線維束が構成される。筋線維束はさらに筋上膜（筋外膜）によって束ねられ、骨格筋を構成している。筋線維束は肉眼で識別することができ、これが細いと肉のきめは細かくなり、太いときめは粗くなる。また、筋線維束を囲む筋周膜の上や筋線維束の中に中性脂肪が蓄積した状態が、「サシ」が入った状態であり、やわらかく口当たりのよい肉となる。

筋線維は円筒形の細胞で、その内部には**筋原線維**が多数含まれている。筋原線維はアクチンとミオシン、それらのはたらきを調節するトロポミオシンやトロポニンなどのたんぱく質により構成される。アクチンは球状で、これが多数重合してアクチンフィラメントを構成し、そこにトロポニンやトロポミオシンが結合している。ミオシンもまた、複数重合してミオシンフィラメントを形成する。

脳から筋収縮の電気信号が伝わると、筋線維中の小胞体からカルシウムイオンが放出され、トロポニンに結合する。すると、トロポミオシンがアクチンフィラメントから離れ、アクチンとミオシンが結合しアクチンフィラメントがミオシンフィラメントの間に滑り込む（滑走）ことによって、筋肉が収縮した状態となる。カルシウムイオンが筋小胞体内に戻ると、筋肉は弛緩する（図 2-26）。

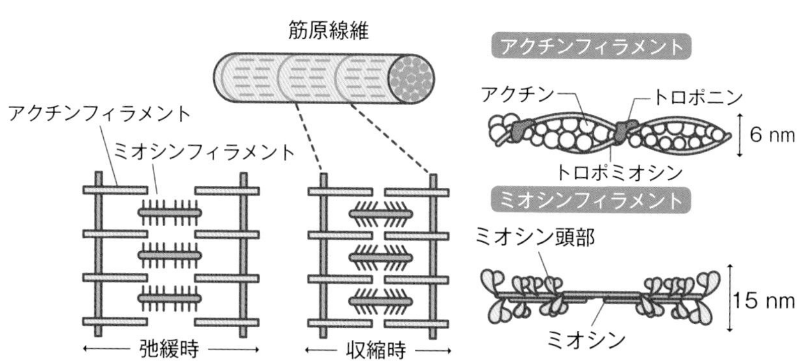

● 図 2-26　筋原線維の収縮と弛緩

資料：下橋 淳子 編著「食べ物と健康Ⅱ［食品学各論］」、八千代出版、2022 年より改変

死後硬直中は縮んだ状態が保たれるので、肉が硬くなるよ。

❷ 死後硬直と肉の熟成

食肉を得るためには、動物をと畜し、食用に適するように解体する。と畜直後の肉はやわらかいが、次第に硬く変化する。さらに一定期間の熟成を経ると、やわらかくうま味を増し、食用が可能となる。

A：死後硬直

と畜後、動物の筋細胞に酸素が供給されなくなると、筋肉に蓄積していたグリコーゲンが嫌気的解糖系により分解され、ピルビン酸を経て乳酸が生成される。それにより、筋肉の pH は中性から次第に酸性に傾く。筋肉の pH が低下すると、アクチンとミオシンが結合して**アクトミオシン**を形成し、そのまま伸展性を失った状態となり筋肉は硬直する。この状態を**死後硬直**という。死後硬直中の筋肉は硬く、保水性も低いことから、食用には適さない（図 2-27）。

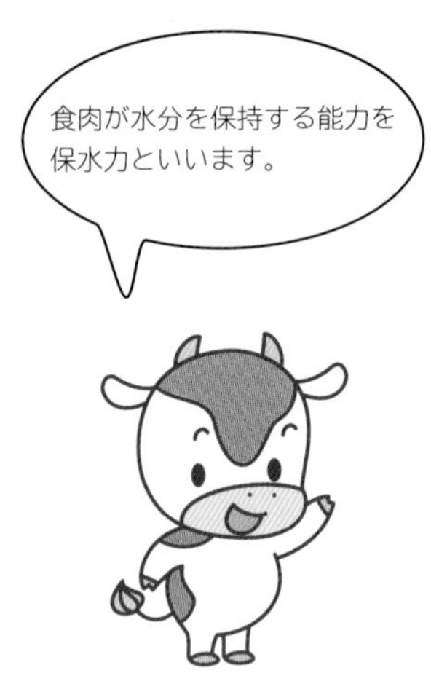
食肉が水分を保持する能力を
保水力といいます。

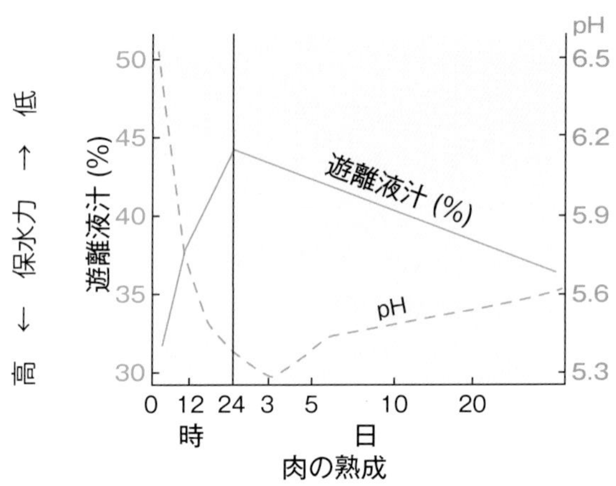

● 図 2-27 肉の pH と保水力の変化
引用：荒川 信彦「肉の熟成について」、調理科学、12 巻 4 号、1979 年より

死後硬直は一般に、死後数時間で開始する。筋肉が最も収縮した状態を**最大硬直期**といい*1、と畜から最大硬直期に達するまでの時間は、動物の種類により異なる（**表 2-25**）。

*1 最大硬直期を過ぎて pH が上昇するとアクチンとミオシンによる構造の強度が弱くなり、構造内に隙間ができて水を保持できるようになる。

*2 と畜から最大硬直期に達するまでの時間

*3 硬直が 80 % 解除されるまでの期間

表 2-25 畜肉及び魚の死後硬直時間と熟成期間

	最大死後硬直時間*2 (0〜4 ℃)	熟成期間*3 (1 ℃)
牛 肉	24 時間	10 日
豚 肉	12 時間	5 日
鶏 肉	2 時間	0.5 日
魚	数分〜数時間	一般に、熟成させない

B：硬直解除（解硬）

死後硬直が完了した肉を放置すると、次第にアクトミオシンが脆弱化する。また、たんぱく質分解酵素（プロテアーゼ）がはたらき、**自己消化**により筋肉は徐々にやわらかくなる。この現象を**硬直解除**（**解硬**）という。自己消化に伴いペプチド、アミノ酸、有機酸なども増加する。また、ATP も酵素により分解され、うま味成分のイノシン酸（IMP）が蓄積し、これらによって肉にうま味や風味、コクが付与される（**図 2-28**）。

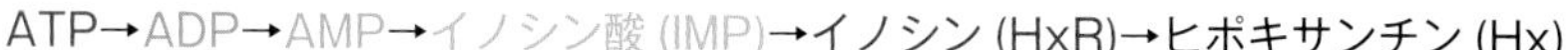

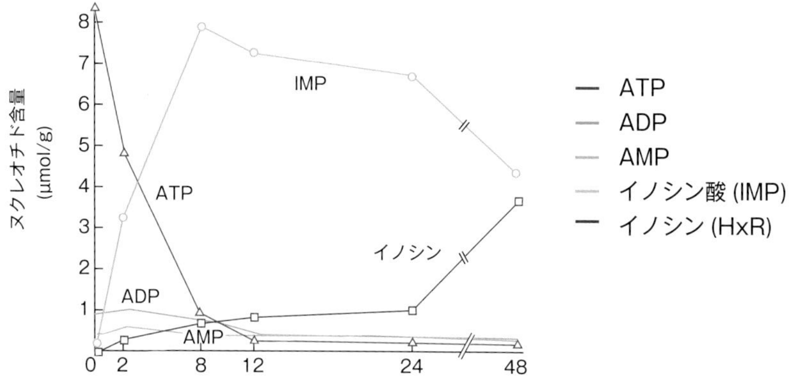

図2-28　ATPの分解経路と鶏むね肉のヌクレオチド含量の変化（4℃）
引用：荒川 信彦「肉の熟成について」、調理科学、12巻4号、1979年より

と畜後の筋肉を低温（2～5℃）で保存し細菌の増殖による腐敗を防ぎながら、死後硬直、硬直解除、自己消化を徐々に進めることにより、肉質をやわらかくし保水性を高め、うま味成分を増加させる工程を肉の**熟成**という（表2-25参照）。

❸　食肉の色

食肉の筋肉の赤色は主に**ミオグロビン**（肉色素）に由来し、その含有量が多い肉では色が濃い。すなわち、牛肉や馬肉、クジラ肉は豚肉や鶏肉に比べてミオグロビン含量が高い（表2-24参照）。

ミオグロビンは暗紫色を呈しているが、食肉を切ると切り口が次第に鮮赤色に変化する。これは、ミオグロビンが酸素と結合し**オキシミオグロビン**になったためである。この現象を、**ブルーミング**という。

オキシミオグロビンをさらに空気中に放置すると、ヘム中の鉄が酸化されて3価の鉄（Fe^{3+}）となり、赤褐色の**メトミオグロビン**になる。この現象をメト化という。さらに食肉を加熱すると灰褐色になるが、このときミオグロビンのグロビンは変性して**メトミオクロモーゲン**となる。

ハムやソーセージなどの畜肉製品では、製造時に発色剤として硝酸塩や亜硝酸塩*1が使用されることがある。亜硝酸から生じた一酸化窒素がミオグロビンと結合して赤色の**ニトロソミオグロビン**となると（**ニトロソ化**）、加熱をしても桃赤色の**ニトロソミオクロモーゲン**となり、明るい赤色を保つことができる*2。アスコルビン酸などの発色助剤を併用すると、色がより安定になる（図2-29）。

＊1　ボツリヌス菌の増殖を抑える効果もある。

＊2　ハンバーグなどに野菜を練り込むと、十分に加熱をしても肉が赤く生焼けのように見えることがある。野菜の中には硝酸塩が含まれていることから、ミオグロビンがニトロソミオグロビンとなり、さらに加熱調理されることによってニトロソミオクロモーゲンとなるためと考えられている。

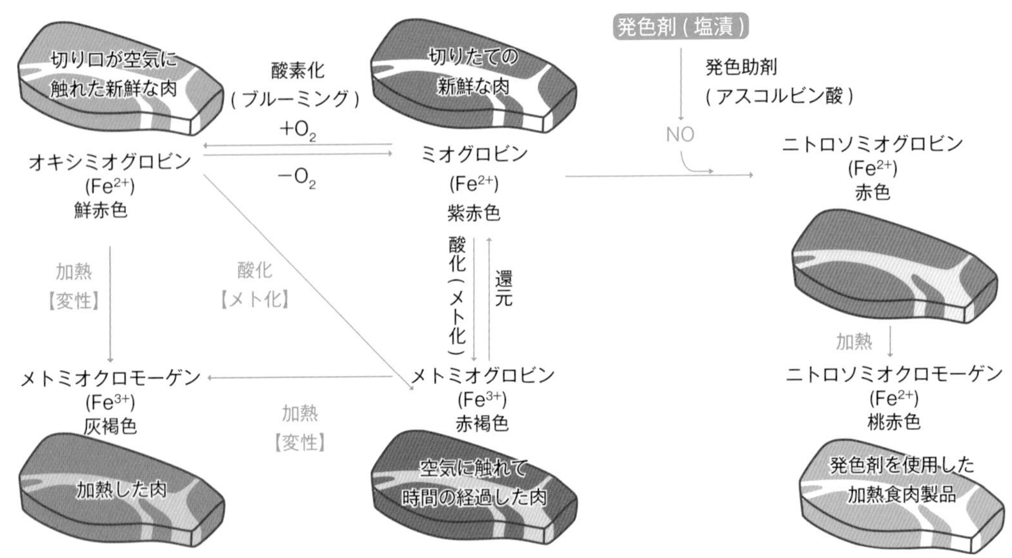

● 図2-29　ミオグロビンによる食肉の色の変化

(4)主な肉類

日本人の1年間の食肉消費量は33.5 kgであり、そのうち牛肉が約2割、豚肉と鶏肉がそれぞれ約4割を占め、その他の肉はごくわずかである[*1]。

＊1　農林水産省「令和2年度食料需給表」より。

❶ 牛　肉

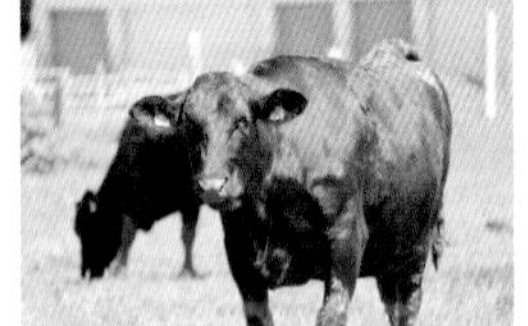

A：種類と性状

乳用肥育牛、交雑種、和牛、輸入牛が流通している。

乳用肥育牛は、**ホルスタイン種**などの乳用種が出産したオスの仔牛を肥育したものであり、国内に流通する多くの国産牛が乳用肥育牛である。

交雑種は、乳用種のメスに肉質の良い黒毛和種を交雑させた牛から生産された牛肉で、国産牛の約1/4を占める。

和牛は、**黒毛和種**、褐毛和種、日本短角種、無角和種の4種または4種間の交雑種の肉専用牛である。現在国内で肥育されている和牛の90％以上は黒毛和種であり、肉質がきめ細かくやわらかい。遺伝的に脂肪交雑[*2]が入りやすいのが特徴である。

輸入牛[*3]は、外国から冷凍やチルドの状態で輸入した牛肉のことである。現在日本で流通している牛肉は、オーストラリアやアメリカ、カナダなどで生産されたものである。和牛の中で黒毛和種の系統のよいものは海外で生産され、逆輸入されるようにもなっているが、その場合、

＊2　骨格筋の内部に脂肪が網目状に蓄積した「霜降り肉」の状態。いわゆる「サシ」といわれる。

＊3　国産牛と輸入牛　外国で生まれた牛であっても、日本での肥育期間の方が長ければ、国産牛と表示することができる。

日本では「和牛」の表示をして販売することはできない。

B：部位と用途

部位によって肉質には特徴があり、用途も異なる（図 2-30、表 2-26）。

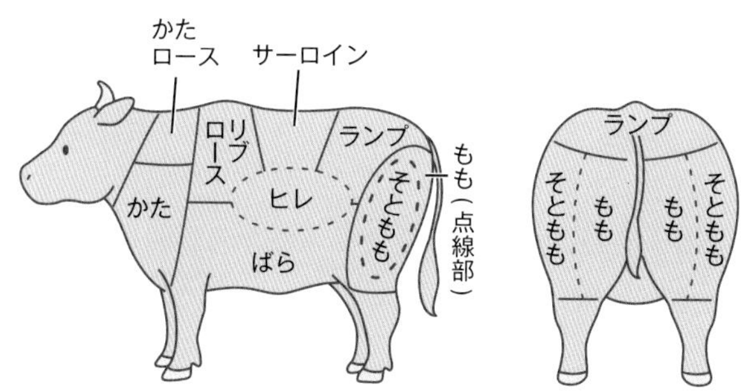

図 2-30　牛肉の部位の名称

表 2-26　牛肉の部位の特徴と用途

部　位	特　徴	用　途
か　た	赤身だが、筋が多く硬くて粗い	カレー、シチュー、ブイヨン、ひき肉
かたロース	脂肪交雑が入りやすく、比較的やわらかい形や風味も良く、筋肉からなるので、薄切りの料理に適する	すき焼き、しゃぶしゃぶ、ステーキ
リブロース	肉のきめが細かく、風味がよく、やわらかい	ステーキ、ローストビーフ、すき焼き、しゃぶしゃぶ
サーロイン	霜降りが入りやすく、やわらかく風味がよい	ステーキ、ローストビーフ、すき焼き、しゃぶしゃぶ
ヒ　レ	肉のきめが細かく、脂肪が少なく、最もやわらかい部位である	ステーキ、ビフカツ、ローストビーフ
ば　ら	肉のきめは粗く、赤身と脂肪が層になっていて、味は濃厚である	煮込み料理、すきやき、牛丼、焼き肉、シチュー
もも　うち	赤身でやわらかい	ステーキ、オイル焼き
もも　そと	赤身が多く、脂肪が少なくやや硬め	炒め物、煮込み料理、ひき肉、コンビーフ
ランプ	肉のきめが細かく、脂肪が少なくやわらかい、鮮明な色である	ステーキ、ローストビーフ

C：加　工

● コンビーフ

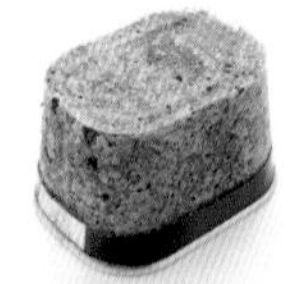

コンビーフ

脂肪の少ない部位の牛肉に食塩や発色剤などを加えて塩漬し、高温高圧処理してフレーク状にしたのち、牛脂で固め、缶詰やプラスチックカップ詰めにしたものである。

● ビーフジャーキー

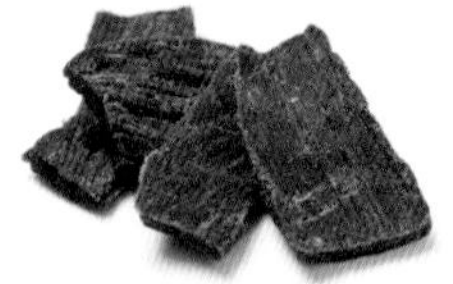

ビーフジャーキー

牛肉を塩漬、乾燥、燻煙した後、スライスしたものである。

その他、ハンバーグやカレー、シチューなどのレトルトパウチ食品などの原材料としても用いられる。

Column

牛肉の格付

テレビやインターネットなどでよく耳にする牛肉のよさを表す「A5ランク」の言葉。これは、公益社団法人日本食肉格付協会が「牛枝肉取引規格」として設けている規格基準です。決められた解体整形方法で整形した枝肉に対して適用され、ABCの歩留等級[*1]と、5～1の肉質等級[*2]を組み合わせて表現しています（図2-31）。

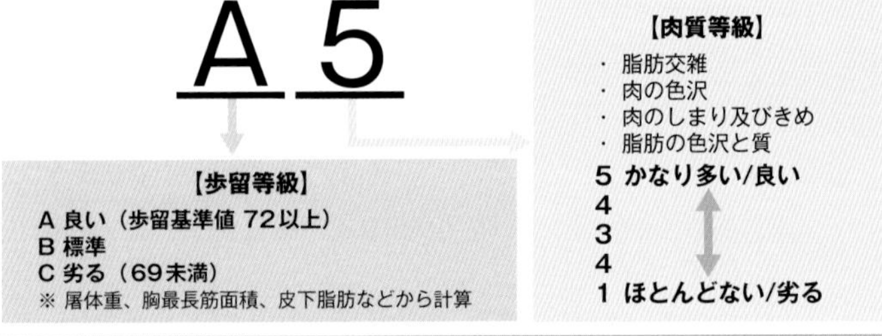

歩留等級	肉質等級				
	5	4	3	2	1
A	A5	A4	A3	A2	A1
B	B5	B4	B3	B2	B1
C	C5	C4	C3	C2	C1

● 図2-31　牛肉の格付け

一般消費者が小売店で肉を購入したり、レストランなどで食べる時には部分肉またはさらに細かくカットされた状態なので、A5ランクもC5ランクも、消費者にとっては同じ質の肉といえます。

＊1　枝肉から骨や余分な脂肪を取り除いたときに、販売することができる精肉部分がどれだけ残るか（廃棄部分がどれだけ少ないか）を示したものである。Aが最も高い評価で、取り除く部分が多いものはCランクとなる。

＊2　「脂肪交雑（サシ）の量」、「肉の色沢」、「肉の締まり及びきめ」、「脂肪の色沢と質」で評価され、それぞれ5がかなり多いまたはかなり良いことを示し、数字が小さくなるほど質が低い。4項目のうち、最も低い点数の値が採用される。

❷ 豚　肉

A：種類と性状

ミートタイプ、ベーコンタイプ、ラードタイプに大別される。

● ミートタイプ（生肉用）

もも肉が張り、肉付きがよく適度に脂肪がのり、肉質はきめ細かく、味もよい豚として、中ヨークシャー種（白豚）や中バークシャー種（**黒豚**[*1]）が用いられる。日本では、ランドレース種・大ヨークシャー種・デュロック種の三元交雑豚も多く飼育されている。SPF[*2]豚は、特定の病原菌に汚染されていない豚をいい、十分に衛生管理された環境で、抗生物質などの投薬をできるだけ控えて飼育されている。

＊1　純粋なバークシャー種のみ表示することが可能である。肥育期間が長いが、肉質がすぐれている。鹿児島などでブランド豚として生産されている。

＊2　SPF：specific pathogen free

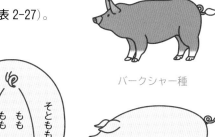

● ベーコンタイプ（加工用）

ランドレース種や大ヨークシャー種が用いられる。脂肪が少なく赤身が多い。肉質がやや水っぽい。

● ラードタイプ

ポーランドチャイナ種やデュロック種が用いられる。脂肪が多くつきやすい。成長が早く、繁殖力も強い。これらは品種改良され、加工用にも用いられるようになっている。

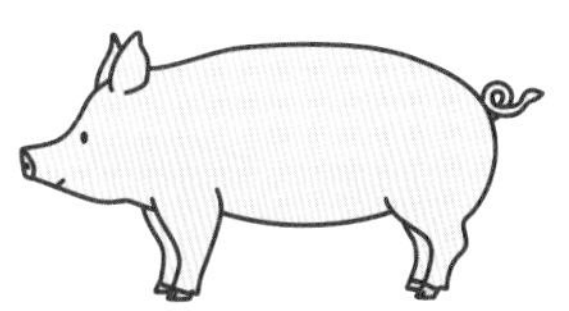
ヨークシャー種

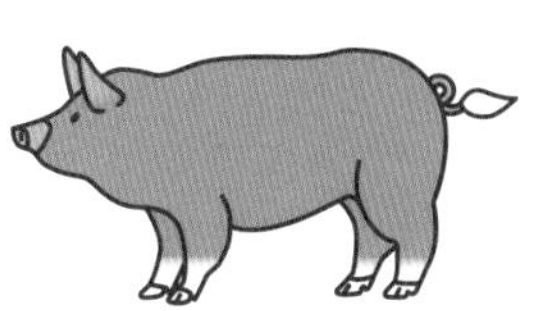
バークシャー種

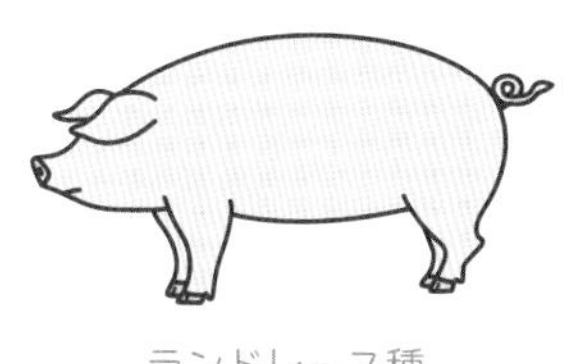
ランドレース種

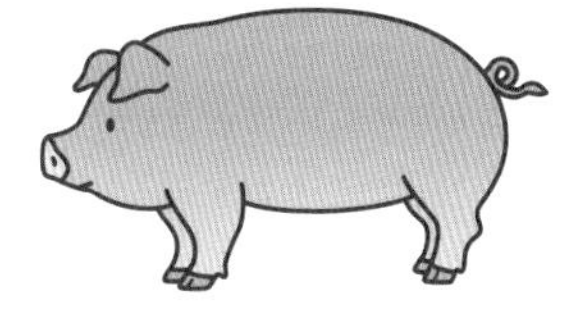
デュロック種

B：部位と用途

部位によって肉質には特徴があり、用途も異なる（図2-32、表2-27）。

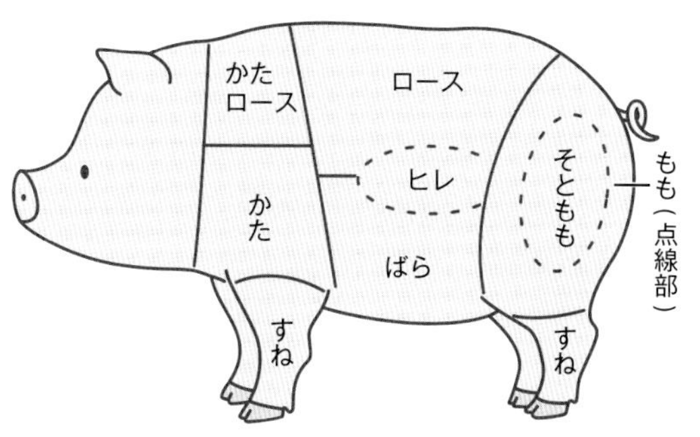

● 図2-32　豚肉の部位の名称

表 2-27　豚肉の部位の特徴と用途

部　位	特　徴	用　途
か　た	●きめがやや粗く、硬い（薄切りや角切りにする） ●うま味がある	シチュー、ポークビーンズ、鉄板焼き、炒め物
かたロース	●きめがやや粗く、やや硬い ●コクやうま味がある	ローストポーク、とんかつ
ロース	●きめが細かい ●適度に脂肪がありやわらかい	とんかつ、焼き豚、ローストポーク
ヒ　レ	●最もやわらかい筋肉で、脂肪が少ない	ひれかつ、唐揚げ
ば　ら	●三枚肉ともいわれ、脂肪を多く含む ●やわらかく濃厚な味	角煮、ゆで豚、煮込み料理、酢豚、ベーコン
もも　うち	●きめが細かい ●脂肪が少なくさっぱりしている	ローストポーク、焼き豚、一口かつ
もも　そと	●きめがやや粗く、硬め ●赤身で味がよい	ほとんどの豚肉料理、煮込み料理

C：加　工

豚肉は肉がやわらかく、脂肪の融点が低く口溶けがよいので、加工品の原料として幅広く利用されている。加工の際には、調味、保水性や結着性の向上、肉色の固定、保存性の向上などを目的として、原料肉を食塩や調味料、香辛料、発色剤などを混合したものに一定期間漬け込む作業が行われ、これを**塩漬**（えんせき）という。

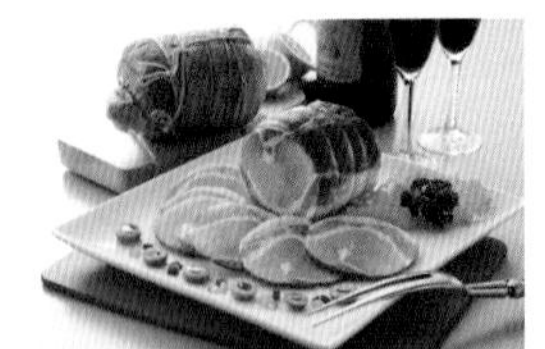

ボンレスハム

● ハ　ム

豚肉を塩漬、燻煙したものである。使用する材料により、骨付きハム、ボンレスハム、ロースハム、ショルダーハム、プレスハムなどがある（**表 2-28**）。骨付きハムは**ケーシング**[*1]には充填しないが、その他は成形し、ケーシングに充填して、塩漬、燻煙や湯煮をする。

プレスハム（寄せハム）は、豚肉の他に、その他の家畜肉や魚肉を混合して作られる日本独特の製品である。豚肉以外の原料が用いられることもあるため、ハム類とは区別される。

＊1　ハムやソーセージ製造の際に、肉を詰めるための筒状の薄い膜をいう。動物の腸が使用されることが多いが、たんぱく質を素材とした可食性のコラーゲンケーシングや、プラスチックやセルロース素材を使用した不可食性のものなど、人工的なケーシングもある。

表 2-28　主なハム類の種類と特徴

種　類	特　徴
骨付きハム	●骨付きの豚もも肉を成形、塩漬、燻煙したもの ●ハムの原形
ボンレスハム	●豚もも肉を成形、塩漬し、骨（bone）を除き（less）、ケーシングなどに充填し、燻煙、加熱したもの
ロースハム	●豚ロース肉を使用し、ボンレスハムと同様に加工したもの ●日本で最も消費量が多い
ショルダーハム	●豚の肩肉を使用し、ボンレスハムと同様に加工したもの
ラックスハム	●豚のもも肉やロース肉、肩肉を成形、塩漬し、低温で燻煙したもの ●燻煙せずに乾燥のみさせたものもある ●生ハムの一種

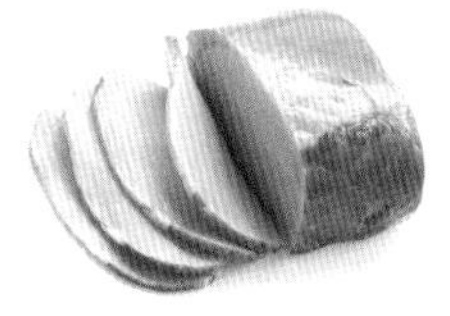
ロースハム

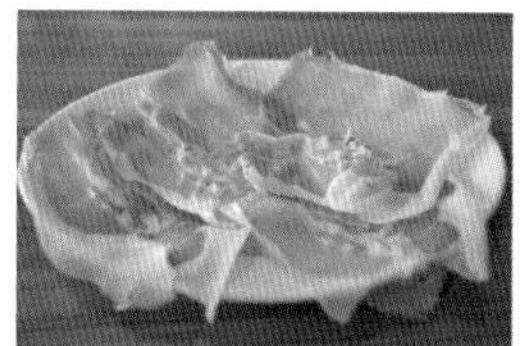
ラックスハム

●　ソーセージ

豚、牛、馬、めん羊、山羊、家きん、家兎の肉に、調味料、香辛料、結着材料などを加えて練り合わせてケーシングなどに充填し、乾燥、燻煙、加熱したものである（**表 2-29**）。また、水分含量によってドメスティックソーセージ、セミドライソーセージ、ドライソーセージに分けられる（**表 2-30**）。

表 2-29　ソーセージ類の分類と特徴（JAS）

種　類	特　徴
ボロニアソーセージ	●ケーシングに牛腸を使用しているか、製品の太さが 36 mm 以上のもの
フランクフルトソーセージ	●ケーシングに豚腸を使用しているか、製品の太さが 20 mm 以上 36 mm 未満のもの
ウインナーソーセージ	●ケーシングに羊腸を使用しているか、製品の太さが 20 mm 未満のもの
リオナソーセージ	●畜肉に、グリンピース、ピーマン、にんじんなどの野菜、米、麦などの穀粒、ベーコン、ハムなどの肉製品、チーズなどを加えたもの（添加量は 30 % 以下）
レバーソーセージ	●畜肉に、家畜、家きん、家兎の肝臓を加えたもの（肝臓の割合は 50 % 未満）
セミドライソーセージ	●畜肉のみを原料とし、水分が 55 % 以下のもの
ドライソーセージ	●畜肉のみを原料とし、水分が 35 % 以下のもの
加圧加熱ソーセージ	● 120 ℃で 4 分間、加圧加熱するか、それと同等以上の効力をもつ方法により殺菌したもの
無塩漬ソーセージ	●ソーセージのうち、使用する原料畜肉類や臓器類を塩漬していないもの

表2-30　ソーセージ類の水分含量による分類

分　類	水分含量	特　徴	例
ドメスティック ソーセージ	55〜60％程度	●保存期間は短いが、食感や風味に優れる	ウインナー、フランクフルト、ボロニア、リオナ、レバーソーセージなど
セミドライ ソーセージ	35〜55％	●乾燥度の低いドライソーセージ ●一般に、乾燥後に加熱されることが多い	ソフトサラミソーセージ、カルパスなど
ドライ ソーセージ	35％以下	●加熱せず、乾燥させ保存性を高めたもの ●常温でも3〜6か月程度の保存が可能である	サラミソーセージ、セルベラートなど

●　ベーコン

豚肉を塩漬、熟成させ、長時間燻煙して作られる。本来のベーコンはわき腹肉が用いられ、脂肪が多く、味わいと風味がある。その他に、ロース肉を加工したロースベーコン、豚の肩肉や肩ロース肉を使用したショルダーベーコンがある。これらは、ばら肉のベーコンよりも脂肪が少ない。

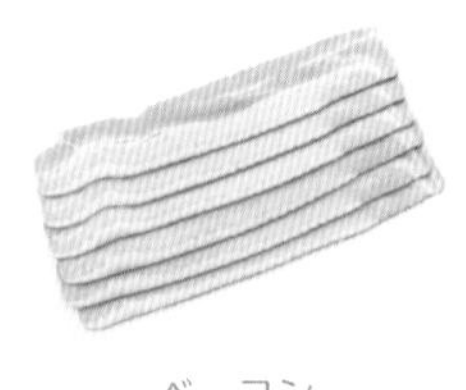
ベーコン

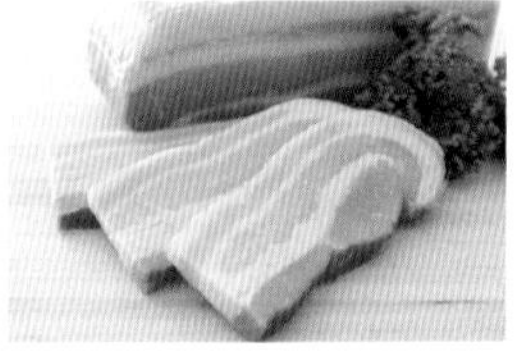
ロースベーコン

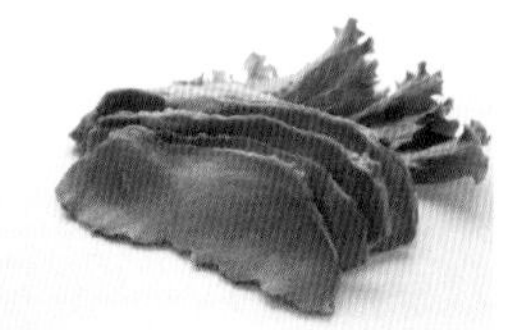
ショルダーベーコン

❸　鶏　肉

A：種類と性状

市販されている鶏肉の9割は、肉専用鶏種（**ブロイラー**）の若鶏である。早く成長が進むように品種改良された鶏で、平均8週齢で出荷される。少ない飼料で短期間のうちに出荷が可能であることから、大量生産しやすい。

地鶏は、日本在来種（**コーチン種**、**シャモ種**など）の血を50％以上受け継いだもので、出生証明ができ、「75日以上の飼育期間」、「28日齢以降1平方メートル当たり10羽以下の飼育密度で平飼いしたもの（特定JAS規格）」という条件を満たしているものに表示することができる（表2-31）。

表 2-31　ブロイラーと地鶏の比較

	肉用種（ブロイラー）	地　鶏
鶏の特徴	●オス（白色コーニッシュ種）とメスを交配によって生じた仔を飼育したもの ●成長が早い	●日本在来種（比内鶏、名古屋種、しゃもなど）由来の血液を 50％以上受け継いだもの
飼育期間	●短い（生後 7〜8 週間の若鶏で出荷）	●比較的長い（出生後 75 日間以上飼育、実際には生後 3〜5 か月で出荷）
飼育環境	●一般に、1 m^2 あたり 16〜20 羽程度で平飼いされている	● 28 日齢から、1 m^2 あたり 10 羽以下で平飼い
肉の特徴	●肉付きは良好 ●肉質はやわらかい ●水っぽくうま味が弱い	●肉質はやや硬いが適度な歯ごたえとうま味がある

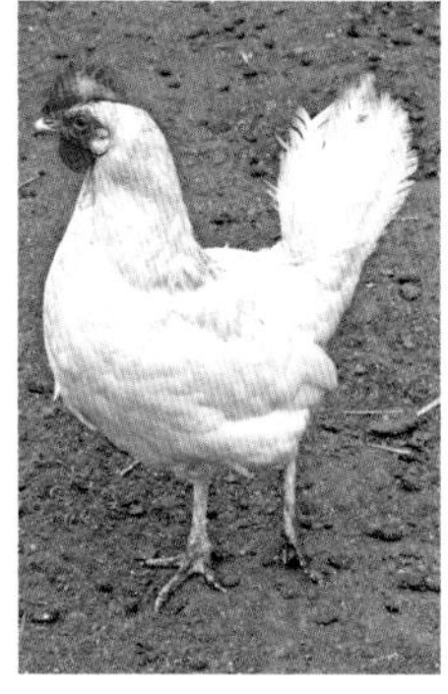

ブロイラー

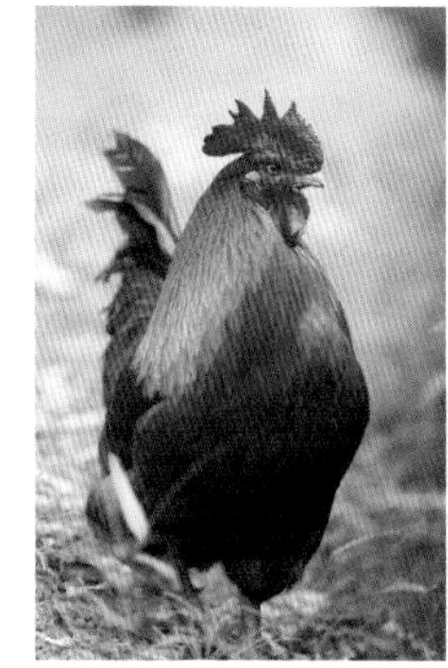

名古屋コーチン（地鶏）

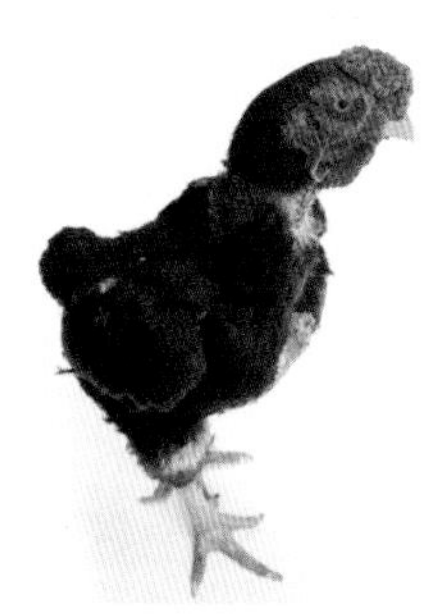

シャモ

B：部位と用途

部位によって肉質には特徴があり、用途も異なる（図 2-33、表 2-32）。わが国ではもも肉が好まれる傾向にあり、最も消費量が多い。

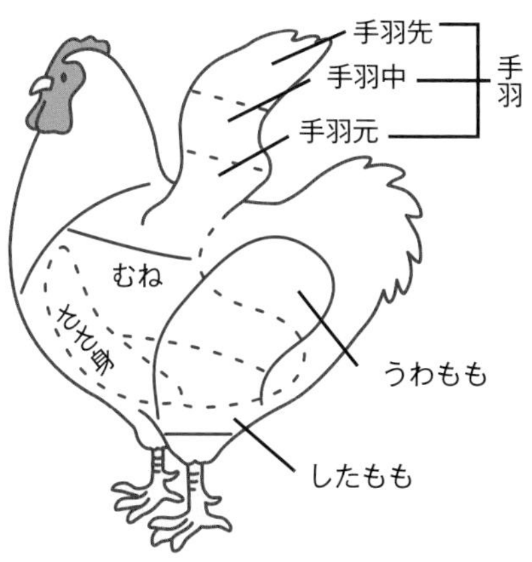

図 2-33　鶏肉の部位の名称

表 2-32　鶏肉の部位の特徴と用途

部　位	特　徴	用　途
手　羽	●肉は少ないが、ゼラチン質や脂肪は多く、やわらかい ●味わいがある	焼き物、揚げ物、 煮込み料理、水炊き
む　ね	●脂肪が少なくエネルギーが低い ●味はやや淡白である	揚げ物、炒め物、フライ、 焼き鳥、煮物、水たき
ささ身	●たんぱく質が多く、脂肪はほとんどない ●味は淡泊でやわらかい	和え物、サラダ、焼き鳥、 刺身
も　も	●赤身肉でやや硬いが、脂肪が多く、コクがある	ローストチキン、から揚げ、 煮込み料理、親子丼、焼き鳥

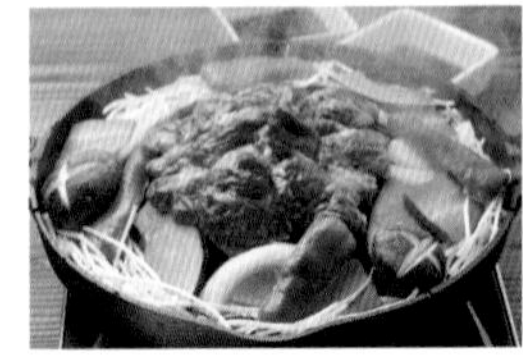
ジンギスカン鍋

❹ 羊　肉

生後1年未満の子羊の肉を**ラム**、1歳以上の羊の肉を**マトン**という。ラムはやわらかく、色が薄く、匂いも少ないが、マトンは肉色が濃く、特有のフレーバーがある。

筋間に脂肪が入りやすいので、脂肪含量がやや高い。プレスハムやソーセージの原料になる他、焼き肉やジンギスカン鍋の肉として用いられる。

❺ その他の肉類

馬肉[*1]はミオグロビンが多く、濃い暗赤色をしている。脂肪が少なく特有のにおいが強く、調理の際はしょうがやにんにく、味噌などが使用されることが多い。

カモ肉には、野生のマガモ、マガモを家きん化したアヒル、マガモとアヒルを交雑したアイガモがあるが、現在、カモ肉として最も多く流通しているのはアヒルの肉である。濃い赤色で特有の強い風味をもつ。

＊1　馬肉はさくら肉ともよばれる。江戸時代に肉食が禁じられていたことから隠語が用いられ、現在でも使用されることがある。イノシシ肉は山くじらやぼたん肉、シカ肉はもみじ肉とよばれる。

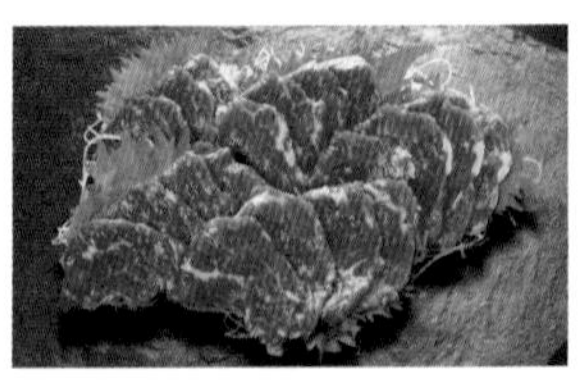
馬　肉

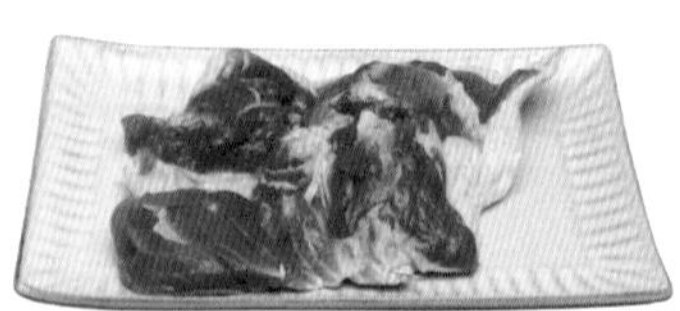
カモ肉

Column

代替肉・培養肉は人類を救う？

世界の人口は今や約80億人、2080年代には104億人に達すると予測されています。人口増により食糧不足に陥ることが懸念され、食肉についても代替肉の開発が加速しています。

大豆など植物由来のたんぱく質を肉のように加工した大豆ミートは、技術開発により近年は外観も食感もかなり食肉に近づいています。

家畜の生産には大量の資源を必要とする他、家畜の消化管からの温室効果ガスの排出、糞尿による環境汚染に対する意識と、完全菜食主義（ビーガン）への関心や健康志向も相まって、外食産業ばかりでなく一般家庭においても利用が進んでおり、スーパーマーケットなどでも入手しやすくなっています。

培養肉は、牛や豚などから動物細胞を採取し、人工的に培養、増殖させ組織状に成形したものです。世界で初めて製造された「培養肉バーガー」は、１個3,000万円のコストがかかるとして話題になりましたが、その後の開発によりコストは徐々に抑えられつつあります。また、これまでは主にミンチ状の培養肉が開発されてきましたが、近年はステーキ肉のような塊状の肉を再現する技術の研究も進んでいます。

近い将来、代替肉や培養肉は、人類を食糧危機から救うかもしれません！？

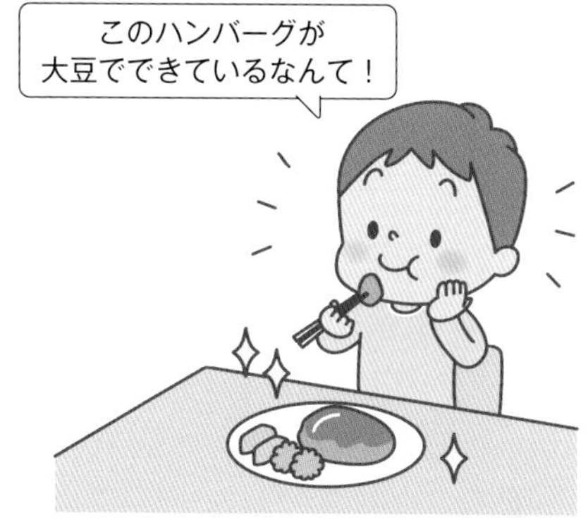

2）魚介類

日本は四方を海に囲まれており、日本では魚介類が欠かせない食材となっている。わが国における魚介類の1人あたりの消費量は減少傾向にあり、2011年には初めて肉類の消費量を下回った*1。しかし近年、生活習慣病の予防に魚介類が有効であることが明らかとなっており、魚介類の食品としての重要性は、依然高いままである。

*1 水産庁「水産白書（令和元年度）」、水産物消費の変化より

（1）魚介類の分類

魚介類の分類法は様々であり、生息域による分類、生物学的な分類、魚肉の性状による分類、生産形態による分類などが可能である。

生息域により分類した場合、川や湖沼などの淡水にのみ生息する**淡水魚**と、海洋に生息する**海産魚**に分けることができる。海産魚はさらに回遊魚、沿岸魚、底生魚などに分けることができ、回遊魚はマグロ類のように遠洋に生息するものと、イワシ類のように近海に生息するものに分類される。また、川と海の両方を移動する魚類もおり、ウナギは降河性回遊魚*2に、サケ類は遡河性回遊魚*3に分類される。

*2 河川や湖沼などの淡水で成長した後に海へと下って産卵する魚のこと。

*3 海で成長した後に河を上り、淡水で産卵する魚のこと。

生物学的な特徴を利用して魚介類を分類すると、食品標準成分表に記載されている魚類の多くは硬骨魚類に分類される。一方、サメやエイは骨格が軟骨で形成されており、**軟骨魚類**に分類される。無脊椎動物では、タコ類やイカ類、貝類などは**軟体動物**に、エビ・カニ類は**節足動物**に、ウニ類やナマコ類は棘皮動物にそれぞれ分類される。

魚類をその肉色で分類することも可能で、筋肉が赤色を帯び、血合筋の多いものを**赤身魚**、筋肉が白色を帯びており、血合筋の少ないものを**白身魚**という。肉色には、筋肉に含まれる色素たんぱく質のミオグロビン量が影響しており、ミオグロビン量が多いほど筋肉は赤色を帯びる傾向がある。一般的に、回遊魚は赤身魚が多く、沿岸魚や底生魚は白身魚が多い。これは、回遊魚は運動量が多く、酸素を多く必要とするため、筋肉中のミオグロビンが多くなる一因であると考えられる。

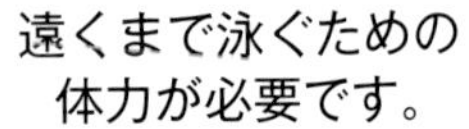

遠くまで泳ぐための
体力が必要です。

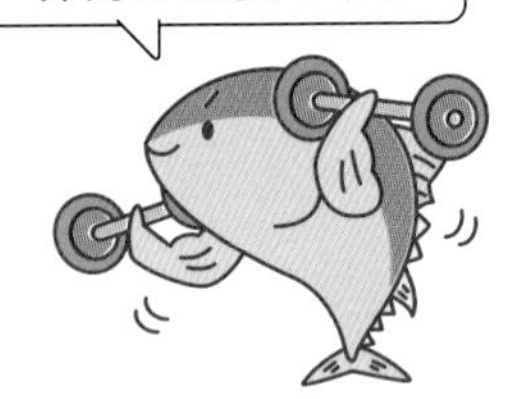

魚介類を「天然」と「養殖」で分類することもできる。食品表示基準では、養殖を「幼魚等を重量の増加又は品質の向上を図ることを目的として、出荷するまでの間、給餌することにより育成すること」としており、現在では多くの魚種が養殖されている。ブリ類、マダイ、ホタテガイ、カキ類などは特に多く養殖されており、同一魚種においても、天然魚と比較して養殖魚では脂質含量が多い傾向がある。

Column

日本の漁場

日本は南北に長く、日本近海では様々な寒流と暖流が交差しています。そのため、これらの海流にのって冷水性の魚だけでなく、暖水性の魚も集まるため、多様な魚種が漁獲可能です。また、寒流の親潮と暖流の黒潮がぶつかる潮目では、大量のプランクトンが発生するため、それを食べる小魚や、小魚を食べる大型魚類が集まってきます。そのため、三陸沖は豊かな漁場となっています。これらのことから、世界で約15,000種いるとされる海水魚のうち、25％にあたる約3,700種の魚種が日本近海にいるとされています（令和３年度「水産白書」より）。

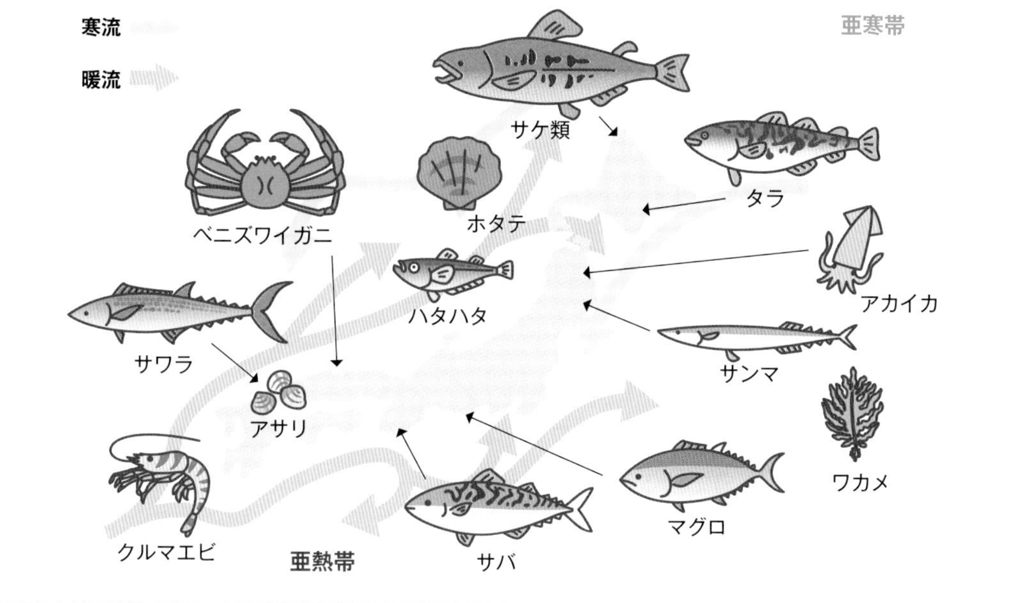

（２）肉類との比較

魚介類は、肉類とともに主要なたんぱく質源として利用されてきた。しかし、魚介類の肉には、畜肉といくつかの違いが認められる。まず、魚介類は漁獲場所が限定されており、その漁獲量が変動しやすい。また、肉類も部位によって成分が変化するが、魚介類では部位だけでなく、季節、漁獲場所、生産形態によってもその成分が変化する。その保存性においても魚介類と肉類は異なっている。魚介類は、肉類と比較して死後硬直の持続時間が短く、自己消化が速やかに進行するため、肉質が変化しやすい。また、水分量の多さ、肉質の脆弱さ、内臓やえらがついたまま流通することなどから、魚介類は微生物の影響を受けやすい。これらのことから、魚介類は肉類と比較して変質や腐敗が起こりやすく、鮮度を維持するための低温貯蔵が不可欠である。

（３）魚肉の構造

魚肉の可食部の多くは筋肉（体側筋）であり、体側筋は横紋筋で構成されている。体側筋は、筋線維が束となった筋束が層状に積み重なって筋節が形成され、筋節と筋節は筋隔膜で区切られている。

体側筋には、普通筋（**普通肉**）と血合筋（**血合肉**）がある。普通肉は淡い色をした筋肉で、可食部の大部分を占める。一方、血合肉は色素たんぱく質のミオグロビンを多く含み、赤色もしくは黒褐色を呈する魚類特有のものである。血合肉の分布は魚種によって異なり、カレイ類などの白身魚では、表層血合肉といわれる血合肉が、側線の表皮下にわずかに存在するのみである。一方、赤身魚では表層血合肉がよく発達する傾向がある。また、同じ赤身魚でも、カツオやマグロなどの**外洋性回遊魚**では、表層血合肉だけでなく、深部血合肉が発達しており、身体の深層部まで血合肉が認められる。血合肉の成分は普通肉と比較すると、水分、たんぱく質が乏しく、脂質、筋関色素色素たんぱく質などが多く含まれている。一般的に、赤身魚は普通肉が赤色をしており、血合肉が多いのに対して、白身魚は普通肉が白色で、血合肉が少ない（図 2-34）。

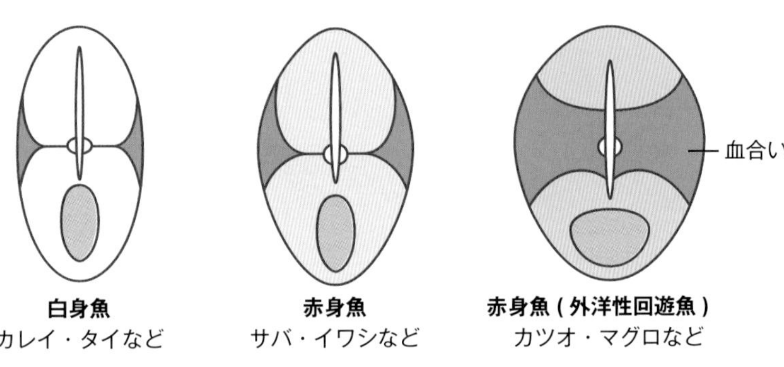

● 図 2-34　魚種による普通肉と血合肉の比較

（４）魚介類の成分

❶ 水　分

主要成分のうち、魚介類に一般的に最も多く含まれるのは水分である。魚介類は、肉類（陸上動物）よりも水分が多く含まれる傾向がある。また、水分含量は部位や漁獲時期によっても変動する。水分含量の変動は、脂質含量の変動と相関があり、脂質含量が増える時期には水分量が減少する傾向がある。

❷ たんぱく質

魚類筋肉のたんぱく質含量は、魚種やその年齢などによって異なるが、一般的に 20 %程度である。魚肉のたんぱく質は、ミオグロビンなどの筋形質たんぱく質、ミオシンやアクチンなどの筋原線維たんぱく質、コラーゲンやエラスチンなどの筋基質たんぱく質の 3 種類に分類される。魚肉におけるたんぱく質組成は、筋基質たんぱく質が 20〜50 %程度、筋原線維たんぱく質が 50〜70 %程度、筋基質たんぱく質が 10 %以下となっている。そのため、哺乳動物の筋肉たんぱく質と比較すると、魚肉では筋原線維たんぱく質に富み、筋基質たんぱく質が少なく、魚肉は哺乳動物の畜肉と比較してやわらかい。

魚肉のアミノ酸組成は、畜肉と類似しており、サメ類を除きアミノ酸スコアが 100 のものが多い。一方、貝類ではバリンやトリプトファンが第一制限アミノ酸となり、アミノ酸スコアが 100 でないものが比較的認められる。

❸ 脂　質

魚肉の脂質含量は、漁獲時期や海域、魚種によっても大きく異なる。一般的に、底生魚よりも回遊魚のほうが、天然魚よりも養殖魚のほうが、産卵後よりも産卵前のほうが、普通肉よりも血合肉のほうが、脂質含量は多い。このような変動は、季節や年齢により蓄積脂肪のトリアシルグリセロール量が変動することに起因する。

魚肉の脂質の特徴は、**エイコサペンタエン酸**（**EPA**[*1]）や**ドコサヘキサエン酸**（**DHA**[*2]）のような n-3 系高度不飽和脂肪酸を多く含むことである。EPA や DHA は心筋梗塞や脳梗塞などの血栓性疾患に対する予防効果が認められる。一方で、このような多価不飽和脂肪酸は酸化されやすく、風味や栄養価が低下しやすいという側面もある。

特殊な脂質としては、**スクアレン**や**ワックス**などがある。スクアレンは、コレステロールの前駆体であり、深海性サメの肝油に多く含まれている。また、ワックス（ろう）は、脂肪酸と 1 価アルコールのエステルであり、ヒトの消化管ではほとんど消化されない。そのため、多量のワックスを含む油脂を摂取すると下痢を起こすことがある。バラムツやアブラソコムツは、ワックスを多量に含むため注意が必要である[*3]。

❹ 炭水化物

魚介類の炭水化物は主にグリコーゲンである。魚肉の炭水化物量は、赤身魚のほうが白身魚よりやや多く、赤身魚には 1 %程度のグリコーゲ

＊1　EPA：*Eicosapentaenoic Acid*
必須脂肪酸の一種で、炭素数 20 で二重結合が 5 つある n-3 系脂肪酸（オメガ 3 脂肪酸）。また、イコサペンタエン酸（IPA）ともいう。

＊2　DHA：*Docosahexaenoic Acid*
炭素数 22 で二重結合が 6 つある n-3 系脂肪酸（オメガ 3 脂肪酸）。

＊3　バラムツやアブラソコムツは、オニカマスなどとともに食品衛生法で販売が禁止されている。

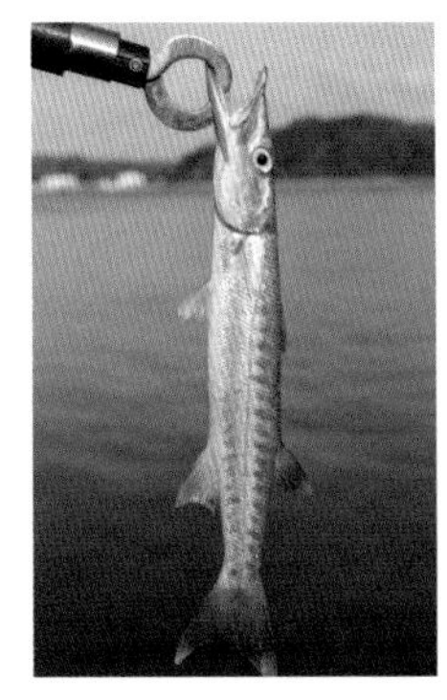
オニカマス

ンが含まれている。ただし、カキやホタテガイなどの二枚貝では、グリコーゲンがエネルギー源として貯蔵されるため、炭水化物含量が魚類よりも多い。

その他の炭水化物としては、エビやカニの殻に含まれる**キチン**＊1 がある。

＊1 N-アセチル-D-グルコサミンがβ-1,4 結合した多糖で、食物繊維として機能する。また、キチンを脱アセチル化したキトサンは、コレステロール低下作用が期待され、特定保健用食品に利用されている。

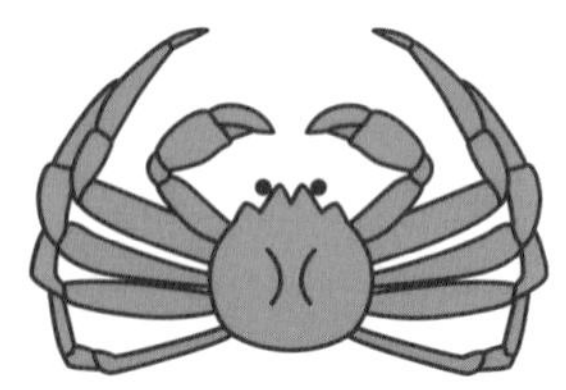

❺ ビタミン

魚介類のビタミン含量は魚種によってだけでなく、同一種においても異なり、水溶性ビタミンは普通肉よりも血合肉に多く含まれる。

脂溶性ビタミンのうち、ビタミンA、Dが魚介類に豊富に含まれる。また、水溶性ビタミンのうち、魚介類にはビタミンCはほとんど含まれないが、ビタミンB群が比較的含まれている（表 2-33）。

表 2-33　魚介類に多い主なビタミン類

（可食部 100 g あたり）

	ビタミンA※ (μg)	ビタミンD (μg)	ビタミンB_2 (mg)	ナイアシン (mg)	ビタミンB_{12} (μg)
クロマグロ（養殖）生	840	4.0	0.05	15.0	2.5
カツオ　秋獲り　生	20	9.0	0.16	18.0	8.6
マサバ　生	37	5.1	0.31	12.0	13.0
サンマ　皮つき　生	16	16.0	0.28	7.4	16.0
シロサケ　生	11	32.0	0.21	6.7	5.9
マアジ　皮つき　生	7	8.9	0.13	5.5	7.1
アンコウ（きも）	8300	110.0	0.35	1.5	39.0
ヒラメ（養殖）生	19	1.9	0.34	6.2	1.5
アナゴ　生	500	0.4	0.14	6.2	2.3
ウナギ（養殖）	2400	18.0	0.48	3.0	3.5
カキ（養殖）生	24	0.1	0.14	1.5	23.0
ホタテ　生	10	(0)	0.29	1.7	11.0
クルマエビ（養殖）生	0	(0)	0.06	3.8	1.9
スルメイカ　生	13	0.3	0.05	4.0	4.9

※　レチノール当量（0）は推定値

資料：文部科学省「日本食品標準成分表 2020 年版（八訂）」より抜粋

❻ 無機質

海水中には無機質が豊富に含まれており、海中の動植物は、これらを濃縮して蓄積するため、水産物は各種の無機質を豊富に含んでいる。魚介類には、ナトリウム（Na）、マグネシウム（Mg）、リン（P）、カリウム（K）、カルシウム（Ca）、鉄（Fe）、銅（Cu）、亜鉛（Cu）、セレン（Se）、ヨウ素（I）などが含まれる。

Column

魚介類は栄養がいっぱい。だけど・・・

魚介類は、たんぱく質を豊富に含むだけでなく、カルシウムなどのミネラルやEPAやDHAなどの機能性成分を豊富に含む優れた食品です。しかし、魚介類には多くの環境汚染物質が残留することが知られています。実際、水銀については、胎児に影響を与える可能性が懸念されているため、妊娠中の魚介類の摂取については、表2-34のような目安が設けられています。しかし、厚生労働省が実施している調査によれば、日本人の平均的な水銀摂取量は健康への影響が懸念されるレベルではありません。

魚介類は、健康的な食生活に不可欠で優れた栄養特性を有しています。水銀含有量の高い魚介類に偏って多量に食べることを避けて、水銀の摂取量を減らしつつ、魚介類のメリットを活かすことが必要です。

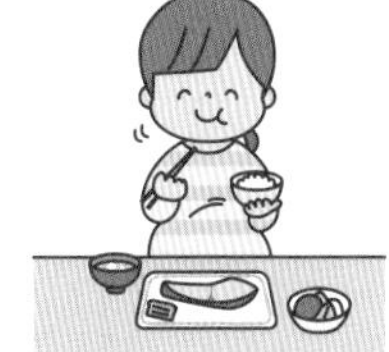

表2-34 妊婦が注意すべき魚介類の種類とその摂食量（筋肉）の目安

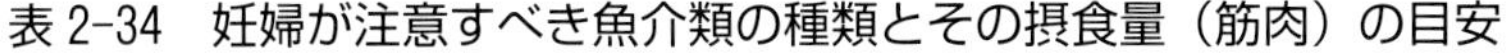

摂食量（筋肉）の目安	魚介類
1回約80gとして妊婦は2か月に1回まで（1週間当たり10g程度）	バンドウイルカ
1回約80gとして妊婦は2週間に1回まで（1週間当たり40g程度）	コビレゴンドウ
1回約80gとして妊婦は週に1回まで（1週間当たり80g程度）	キンメダイ・メカジキ・クロマグロ・メバチ（メバチマグロ）・エッチュウバイガイ・ツチクジラ・マッコウクジラ
1回約80gとして妊婦は週に2回まで（1週間当たり160g程度）	キダイ・マカジキ・ユメカサゴ・ミナミマグロ・ヨシキリザメ・イシイルカ・クロムツ

資料：厚生労働省、薬事・食品衛生審議会食品衛生分科会乳肉水産食品部会「妊婦への魚介類の摂食と水銀に関する注意事項」、平成17年11月、平成22年6月改訂より

※マグロの中でも、キハダ、ビンナガ、メジマグロ（クロマグロの幼魚）、ツナ缶は通常の摂食で差し支えはない。

※一般的な重量

寿司一貫　約15g

刺身一切れ　約15g

刺身一人前　約80g

切り身一切れ　約80g

鉄は、ミオグロビンなどのヘムたんぱく質を豊富に含む赤身魚に多く含まれる傾向がある。また、頭足類や甲殻類はヘモシアニンをもつため、魚類と比較して銅が多く含まれる。

肉類と比べるとカルシウム含量が高い傾向があり、骨ごと食べる小魚にはカルシウムが豊富に含まれる。また、貝類には亜鉛や銅、マグネシウムや鉄が多く含まれている。これは、内臓には筋肉と比較して無機質が豊富に含まれ、貝類では内臓も可食部とされることも一因であると考えられる。

❼ エキス成分

エキス成分は、熱水で抽出される低分子化合物であり、窒素を含む含

＊1　含窒素エキス成分には、遊離アミノ酸、ペプチド、核酸関連化合物、トリメチルアミンオキシド、尿素、グアニジン化合物があり、無窒素エキス成分には低分子の糖や有機酸がある。

＊2　タウリンはコレステロール低下作用を持つ含硫アミノ酸であり、魚類では血合肉に多く含まれ、貝類やイカ、タコなどの軟体動物にも多く含まれる。

＊3　その他にも、甲殻類や軟体類では酸素運搬を担う青色色素のヘモシアニンが、イカやタコの表皮には、オモクロームが含まれている。

窒素エキス成分と、窒素を含まない無窒素エキス成分に大別される＊1。

エキス成分は遊離アミノ酸や核酸関連物質のように、呈味性（味、おいしさ）に大きく関わっている一方で、トリメチルアミンオキシドのように微生物による分解を受けやすい成分も含まれ、貯蔵中の品質低下にも関わっている。なお、魚類筋肉と比較して、軟体動物ではエキス成分が多く含まれる傾向がある。

また、エキス成分にはタウリン＊2やオルニチンなどのたんぱく質を構成しない遊離アミノ酸も含まれる。

❽ 色素成分

魚類筋肉色素としては、鉄を含む赤色のミオグロビンと**ヘモグロビン**がある。これらは、色素部分のヘムに、たんぱく質のグロビンが結合した複合たんぱく質であり、酸素の運搬に関与している。筋肉に含まれる色素たんぱく質は、多くがミオグロビンであり、ヘモグロビンが色調に与える影響は少ない。また、普通肉と比較して血合肉には多くの色素たんぱく質が含まれる。

また、サケ・マス類の筋肉、エビ・カニ類の殻にはカロテノイド系色素のアスタキサンチンが含まれ、エビ・カニ類の殻では、アスタキサンチンがたんぱく質と結合した複合アスタキサンチンとして存在している＊3。アスタキサンチンは赤色であるが、複合アスタキサンチンは赤色を示さない。エビ・カニ類を加熱すると殻が赤くなるのは、複合アスタキサンチンのたんぱく質が変性し、アスタキサンチンの赤色が出現するとともに、アスタキサンチンが酸化されアスタシンが形成されるためである（図 2-35）。

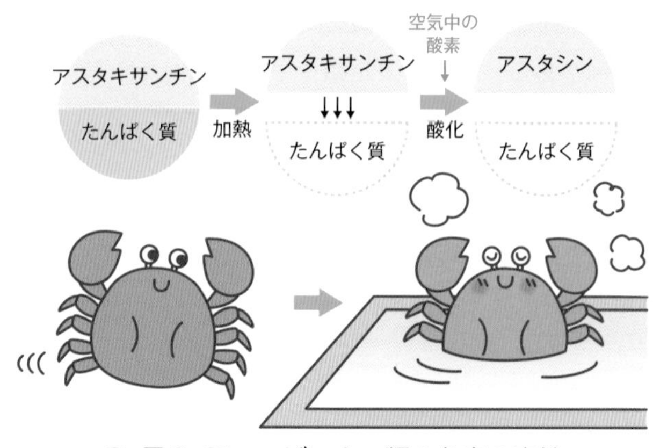

● 図 2-35　エビ・カニ類の色素の変性
参考：兵庫県立農林水産技術総合センター HP より作図

第2章

❾ におい成分

海産魚は、漁獲直後はほとんど無臭である。しかし、鮮度の低下とともに生臭さが増す。これは、トリメチルアミンオキシド（TMAO[*1]）が微生物の作用で還元され、トリメチルアミン（TMA[*2]）が生じることが一因である。この他にも、様々な含窒素化合物や、含硫化合物、カルボニル化合物、脂肪酸の酸化生成物などが生臭さの形成に関与している。

淡水魚は揮発性成分を多く含んでおり、海産魚よりもにおいが強いとされる[*3]。また、ジェオスミン（ゲオスミン）や2-メチルイソボルネオールがカビ臭の原因であることが多い。一方、アユは、アルデヒド類やアルコール類に由来するキュウリ様の特有香をもつ。

＊1　TMAO：trimethylamine N-oxide

＊2　TMA：trimethylamine

＊3　淡水魚の臭いの主体は、ピペリジンであるといわれている。

❾ 毒性成分

魚介類には、毒性成分を含むものがある（**表2-35**）。**テトロドトキシン**は、**フグ毒**の本体であり、細菌によって合成されたテトロドトキシンが、食物連鎖を通じてフグに蓄積されることにより、フグが毒化する。フグによる食中毒を防止するために、フグの取り扱いには免許や資格が必要であり、食用可能なフグの漁獲海域、種類及び部位が定められている。また、テトロドトキシンは、フグ以外にもツムギハゼやヒョウモンダコなどにも含まれるため、注意が必要である。その他にも、シガトキシンなどの**シガテラ毒**は、熱帯から亜熱帯のサンゴ礁海域に生息する魚介類に、パリトキシンはアオブダイやハコフグにみられる毒性成分である。また貝類は、麻痺性貝毒を引き起こすサキシトキシンや、下痢性貝毒を引き起こすオカダ酸やジノフィシストキシンが含まれることがある。これらもテトロドトキシンと同様に、微生物が合成し、食物連鎖を通じて魚介類に蓄積されていく。

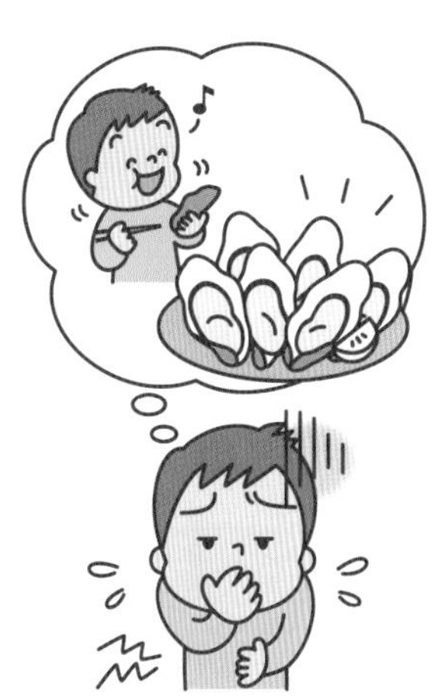

表2-35　動物性自然毒

自然毒の種類（毒性成分）		含まれる魚介類	主な中毒症状
魚類	フグ毒	フグ類	食後20分から3時間程度の短時間でしびれや麻痺症状が現れる。麻痺症状は口唇から四肢、全身に広がり、重症の場合には呼吸困難で死亡することがある。
	シガテラ毒	シガテラ毒魚：ドクウツボ、オニカマス、バラハタ、バラフエダイなど	ドライアイスセンセーション（温度感覚の異常）、掻痒、四肢の痛みで、筋肉痛、関節痛、頭痛、めまい、脱力、排尿障害などもある。また、消化器系症状（下痢、嘔吐、腹痛、悪心など）や循環器系症状（不整脈、血圧低下、徐脈など）も呈することがある。

表 2-35　つづき

自然毒の種類 (毒性成分)		含まれる魚介類	主な中毒症状
魚類	パリトキシン及び関連毒	アオブダイ、ハコフグなど	横紋筋融解症（激しい筋肉痛）やミオグロビン尿症で、呼吸困難、歩行困難、胸部の圧迫、麻痺、痙攣などを呈することもある。重篤な場合には十数時間から数日で死に至る。回復には数日から数週間を要する。
	卵巣毒	ナガズカなど	胃腸障害（嘔吐、下痢、腹痛）。死亡することはない。
	胆のう毒	コイ類	胃腸障害（嘔吐、下痢、腹痛）の他に、肝機能障害（黄疸など）や急性腎不全（乏尿、浮腫など）。
	血清毒	ウナギ類	大量に新鮮な血液を飲んだ場合、下痢、嘔吐、皮膚の発疹、チアノーゼ、無気力症、不整脈、衰弱、感覚異常、麻痺、呼吸困難が引き起こされる。死亡することもある。日本では食中毒事例はない。
	ビタミンA	イシナギなど	ビタミンA過剰症。食後30分から12時間で発症し、激しい頭痛、発熱、吐き気、嘔吐、顔面の浮腫がみられ、下痢、腹痛を伴うこともある。2日目ごろから顔面や頭部の皮膚の剥離が始まる。回復には20〜30日を要する。
	異常脂質（トリグリセリド、ワックスエステル）	アブラボウズ、アブラソコムツ、バラムツ	下痢
二枚貝	麻痺性貝毒	アサリ、アカザラガイ、カキ、ホタテガイ、ムラサキイガイなど	症状はフグ毒中毒によく似る。食後30分程度で軽度の麻痺が始まり、麻痺は次第に全身に広がり、重症の場合には呼吸麻痺により死亡することがある。
	下痢性貝毒	アカザラガイ、アサリ、イガイ、イタヤガイ、コタマガイ、チョウセンハマグリ、ホタテガイ、マガキ、ムラサキイガイなど	消化器系の障害で、下痢、吐き気、嘔吐、腹痛が顕著である。症状は食後30分から4時間以内の短時間で起こる。回復は早く通常は3日以内に回復する。後遺症はなく、死亡例もない。
	記憶喪失性貝毒	ムラサキイガイ、イガイ、ホタテガイ、マテガイなど	食後数時間以内に吐き気、嘔吐、腹痛、頭痛、下痢が起こり、重症の患者では記憶喪失、混乱、平衡感覚の喪失、けいれんがみられ、昏睡により死亡する場合もある。
	神経性貝毒	ミドリイガイ、マガキなど	口内のしびれとひりひり感、運動失調、温度感覚異常などの神経障害を特徴とする。食後1〜3時間で症状があらわれる。吐き気、腹痛、下痢、嘔吐などの胃腸障害を伴うこともある。死亡例はなく、日本では中毒例はない。
	アザスピロ酸	ムラサキイガイなど	吐き気、嘔吐、腹痛、激しい下痢を起こす。症状は3〜18時間続くが、通常数日以内に回復する。死亡例はなく、日本では中毒例はない。
巻貝	唾液腺毒（テトラミン）	エゾバイ科巻貝：ヒメエゾボラ、エゾボラモドキなど	激しい頭痛、めまい、船酔い感、酩酊感、足のふらつき、眼底の痛み、眼のちらつき、吐き気など。食後30分から1時間で発症し、数時間で回復。死亡することはない。
	フグ毒	キンシバイ類などの肉食性巻貝	フグ毒中毒と同じ。
	光過敏症	アワビ類	光過敏症。摂取して1日ほど後に、顔面、手、指の発生、はれ、疼痛などが引き起こされる。死亡することはない。

資料：厚生労働省HP「自然毒のリスクプロファイル」より改変

（5）魚類の死後の変化

魚類が生きている間は、筋肉中に**アデノシン三リン酸**（**ATP**）[*1]が豊富に存在し、ミオシンフィラメントとアクチンフィラメントは緩く結合している。しかし魚類が死亡すると、肉類と同様に死後硬直がおこる（p.79 参照）。

死後の pH の低下（極限 pH）は、グリコーゲン含量に影響され、グリコーゲン含量の少ない底生性の白身魚と比べて、グリコーゲン含量の多い回遊性の赤身魚では、pH が低くなる。また、死後硬直の進行は生息温度や漁獲時のストレスなどによっても影響され、魚種によっても異なる。一般に赤身の魚では進行が速く、白身の魚では進行が遅いといわれている（**図 2-36**）。

*1 アデニンとリボースが結合したアデノシンに3個のリン酸基が結合した化合物。ATP 分解酵素によって加水分解すると、リン酸基が1つ外れて ADP（アデノシン二リン酸）が生じ、その際にエネルギーが放出される。そのため、生体内でエネルギー源として利用される。

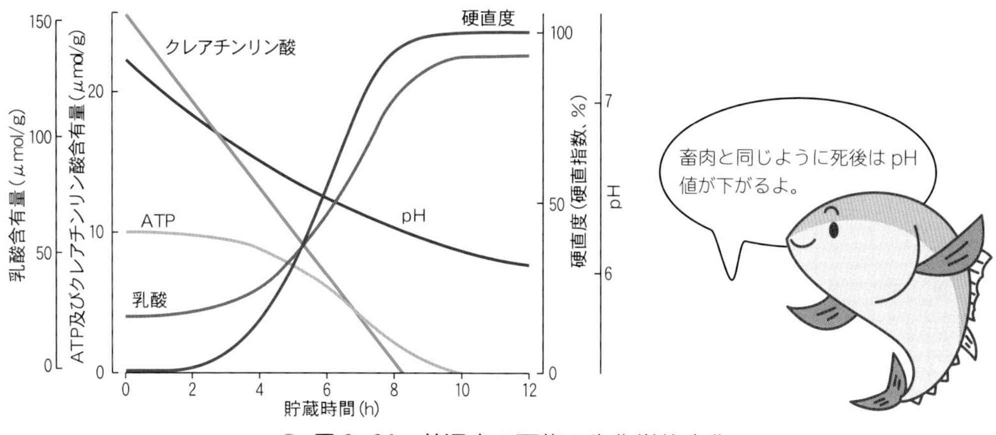

● 図 2-36　普通肉の死後の生化学的変化

引用：渡部 終五、モハメド・カマル、橋本 周久「イワシの筋肉における ATP、クレアチンリン酸、乳酸の死後変化」、Food Science、56 巻 1 号、p.151-153、1991 年を参考に作図

また、長期間の貯蔵では、微生物も影響する。一般に、漁獲直後の筋肉中は無菌に近い状態であるが、表皮、鰓、消化管などには微生物が付着している。貯蔵中にこのような微生物により、魚体成分は分解され、色や味、香りなどが著しく変化する。その結果、魚体は腐敗し、食用に適さなくなる[*2]。

魚肉ではコラーゲンのような筋基質たんぱく質が少ないため肉質が軟弱で、水分含量が高く、微生物数も多い。このため、魚介類は微生物の影響を受けやすく、魚介類の筋肉は、陸上哺乳類の筋肉と比べて腐敗しやすい。

*2 魚肉ではコラーゲンのような筋基質たんぱく質が少ないため肉質が軟弱で、水分含有量が高く、微生物数も多い。このため、魚介類は微生物の影響を受けやすく、魚介類の筋肉は、陸上動物の筋肉と比べて腐敗しやすい。

❶ 死後硬直の指標

魚介類の死後硬直の指標として、**死後硬直指数**がある。死後硬直指数の算出には、魚体の頭を含む前半分を台に乗せ、尾部が垂れ下がった位置までの長さを利用する（**図 2-37**）。硬直状態では、尾部の垂れ下がりがなくなるため、指数は 100 %となる。解硬が始まると指数は低下していく。

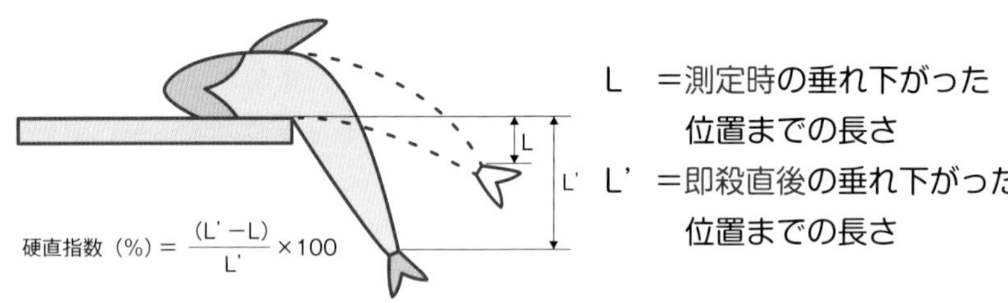

● 図 2 -37　死後硬直指数の算出

死後硬直が進行する過程であっても、魚肉の軟化は進行する。これは、筋細胞を支える結合組織の脆弱化が進行するためである。魚肉の硬さは、筋細胞とその周囲の結合組織の影響を受ける。そのため、死後硬直の進行と魚肉の硬さは一致しておらず、死後硬直が進んだ（死後硬直指数の大きい）魚体でも、魚肉の軟化が進んでおり[*1]取り扱いに注意が必要なことがある（**図 2-38**）。

＊1　破断強度が低下しているため。

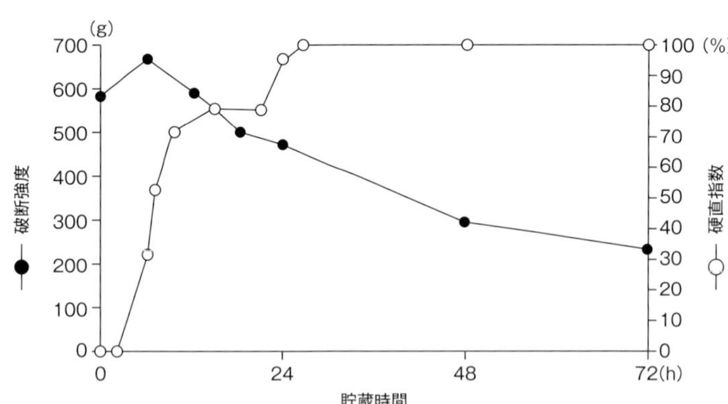

● 図 2 -38　冷蔵中（５ ℃）のブリの硬直と筋肉の物性の関係（破断強度は直径 8 mm のプランジャーを用いて測定）

出典：安藤正史ほか「日本水産学会誌 57：1165-1169（1991）、Fig3」より作図

❷ 鮮度の指標

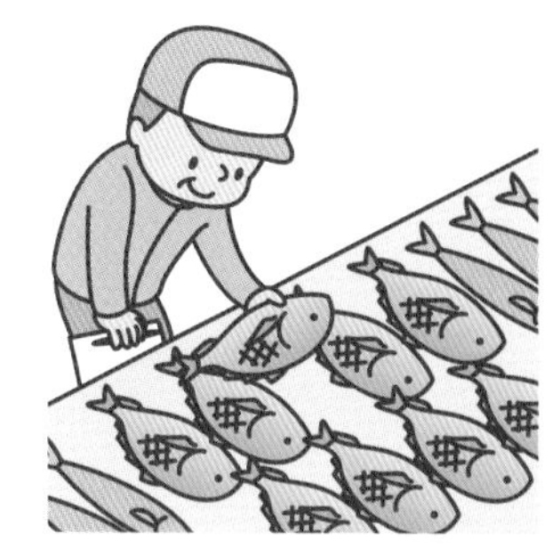

魚介類では、鮮度が重視されるため、鮮度判定は食品価値を決める上で非常に重要である。魚介類の鮮度判定法として、官能検査の他、化学物質を測定する手法や、生菌数を測定する手法などがある。

A：官能検査

外観（体表の光沢や色、鱗の有無、目の色、鰓の色、肉透明感など）や、におい、硬さ、味などを利用して、ヒトの感覚器官を用いて鮮度を判定するのが官能検査である。官能検査は大掛かりな機器類を必要としないことが利点である。しかし、官能検査は機械分析に比べて評価の数値化が困難であり、他の鮮度判定法との互換性にも欠ける。

B：*K* 値

魚体の死後、魚類の筋肉中のATPは、ADP、AMP、イノシン酸（IMP）、イノシン（HxR）を経て、ヒポキサンチン（Hx）に分解される。ATP関連物質の総量に対するHxRとHxの割合を表したものが *K* 値であり、以下の式であらわされる。*K* 値が高いほど、鮮度が低いとされ、生食用の鮮魚では *K* 値は20％以下が望ましいとされる[*1]。また、*K* 値の変化は貯蔵温度や魚種によっても異なり、マダイやクロダイと比較して、マダラやスケソウダラのほうが *K* 値の上昇速度が速い。

$$K\text{値} = 100 \times \frac{(\mathrm{HxR}+\mathrm{Hx})}{(\mathrm{ATP}+\mathrm{ADP}+\mathrm{AMP}+\mathrm{IMP}+\mathrm{HxR}+\mathrm{Hx})}$$

C：揮発性塩基窒素量（VBN）

魚肉中には、アンモニアやトリメチルアミン、ジメチルアミンなどの揮発性塩基窒素が含まれる。これらは、自己消化や細菌の作用によって生じるため、揮発性塩基窒素量は、鮮度の指標として用いられる。一般的に、VBN量が5～10 mg/100 gなら新鮮、30～40 mg/100で初期腐敗、50 mg以上は腐敗と判定される。

D：トリメチルアミン

魚肉に含まれるトリメチルアミンオキシド（TMAO）は、魚の死後、細菌のTMAO還元酵素によりトリメチルアミンに変化する。そのため、トリメチルアミン量が鮮度指標として用いられる。ただし、腐敗の目安とされる濃度は魚種によって異なる。

E：生菌数

魚介類の鮮度低下は、自己消化や細菌の影響を強く受ける。そのため、食品中の生菌数は鮮度の指標として用いられる。

（６）魚介類の加工品

水産物は保存性が低いものが多いため、保存性の向上を目的に様々な加工品が生み出された（冷凍品、塩蔵品、缶詰など）。また、嗜好性の向上を目指した水産加工品もある（かまぼこなど）。このように、多様な水産加工品が存在し、動物性たんぱく質の供給源としてだけでなく、食卓を豊かにする点でも、不可欠なものとなっている。

❶　乾燥品

乾製品は、水分の多い原料を乾燥して水分活性を下げることで貯蔵性を増した加工食品である。乾燥することで水分活性を下げ、微生物の繁殖を抑えるだけでなく、うま味成分が濃縮され呈味性が増す。一方で、水分量を下げるにつれ食品としての食感が失われることがある。

魚介類の乾製品には、魚介類をそのまま、あるいは調理してから乾燥した素干し品（するめ、身欠きにしんなど）、煮熟してから乾燥した煮干し品（いりこ、しらす干しなど）、食塩で処理して乾燥した塩干し品（開き干しなど）、凍結融解を繰り返して脱水した凍乾品（凍干しすけとうだら）、煮熟して焙乾した焙乾品（節類）、焼いたのちに乾燥した焼き乾品（浜焼きタイ）などがある。

魚肉を煮熟後、焙乾したものを節類といい、かつお節が一般的である。かつお節は製造方法（図2-39）によりいくつかに分類され、煮熟後に焙乾を一度だけ行った**なまり節**や[*1]、カビ付けまで終了した**本枯れ節**（水分含有量は約15％）がある。本枯れ節では、カビ付けにより水分や脂質が減少し、品質低下が防止される。また、カビ付けにより、特有の味や香りを醸成し、エキス成分を濃縮することで呈味性を高めることができる。

＊1　焙乾を繰り返し行い、水分が26％程度まで低下したものを荒節（鬼節）という。

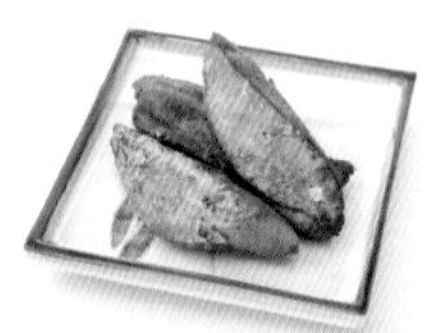

カツオのなまり節

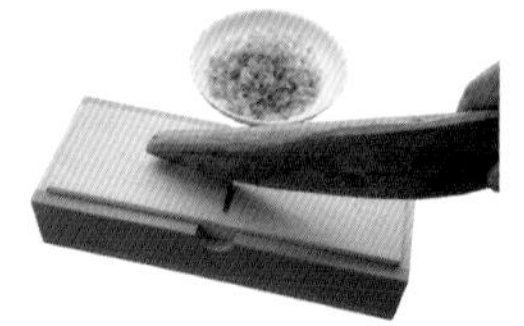

本枯れ節

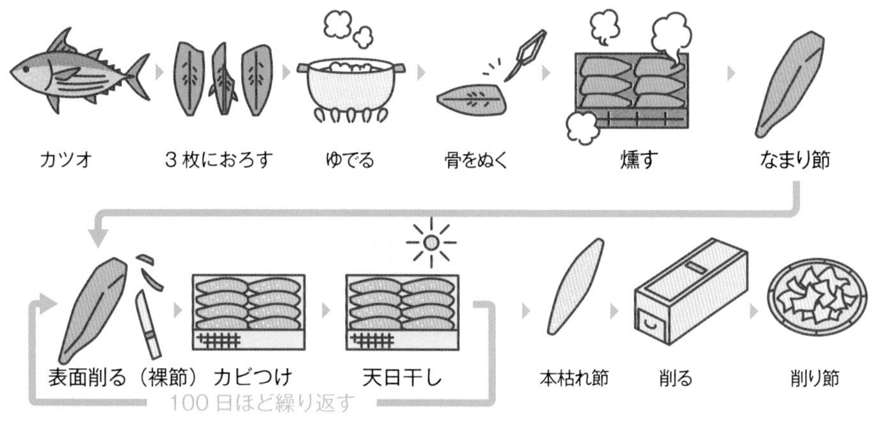

図2-39　かつお節の製造工程

❷　塩蔵品

塩蔵品は、食塩の脱水作用や水分活性の低下作用を利用し、微生物の増殖を抑制することで保存性を高めたものである。また、塩蔵中に有機酸、アミノ酸、ペプチドなどの呈味成分が生成され、呈味性や風味が向上する。近年は健康志向により、塩蔵品は低塩化する傾向があり、低温管理が必要となっている。サケ類、サバ、タラなどの魚肉だけでなく、カズノコやタラコ、イクラやキャビアなどのように魚卵を利用したものもある。

❸　発酵食品

水産発酵食品は、魚介類に含まれる自己消化酵素と、微生物由来の酵素を利用して作られる。これらの酵素により、原料に含まれるたんぱく質、糖質、脂質などが分解され、特有の風味が作られる。塩辛や魚醤、なれずしや水産漬物がある。

塩辛は、魚介類の筋肉や内臓を塩とともに漬け込んで発酵させた発酵食品である。食塩を高濃度に加えることで、微生物による腐敗を防ぎながら、魚介類がもつ酵素や、微生物由来の酵素が作用し、風味や旨味を増加させる。イカの塩辛だけでなく、カツオやアユ、ウニやナマコを利用した塩辛もある。

❹ 調味加工品

調味加工品は、魚介類を砂糖、しょうゆなどの調味料を加えて調味した後に煮熟や乾燥を行い、保存性を高めたものである。調味煮熟品として佃煮や甘露煮が、調味乾燥品としてみりん干しなどがある。

佃煮は、魚介類を砂糖、しょうゆなどの調味料とともに高温で、長時間煮熟したもので、加熱による殺菌効果や、調味料による水分活性の低下を利用することで、保存性を高めた加工品である。カツオ、マグロ、ワカサギ、イカ、貝類などが原材料として利用される。

❺ 燻製品

燻製品は、魚介類を燻煙で処理したものである。燻煙にはフェノール、アルデヒド、有機酸などが含まれ、燻煙により乾燥させるだけでなく、これらの成分を浸透させ、保存性も高めている。また、燻煙により特有の風味や色調が付加され、嗜好性が高められる。比較的低温で長時間処理した冷燻品と、高温で短時間処理した温燻品があり、冷燻品のほうが保存性は高い。

❻ 水産練り製品

魚肉練り製品は、魚肉をすり潰し、調味料や補強材などを加えて練った後に加熱したものである。かまぼこ類（かまぼこ*1、ちくわ、はんぺんなど）に加え、魚肉ハムや魚肉ソーセージがある。

＊1　魚肉を水晒しした後、食塩を添加してすり潰すことですり身を調製する。このすり身に、副原料を混合し、成型した後に加熱して製造したもの。

Column

かまぼこの製造過程

かまぼこの製造過程は、水晒し、擂潰、成型、加熱で構成されます。水晒しは、採取した魚肉を冷水で繰り返し洗浄する過程です。水晒しにより、血液や臭気成分、脂肪、水溶性たんぱく質（筋形質たんぱく質）が除去され、色調やにおいなどを向上させるだけでなく、かまぼこの弾力が改善されます。

擂潰（らいかい）ではまず、水晒した後に脱水した魚肉を、すり潰して細分化します（空ずり）。次に、食塩を加えて塩ずりを行い、最後に副原料を加えて本ずりが行われます。魚肉に食塩を加えてすりつぶすと、魚肉組織から筋原線維たんぱく質のアクチンとミオシンが溶出し、ランダムに結合することで複合たんぱく質のアクトミオシンが形成されます。アクトミオシンは互いに絡み合い、網目構造を形成し、稔調性を増すとともに、水分を保持する機能があります。この網目構造は、加熱すると固定化され、弾力性に富んだゲルが形成されます。なお、加熱方法には、蒸す、焼く、ゆでる、揚げるなどがあります。

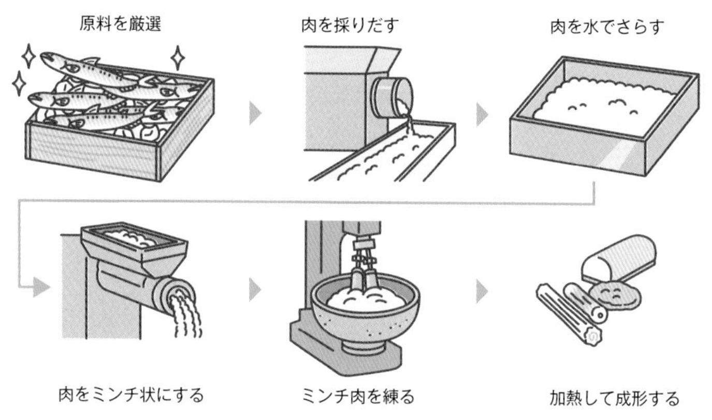
原料を厳選
肉を採りだす
肉を水でさらす
肉をミンチ状にする
ミンチ肉を練る
加熱して成形する

（7）主な魚介類

日本では、192 の魚種が資源評価対象魚種に指定されている。利用されている魚介類には、天然のものだけでなく、養殖されるものも多く、ブリ類やマダイ、カキやホタテなどが多くの魚介類が養殖されている。いくつかの魚種では漁獲量の変動が大きく、また乱獲による資源量の減少も問題となっている。そのため、資源の保護と安定供給が課題となっている。

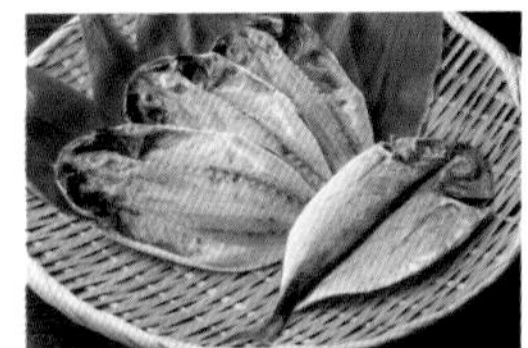
アジの干物

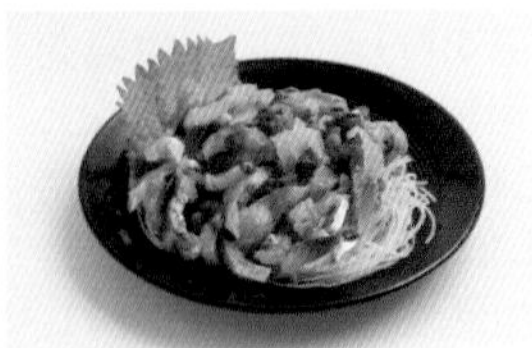
アジのたたき

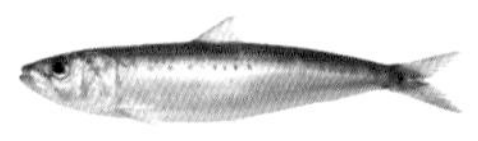
マイワシ

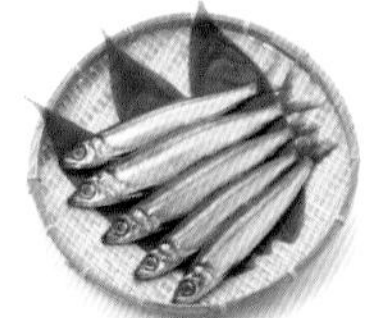
ウルメイワシ

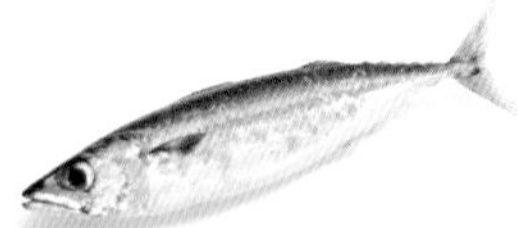
マサバ

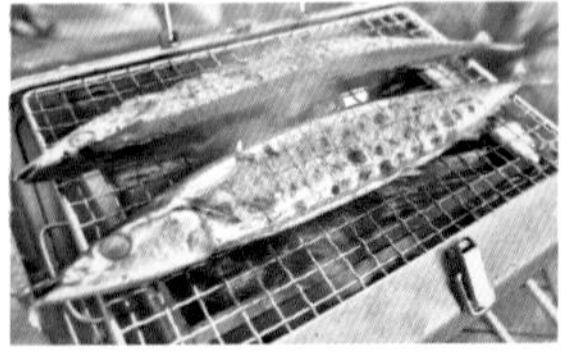
サンマの塩焼き

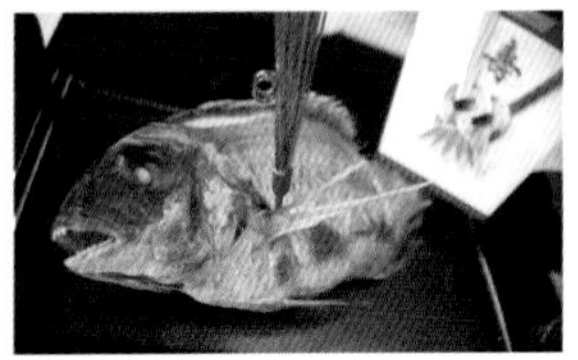
タイの塩焼き

❶ アジ

マアジ、ムロアジ、シマアジなどがあり、マアジが最も一般的である。体側に「ぜいご」といわれる棘(とげ)のある稜鱗(りょうりん)があるのが特徴である。近海回遊魚で、刺身や寿司だね、たたき、干物、焼き物に利用されている。また、内臓を除去して水洗したものを、くさや汁に浸漬した後、水洗・乾燥したものは「くさや」といわれ、伊豆諸島の特産品となっている。

❷ イワシ

マイワシ、ウルメイワシ、カタクチイワシ、キビナゴなどが含まれる。一般的にはマイワシを指し、マイワシは体側に7つの黒点が並ぶことから、七つ星ともいわれる。EPA や DHA が豊富に含まれ、鮮魚として利用されるだけでなく、乾燥品（煮干し、めざしなど）や缶詰（アンチョビー）、練り製品などとしても利用されている。また、小魚はしらす干しやちりめんじゃこに利用される。

❸ サバ

マサバ、ゴマサバなどが代表的な魚種であり、EPA や DHA を多く含む。ヒスチジン、グルタミン酸、イノシン酸などのうま味成分を多く含んでいる。刺身やしめさば、塩焼きだけでなく、サバなれずしやサバ節、缶詰などにも利用されている。ヒスチジンを多く含むため、鮮度が落ちると、微生物の作用でヒスチジンがヒスタミンに変化し、アレルギー様症状を引き起こすことがある。

❹ サンマ

サンマは、北大西洋を回遊する魚であり、漁獲時期によって水分、脂質含量が大きく変動する。秋に漁獲されるものは最も脂がのっており、脂質含量は20％以上となる。刺身や塩焼きの他、缶詰やみりん干しなどの加工品にも利用される。

❺ タイ

キダイ、クロダイ、チダイ、マダイなどがあり、中でもマダイが代表的である。昔から縁起のよい魚として親しまれており、刺身、塩焼き、煮物などの他、卵巣はタイの子として利用されている。近年では、ゲノム編集技術により肉厚にしたマダイが開発され、流通している。

❻ マグロ

キハダマグロ、クロマグロ（本マグロ）、ビンナガマグロ、メバチマグログロなどが利用されている。刺身として利用されるだけでなく、ツナ缶などの加工品にも利用されている（図2-40）。長らく天然資源に依存してきたが、近年ではクロマグロの完全養殖が実現され、流通している。

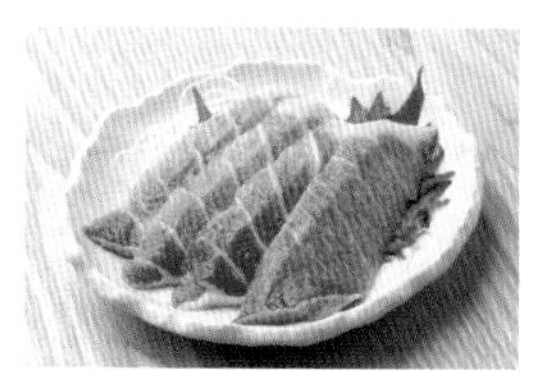

大トロの刺身

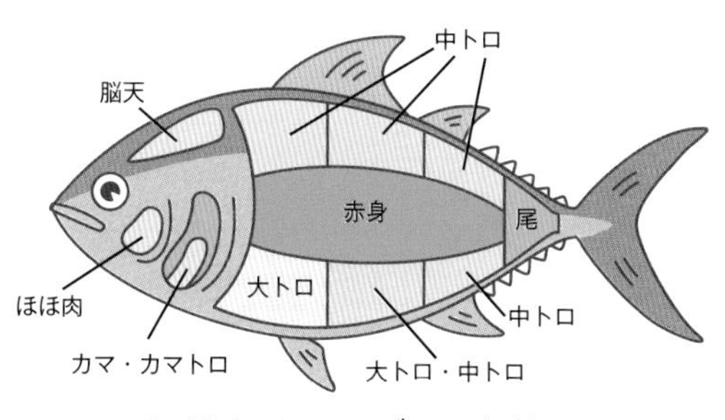

● 図2-40　マグロの部位

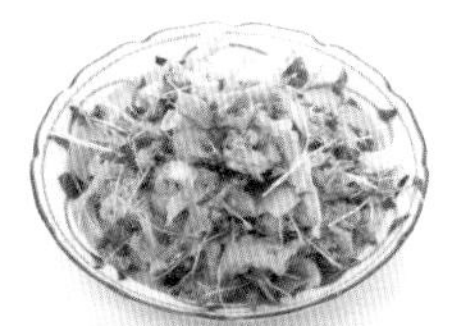

ツナサラダ

❼ カツオ

カツオ、ソウダカツオなどがある。カツオは回遊魚であり、初夏に獲れるカツオは初ガツオといわれ、さっぱりとしている。一方、秋に獲れるカツオは戻りガツオといわれ、春獲れのものと比較して脂質含量が多く、濃厚な味わいとなる。刺身やたたき、カルパッチョなどに利用される他、かつお節や佃煮として利用されている。また、内臓を利用して塩辛（酒盗）が作られる。

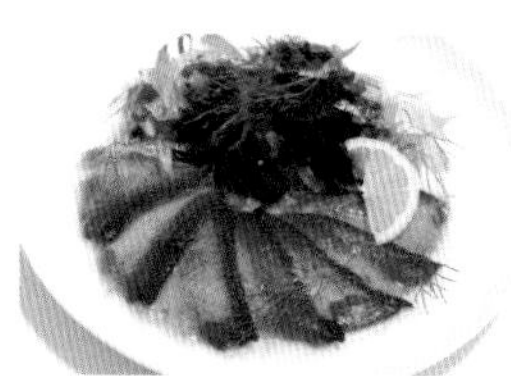

カツオのカルパッチョ

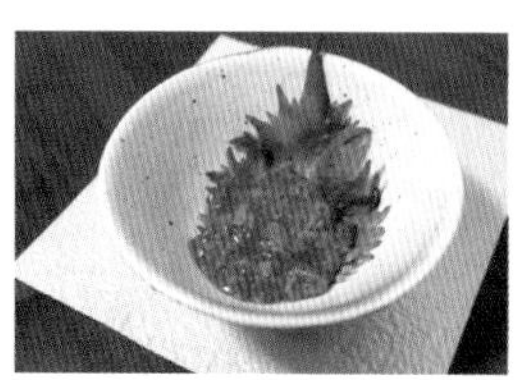

カツオの酒盗

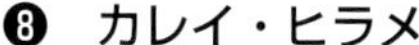

❽ カレイ・ヒラメ

「左ヒラメに右カレイ」といわれ、腹側を手前に置いたときに左に顔があるのがヒラメ、右にあるのがカレイである。唐揚げや煮つけ、ムニエルなどに利用される他、ヒレの付け根の部分は縁側といわれ、歯ごたえがあり、刺身に利用されている。

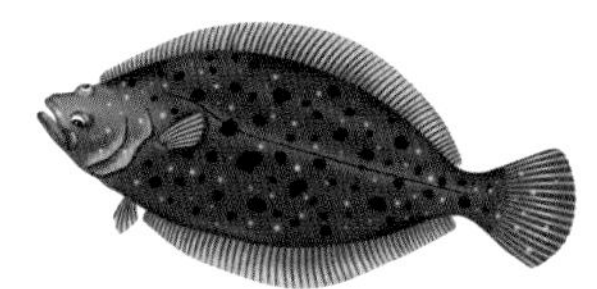

ヒラメ

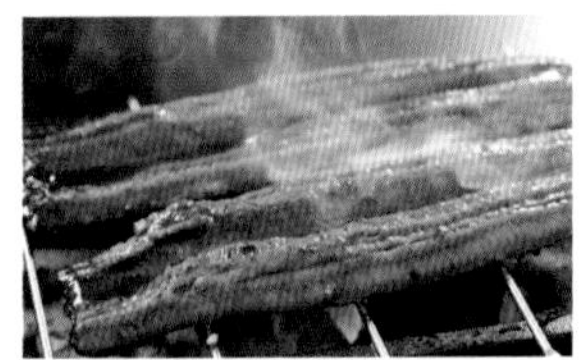
ウナギの蒲焼き

❾ ウナギ

海でふ化した後、淡水にさかのぼって成魚となる降河性回遊魚であり、かば焼きや白焼きとして利用される。ビタミン類を多く含み、夏バテを予防するとして、土用の丑の日にウナギを食べる習慣がある。天然のものは限られており、天然の稚魚を養殖したものが多くを占めている。ウナギの完全養殖は実現されているが、流通には至っていない。

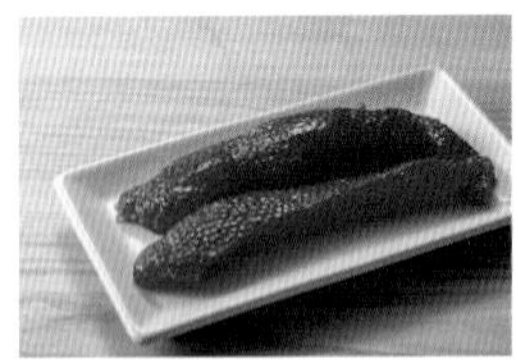
スジコ

❿ サケ・マス

通常、河川でふ化した稚魚が、海に下って成長した後、産卵のために母川に戻る遡河性回遊をサケという。同一魚種でも海に下るものと、川で一生を終えるものがあり、サクラマスとヤマメ、ベニザケとヒメマス、スチールヘッドとニジマスは生物学的には同一種である。

日本においては、シロザケが最も一般的であり、塩焼きやフライ、新巻鮭、鮭とば、スモークサーモン、缶詰などに利用されている。また、卵はスジコやイクラとして利用されており、卵を卵膜ごと利用したのがスジコ、卵膜から外して利用したものがイクラである。

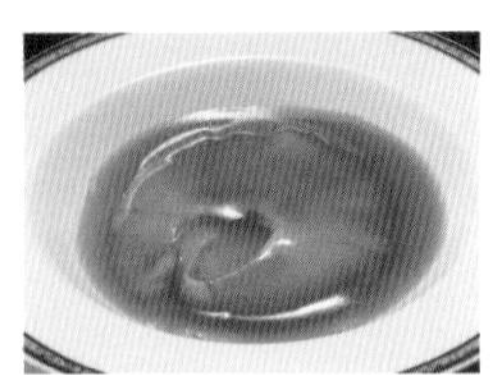
フカヒレの姿煮

⓫ サ メ

サメ類は、肉に尿素やトリメチルアミンオキシドなどの窒素化合物を多く含む。そのため、鮮度が低下すると細菌の作用によりアンモニアやトリメチルアミンが生じ、特有の臭気が生じる。刺身や煮つけ、唐揚げやフライ、干物などに利用される他、練り製品の材料としてちくわやかまぼこ、はんぺんなどに利用されている。また、鰭はフカヒレとして、高級食材として利用されている。サメ類は軟骨魚類であるが、卵がキャビアとして利用されているチョウザメは硬骨魚類である。

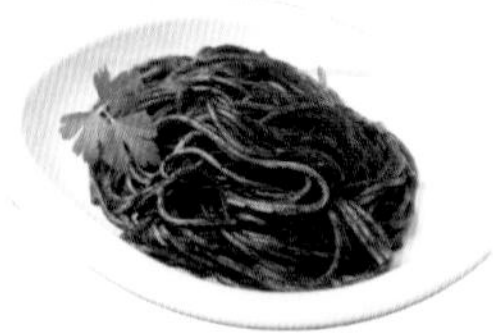
イカ墨パスタ

⓬ イカ・タコ

イカ類では、ケンサキイカ、コウイカ、スルメイカ、ホタルイカ、ヤリイカなどが利用されている。うま味成分としてベタインを含み、コレステロールやタウリンなども豊富である。刺身や煮物だけでなく、するめや燻製、塩辛などとしても利用されている。また、イカ墨には黒色のメラニンが含まれ、パスタなどに利用されている。タコ類では、イイダコ、マダコ、ミズダコなどが利用されている。イカと同様にタウリンが豊富に含まれる。刺身や酢の物、天ぷらなどの他に、塩辛としても利用される。

⓭ 貝　類

アサリ、カキ、ホタテなどのような二枚貝や、アワビやサザエなどのような巻貝がある。貝類には糖類のグリコーゲンが比較的多く含まれ、特に旬の時期のカキは、グリコーゲンを多く含む。また、うま味成分としてコハク酸を含み、独特のうま味を生じる。貝類の加工品としては、佃煮や缶詰類、燻製などがある。

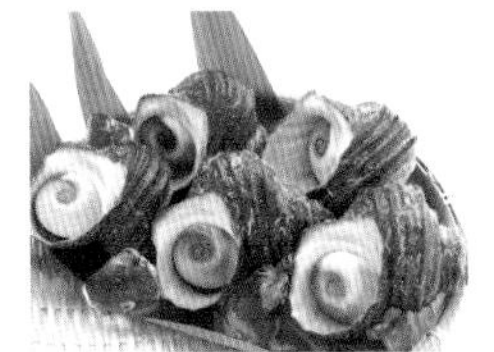
カキ

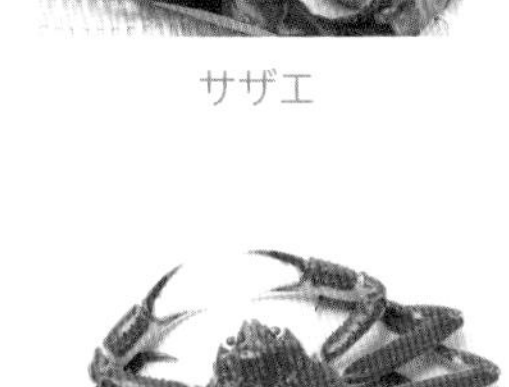
サザエ

⓮ エビ・カニ

エビ類やカニ類は節足動物であり、キチン質でできた硬い殻をもっている。エビ類には甘エビ、イセエビ、クルマエビ、サクラエビなどがある。可食部は主に腹部筋であり、刺身や寿司だね、天ぷらや唐揚げ、煮物などの他、干物にも利用されている。カニ類にはガザミ、ケガニ、ズワイガニ、タラバガニなどがある。ズワイガニはオスとメスで大きさが異なり、通常はオスのみをズワイガニという。また、カニ類の脚数は10本であるが、タラバガニはヤドカリの仲間であり、脚は8本である。可食部は主に脚部の筋肉であるが、肝膵臓はカニみそとして食されている。

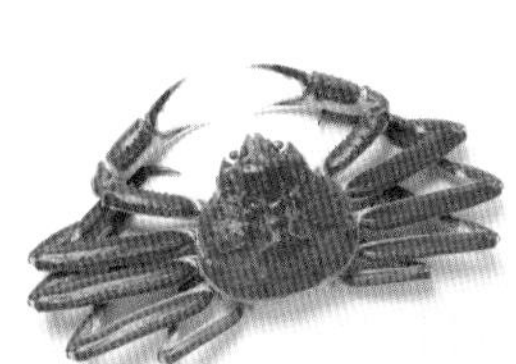
ズワイガニ

タラバガニ

⓯ ウニ・ナマコ

ウニやナマコは棘皮動物であり、ウニでは生殖巣が、ナマコでは体壁や消化管、生殖巣が食用とされる。ウニにはバフンウニ、ムラサキウニなどがあり、生食の他、塩漬けや練りウニなどの加工品としても利用されている。ナマコでは主にマナマコが利用され、生食の他、干しなまこや内臓を塩辛にした海鼠腸(このわた)などの加工品がある。

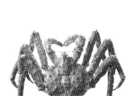

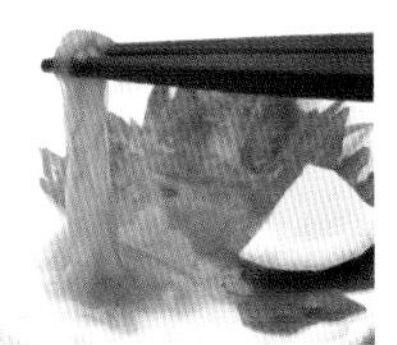
海鼠腸

第2章

3）乳　類

乳とは、哺乳類が乳児期に栄養を与え育てるために、出産後しばらくの間、乳腺から分泌するものである。そのため、乳は成長に必要な栄養素をバランスよく含んでおり、乳の栄養成分は種類によって異なる。一般的に成長が早い動物ほど、たんぱく質が高いが、人乳では炭水化物の方が高い（表 2-36）。牛の乳は、牛乳として飲用される他に、乳製品の原料として利用され、多くの製品が製造されている。

表 2-36　乳と人乳の成分（g/100g）

	水　分	たんぱく質	脂　質	糖　質	灰　分
牛　乳	87.4	3.0	3.5	4.4	0.7
人　乳	88.0	0.8	3.6	6.4	0.2

資料：文部科学省「日本食品標準成分表 2020 年版（八訂）」より作成

（１）乳類の種類

わが国では、飲用乳に利用されている乳牛のほとんどは、大型のホルスタイン種が飼育され、その他に小型のジャージー種が特定の地域で飼育されている。ホルスタイン種はジャージー種と比較して、年間泌乳量は多く、乳脂肪率は低い*1。

＊1

乳牛名	年間泌乳量（kg）	乳脂肪率（%）
ホルスタイン種	4,500～6,000	3.45
ジャージー種	3,300～4,000	5.14

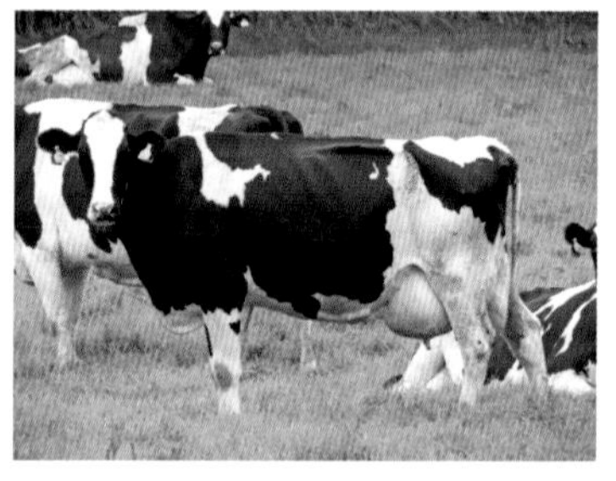
ホルスタイン種

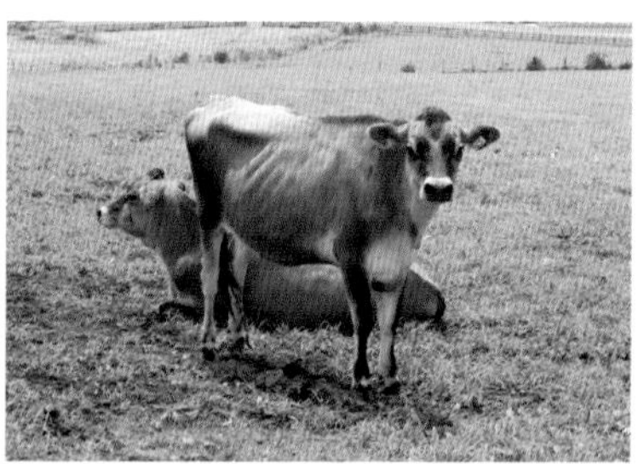
ジャージー種

（２）乳類の成分

牛乳は、水分（86～88 %）が最も多く占め、水分を除いた成分は乳固形分（12～14 %）といい、乳固形分は乳脂肪分と無脂乳固形分に分けられる（図 2-41）。乳脂肪分は脂質や脂溶性ビタミンから構成され、無脂乳固形分は、たんぱく質、糖質、水溶性ビタミン、無機質などから構成されている。

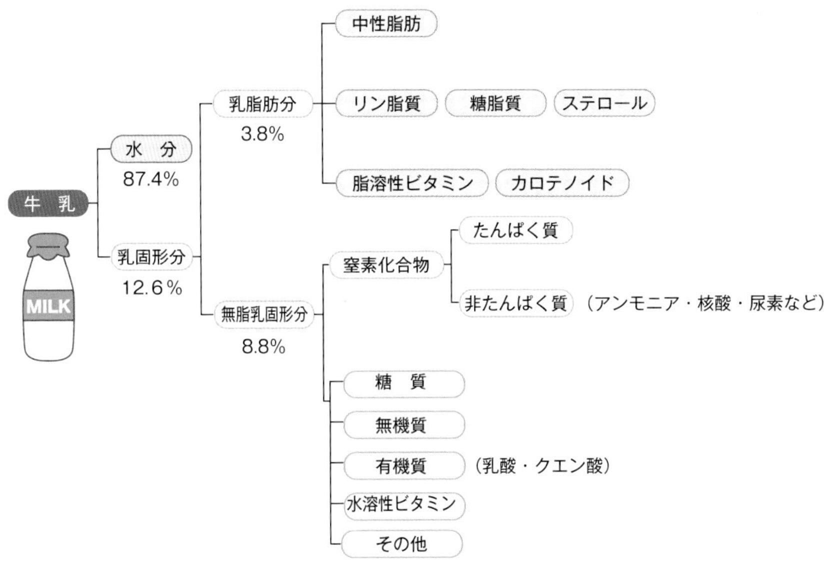

図 2-41　牛乳の成分

❶　たんぱく質

牛乳にはたんぱく質が約3％含まれており、その80％はカゼインである。さらに、カゼイン以外の半透明の液体部分は乳清（ホエー）といい、その中の乳清たんぱく質が残りの約20％を占める（**表 2-37**）。

表 2-37　牛乳のたんぱく質の分類

牛乳たんぱく質		牛乳中（％）	分子量（$\times 10^3$）
カゼイン	全カゼイン	2.4～2.8	－
	α_{s1}-カゼイン	1.2～1.5	24
	α_{s1}-カゼイン	0.3～0.4	25
	β-カゼイン	0.9～1.1	24
	κ-カゼイン	0.3～0.4	19
乳清たんぱく質	全乳清たんぱく質	0.4～0.7	－
	β-ラクトグロブリン	0.2～0.4	18
	α-ラクトアルブミン	0.06～0.17	14
	ラクトフェリン	初乳：～0.1 常乳：0.002～0.035	78
	血清アルブミン	0.04	66
	免疫グロブリン G_1	0.03～0.06	160
	免疫グロブリン G_2	0.005～0.01	150
	免疫グロブリン A	0.001	900
	免疫グロブリン M	0.009	1,000

A：カゼイン

カゼインは主に α_{s1}、α_{s2}、β、κ の4種類のたんぱく質で構成される。中でも α_{s1}-カゼインが最も多く、牛乳アレルギーの強力なアレルゲンであり、牛乳のカゼイン含量は人乳よりも多い。これらのカゼインは、牛乳中で**サブミセル**を形成し、さらに、リン酸カルシウムによってサブミセル同士を架橋し**カゼインミセル**（直径0.03〜0.6 μm）を形成する。カゼインミセル表面には、親水基をもつ κ- カゼインの構成比が高いサブミセルが取り囲む。カゼインミセル内部のサブミセルは、κ-カゼインの構成比が少ないまたは疎水性の高い α_{s1}、α_{s2}、β-カゼインで構成されたサブミセルが配置する（図2-42）。κ-カゼインの親水性部分が負の電荷をもつため、電気的な反発力が生じ、カゼインミセルは凝集せず、牛乳中で安定したコロイド粒子となる*1。

＊1　牛乳が白色であるのは、液体中でコロイド状に分散しているカゼインミセルや脂肪球に光が乱反射するためである。

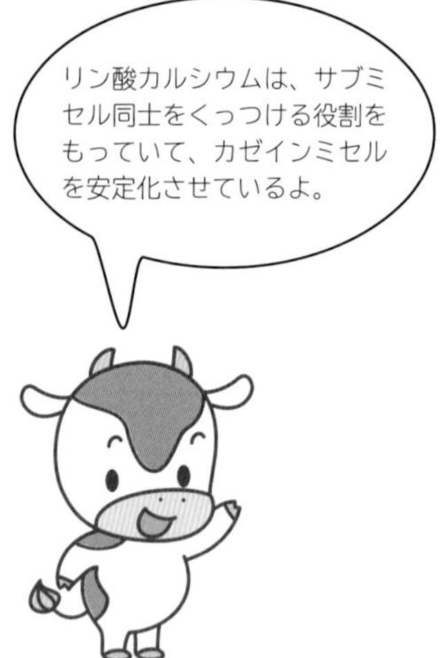
リン酸カルシウムは、サブミセル同士をくっつける役割をもっていて、カゼインミセルを安定化させているよ。

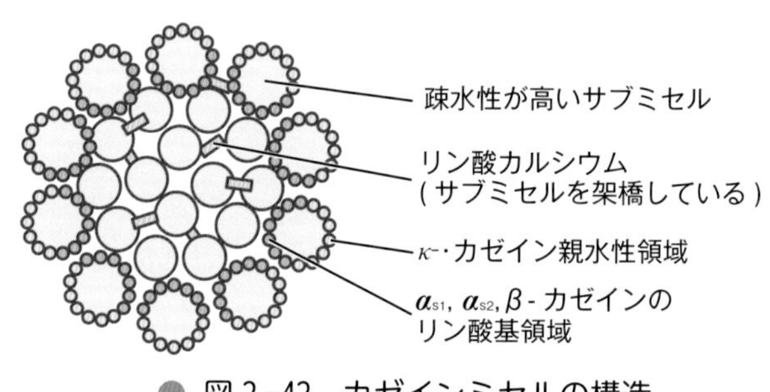

● 図2-42　カゼインミセルの構造

B：乳清たんぱく質

牛乳中の乳清たんぱく質は β-ラクトグロブリンが約50％、α-ラクトアルブミンが約20％を占めており、他に血清アルブミン、ラクトフェリン、免疫グロブリンなどが含まれる。

β-ラクトグロブリンは162個のアミノ酸からなり、人乳には含まれていないため、牛乳アレルギーの主要なアレルゲンの1つとなっている。また、小腸で1分子当たり1個のレチノールと結合するため、ビタミンAの吸収に寄与している。

α-ラクトアルブミンは123個のアミノ酸からなり、カルシウムを結合した金属たんぱく質で、ラクトースの合成に必要なたんぱく質である。

ラクトフェリンの含量はわずかであるが、1分子当たり2個の鉄と結合する鉄結合性のたんぱく質であるため、その結合性によって鉄を要求する細菌に対して抗菌作用を有する。牛乳よりも人乳（特に初乳）に多い（表2-36参照）。

❷ 脂　質

牛乳の脂質の約98％はトリアシルグリセロール（p.136参照）であり、その他に、リン脂質、糖脂質、コレステロール及び脂溶性ビタミンなどを含む。牛乳の脂質のほとんどは二層の膜に覆われている脂肪球となっており、脂肪球の表面には両親媒性のリン脂質が存在するため牛乳中に分散し、水中油滴（O/W）型エマルション[*1]となっている（図2-43）。

＊1　エマルションとは、本来は混ざりあわない液体（水と油など）の一方が微粒子となって、他方の液体に分散している液体のことをいう。

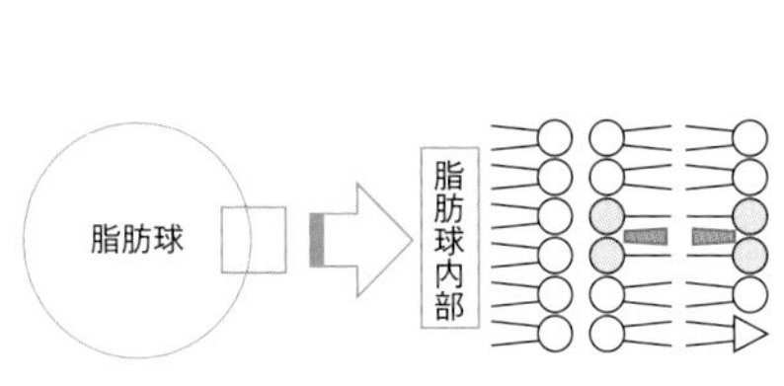

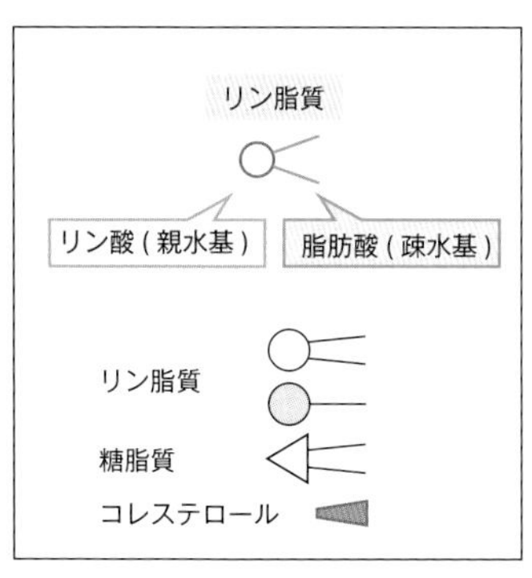

図2-43　脂肪球の構造

脂質を構成する脂肪酸は、パルミチン酸、ステアリン酸、ミリスチン酸などの飽和脂肪酸が70％、オレイン酸やリノール酸などの不飽和脂肪酸が30％を占める。また、牛乳は短鎖～中鎖脂肪酸の酪酸、ヘキサン酸、オクタン酸などを含み、牛乳や乳製品特有の風味に関与する。一方、人乳の構成脂肪酸は、飽和脂肪酸は40％、不飽和脂肪酸は60％程度含み、リノール酸や α-リノレン酸含量は牛乳よりも多い。

牛などの反芻動物[*2]は、胃内の微生物の働きによってトランス脂肪酸を産生する。乳や乳製品は脂質の約2～8％のトランス脂肪酸を含み、大部分はバクセン酸（$C_{18:1}$（trans-11））である。

＊2　反芻とは、一度飲み込んだ食べ物を再び口の中に戻して、再咀嚼をすることである。牛の他にも、羊や山羊も反芻動物である。

❸ 炭水化物

牛乳の炭水化物は約 99 %をラクトースが占め、牛乳の主要なエネルギー源である。ラクトースは、小腸のラクターゼ（β-ガラクトシダーゼ）によってグルコースとガラクトースに加水分解されて吸収される。ラクターゼの活性は乳児期で高く成長に伴って低下し、人種によって異なる。ラクターゼの活性が低いまたはほとんどない場合、ラクトースが消化されず腹痛や下痢を引き起こす。この症状は乳糖不耐症によるものであり、牛乳アレルギーとは異なる。

❹ 無機質

牛乳中の無機質は約 0.7 %である。カリウム、カルシウム、リンが多く含まれ、その他のナトリウム、マグネシウムも含まれているが、鉄はほとんど含まれない。

牛乳中のカルシウムは、無機カルシウム型が約 50 %、カルシウムイオン型が約 30 %、カゼインミセルとの結合型が約 20 %である。牛乳のカルシウムは他の食品に比べて吸収率がよいが、これはカゼインが消化される時に生成するカゼインホスホペプチド（CPP*[1]）の作用による。CPP はセリン残基にリン酸がペプチド結合しており、このリン酸基とカルシウムが結合体を形成することによってカルシウムを可溶性に保ち、カルシウムの吸収が促進される。また、ラクトースの腸管内消化によって乳酸が生成され、腸管内の pH が低下する。これによって、カルシウムの溶解性が高まり吸収も促進する。

*1　CPP：Casein Phosphopeptide

❺ ビタミン

牛乳はほとんどのビタミンが含まれているが、季節や飼料の影響を受け含量は変動する。脂溶性ビタミンは牛乳の脂質中に含まれ、牧草を食べる夏季に多くなる。夏に製造される牛乳や乳製品はカロテンの移行によって、黄色味を帯びる。一方、水溶性ビタミンは牛乳の乳清に含まれ、季節や飼料による影響は少なく、牛乳中のビタミンB_2は人乳と比較して特に多い。

（３）乳類の成分の特性

乳類に含まれている成分の特性は乳製品の製造に大きな関わりをもつため、乳類成分の変化について理解する。

❶　たんぱく質の変化

A：カゼイン

牛乳の pH は約 6.6 であるが、牛乳を乳酸発酵させると乳酸菌が産生する乳酸によって徐々に pH が低下する。カゼインの等電点である pH 4.6 まで低下するとカゼインの溶解性が最も低くなるため、カゼインミセルが凝集して沈殿し、ゲル状のヨーグルトが形成される。

チーズの製造には、牛乳の凝乳酵素であるキモシン（またはたんぱく質分解酵素キモシンが主成分であるレンネット）を用いる。キモシンは κ-カゼインを分解するため、カゼインミセルが不安定化して凝固し、カード*1 が形成される。

カゼインは熱に安定なたんぱく質であり、加熱による変性はほとんどみられない。

＊1　たんぱく質が、物理的や化学的作用または酵素の作用を受けて凝固した際の凝乳物を指す。

B：β-ラクトグロブリン

乳清たんぱく質はカゼインに比べて、熱に対して不安定である。牛乳を加熱したときにできる薄い皮膜は乳清たんぱく質の加熱変性によるものであり、β-ラクトグロブリンは 75 ℃以上で凝固するため加熱変性に寄与する。

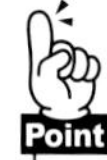

ラムスデン現象
牛乳などを 40 ℃程度で加熱すると表面に薄い膜ができる現象

❷　脂質の変化

牛乳やクリームは、脂質が脂肪球となって乳中に分散している水中油滴（O/W）型エマルションである。

バターは、原料であるクリームを激しく撹拌（チャーニング）して製造するため脂肪球が壊れる。これによって、油分の結合や水分の分離による相転換が起こり、油中水滴（W/O）型エマルションとなる（図 2-44）

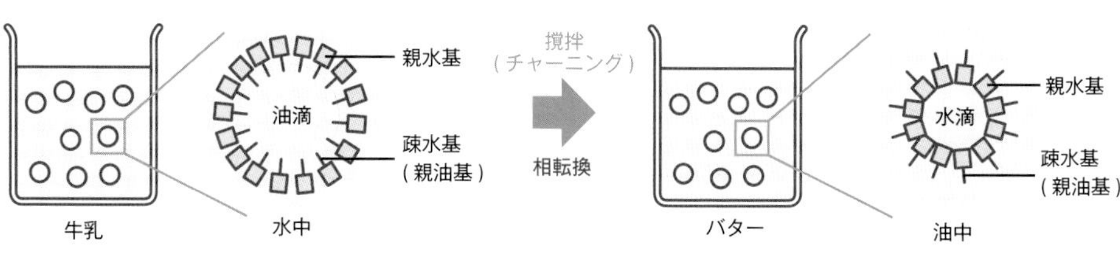

図 2-44　バターの製造

（4）牛乳・乳製品

牛乳（生乳）を原料として、多くの乳製品が製造されているが、牛乳やその加工品の種類、成分規格、製造法などの基準は「乳及び乳製品の成分規格等に関する省令（乳等省令）」によって定められている。

生乳中の乳脂肪は脂肪球の大きさにばらつきがあり、クリーム層が分離しやすい。そのため、脂肪球の大きさを1 μm程度にそろえる均質化処理（ホモジナイズ）を行い、分離を防止する。

❶ 飲用乳

「乳等省令」において「乳とは、生乳、牛乳、特別牛乳、生山羊乳、殺菌山羊乳、生めん羊乳、生水牛乳、成分調整牛乳、低脂肪牛乳、無脂肪牛乳及び加工乳をいう」と定義されている。また、乳飲料は「乳製品」に定義されている（**表2-38**）。

表2-38　乳等省令による飲用乳の分類と規格

種　類		乳脂肪分	無脂乳固形分	細菌数	大腸菌群
飲用乳	特別牛乳	3.3 %以上	8.5 %以上	3万以下 /mL	陰　性
	牛　乳	3.0 %以上	8.0 %以上	5万以下 /mL	
	成分調整牛乳	規定なし			
	低脂肪牛乳	0.5 %以上 1.5 %以下			
	無脂肪牛乳	0.5 %未満			
	加工乳	規定なし			
乳製品	乳飲料	乳固形分　3.0 %以上		3万以下 /mL	

A：牛　乳

搾乳した生乳に殺菌処理のみ行い、成分調整はされていない*1。

牛乳の殺菌法は、「乳等省令」において「63 ℃で30分間殺菌するか、これと同等以上の殺菌効果のある方法で殺菌すること」と定義されており、日本の牛乳は超高温殺菌法（UHT*2）が一般的に使用されている（**表2-39**）。このUHT法と無菌的に充填する方法（無菌充填法）を用いて製造した牛乳をLL（Long Life）牛乳といい、常温で長期間（約60日間）保存できる。

*1　無脂乳固形分8.0 %以上、乳脂肪分3.0 %以上。

*2　UHT：Ultra High Temperature heating method

表 2-39　飲用乳の殺菌方法

殺菌方法	温　度	時　間
低温保持殺菌法（LTLT）	63~65 ℃	30 分
高温保持殺菌法（HTLT）	75 ℃以上	15 秒以上
高温短時間殺菌法（HTST）	72 ℃以上	15 秒以上
超高温殺菌法（UHT）	120～130 ℃	2～3 秒
超高温滅菌法（UHT 滅菌）	135～150 ℃	1～4 秒

B：特別牛乳

特別牛乳の搾乳処理の許可を受けた施設で搾乳した生乳を、無殺菌または加熱殺菌*1 したものである。

＊1　低音保持殺菌法を利用。

C：成分調整牛乳、低脂肪乳、無脂肪牛乳

生乳を原料として、無脂乳固形分を 8.0 %以上含むものである。成分調整牛乳は、原料乳から水分や乳脂肪分を一部取り除いたものであり、低脂肪乳、無脂肪牛乳は、原料乳から乳脂肪分の一部またはほとんど取り除き、殺菌したものである。

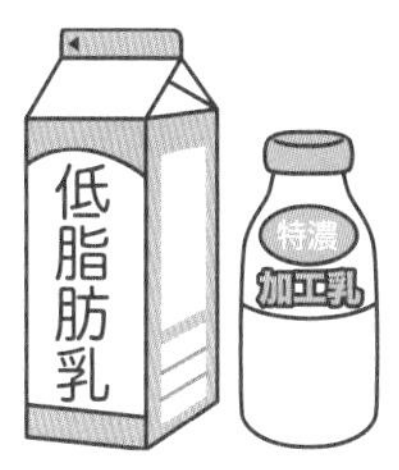

D：加工乳

生乳、牛乳、特別牛乳及び、これらを原料として製造した乳製品を加工したもの*2 であり、乳製品以外の成分は加えられていない。

＊2　成分調整牛乳、低脂肪牛乳、無脂肪牛乳、発酵乳及び乳酸菌飲料を除く。

E：乳飲料

生乳、牛乳、特別牛乳及び、これらを原料として製造した乳製品を主要原料とした飲料であり、乳製品以外の成分（栄養成分、果汁やコーヒーなど）の添加が認められている。

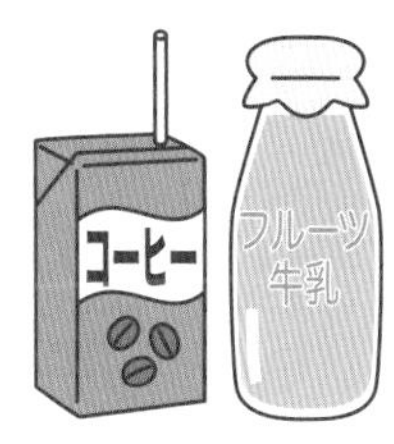

❷　クリーム類

「乳等省令」では、クリームは「生乳、牛乳、特別牛乳から乳脂肪分以外の成分を除去したものをいう」と定義され、成分は、乳脂肪分 18.0 %以上、酸度 0.20 %以下で、他の成分の添加は認められていない。クリーム類は乳脂肪分の含量によってホイップ用クリーム（乳脂肪 40 %前後）とコーヒー用クリーム（乳脂肪 20 %前後）に分けられる。

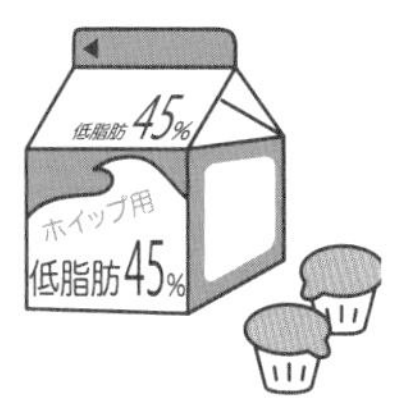

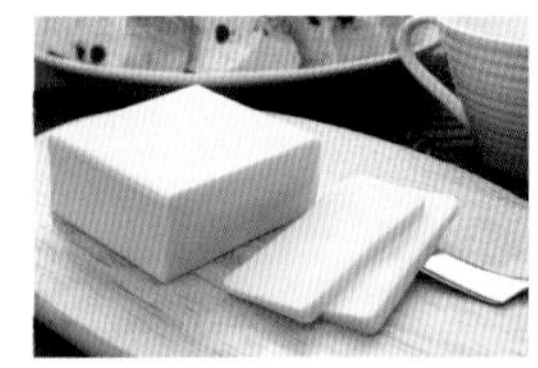
バター

❸ バター

「乳等省令」では、バターは「生乳、牛乳又は特別牛乳から得られた脂肪粒を練圧したもの」であり、乳脂肪分が80.0％以上、水分が17.0％以下と定義され、製造方法によって大別されている。バターは、原料であるクリームの乳酸発酵の有無によって発酵バター、非発酵バターに分けられ、食塩添加の有無で有塩バター、無塩バターに分類される（p.149参照）。

❹ 発酵乳・乳酸菌飲料

「乳等省令」では、発酵乳とは「乳又はこれと同等以上の無脂乳固形分を含む乳等を乳酸菌又は酵母で発酵させ、糊状又は液状にしたもの又はこれらを凍結したもの」、乳酸菌飲料は「乳等を乳酸菌又は酵母で発酵させたものを加工し、又は主要原料とした飲料（発酵乳を除く）」と定義されている（表2-40）。

表2-40　乳等省令による発酵乳、乳酸菌飲料の規格

区　分	乳製品			乳等を主要原料とする食品
表　示	発酵乳	乳製品 乳酸菌飲料	乳製品 乳酸菌飲料（殺菌）	乳酸菌飲料
無脂乳固形分	8.0％以上	3.0％以上		3.0％未満
乳酸菌・酵母数	1,000万以上	1,000万以上	規格なし	規格なし

日本では、発酵乳はプレーン*1の他、ハード、ソフト、ドリンク、フローズンタイプがある。近年では、様々な生理機能を有したプロバイオティクス*2ヨーグルトなどが製品化され、注目を集めている。

乳酸菌飲料は、「乳等省令」によって乳製品乳酸菌飲料と乳酸菌飲料に分けられている。乳製品乳酸菌飲料は生菌タイプと、発酵後加熱殺菌して保存性を高めた殺菌タイプがある。

＊1　砂糖や香料などを添加せず、乳を乳酸菌で発酵したもの。

＊2　大腸内の細菌叢のバランスを改善することによって宿主の健康に好影響を与える生きた微生物。生きたビフィズス菌、各種乳酸菌を含む食品をプロバイオティクス食品という。

❺ チーズ

チーズは、乳、バターミルク、クリームなどを原料とし、たんぱく質を凝乳酵素やその他の凝固剤によって凝固させ、乳清の一部を除去する。さらに、それらを熟成させたものであり、ナチュラルチーズとプロセスチーズに分けられる。

A：ナチュラルチーズ

原料乳に、乳酸菌や、たんぱく質凝乳酵素であるキモシン（レンネット）を加えてできたカードから乳清を除去し、加塩をして製造される。さらに、熟成を必要とするナチュラルチーズは、カビなどを添加して一定期間熟成を行う。熟成により、脂質やたんぱく質が分解され、その分解産物がナチュラルチーズのフレーバーに関わる成分へと変化する。ナチュラルチーズは、水分含量の違いから硬さで分類し、さらに固形分中の脂肪含量や熟成の特徴を組み合わせて分類される。（表 2-41）。

表 2-41　ナチュラルチーズの分類

分類（水分含量※1）	脂肪含量※2	熟　成	チーズの種類
軟　質（67 %以上）	低脂肪	なし	リコッタ、カッテージ
	高脂肪	なし	クリーム、マスカルポーネ
	全脂肪	白カビ・表面	カマンベール
半軟質（61～69 %）	全脂肪	細菌・表面	クリームチーズ
半硬質（54～63 %）	中脂肪	なし	モッツァレラ
		細菌・内部	エダム
	全脂肪	青カビ・内部	ロックフォール、ブルー
硬　質（49～56 %）	中脂肪	細菌・内部	エダム
	全脂肪	細菌・内部	ゴーダ、チェダー、エメンタール
超硬質（21 %以下）	中脂肪	細菌・内部	パルミジャーノ・レッジャーノ

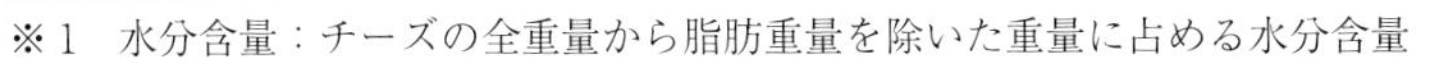
※1　水分含量：チーズの全重量から脂肪重量を除いた重量に占める水分含量
※2　脂肪含量：固形分中脂肪含量（低脂肪：10～25 %、中脂肪：25～45 %、全脂肪：45～60 %、高脂肪：60 %以上）

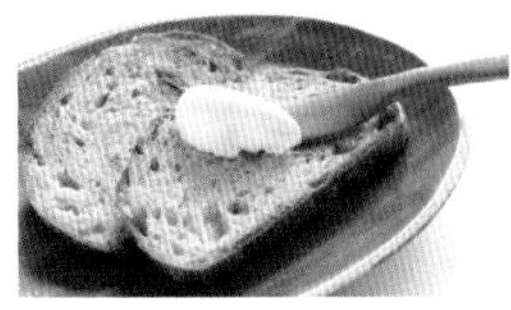
マスカルポーネ

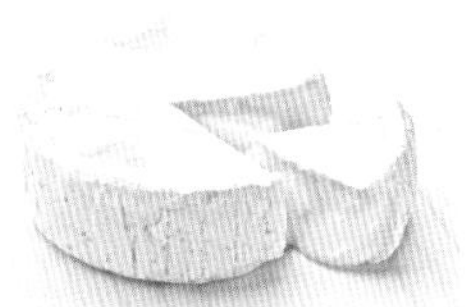
カマンベール

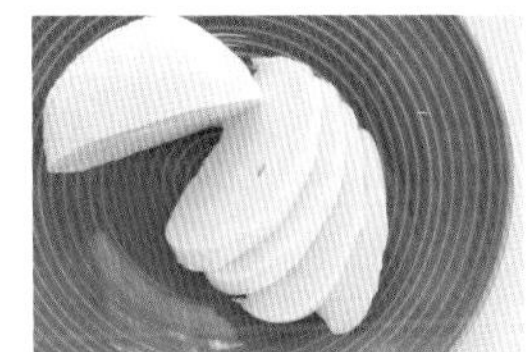
モッツァレラ

B：プロセスチーズ

プロセスチーズは、ナチュラルチーズを粉砕後、加熱溶解して調味料、香料、保存料などを加えて製造する。加熱によって、原料に含んでいる乳酸菌やカビなどの微生物が死滅し保存性は高くなるが、ナチュラルチーズ特有の風味は消失する。

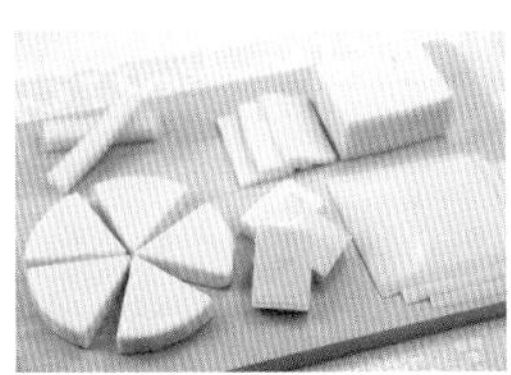
プロセスチーズ

Column

チーズの魅力的な栄養特性

「ナチュラルチーズ」は製造過程で乳清が取り除かれているため、普通牛乳よりも高たんぱく質で低糖質の食品といえます。また、熟成期間中の微生物の働きは、嗜好性成分の生成や、栄養成分が消化吸収されやすくなることに繋がります。

【栄養特性の比較】　（100 g あたり）

	普通牛乳	チーズ（カマンベール）
エネルギー（kcal）	61	**291**
水　分（g）	87.4	**51.8**
たんぱく質（g）	3.3	**19.1**
脂　質（g）	3.8	**24.7**
炭水化物（g）	4.8	**0.9**
カルシウム（mg）	110	**460**

資料：文部科学省「日本食品標準成分表 2020 年版（八訂）」より作成

❻ 粉　乳

粉乳は原料乳を殺菌後、全固形分濃度が 40～60 %程度になるまで濃縮し、噴霧乾燥によって水分含量を 5 %以下にした粉末状の乳製品である（表 2-42）。

表 2-42　粉乳の分類と成分規格

	乳固形分（内乳脂肪分）	水　分	説　明
全粉乳	95.0 %以上（25.0 %以上）	5.0 %以下	原料乳のほとんど全ての水分を除去し、粉末状にしたもの
脱脂粉乳	95.0 %以上		原料乳の乳脂肪分を除去したものからほとんど全ての水分を除去し、粉末状にしたもの
加糖粉乳	70.0 %以上（18.0 %以上）		原料乳にショ糖を加えてほとんど全ての水分を除去し、粉末状にしたもの又は全粉乳にショ糖を加えたもの
調整粉乳	50.0 %以上		原料乳又はこれらを原料として製造した食品を加工し、または主要原料とし、これに乳幼児に必要な栄養素を加え粉末状にしたもの

❼ 練　乳

練乳は、原料乳を濃縮して製造する。砂糖を添加せず減圧濃縮した無糖練乳（エバミルク）と、砂糖を添加して約 1/3 に減圧濃縮した加糖練乳（コンデンスミルク）がある。

練　乳

❽ アイスクリーム類

アイスクリーム類は、「乳等省令」によって乳固形分と乳脂肪分の含有量の違いでアイスクリーム、アイスミルク、ラクトアイスに分類されている（表 2-43）。

表 2-43　アイスクリーム類の分類

	乳固形分	乳脂肪分
アイスクリーム	15.0％以上	8.0％以上
アイスミルク	10％以上	3.0％以上
ラクトアイス	3.0％以上	規格なし
氷菓（一般食品）	3.0％以下	規格なし

アイスクリームは、気泡、脂肪球、氷結晶、未結晶相がコロイドとなっている乳製品である。原料乳を撹拌することで空気を混入しながら凍結させ、気泡の混入によってふんわりとした特有の食感を形成する。空気混入による容積の増加率を**オーバーラン**（図 2-45）といい、通常 60～100 ％に設定されている。

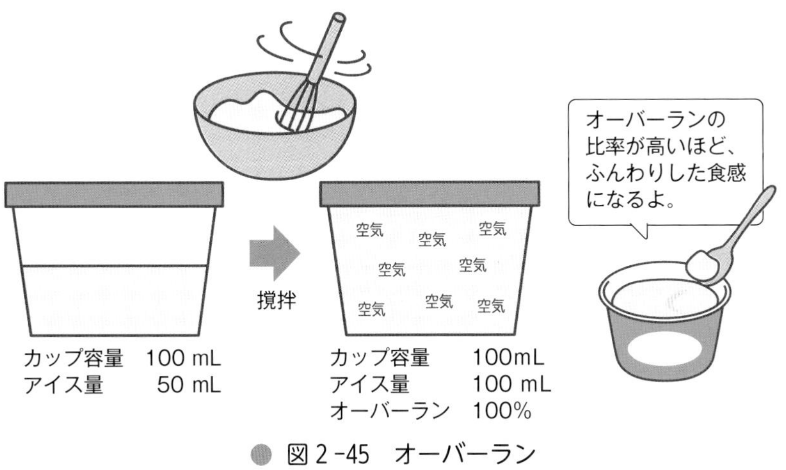

図 2-45　オーバーラン

4）卵　類

卵類とは、主に鳥類のメスが、卵細胞の成長過程で体外へ産み出したものである。

日本では、１人当たり１年間に約 330 個の鶏卵を消費しており、その数はメキシコに次いで世界第２位である*1。

＊1　国際鶏卵委員会、2021 年より

（１）卵類の分類

わが国で消費される卵類のほとんどは鶏卵であり、その他にウズラ、アヒルの卵などが利用されている。世界的には、カモ、ハト、カモメ、ホロホロ鳥、ガチョウ、ダチョウ、エミューなどの卵も食用とされている（図 2-46）。

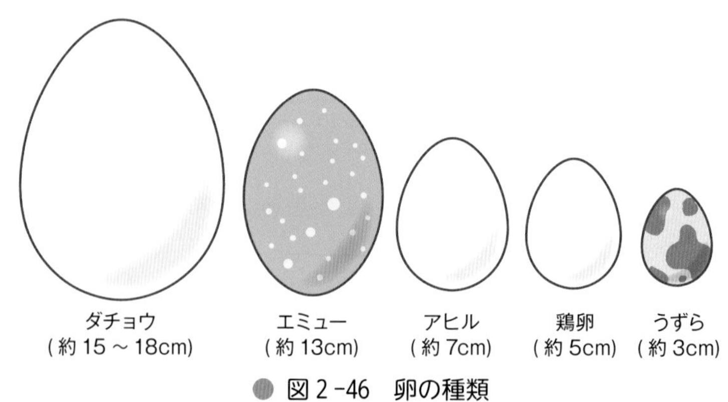

● 図２-46　卵の種類

（２）卵類の構造

卵類の構造は、卵殻部、卵白部、卵黄部に分けられ（図 2-47）、鶏卵の場合、それぞれ卵の重量の 10 %、60 %、30 %を占める。

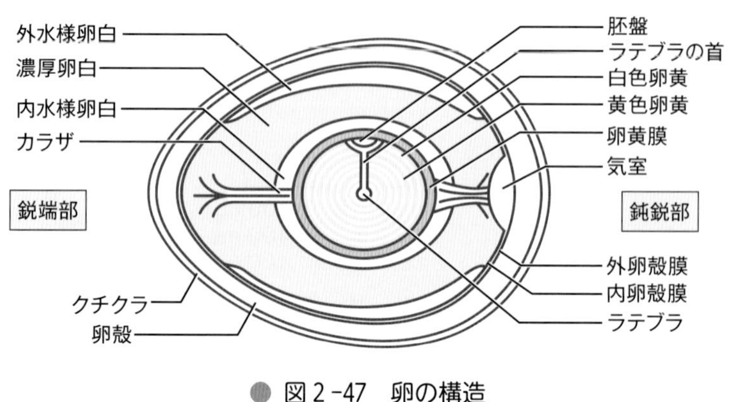

● 図２-47　卵の構造

❶　卵殻部

A：クチクラ

厚さ約0.01 mmの被膜で、卵殻の表面を覆っている。糖たんぱく質から成り、放卵の際に卵管から分泌された粘質物が付着し、乾燥したものである。卵殻の**気孔**をふさぐことにより、微生物の侵入を防ぐ役割をしている。洗ったり、擦れたりすると容易に剥がれ落ちるため、量販店で販売されている鶏卵は、新鮮なものでも消失していることが多い。

B：卵　殻

厚さ約0.3 mmで、ほとんどが無機質で構成され、そのうち約95 %が炭酸カルシウム（$CaCO_3$）である。多数の気孔が存在し、外部から酸素を取り入れられ、内部から二酸化炭素が放出される。また、水分の調整も行っている。

C：卵殻膜

厚さ約0.07 mmで、外膜と内膜の2層からなる。外膜と内膜は鈍端部で2枚に分かれ、その間に**気室**が形成される。放卵後、内部から水分が徐々に散逸し、外部から空気が侵入するため、卵が古くなるにつれて気室が大きくなる。

❷　卵白部

外水様卵白、**濃厚卵白**、**内水様卵白**からなる。主成分は水分で、残りはほとんどがたんぱく質である。濃厚卵白は粘度が高く、水様卵白は粘度の低い卵白である。新鮮な卵では、濃厚卵白と水様卵白の比率は約6：4であるが、古くなるにつれて濃厚卵白が水様化し、水様卵白が多くなる。

カラザ層は、卵黄膜の表面を網目状に覆っており、卵黄の両端部で繊維状になり、卵の鈍端と鋭端に向かって伸びている。濃厚卵白によって固定され、微生物の栄養源となる卵黄を卵の中心部に保持している。

❸　卵黄部

卵黄を覆う**卵黄膜**と卵黄からなる。厚さ約0.15 mmで、卵白に接する外卵黄膜と、卵黄に接する内卵黄膜、それらの中間層の3層からなる。卵黄は、黄色卵黄と白色卵黄が繰り返された層を形成している。卵黄表面の胚盤から卵黄の中心の**ラテブラ**の間に細い管状の組織がみられる。これはラテブラの首とよばれ、卵黄の栄養素をに胚に送る役割をしている。ラテブラは凝固温度がやや高いので、加熱しても完全には凝固しないことがある。

（３）卵類の成分

卵類はたんぱく質を豊富に含み、そのアミノ酸組成も優れている（アミノ酸スコア 100）。脂質はほとんどが卵黄に含まれ、リン脂質が多く卵黄の乳化性に大きく関与している。無機質は、飼料中の無機質含量による影響を受ける。ビタミンは、ビタミンC以外のものは全て含有する。

栄養強化卵は、採卵鶏の飼料に特定の栄養素を添加し、卵中の濃度を高めた卵である。脂肪酸（α-リノレン酸、エイコサペンタエン酸(EPA)、ドコサヘキサエン酸（DHA))、無機質（鉄、ヨウ素)、ビタミン（A、D、E、葉酸）などを強化した卵がみられる。

（４）卵類の特性

卵には、熱凝固性、乳化性、起泡性など、様々な加工特性があり、卵の調理や加工の際に利用されている。

❶ 熱凝固性

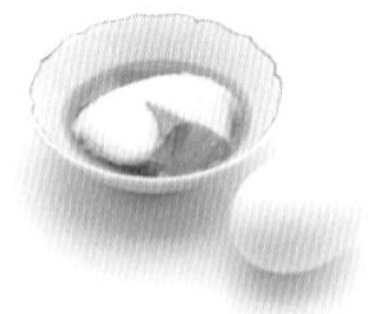
温泉卵

卵を加熱すると凝固するが、卵白と卵黄とでは凝固温度が異なる（**図2-48**）。卵白と卵黄の凝固温度の違いを利用して、65～70℃の湯中で20分程度加熱すると、卵白は半凝固、卵黄はやわらかく凝固した**温泉卵**を作ることができる。

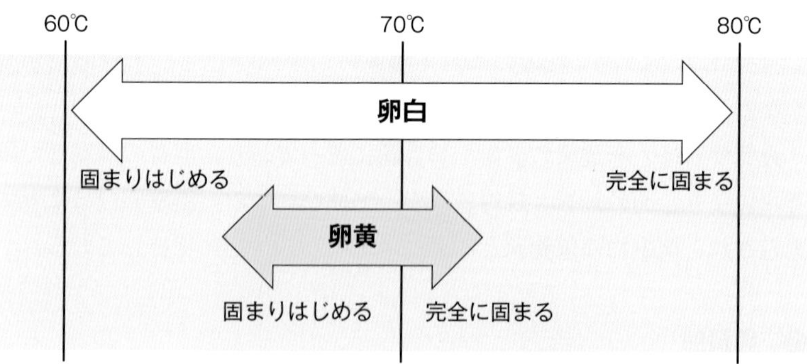

● 図２-48　卵白と卵黄の凝固温度

❷ 乳化性

卵黄、卵白ともに乳化性を示す。とくに卵黄の乳化性はきわめて高く、**レシチン**（**ホスファチジルコリン**）とたんぱく質の複合体である低密度リポたんぱく質（LDL）がこれに関与していると考えられている。マヨネーズやアイスクリームはこの性質を利用して作られた食品であり、水中油滴（O/W）型エマルション*1が維持されている。

*1 乳化剤によって、水の中に油滴が分散した状態。舌に触れる部分が水の相なので、マヨネーズは脂質含量が75％程度と高い割には、口当たりはさらっとしている。

❸ 泡立ち性

卵を強く撹拌すると泡立つが、卵白はとくに泡立ちやすく（**起泡性**）、さらにその気泡は消えにくい（**気泡安定性**）。これらは、卵白に含まれるたんぱく質の性質によるもので、起泡性には**オボアルブミン**や**オボトランスフェリン**、オボグロブリンが、気泡安定性には**オボムチン**が関与すると考えられている。

（5）主な卵類

わが国で食用とされる主な卵類には、鶏卵、アヒル卵、うずら卵があるが、そのほとんどが鶏卵である。

❶ 鶏　卵

A：種類と性状

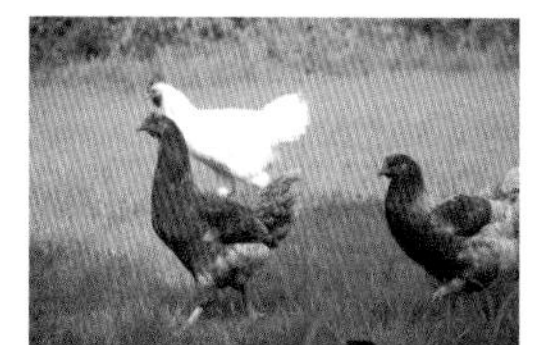

採卵用に飼育されている鶏は、主に白色レグホーン種であり、ほぼ1日に1個の卵を産む。卵殻の色は白色で、重さは平均61 gである。褐色の卵を産むロードアイランドレッド種も採卵鶏として広く飼育されているが、白色レグホーン種に比べて産卵頻度がやや低い。また、烏骨鶏(うこっけい)は鶏の一種であるが、卵重は40 g程度と小さい。産卵回数が年間60個程度と少ないため、販売価格が高く設定されている。

市販のパック詰め鶏卵は、農林水産省が定めた鶏卵規格取引要綱において、大きさによりグループ分けがされ、ラベルの色も決められている（表2-44）。様々な重さの卵が入れられた規格外のミックス卵もみられる。

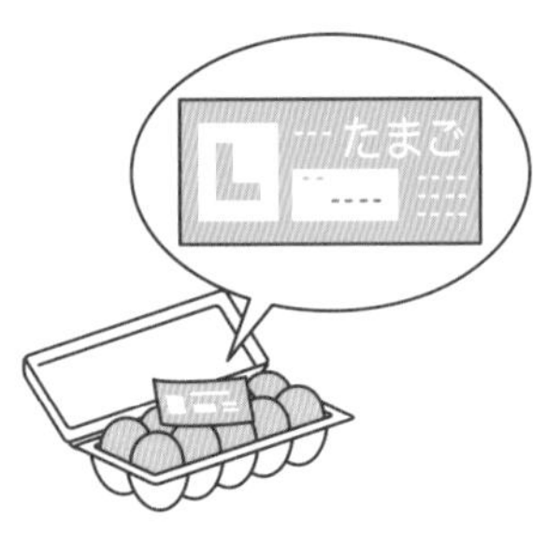

表2-44　鶏卵の重さの規格

サイズ	卵重［平均卵重］(g)	ラベルの色
LL	70～76未満　[73]	赤
L	64～70未満　[67]	橙
M	58～64未満　[61]	緑
MS	52～58未満　[55]	青
S	46～52未満　[49]	紫
SS	40～46未満　[43]	茶

B：機能・成分

たんぱく質は、アミノ酸のバランスがよく、アミノ酸スコアは100である。卵白には、10種以上のたんぱく質が存在しており、それぞれ卵白の加工特性や栄養特性に関与している（**表2-45**）*1。卵黄のたんぱく質は、そのほとんどが脂質と結合してリポたんぱく質を形成している。低密度リポたんぱく質（LDL）は、卵黄の乳化性に関与する他、凍結時の卵黄のゲル化の要因とされている。

＊1　鶏卵アレルギーは、オボアルブミン、オボトランスフェリン、オボムコイド、リゾチームが主なアレルゲンとされている。

表2-45　卵白の主要なたんぱく質

たんぱく質	組成（%）	性　質
オボアルブミン	54.0	●加熱により変性、凝固しやすい ●卵白の熱凝固性や起泡性に関与している
オボトランスフェリン（コンアルブミン）	12.0～13.0	●熱凝固温度が低い（53～55℃） ●2価または3価の金属イオン（鉄、銅、亜鉛など）と結合する能力をもつ ●鉄要求性の微生物の生育を阻害し、抗菌性、抗ウイルス性を示す
オボムコイド	11.0	●熱安定性が高い ●トリプシン阻害作用があるが、ヒトのトリプシンは阻害しない
オボムチン	1.5～3.5	●線維状のたんぱく質で、不溶型と可溶型がある ●不溶型は濃厚卵白の形成や卵白の気泡安定性に関与し、可溶性オボムチンは水様卵白に含まれる
オボグロブリン C_1（リゾチーム）	3.4～3.5	●グラム陽性菌に対する溶菌作用があり、卵の日持ちの向上に貢献している（とくにカラザ層、カラザに多く含まれる）
オボグロブリン C_2	4.0	●卵白の起泡性に関与する
オボグロブリン C_3	4.0	●卵白の起泡性に関与する
アビジン	0.05	●ビオチン結合性が高く、ビオチン吸収を阻害する

脂質は卵白にはほとんど含まれない。卵黄に含まれる脂質は、そのほとんどがたんぱく質と結合したリポたんぱく質を構成している。約65％はトリアシルグリセロール、約30％はリン脂質、約5％はコレス

テロールである。リン脂質のうち約80％はレシチン（ホスファチジルコリン）であり、卵黄の乳化性に関与している。脂肪酸組成は、オレイン酸が約4割を占め、次いでパルミチン酸、リノール酸、ステアリン酸と続く。

卵黄の色は、主にカロテノイド系色素であり、ルテイン、ゼアキサンチン、クリプトキサンチン、β-カロテンなどである。これらは飼料に添加したとうもろこしやパプリカに含まれる脂溶性色素に由来するものである。したがって、卵黄の色調や濃さは、栄養価には関係しない。

卵殻の色が白色、赤色（褐色）、青色のものなどがあるが*1、これらは採卵鶏の品種による違いであり、同じ飼料を与えた場合には、栄養素の含有量に差はみられない。

また、烏骨鶏の卵は、脂質や鉄がやや多い他は、含有量に大きな違いはない。ただし、栄養素を強化した飼料を与えて飼育した場合には、それらの成分が多く含まれる。

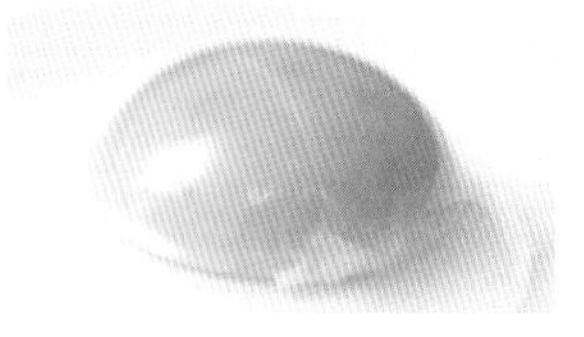

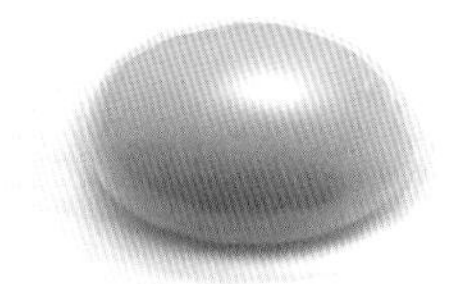

色違いの黄身

*1　青色の殻の卵はアローカナ（ニワトリの品種）の卵である（写真右側）。

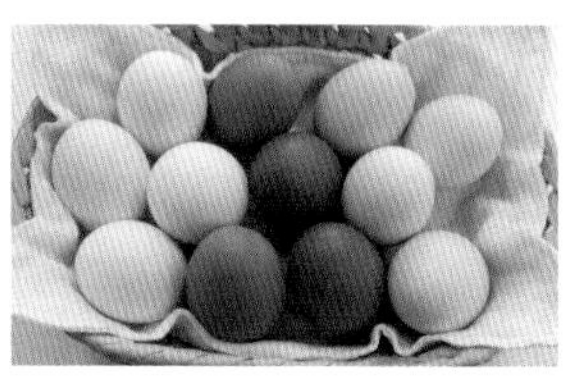

様々な色の卵殻

C：用　途

国産鶏卵のうち、約5割は家庭消費用、3割は業務用、2割は加工用として流通している。

D：保　存

卵は産卵時には多くの細菌が付着しているが、市販の卵では多くの場合、洗浄してからパック詰めされている。また、卵殻によって外部環境と隔離されていること、卵白にはリゾチームなどの抗菌性物質が含まれており、細菌の増殖が抑制されていることから、割卵せずに低温保存をすれば、長期保存に耐えうる。

しかし、産卵直後から徐々に様々な変化が起こり、品質は低下する。気孔から二酸化炭素や水分が散逸し、それに伴い卵白pHの上昇、さらに濃厚卵白の水様化、卵黄膜の脆弱化が起こる。保存中の変化を利用した様々な鮮度判定法がある（**表2-46**）。

表 2-46　卵の貯蔵による変化と鮮度判定法

貯蔵による変化			鮮度の判定法
全卵	比重の低下	卵内の水分が気孔から徐々に蒸発することから、重量や比重が低下する	【比重検査】 ● 10% 食塩水（比重 1. 07）に卵を入れ、浮き沈みの様子から比重を判定する。新鮮卵では沈み、比重が低下すると気室のある鈍端部を上に向けて浮く（図 2-49） ●新鮮卵では 1. 09〜1. 07、古い卵になると 1. 07〜1. 06 となり、腐敗卵では 1. 06 以下となる
	クチクラの剥落	殻の表面を覆っているクチクラが、洗ったり、擦れたりしているうちに剥がれ落ちる	●産卵直後は卵の表面の手触りがざらざらとしているが、古くなるにつれて滑らかになる
卵殻	気室の拡大	水分の放出に伴い気室が拡大する	【透光検査】 ●光を当て、鈍端部を観察すると、気室の輪郭が見え、直径と深さがわかる ●新鮮卵では M サイズの場合、直径 20 mm 以内、深さ 4 mm 以内である ●また、卵黄の影が動く場合は、卵白の水様化が進行していると判断される
卵白	pH の上昇	保存中に気孔から二酸化炭素が放出されることにより pH が上昇する	●産卵直後の卵白 pH は 7.5〜7.6 であるが、室温で 2〜3 日間保存すると 9.0〜9.4 になり、古くなると 9.5〜9.7 まで上昇する
	濃厚卵白の水様化	卵白 pH の上昇に伴い濃厚卵白の主体である不溶型オボムチンのゲル構造が壊れ、可溶型のオボムチンが増えることによって、水様卵白が増加する。	【ハウユニット（HU)】 ●卵重量（W g）と、濃厚卵白の高さ（H mm）から、次式により算出される $\mathrm{HU}=100\log(H-1.7W^{0.37}+7.6)$ 新鮮卵では 80〜90、古くなるほど濃厚卵白の高さが低くなるので、値は低下し、鮮度が低下した卵では 60 以下となる
卵黄	割卵時の高さの低下	水様卵白の増加により外卵黄膜が消失し、卵黄膜が弱くなる。また、卵白水分が卵黄に移行する。	【卵黄係数】 ●割卵した卵黄の高さ（H mm）と卵黄の平均直径（D mm）から算出される **卵黄係数＝H / D** ●新鮮卵では 0. 36〜0. 44、古くなるほど係数は小さくなり、0. 25 以下になると割卵したときに卵黄が崩れやすい

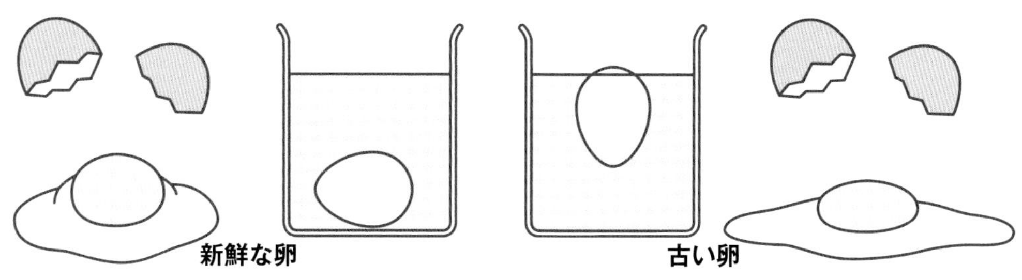

図 2-49　比重検査

E：加　工

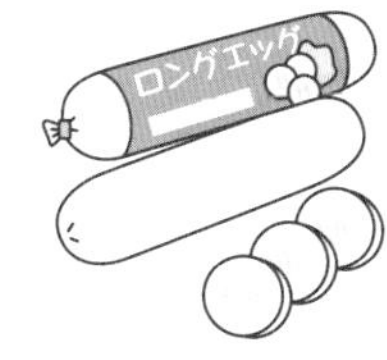

ロングエッグ

鶏卵を割卵し可食部を集めたものを一次加工卵といい、液卵、凍結卵、乾燥卵、濃縮卵などがある。さらに加工度を高めたものを二次加工卵といい、マイクロ波加工卵、ドラム卵、ロングエッグ、マヨネーズの他、味付け卵や温泉卵などの殻付き卵製品、卵焼きや茶碗蒸し、プリンなどがある（表 2-47）。

表 2-47　主な鶏卵加工品

		加工法・特徴	用途の例
一次加工卵	液　卵	●割卵し、容器に充填したもので、卵黄の形状を残した液全卵、液卵白、液卵黄がある	パン、卵焼き、茶わん蒸し、菓子、学校給食
	凍結卵	●液卵を -30℃で凍結したもので、凍結液全卵、凍結液卵白、凍結液卵黄がある ●凍結液卵黄の場合、凍結変性によるゲル化を防ぐため、卵重量の 20 %程度の砂糖が添加される	マヨネーズ、パン、水産加工品、菓子
	乾燥卵	●液卵を噴霧乾燥、蒸気加熱乾燥、凍結乾燥などによって乾燥させ、粉末状にしたものである ●乾燥全卵、乾燥卵白、乾燥卵黄がある	パン、めん類、水産加工品、ハム・ソーセージ、菓子
	濃縮卵	●液卵に砂糖を加えて減圧濃縮する ●砂糖濃度が高いものは常温保存も可能である	菓子
二次加工卵	マイクロ波加工卵	●マイクロ波によって膨化乾燥させた卵である	即席めんやスープ、ふりかけなどの乾燥具材
	ドラム卵	●円筒状のドラムの内側に液卵を塗って加熱することによって、シート状の卵が得られる	薄焼き卵、錦糸卵、クレープの生地
	ロングエッグ	●二重になった管の外側に卵白液のみを充填、加熱凝固させたのち、内側の管を取り外して卵黄液を流し込み、加熱凝固させることによって、円筒状の加工卵が得られる ●どの部分を輪切りにしても、卵白と卵黄のバランスが均一のゆで卵様の凝固卵となる	サラダ、ピザなどの惣菜類、チルドめん類の具など

表2-47 つづき

二次加工卵	マヨネーズ	●卵黄または全卵、食用油、食酢、食塩、香辛料などを混合、乳化した半固形状の調味料である ●最近では、健康志向に配慮し、脂質を減らしてエネルギーを低く抑えたマヨネーズタイプ調味料も市販されている	ドレッシングや調味料として一般家庭用、惣菜類など
	卵白 リゾチーム	●卵白からたんぱく質の1種であるリゾチームを分離、精製したものである ●リゾチームは各種細菌に対して溶菌作用を示すため、日もち向上を目的とした食品添加物として用いられている	水産加工品、畜産加工品、チルド食品、菓子

また、特定の成分を精製した卵白リゾチームや卵黄レシチンは、食品添加物や医薬品にも利用されている。卵殻を粉砕して粉末状にした**卵殻カルシウム**は、カルシウム強化食品の他、めんのコシの強化、畜肉加工品の結着性の向上などに用いられる。

❷ アヒル卵

A：性　状

卵重が約75gと鶏卵に比べてやや大型で、卵黄の割合も高い。

B：成　分

卵黄の割合が高いことから脂質含量がやや高く、エネルギーが鶏卵よりも多い。

C：用途・加工

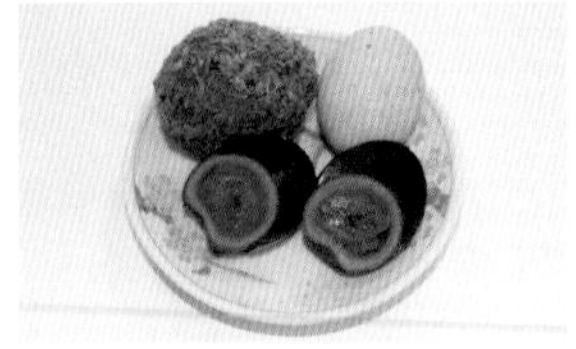
ピータン

ピータンとして中国料理の前菜として利用される。ピータンは、アヒル卵に石灰、木灰、食塩、粘土、茶などからなるペーストを塗って数か月間貯蔵して作られる。石灰のアルカリが内部に浸透し、卵白が**アルカリ変性**により褐色のゲル状に凝固する。卵黄は暗緑色に変化し、強いアンモニア臭を伴う独特の風味を生じる。

❸ うずら卵

A：種類と性状

卵重は10～12g程度と小さい。卵殻は鶏卵に比べて薄いが、卵殻膜がやや厚く、割卵しにくい。

B：機能・成分

鶏卵に比べるとやや脂質含量が高い。また、鉄、ビタミンA、ビタミンB_1、B_2、B_{12}、葉酸なども、鶏卵に比べると多く含まれている。

C：用途・加工

鶏卵に比べて大きさが小さいことを利用して、加熱処理をして殻を除いた水煮などの加工品が多く市販されている。主に料理の飾りや炒め物、串揚げなどに用いられる。

Column

卵は1日1個まで？

卵にはコレステロールが1個あたり約250 mg含まれます。かつての「日本人の食事摂取基準」では、1日のコレステロール摂取量を成人男性750 mg、成人女性600 mgとしていたことから、卵の摂取量は1日1個とすることが勧められていました。しかし、体内で合成されるコレステロール量に対し、食事からのコレステロール摂取量は1/3～1/7であること、さらに、体内のコレステロール合成量は、食事からの摂取量によって調節されるため、食事からの摂取は血中のコレステロール値に影響するという十分な根拠がないことが明らかとなり、現在の「日本人の食事摂取基準」では、1日のコレステロール摂取量は定められていません。このことから、最近では、健康な人は、1日に卵を2個以上摂取しても問題がないとされています。

ただし、脂質異常症の重症化予防の目的では、1日のコレステロール摂取量を200 mgにとどめることが推奨されており、高LDLコレステロール血症の患者では、摂取量に注意する必要があります。

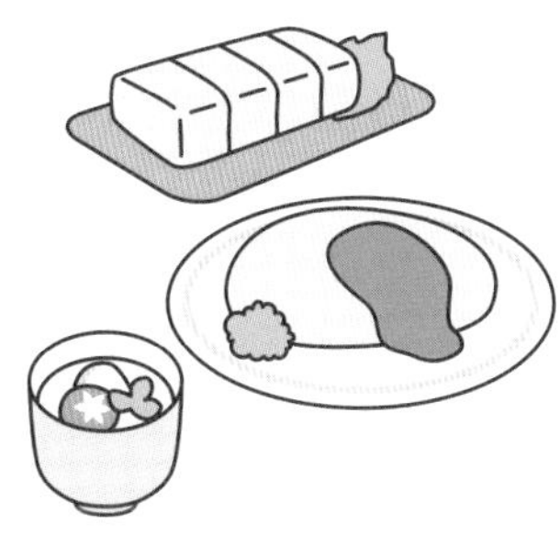

チェック問題Ⅲ

次の文章の**下線部分**が正しければ○、間違っていれば×をつけなさい（解答は p.240）。

【肉　類】

① アクチンやミオシンは、**筋漿（筋形質）**たんぱく質である。
② コラーゲンやエラスチンは、**肉基質**たんぱく質である。
③ 食肉に含まれる主な炭水化物は、**グルコース**である。
④ と畜後、食肉の pH は**上昇する**。
⑤ 牛肉と豚肉を比較すると、死後硬直後、解硬までに必要な時間は牛肉のほうが**長い**。
⑥ 食肉の赤色は、主に**ヘモグロビン**による。
⑦ 食肉加工品の発色剤には、**亜硫酸ナトリウム**が用いられる。
⑧ ウインナーソーセージには、**豚腸**が用いられる。
⑨ ドメスティックソーセージは、保存性が**低い**。
⑩ 生後1歳以上の羊肉を、**ラム**という。

【魚介類】

① 一般に魚肉に含まれる脂質は、**飽和脂肪酸**が多い。
② イカやタコなどの軟体動物には、**タウリン**が多く含まれる。
③ K 値が **40%以上**のものが、刺身に適している。
④ 海産魚の生臭いにおいの原因は、**ピペリジン**である。
⑤ 煮干しは、**イワシ**を乾燥させたものである。
⑥ 戻りガツオは、初ガツオに比べて脂質が**多い**。
⑦ **ウナギ**の稚魚は、ちりめんじゃことして利用される。
⑧ サケは**赤身**魚である。
⑨ イカやタコのうま味成分は、**ベタニン**である。
⑩ 貝類のうま味成分は、**グリコーゲン**である。

【乳　類】

① 牛乳には、タンパク質がおよそ **30 %**含まれている。
② 牛乳のタンパク質の約 80 %が、**β−ラクトグロブリン**である。
③ 牛乳の脂質は、ほとんどが**リン脂質**である。
④ 牛乳には、短鎖脂肪酸が**含まれている**。
⑤ 牛乳には、トランス脂肪酸が**含まれていない**。
⑥ 牛乳の主な炭水化物は、**ガラクトース**である。

⑦　チーズの生成に用いられる酵素は、**ラクターゼ**である。
⑧　コーヒー牛乳は、**加工乳**に分類される。
⑨　バターは、**W/O 型**のエマルションである。
⑩　プロセスチーズは、ナチュラルチーズに比べて保存性が**高い**。

【卵　類】
①　卵殻の主成分は、**炭酸ナトリウム**である。
②　鶏卵には、**ビタミン C** 以外のすべてのビタミンが含まれる。
③　卵黄に比べて、卵白は完全に凝固するまでの温度が**高い**。
④　アビジンは、**卵黄**に多く含まれる。
⑤　アビジンは、**パントテン酸**と結合してその吸収を阻害する。
⑥　卵黄に含まれる脂質の大半は、**トリアシルグリセロール**である。
⑦　卵黄の黄色色素は、**ルチン**である。
⑧　ハウユニットは、鶏卵の**鮮度**判定法である。
⑨　マヨネーズは、**卵白**に含まれるリン脂質の乳化性を利用した食品である。
⑩　ピータンは、**酸性**による凝固を利用した食品である。

3 油脂類、調味料及び香辛料類、嗜好飲料類の分類と成分

近年、食生活の多様化が進んできたことから、油脂類、調味料、香辛料及び嗜好飲料の種類と量が増加し、流通の合理化も相まって、それらを摂取する機会も増しています。

これらの食品の中には、栄養性及び嗜好性を向上させるのみにとどまらず、種々の機能性を発揮し、健康増進に寄与できるものもあります。

1）油脂類

脂質（lipid）は、ヒトにおいて細胞膜の構成成分、エネルギー源、生理活性物質の前駆体*1 であり、血液の成分としての他、脂溶性ビタミンの吸収を助ける役割をもつ。また、脂質は水に不溶性の有機化合物であり、食品の構造、物性、味の決定要因としてなど、重要な役割を担っている。

油脂*2 とは、脂質の一種であり、脂肪酸*3 とグリセロール*4 がエステル結合したものである。1 分子のグリセロールに 3 分子の脂肪酸がエステル結合したトリアシルグリセロール（図 2-50）は、電気的に中性（電荷をもたない）であることから**中性脂肪**ともいわれ、食品中に限らず生体内に貯蔵されている。中性脂肪を構成する脂肪酸には多くの種類*5 があり、それが中性脂肪の性質に影響する。エネルギー源としての脂質のエネルギー価は約 9 kcal/g であり、たんぱく質（約 4 kcal/g）、炭水化物（約 4 kcal/g）に比べて高いことが特徴である。

*1　ステロイドホルモン、胆汁酸、ビタミン D など

*2　グリセリド、アシルグリセロール

*3　複数の炭素原子が直鎖状に結合したカルボン酸

*4　3 つの炭素原子にヒドロキシ基が結合した 3 価のアルコール。グリセリンともいう。

*5　飽和、一価不飽和、n-3 及び n-6 多価不飽和など

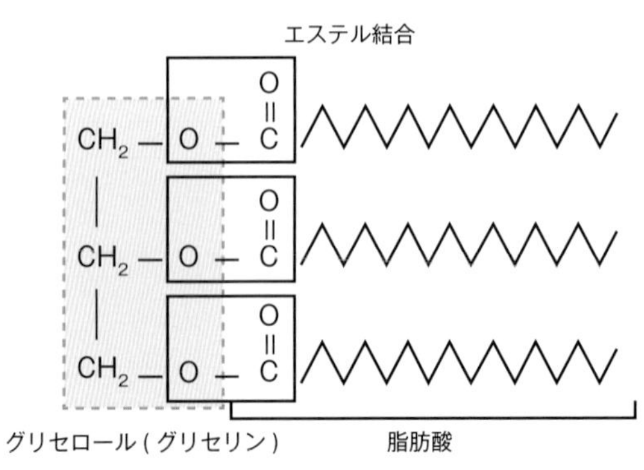

● 図 2-50　トリアシルグリセロール

（1）油脂類の加工原理

油脂は、水より比熱（p.141 参照）が小さいため温度上昇が速く、100℃以上の高温になることで、揚げる・炒めるなどの方法で食品を高温加熱調理することができる。また、油脂は、食品に滑らかさ・砕けやすさ・乳化特性などを付加することで物性変化させ、料理の嗜好性を高めることが期待できる。これらのことから、油脂はヒトにおけるおいしさ（風味・コク・物性など）に大きく寄与している。

近年、食生活の変化により脂質摂取量が増加している。油脂は肥満や動脈硬化を引き起こす原因となることもあるため、健康維持のため適切な利用・摂取についての知識が必要である。また、**カーボンニュートラル***1 の考え方に基づき、洗浄液や塗料の原料である石油系溶剤の代替として植物油や食用廃油の使用も研究開発・推進されてきている。これらのことから、脂質の栄養や加工特性などを理解するために、今まで以上に脂質の化学的知識が必要となってきている。

油脂の採取は、動物組織からの融出法や植物組織からの圧搾法などで行われる。抽出法で採取された採油（原油）には、トリアシルグリセロールの他に、遊離脂肪酸、ステロール類、色素、その他の脂溶性物質が含まれるため、食用とするには、さらに脱ガム*2、脱酸*3、脱色*4、脱ロウ*5、脱臭*6 などの精製が必要である。

通常、食用油脂は95％以上のトリアシルグリセロール（中性脂肪）と微量のトコフェロール、ステロール、色素が含まれる。不ケン化物が少なく、淡色、透明、無臭の油脂が上質とされている。油脂食品とは、ほぼ油脂のみからできている食品をいう。

（2）脂質の一般的性質

❶　油脂の組成と性状

油脂は厳密な区別はないが、一般的に常温で液状のものを油（oil）、固体のものを脂（fat）といい（**表 2-48**）、このような性状は構成脂肪酸の炭素数、及び不飽和結合の数（不飽和度）によって決まる（**表 2-49**）。油脂の炭素数は一般に 16 と 18 が多い。魚油は、炭素数 16 と 18 以外に 20 と 22 の脂肪酸が含まれる。

*1　温室効果ガスの排出量と吸収量を均衡させることを意味する。
「排出を全体としてゼロ」というのは、二酸化炭素をはじめとする温室効果ガスの「排出量」から、植林、森林管理などによる「吸収量」を差し引いて、合計を実質的にゼロにすることを意味している（環境省 HP より）。

*2　抽出法や圧抽法により得られた粗油中には、製品残留すると劣化や泡立ちの原因となるリン脂質が含まれている。これを除去すること。

*3　原油中の遊離脂肪酸を除去する工程のこと。油種や国によりその方法は異なる。

*4　脱酸油にはクロロフィル、カロテンおよびトコフエロールなどの着色成分が残留している。この着色成分を吸着剤により除去すること。

*5　油の耐寒性を高める目的で油中の高融点成分を分離させる工程のこと。

*6　油中の有臭成分、遊離脂肪酸及び不ケン化物などの揮発性成分を、高真空下で高温に加熱された油に水蒸気を吹き込むことにより除去すること。精製での最終工程である。

表 2-48　油脂の分類

油脂	常温での状態	所　在	多く含む脂肪酸	例
油	液　体	植物性油脂	n-6 系不飽和脂肪酸	大豆油、コーン油など
		魚介類由来の動物性脂肪（魚油）	n-3 系不飽和脂肪酸	魚油
脂	固　体	陸上動物由来の動物性油脂	飽和脂肪酸	肉の脂身、ラードなど

表 2-49　脂肪酸の特徴

	飽和脂肪酸	不飽和脂肪酸
常温での状態	固体のものが多い	液体のものが多い
融　点	高い	低い
二重結合	もたない	1 つ以上もつ
酸　化	化学的に安定	化学的に不安定
特　徴	●動物性油脂（肉類や乳製品）に多く含まれる ●やし油、パーム油などにも含まれる	●植物性油脂・魚油に多く含まれる ●シス型：天然のものはほとんどがシス型 トランス型より不安定 ●トランス型：牛肉、羊肉、乳製品などには微量のトランス型が含まれる
種類（炭素数）	酪　酸（4） ヘキサン酸（6） オクタン酸（8） デカン酸（10） ラウリン酸（12） ミリスチン酸（14） パルミチン酸（16） ステアリン酸（18）	オレイン酸（$C_{18:1}$） リノール酸※（$C_{18:2}$、n-6） α-リノレン酸※（$C_{18:3}$、n-3） アラキドン酸※（$C_{20:4}$、n-6） エイコサペンタエン酸（EPA）（$C_{20:52}$、n-3） ドコサヘキサエン酸（DHA）（$C_{22:6}$、n-3）

※必須脂肪酸

脂肪酸の融点は、一般に炭素数が多いほど高いが、炭素数が等しい場合、不飽和結合の数が多いほど融点が低くなる。

そのため不飽和脂肪酸の構成比[*1]が高い油脂ほど、常温で固体であり、植物性油脂と魚介類由来動物性油脂は油、陸生動物由来動物性油脂は脂であるものが多い、これらについて**表 2-50** に示した。

*1　脂肪酸のおよその構成比（飽和脂肪酸：不飽和脂肪酸）は、植物性油脂と海産動物油脂（2：8）、陸生動物油脂（4：6）である。

表 2-50　油脂の性状

<table>
<tr><td rowspan="7">油脂</td><td rowspan="6">天然油脂</td><td rowspan="4">植物性油脂</td><td rowspan="3">油
●不飽和脂肪酸が多い
●ヨウ素価により3種類に分類</td><td>乾性油
ヨウ素価
130以上</td><td>●高不飽和度
●一価不飽和脂肪酸のオレイン酸が少なく、多価不飽和脂肪酸のリノール酸が多い
●大気中の酸素を吸収し、固化する</td><td>あまに油、サフラワー油など</td></tr>
<tr><td>半乾性油
ヨウ素価
100～130</td><td>●中不飽和度
●リノール酸・オレイン酸が主成分
●乾性油と不乾性油の中間の性質をもつ
●加工油脂のサラダ油、天ぷら油、マーガリンなどの原料になる</td><td>なたね油、ごま油、とうもろこし油、綿実油、米ぬか油など</td></tr>
<tr><td>不乾性油
ヨウ素価
100以下</td><td>●低不飽和度
●主にオレイン酸、飽和脂肪酸からなる
●大気中で固化しないため、医薬品、化粧品に用いられる</td><td>オリーブ油、落花生油など</td></tr>
<tr><td colspan="3">脂
●飽和脂肪酸が多い</td><td>やし油、パーム油、カカオバターなど</td></tr>
<tr><td rowspan="2">動物性油脂</td><td colspan="3">陸生動物
・飽和脂肪酸が多い</td><td>牛脂、豚脂、鶏油、馬油など</td></tr>
<tr><td colspan="3">水生動物
●多価飽和脂肪酸が多い</td><td>魚油（いわし油、たら肝油、にしん油など）</td></tr>
<tr><td colspan="5">加工油脂</td><td>バター・マーガリン・ショートニング・硬化油など</td></tr>
</table>

❷ 油脂の性状と評価

油脂は、外観および物理的・化学的特徴がある。まず、採油された油脂は、原料由来の色・臭いがあり、水分や不純物を含んでいるので濁っている。一般的に油脂はこれらを精製することにより透明で淡黄色の臭いのない油脂となる。この油脂の油脂性状は、原料の種類、各精製段階、保存の状態、使用経歴などによって変化する。このため、油脂の性状を分析することにより油脂の原料推定、製造工程の管理、製品の品質管理、揚げ油の管理などが可能となる。油脂の性状を評価方法には、官能的分析評価法、**化学的分析評価法**[*2]、**物理的評価法**[*3]がある。

*2　化学的な方法で測定：ヨウ素価、ケン化価、酸価・過酸化物価、カルボニル価

*3　物理的な方法で測定：比重、比熱、屈折率、色度、粘度、発煙点

官能的分析評価法は、官能検査とも言われる。これは、油脂の風味が、油の種類、精製度、保存期間における自動酸化の程度によって変化する事を評価することができる。

化学的性状の評価値としては、構成脂肪酸の平均分子量の指標であるケン化価や平均不飽和度の指標であるヨウ素価のような、原料油脂によってほぼ一定範囲の値を示すものがある。これを油脂の**特数**という。

油脂の種類は、特数を分析することでおおよそ特定することができる。また、油脂の品質面における変化の度合は、精製度や使用した油の劣化度などの評価値である酸価や過酸化物価で示される。これらは、精製法や貯蔵・保存状態の違いによって変化する値であるため**変数**といわれる。

A：化学的性状評価値

(a) 特 数

● ヨウ素価

油脂の性状を示す重要な特数の１つで、油脂中の不飽和結合の量の指標であり、試料 100 g に反応するハロゲンの量をヨウ素の g 数で換算したものである。

ヨウ素価が高いことは、不飽和脂肪酸の量が多く油脂は液体であり、酸化を受けやすいことを示す。また、ヨウ素価が低いことは、飽和脂肪酸の含量が多く、酸化に対して安定性が高いことを示す。なお、ヨウ素価 130 以上の油脂は、**自動酸化**[*1] による酸化重合が速く、乾燥皮膜を作りやすいことから**乾性油**という[*2]。

＊1 空気中または、酸素と紫外線の片方または、両方の存在下で起こる酸化。

＊2 ヨウ素価が 90～120 の場合は**半乾性油**、90 以下は**不乾性油**という（表 2-50 参照）。

● ケン化価

ケン化とは、エステルに塩基を加えて酸の塩とアルコールに加水分解する化学反応である。特に、中性脂肪（トリアシルグリセロール）のエステル結合を水酸化カリウム（KOH）や水酸化ナトリウム（NaOH）などの塩基で切断し、グリセリンと脂肪酸塩に加水分解する場合に用いることが多い。

ケン化価は、油脂 1 g をケン化するのに要する水酸化カリウムの mg 数である。ケン化価は、構成脂肪酸の分子量を反映し、脂肪酸の平均鎖長及び油脂の分子量と負の相関がある。ケン化価の大きい油脂は脂肪酸の平均鎖長が短く分子量が小さいことを示す。

炭素数 18 の脂肪酸（リノール酸、オレイン酸、パルミチン酸）が主成分である大豆油のケン化価は 190 前後であり、炭素数 12 のラウリン酸が主成分であるやし油のケン化価は240～250と高い。

(b) 変 数

● 酸 価 (acid value, AV)

油脂1g中に含まれる遊離脂肪酸を中和するのに必要な水酸化カリウムのmg数である。精製された食用油脂の酸価は、通常1.0以下である[*1]。酸価は油脂の品質を評価する指標の1つである。

＊1 油脂の酸化が進むと酸価は高くなる。

● 過酸化物価 (peroxide value, POV)

油脂の自動酸化により生成する過酸化物（ヒドロペルオキシド）量を示したものであり、自動酸化の初期の指標となる。過酸化物価は、ヒドロペルオキシドをヨウ化カリウムと反応させたときに遊離するヨウ素分子の量を油脂1kgあたりのミリ当量数（mEq）で表す。

油脂を構成する不飽和脂肪酸は空気中の酸素によって酸化されやすい。過酸化物価は油脂の酸化に対する安定性を評価する指標の1つである。

● カルボニル価 (carbonyl value, CV)

油脂中の不飽和脂肪酸は、空気中の酸素によって酸化され、過酸化物を生成する。酸化が進むと、過酸化物はさらに分解して、アルデヒドやケトンなどのカルボニル化合物を生成する。生成したアルデヒドやケトンは、低分子のため蒸発しやすく、変敗臭や発煙の原因物質となる。カルボニル価は、これらのカルボニル化合物（アルデヒドやケトン類）を2,4-ジニトロフェニルヒドラジンを用いて比色定量した値であり、自動酸化による変質の程度を知る指標として過酸化物価とともに利用される。

B：物理的性状評価値

● 比 熱

油脂の比熱[*2]は、およそ0.4～0.6であり、水と比べて数値が小さいため、加熱や冷却により温度が上下変動しやすい。そのため、揚げ物などの調理による火災の一因となる。一方、揚げ種を多く入れると油温が下がり、天ぷらがからっと揚がらない原因となる。

＊2 物質1gの温度を1℃上げるのに必要な熱量である。通常、水の比熱を1とした相対値で表す。

冷凍食品を少量の油脂で揚げた場合、油脂の急激な温度低下のため上手く揚がらないことがある。また、冷凍コロッケなどを高温で揚げると、急激な温度上昇により発生する水蒸気が内圧を上昇させるため、破裂する可能性が高くなる。

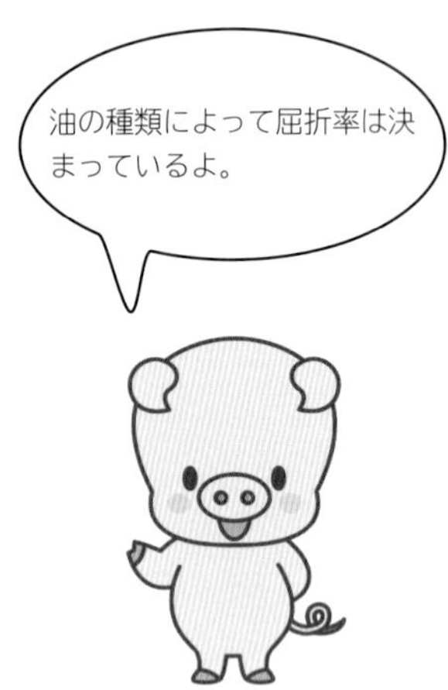

● 屈折率

物質中の光の伝播に関して基本となる物理量で、空気中の光の伝播速度を物質中の光の伝播速度で割った値である。油脂の屈折率は、脂肪酸組成によって決まる油脂固有の特数の１つであり、長鎖脂肪酸、不飽和脂肪酸などを多く含むものほど数値が大きくなる。また、油脂の屈折率は、構成脂肪酸の種類によって異なり長鎖脂肪酸、不飽和脂肪酸などを多く含むものほど数値は大きなる。油脂の不飽和度（ヨウ素価）と密接に相関するので、水素添加反応の制御に利用される。

● 色　度

油脂にはカロテン系の色素が含まれるため、油脂の色度は赤色と黄色の混合色で示すことが普通である。また、オリーブ油のように緑色の色合いを示すものもある。

色度の測定はロビボンド比色計[*1]を用いる。油脂の色度は、一般的に、加熱によって増加し色の戻り現象となるが、光（散光）によって退色する。

＊1　油脂の色度を標準色ガラスと同一になるよう、赤、黄、青を調整して、三色の標準色の数値（Y/R/B）であらわすもの。

● 粘　度

油脂の粘度は、構成する脂肪酸の分子量が増加するとともに増大し、不飽和度が増加するにしたがって減少する。重合したものは高い粘度を示す。なお、油脂をフライ油として長時間使用すると重合し、粘度が上がり、細かい持続する泡（カニ泡という）が立ってくる[*2]。なお、泡立ちの原因には、過熱による酸化重合物の蓄積など複雑多種によるものと考えられている。

＊2　カニ泡が立つようになった油を「疲れた油」といい、安定性が低く、すぐに泡立ちする油のことを「腰が弱い油」という。

（３）植物性油脂

現在、流通している油脂の多くは植物性である。植物性油脂は、油糧種子（大豆、なたね、ごま、綿実など）や農産物の副産物（米ぬか、とうもろこし胚芽）を原料とするものなどがある。

食料自給率の低いわが国では、これらの原料のほとんどを輸入に頼っている。植物油は、植物の種子、実、胚芽などの原料を加熱や圧ぺんなどの前処理をしてから搾油工程に入る。植物油脂の搾油工程は、原料から粗油を採油する搾油工程と粗油を精製する精製工程がある。原料から採油を行う場合は、出油が効率よく行われること、精製工程での負担が少なく、安定した製品油を得るために原油の品質がよいことである。

採油方法としては、**圧搾法・抽出法**と、この２つを組みあわせた**圧抽法**がある*1。必ずしも原料の種類によって、採油方法が決まるものではない。ごまのように油脂含量の多いものは圧搾法で、大豆のように油脂含量の少ないものは抽出法で搾られる。なたねなどは、最初圧搾し、次に抽出するという２段階になることが多い。不純物を取り除いた後、脱色・脱臭し、常温で固まってしまう成分を除去する。このような流れで原料から採取した原油を精製して食用油脂とする。精製した淡色・無臭の植物油はシラシメ（白絞）油といい、天ぷら油などに利用する。シラシメ油を０℃以下に冷却して、融点の高いトリアシルグリセロール（固体脂）を除去（ウインタリングという）したものをサラダ油とし利用する。

油脂を構成する脂肪酸には飽和脂肪酸と不飽和脂肪酸があり、植物油は主に不飽和脂肪酸で構成されている。リノール酸、*α*-リノレン酸、オレイン酸が代表的な不飽和脂肪酸である。これらの脂肪酸は生体の維持（細胞膜の成分、ホルモンの合成に関与）に欠かせない物質である。特にリノール酸、*α*-リノレン酸は体内で合成できない必須脂肪酸のため、食べ物から摂取しなければならない（図 2-51）。近年は食品における機能性成分を含む機能性油として、えごま油（原料：荏胡麻の種子）、あまに油（原料：亜麻の種子）などの新しい油も市販されている。

*1　植物油脂の採油方法
●**圧搾法**（油脂含量の多いもの）
機械的な圧力により油分を絞り出す方法（ごま、オリーブ、パーム、やしなど）。
●**抽出法**（油脂含量の少ないもの）
溶剤で直接油分を抽出する方法（大豆、米(ぬか)など）。
●**圧抽法（圧搾＋抽出）**
圧搾法により油分の一部を絞ってから抽出法にて残りの油分を採油する方法（なたね、綿実、とうもろこし、サフラワーなど）。

主に圧抽法で採油される原料からの製品においても、商品名に「一番搾り」や「圧搾製法」などと記載のあるものは、圧搾法で採油された油のみを製品化したものもある。

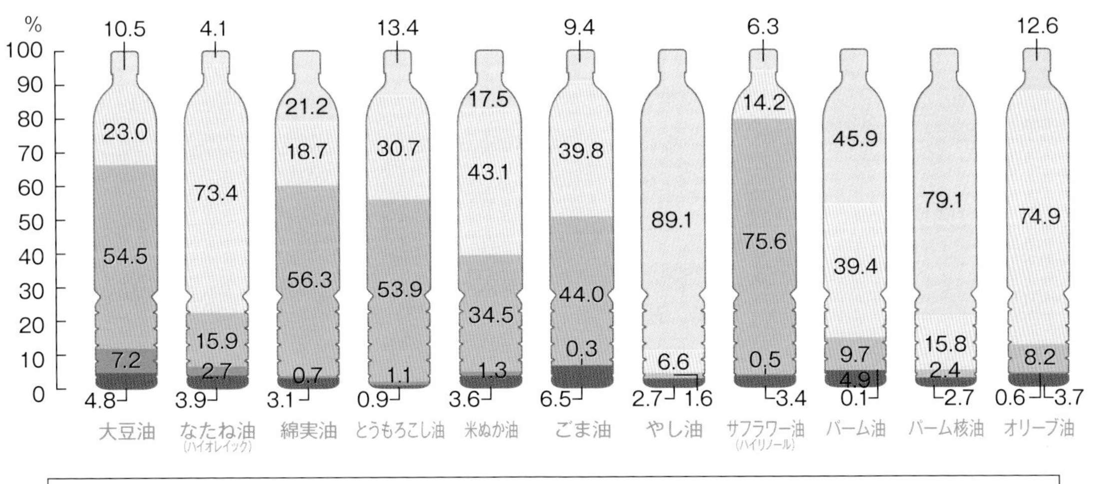

● 図 2-51　主な油脂の脂肪酸組成
参考資料：公益財団法人 日本油脂検査協会 HP より作成

【原　料】
・大豆の種子（大部分をアメリカから輸入）
【抽　出】
抽出法

❶　大豆油

A：特　徴

よく精製された大豆油は淡色であり、風味は淡白、食感はあっさりしている。一方、大豆油は必須脂肪酸であるリノール酸の供給源となるが、高度不飽和脂肪酸であるため比較的酸化を受けやすい。酸化・分解された脂肪酸は揮発性成分となり、においの原因になる。

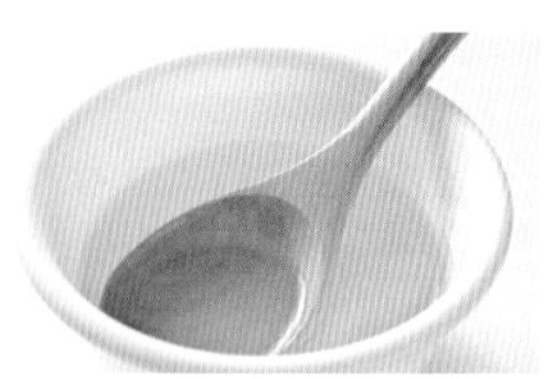
大豆油

B：用　途

そのまま食用としての利用が主であり、なたね油やとうもろこし油などと調合され、天ぷら油・サラダ油として使用される。また、マーガリンやショートニングの原料にも使用される。

【原　料】
・アブラナ（菜の花）の種子（ほとんどをカナダから輸入）
【抽　出】
圧搾法

❷　なたね油

A：特　徴

なたねは、大豆に比べて油脂を多く（約 40％）含んでいる。日本の代表的植物性油脂であり、国内生産量が最も多い。淡白な風味に加え、熱安定性が高く保存性がよい油であることから、調理油として生食用から加熱用まで幅広く利用されている。現在市販されているなたね油の原料には、カナダで品種改良されたキャノーラ種が主に使用されている。

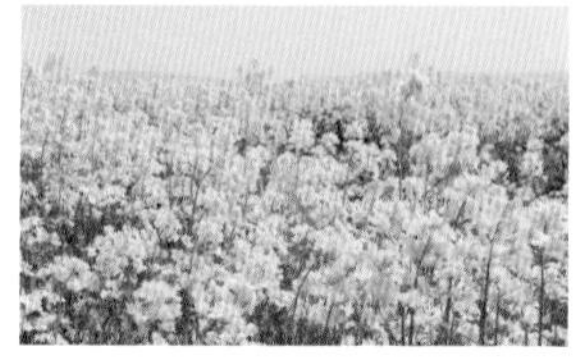
アブラナ（菜の花）

B：用　途

血中 LDL-コレステロール低下作用があるといわれているオレイン酸を多く含んでいる。また、必須脂肪酸であるリノール酸と α-リノレン酸を適度に含んでいることから、健康志向の油としても認知されている。さらに、ナタネ油は、加熱時の酸化安定性が高いため、炒め物や揚げ物などに利用されている。

【原　料】
・綿の種子
【抽　出】
圧抽法

❸　綿実油（めんじつゆ）

A：特　徴

アオイ科の一年生草木である綿の種子（綿実）を原料としている。綿実油は、トコフェロール含量が高く、加熱時の揮発性物質の発生は少なく、独特の風味があることから高級サラダ油として利用されている。原材料は、近年、半精製油をアメリカ、オーストラリアなどから輸入している。

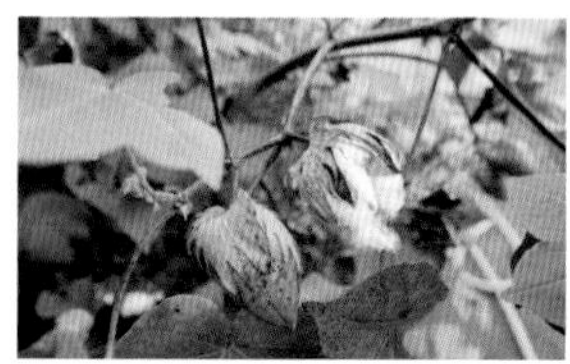
綿の実

B：用　途

マヨネーズ、ドレッシング、マーガリン、ショートニングなどの原料に利用されている。

❹ とうもろこし油（コーン油）

A：特　徴

胚芽油であり、抗酸化作用を有するトコフェロール含量が多く、淡黄色や黄金色を呈し、独特の風味をもつ安定性の高い油である。

【原　料】
・主にとうもろこしでんぷん（コーンスターチ）製造時の副産物である胚芽
【抽　出】
圧抽法

B：用　途

サラダ油やマヨネーズの他、調理油として広く利用されている。

❺ 米油（米ぬか油）

A：特　徴

近年までは、唯一国産原料でまかなわれる油脂であったが、現在では輸入量が増えている。米ぬか中にあるリパーゼにより加水分解されやすく、処理が遅れると酸価の高い油脂になる恐れがある（現在では精製技術の向上により良質の油が得られる。ステロールなどの不ケン化物を多く含むため加熱や酸化に対して安定性が高い）。

【原　料】
・米を搗精する際に胚芽とともに除かれる米ぬか（果皮、種皮、糊粉層からなる）
【抽　出】
抽出法

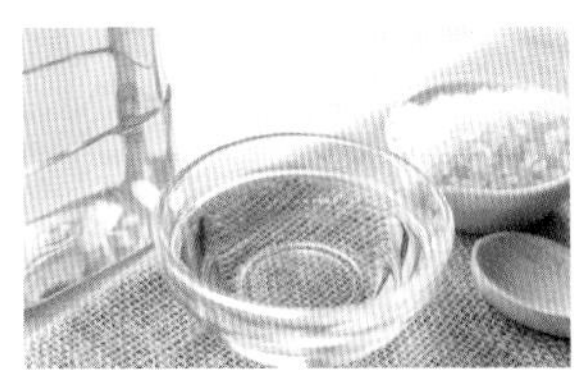
コメ油

B：用　途

加熱や酸化に対して安定性が高いことから、スナック食品の揚げ油やスプレー油として最適である。さらに、食用の他に石鹸の原料などとしても利用される。

❻ ごま油

A：特　徴

原料となる種子の色が黒色、白色、茶色（きんごま）の3種があり、それぞれ特徴が異なる。黒色の種子は油脂含量が少なく美味で、種子そのものを主に食用とすることが多い。白色、茶色の種子は油脂含量が多い（50〜55％）ことから油脂原料に用いる。ごま油特有の香味を生かすために、原料の種子を焙煎*1してから圧搾する。また、精製で香りが消失するため、原油をろ過しただけで製品とされる。栄養成分としてはトコフェロール（ほとんどが γ- トコフェロール）含量が多い。さらに、フェノール性ヒドロキシル基をもつ抗酸化物質であるセサミノールには老化防止効果があるといわれている。また、植物油の中で安定性に

【原　料】
・種子（ナイジェリア、タンザニア、パラグアイ、ブルキナファソ、アフリカなどから輸入）
【抽　出】
圧搾法

*1　焙煎することにより種子中のセサモリンが分解し、抗酸化性を示すセサモールが生成される。

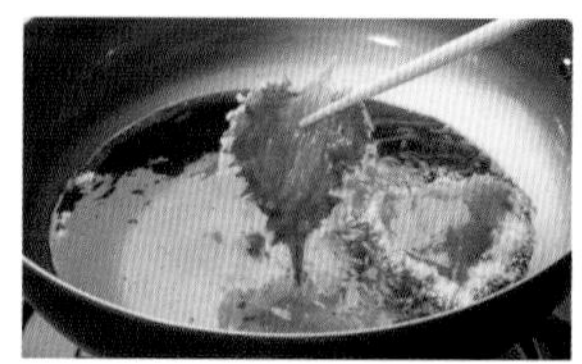
天ぷら

優れた油である。

B：用　途

植物油中で最も安定性に優れた油であり、しょうゆとの相性もよいことから、日本料理や中国料理などの調味料として利用されている。また、天ぷら油として、江戸時代から好んで利用されてきた。

❼ やし油（コプラ油）

【原　料】
・ココヤシの果実（ココナッツ）の核内にある果肉
【抽　出】
圧搾法

A：特　徴

ココヤシの果実を乾燥させたもの（コプラ）を圧搾して得られる油であることからコプラ油もいう。飽和脂肪酸が多いため常温で固体であり、ラウリン酸などの中鎖脂肪酸を含んでいる。また、安定性が高く、特有の臭気をもつ油である。

B：用　途

マーガリン、ショートニングの原料として、また、洋菓子の装飾用の植物性ホイップクリーム、コーヒー用クリーム、ラクトアイスなどの冷菓用に利用されている。

❽ サフラワー油（ベニバナ油）

【原　料】
・ベニバナの種子（原料は主にアメリカから輸入）
【抽　出】
圧抽法

A：特　徴

キク科の一年草であるベニバナの種子から採取した油で、淡色でくせのない風味が特徴である。ハイリノールサフラワー油は、リノール酸を約 76 % 含み、血中コレステロール低下効果の高い油である。一方、近年では種子の品種改良により、オレイン酸を 70 % 以上含むハイオレイックサフラワー油の生産量が多い。

B：用　途

主にサラダ油の原料として利用されている。

❾ パーム油

【原　料】
・アブラヤシの果肉（マレーシア、インドネシアなどの東南アジアから輸入）
【抽　出】
圧搾法

A：特　徴

シュロ科に属する熱帯アフリカ産の高木であるアブラヤシの果肉を圧搾して得られる油である。パーム油は、パルミチン酸とオレイン酸を多く含み、酸化安定性が高い。また、トコフェロール含量も多く、常温で固形状である。

B：用　途

スナック菓子、インスタントラーメンの揚げ油、マーガリン、ショートニングの原料、ラクトアイス用油脂として利用される他、工業原料としても広く利用されている。

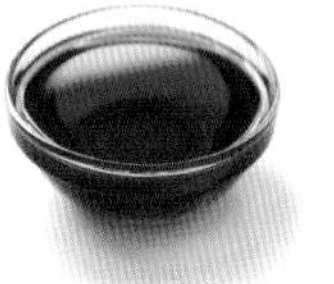
パーム油

⑩　パーム核油

A：特　徴

パーム油を搾取したときに副生する果実の核から抽出される。オレイン酸、ラウリン酸、ミリスチン酸が多く、パーム油の脂肪酸組成とは著しく異なり、やし油と似ている。

【原　料】
・アブラヤシの果実の核
【抽　出】
圧搾法

B：用　途

マーガリン、ショートニングの原料、ラクトアイス用油脂として利用される他、石鹸の原料としても広く利用されている。

⑪　オリーブ油

A：特　徴

採油用のオリーブ果実は40～60％の油脂を含有している。オリーブ油には、**バージンオリーブオイル**と**ピュアオリーブオイル**がある。バージンオリーブ油は圧搾法（物理的方法）のみで採取したもので、官能検査や酸度により4区分に分けられている。品質基準（または規格）の厳しいものから順に、エキストラバージンオリーブ油、バージンオリーブ油、オーディナリーバージンオリーブ油、ランパンテバージンオリーブ油（食用に適さない）である。ピュアオリーブ油は、精製オリーブ油と食品用途のバージンオリーブ油をブレンドしたオリーブ油のことであり、日本ではこのオリーブ油をピュアオリーブ油とよばれている。オレイン酸を70％以上含み加熱による酸化安定性の高い油である。近年、リノール酸の過剰摂取が心臓疾患を誘発するとされることから、健康志向の食用油として注目されている。

【原　料】
・モクセイ科のオリーブの果実
【抽　出】
圧搾法

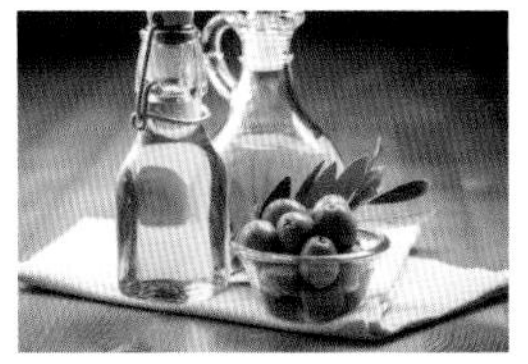
オリーブオイル

B：用　途

バージンオリーブオイルには独特の風味があるためドレッシングなどに利用される。

⑫　その他の油

その他の植物性油の種類と特徴を表2-51に示す。

表 2-51 その他の植物性油の種類と特徴

種　類	特　徴
落花生油	●落花生の種子を圧搾し得られる ●オレイン酸、リノール酸を主に含有 ●不飽和脂肪酸が多い ●独得の風味があり、中国料理などに多用されている
えごま油	●えごま（しそ科の1年草えごま）の種子を搾油 ●α-リノレン酸を多く含有 ●α-リノレン酸の生理活性の注目により食用として利用されている
サンフラワー油（ひまわり油）	●サフラワー油に次いでリノール酸含量が多く、トコフェロール含量も多い ●サラダ油やマーガリン、ショートニングの原料として綿実油の代わりに利用されることがある
椿　油	●つばきの実から採油 ●オレイン酸含有量が多い
あまに油	●亜麻の種子から採油 ●輸入先は欧州、北米である ●必須脂肪酸であるα-リノレン酸含有量が多い ●近年、機能性油脂として利用されている※1
桐（きり）　油（あぶら）	●アブラギリの種子から採油 ●共役脂肪酸※2の1つであるエレオステアリン酸を多く含む
ひまし油	●ヒマの種子から採油 ●ヒドロキシ酸の1つであるリシノール酸が多く、粘度が高い ●主に潤滑油など工業用の他、下剤やマッサージオイルなどにも使用される

※1　あまに油の効果について：α-リノレン酸（n-3（オメガ3）系脂肪酸）が豊富に含まれていて、酸化安定性が極めて低い油である。n-3（オメガ3）系脂肪酸は動脈硬化や血清脂質の改善が期待できることから近年の健康志向者には人気である。あっさりした風味で、ドレッシング等で使われている。

※2　共役脂肪酸：共役二重結合をもつ脂肪酸。

（4）動物性油脂

動物性油脂は、食肉由来のヘット（牛脂）やラード（豚脂）、乳由来のバターが一般的に流通している。食肉由来の油脂は内臓脂肪から抽出されることが多く、主に飲食店での調理や加工食品の原料として使用される。バターは牛乳から分離したクリームから水溶件成分（バターミルク）を除去して得られる油脂食品である。

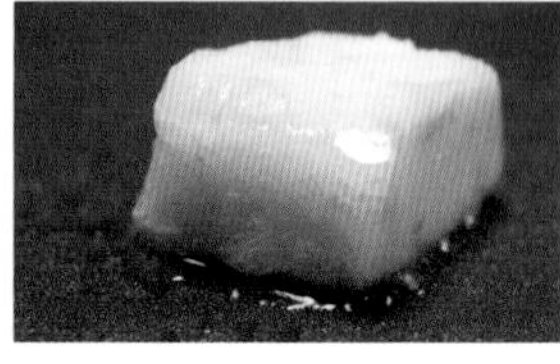

牛　脂

❶ ヘット（牛脂）

A：特　徴

牛の脂を生成した食用油脂であり、常温で固体である（融点35〜50℃、ヨウ素価42〜48）。また、飽和脂肪酸（パルミチン酸、ステアリン酸）と一価不飽和脂肪酸（オレイン酸）を多く含み、多価不飽和脂肪酸含量は低い。

B：用　途

加工食品や調理用油脂として利用される。

❷　ラード（豚脂）

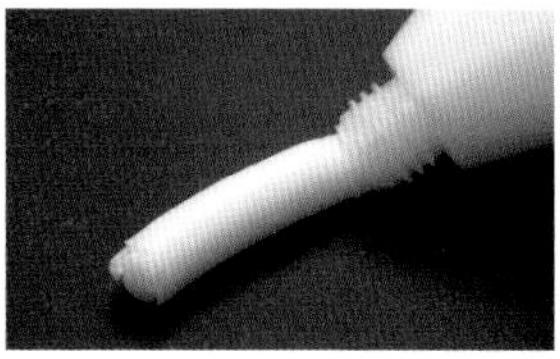

ラード（豚脂）

A：特　徴

豚の脂を生成した食用油脂であり、常温で固体である（融点 34～40 ℃、ヨウ素価 57～60）。また、ヘットと組成が似ているが、ヘットより飽和脂肪酸含量が少なく不飽和脂肪酸（リノール酸）含量が多い。

B：用　途

加工食品や調理用油脂として幅広く利用されている。独特な芳香をもつため、中国料理の揚げ物や炒め物などに多用されている。また、潤滑油など食用以外にも利用されることがある。

❸　バター

A：特　徴

牛乳から分離したクリームから、さらに水溶性のバターミルクを除去して生成した油脂で、水分が 15 % 含まれている。常温で固体だが、30 ℃程度で融解が始まり、約 40 ℃ で液体となる。飽和脂肪酸（パルミチン酸、ステアリン酸）と一価不飽和脂肪酸（オレイン酸）を多く含み、多価不飽和脂肪酸含量は低い。食肉由来の油脂と異なり、短鎖脂肪酸（5～6 %）と中鎖脂肪酸（4～5 %）を含む。また、製造前に原料である牛乳を乳酸発酵させるか否か、製造過程で食塩を添加するか否かで、4 種類に分類される（p.120 参照）。

B：用　途

独特の芳香をもち、製菓や調理に多用されている。

❹　海産動物油脂

イワシ油、サバ油、サメ肝油などの魚油とクジラ油があり、いずれも高度不飽和脂肪酸を多く含む特徴がある。特に近年、マグロ、イワシ、サバ、サンマなどの魚油には、ドコサヘキサエン酸（DHA）、エイコサペンタエン酸（EPA）が多く含まれており、これらの油脂は血栓防止、脳機能の活性化などの生理機能を有することが報告され注目されている。

❺ 食品加工油脂

食品加工油脂とは、原料油脂を様々な技術で加工して機能を付与した油脂のことである。代表的なものとして、硬化油*1を原料にしたマーガリン、ショートニングなどがあり、業務用（製菓・製パンなど）と家庭用がある。

＊1 硬化油は、好ましい硬さの付与や製品の安定性の向上のために、液状油に水素を添加し固体脂にしたものである。

2）調味料及び香辛料

調味料は食材を調理、加工する際に味を調え、風味を付与することを目的とした食品材料である。さらに、味の相互作用を引き出し食材や料理の二次機能（嗜好性）を高めるために用いられる。また、古来より人々は食材を調味するだけではなく、保存性を高めるために様々な調味料を用いてきた。その種類は多種多様であり製造方法も多岐にわたる。

（１）ソース

主に西洋料理に用いられる液状または半流動体状の調味料であり、肉類、魚介類、卵、牛乳、小麦粉、野菜、果実類、酒類、食塩、砂糖類、香辛料など多くの原材料を用いて製造されるため、原材料の風味と深いコクが特徴で、原材料の違いによって様々な種類のソースがある。わが国では、一般的にソースというとウスターソース類を指す場合が多い。JAS規格では粘度や無塩可溶性固形分量の違いによってウスターソース類をウスターソース、中濃ソース、濃厚ソースの３つに分類している（表2-52）*2。

＊2 食品標準成分表では、この３分類に加えて日本特有のソースとして「お好み焼きソース」が収載されている。

表2-52 ウスターソース類の区分と特徴の概要（JAS規格）

名 称	粘 度※	無塩可溶性固形分	食 塩
ウスターソース	0.2Pa･s未満	21％以上	11％以下
中濃ソース	0.2Pa･s以上 2.0Pa･s未満	23％以上	10％以下
濃厚ソース	2.0Pa･s以上		9％以下

※粘度を表す単位はPa･s（パスカル秒）である

資料：農林水産省「ウスターソース類の日本農林規格（2015年）」より作成

画像提供：
オタフクソース株式会社

（2）トマトケチャップ

ケチャップとは野菜や果実類、きのこ類、魚介類を原料とした調味料を指す。わが国ではケチャップというと、トマトピューレーにたまねぎやにんにく、食塩、香辛料、醸造酢、砂糖類を原材料とし加熱・濃縮したトマトケチャップを指すことが一般的であり、国内のトマト加工品の中で最も多く消費されている。JAS規格では可溶性固形分を25％以上とし、トマト以外の野菜類の含有率は1％以上5％未満としている*1。また、トマトケチャップは流動特性として**チキソトロピー***2のような流動性を示す。

＊1　日本農林規格 JAS1419 トマト加工品 2019年12月13日改正

＊2　力を加えると粘度が低下し液状になる。反対に、一定時間放置すると粘度が高くなるような流動特性を指す。非ニュートン流動の1つである。

（3）マヨネーズ

食用植物油脂に全卵または卵黄、食酢、砂糖類、香辛料などを用いて製造され、卵黄中のレシチンを乳化剤として水中油滴（O/W）型エマルション（p.115参照）を形成した半固形状の調味料である。エマルションを形成することで、穏やかな酸味や塩味を得ることができる。

JAS規格においては、ドレッシング類の半固体状ドレッシングとして規定されている*3。ドレッシング類としては、食用植物油脂の重量割合が65％以上と高く、油脂類は酸素溶解性が高いため酸化による品質の劣化を受けやすい。また、全卵または卵黄に含まれる鉄や銅がイオン状態で存在するため、これらの金属イオンによって酸化が促進されやすい。したがって、品質保持の観点から製造や流通、保管時には油脂の酸化防止が重要となる。

＊3　農林水産省告示第489号「ドレッシングの日本農林規格」2016（平成28）年最終改正

（4）うま味調味料

甘味、塩味、酸味、苦味が基本味とされてきたが、1908（明治41）年に東京帝国大学理学部の池田菊苗がこんぶからグルタミン酸を単離し、強いうま味をもつことを見出した。その後、1997年に国際的にうま味が第5番目の味として認められ、現在では英語で“UMAMI”と表現されるに至っている。うま味を有する成分はアミノ酸系、核酸系、有機酸系の3つに大別され（表2-53）、これらを単独または数種類配合したものをうま味調味料として使用している。

表2-53　主なうま味成分の分類

分　類	成分名	主な食品
アミノ酸系	グルタミン酸ナトリウム（MSG）	こんぶ、枝豆、トマト
	アスパラギン酸	野菜類（アスパラガスなど）
	テアニン	玉露、かぶせ茶
	ベタイン（トリメチルグリシン）	たこ、いか、えび、小麦
	イボテン酸※	イボテングダケ、ベニテングダケ
核酸系	5'-グアニル酸二ナトリウム（GMP）	しいたけ
	5'-イノシン酸二ナトリウム（IMP）	かつお節、肉類、魚類
	5'-リボヌクレオチド二ナトリウム	GMPとIMPの混合物
有機酸系	コハク酸二ナトリウム	貝類、日本酒

※　イボテン酸は非常に強いうま味を呈するが、毒きのこであるイボテングダケなどに含まれ、強い消化器症状や神経症状がみられるため、食用としてはならない。

❶　アミノ酸系

A：グルタミン酸

アミノ酸系のうま味調味料としては、**グルタミン酸ナトリウム（MSG）**が最も一般的である。こんぶに多く含まれるL-グルタミン酸のモノナトリウム塩であり、水溶性、熱安定性が高い。天然に存在するグルタミン酸はL-グルタミン酸であり、エナンチオマーであるD-グルタミン酸にはうま味がない。また、動植物性食品に幅広く含まれていることから、食品の基本的呈味成分となっている。さらに、食品の風味を引き出す作用があるため（風味高揚説）、酒類への添加も有効である。MSGに食塩を加えると、味の相互作用（対比効果）によって、うま味が引き立てられる。

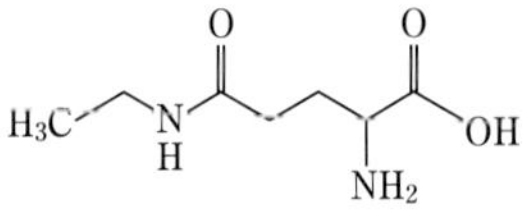

O　O
H_3C　N　OH
H　NH_2

●図2-52　テアニン

B：テアニン（グルタミン酸エチルアミド）

グルタミン酸の誘導体であり、遊離アミノ酸の1つである（図2-52）。緑茶のうま味や甘味に寄与し、グルタミン酸よりもうま味が強い。

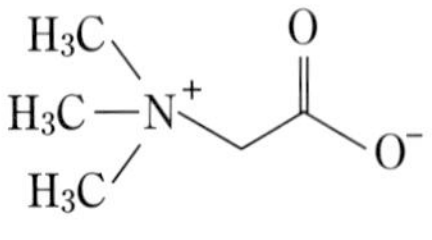

H_3C　O
H_3C-N^+　O^-
H_3C

●図2-53　ベタイン

C：ベタイン（トリメチルグリシン）

甜菜（ビート）から単離されたうま味物質である（図2-53）。たこやいか、えびなどの海産物のうま味や甘味に関与することがよく知られているが、小麦ふすまや胚芽、ほうれんそうなどにも0.6～1.3％程度含まれている。

❷ 核酸系

A：5'- イノシン酸（IMP）

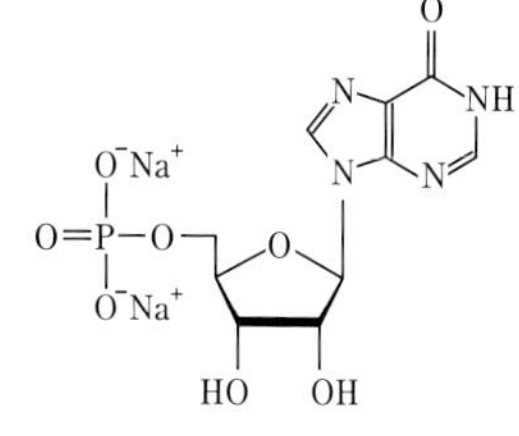

● 図 2-54
5'- イノシン酸ニナトリウム

1847 年にドイツ人研究者のリービッヒによって単離され、1913 年に小玉新太郎によって、かつお節のうま味成分として同定された（図 2-54）。天然における IMP の分布は魚類や畜肉などに限られており、動物性食品に多く植物性食品に少ない。したがって、IMP は動物性のうま味といえる。また、うま味成分は単独使用よりも混合して使用することで、うま味の相乗効果が期待される。IMP と MSG は混合することで、うま味の相乗効果をもたらし呈味性が高まる（図 2-55）。この相乗効果は、中性領域（pH 7）で最も強くなり、酸性や塩基性になると呈味は減弱する。

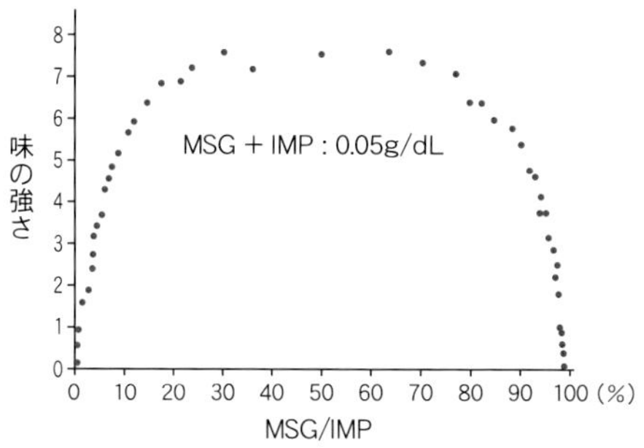

● 図 2 -55　イノシン酸とグルタミン酸のうま味の相乗効果
引用：Yamaguchi,S:The Synergistic Taste Effect of Monosodium Glutamate and Disodium 5'-InosinateJournal of Food Science, 32 473-478, 1967 より作成

B：5'- グアニル酸（GMP）

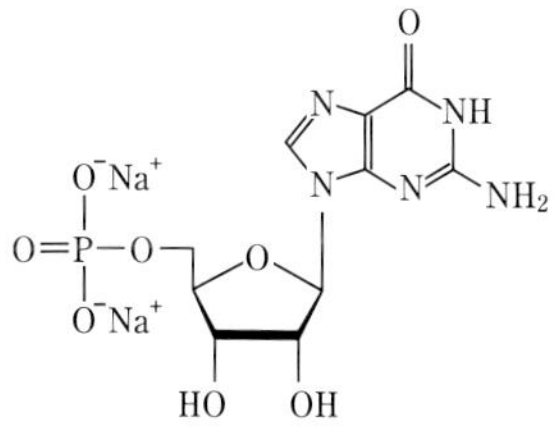

● 図 2-56
5'- グアニル酸ニナトリウム

1890 年代に単離され、国中明が 1960 年に GMP のナトリウム塩にうま味があること見出した（図 2-56）。

グアニル酸はリン酸の結合部位（2' 位、3' 位、5' 位）によって 3 種類の異性体が存在するが、うま味を呈するのは 5' 位にリン酸が結合した GMP のみである。GMP は主にきのこ類に多く含まれている。しいたけにおいては、生の状態のものよりも乾燥物の方が強いうま味を呈する。これは乾燥の過程において、しいたけ中のリボ核酸が酵素的に分解を受けグアニル酸を生成するためである。また、畜肉類にもわずか（0.002 ～0.004 %程度）ではあるが含まれている。

❸ 有機酸系

有機酸は主に食品中の酸味物質として分布しているが**コハク酸**は有機酸系のうま味物質であり、主に貝類のうま味物質として知られている。また、清酒（日本酒）に0.4～0.6 g/L程度含まれており、酸味とともにうま味をもたらしている。

（５）香辛料

香辛料はスパイスとも称され、食品の下処理、加工・調理、仕上げの過程で使用されるが、その使用量は微量であるため一次機能としての寄与は小さい。しかし、食品に色や芳香を付与し、食品の嗜好性を高めることから、食品の二次機能に大きく関与する。さらに、静菌、抗酸化、抗炎症、エネルギー代謝亢進作用などの種々の生理・薬理的作用を有する香辛料があり、食品の三次機能にも関与している*1。このような香辛料の機能性を決定づける成分の多くは、植物の二次代謝成分*2である。また、シナモン（桂皮）やクローブ（丁子）、サフランなどの一部の香辛料は、生薬としても日本薬局方に収載されている。

*1 食品の機能
一次機能：栄養機能
二次機能：嗜好機能
三次機能：生体調節機能

*2 植物体内において合成される有機化合物。植物の成長に直接関与するものではないが、紫外線や害虫から身を守るための物質として重要な役割を担っている。一方で、ヒトの健康に寄与するような、様々な機能性が報告されている物質が存在する。

❶ 香辛料の利用

香辛料のうち洗浄、乾燥させた植物をそのまま用いるホールスパイスと、乾燥後、粉末化して用いるグラウンドスパイスがある。ホールスパイスは、煮込み料理などと相性がよい。また、グラウンドスパイスは香りや味が立ちやすいため仕上げ段階での使用に向いている。

❷ 主な辛味香辛料

料理に辛味を与える香辛料で、キレのよい辛味やしびれを伴う辛味など、香辛料ごとに異なる辛味特性を有する（**表2-54**）。

表2-54 主な辛味香辛料

香辛料	利用部位	主な成分	主な生理作用
こしょう（ペッパー）	果実	ピペリン	防腐、抗菌、抗酸化
とうがらし（レッドペッパー）	果実	カプサイシン	消化管運動亢進、健胃
しょうが（ジンジャー）	根茎	ジンゲロール、ショウガオール、ジンゲロン	解熱、抗炎症、芳香健胃

表 2-54　つづき

香辛料	利用部位	主な成分	主な生理作用
にんにく（ガーリック）	鱗　茎	ジアリルジスルフィド、アリシン	滋養強壮、発がん予防、血小板凝集抑制、抗菌
さんしょう	未熟果実、果皮、若葉	サンショオール	駆虫、鎮痛、抗菌、芳香健胃
からし（マスタード）	種　子	p-ヒドロキシベンジルイソチオシアネート、アリルイソチオシアネート	抗菌、抗酸化、発がん予防
わさび	根茎、葉	アリルイソチオシアネート	抗菌、抗酸化、発がん予防
花　椒（ホワジャオ）	果　皮	サンショオール	駆虫、止瀉

A：こしょう［コショウ科］

こしょうの実を乾燥させた香辛料であり、黒こしょう、白こしょう、緑こしょうがある。こしょうの実を未熟なうちに収穫し乾燥させ、黒い外皮を認めるものが黒こしょうである。白こしょうは、完熟した実を発酵させ外皮を取り除いた後に乾燥させて粉末化したものである。緑こしょうは、短時間の乾燥または、塩漬処理を実施したもので香辛料としての使用よりも食材として使用されることが多い。辛味の主成分は揮発性成分であるピペリン（図 2-57）[*1] で、こしょうの外皮に多く含まれるため黒こしょうの方が辛味や香気が強く、白こしょうの辛味は黒こしょうの 1/4 程度である。

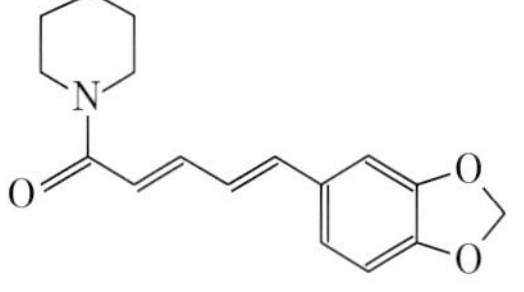

図 2-57　ピペリン

＊1　ピペリンには抗菌・抗酸化作用がある。一方で鼻に近づけると鼻の穴の内側を刺激し、無意識のくしゃみを引き起こす。

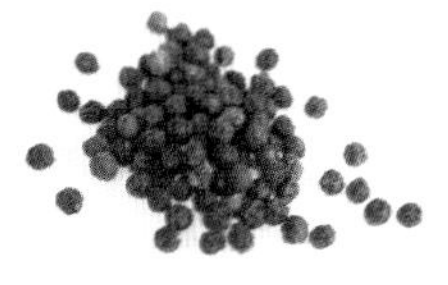

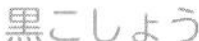

黒こしょう

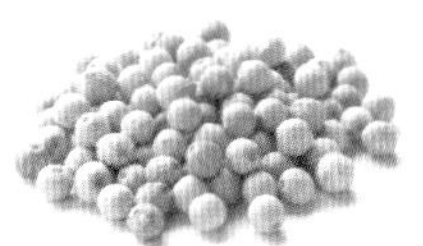

白こしょう

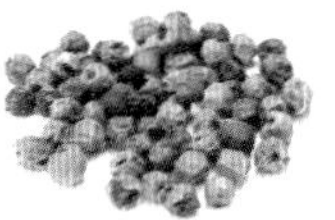

緑こしょう

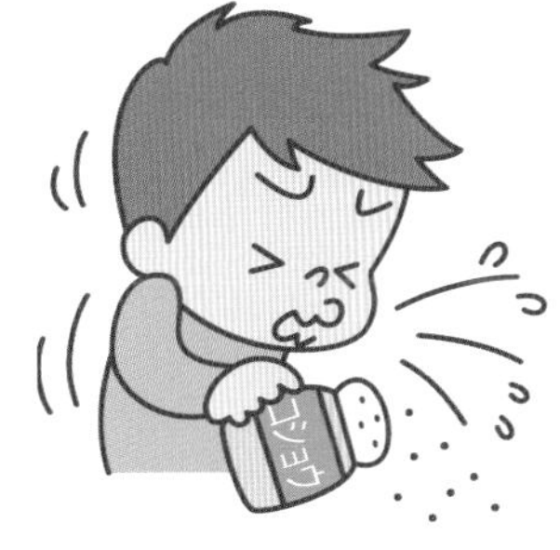

B：とうがらし［ナス科］

辛味の強い香辛料であるが、品種によって辛味の強さが異なる。また、エステル類に由来するフルーティーな香りが特徴である。乾燥させることで辛味の主成分であるカプサイシン（図 2-58）含量が増加する。カプサイシンは脂溶性であるため、油脂の多い料理に用いることで辛味を引き出しやすい。

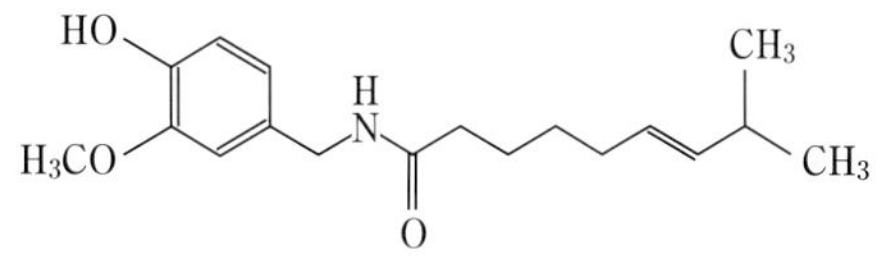

図 2-58　カプサイシン

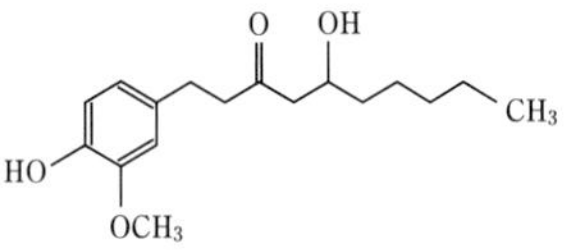

● 図 2-59
ジンゲロール

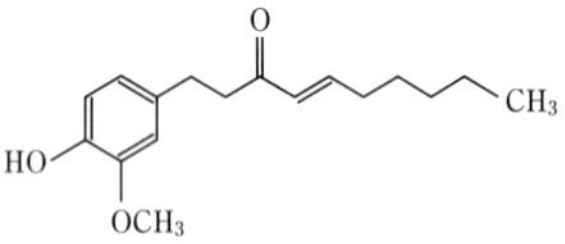

● 図 2-60
ショウガオール

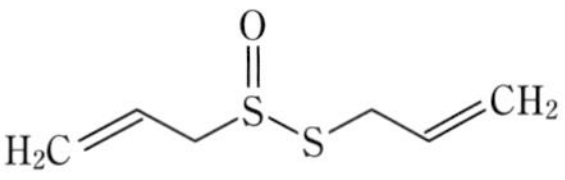

● 図 2-61　アリシン

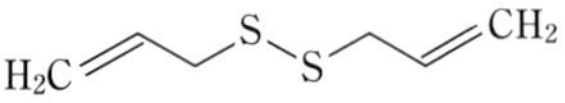

● 図 2-62
ジアリルジスルフィド

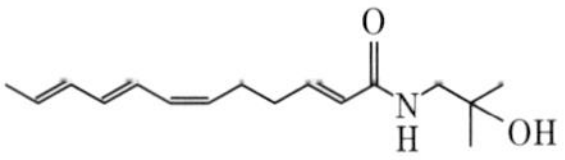

● 図 2-63
サンショオール

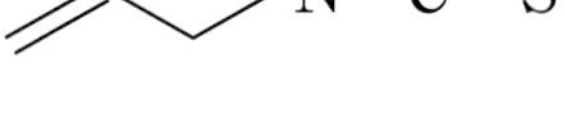

● 図 2-64
アリルイソチオシアネート

C：しょうが［ショウガ科］

日本ではすりおろして使用することが多いが、乾燥させ粉末にして使用する場合もある。辛味の主成分は、**ジンゲロール**（図 2-59）や**ショウガオール**（図 2-60）である。ジンゲロールは加熱や乾燥過程を経て脱水反応を起こし、ショウガオールに変化する。また、ジンゲロールは加熱・アルカリ分解によってジンゲロンといった二次的産物に変化する。加熱したしょうがは、生の状態のものよりも体を温める作用が強い。これは、前述した成分変化が大きく関与している。また、しょうがは辛味を付与するだけではなく、特徴的な芳香をもつ。主な香気成分としてジンギベレンを含む。

D：にんにく［ユリ科］

強烈な香りと辛味を与える主な成分は、アリシン（図 2-61）と**ジアリルジスルフィド**（図 2-62）である。アリシンは前駆体のアリインが加水分解酵素（アリイナーゼ）の作用によって生成する。アリシンとビタミンB_1が結合したアリチアミンは、体内で分解されにくいビタミンB_1の誘導体として知られている。

E：さんしょう［ミカン科］

主な辛味成分は**サンショオール**（図 2-63）であり、しびれ感を伴う特徴的な辛味である。熟した果実の果皮を乾燥させ、粉山椒として用いる。未熟果実は陰干・水煮後、塩漬け状態で保存し青山椒として使用する。日本料理において、葉部（木の芽）や花部は、煮物や焼き物の「あしらい」として用いられる。

F：からし［アブラナ科］

シロガラシ（ホワイトマスタード：*Brassica alba*）、クロガラシ（ブラックマスタード：*B. nigra*）は洋がらしとして用いられ、主に日本では和がらしといわれるカラシナ（*B. juncea*）の種子と区別される。からしの辛味成分は、酵素の作用によって生成する。黒ガラシや和辛子の主な辛味成分は、シニグリンといわれる前駆体の状態で存在し、温水で練ることによってミロシナーゼにより加水分解され、刺激性の強い**アリルイソチオシアネート**（図 2-64）を生成する。シロガラシの辛味成分の前駆体はシナルビンで、ミロシナーゼの作用によって加水分解を受け、刺激性の弱い**p-ヒドロキシベンジルイソチオシアネート**を生成する。

G：わさび［アブラナ科］

日本原産で、日本料理では欠かせない薬味である。辛味成分はアリルイソチオシアネートであり、前駆体であるシニグリンがミロシナーゼの作用によって加水分解されて生じる。したがって、目の細かいおろし器を用いてわさびの組織を十分に破壊し、酵素反応を十分に起こさせることでわさびの辛味を引き出すことができる。

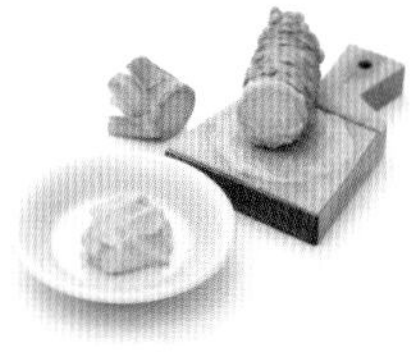
わさび

❹　主な香味香辛料

食品に香味を付与する香辛料で、食材の臭みを消す矯臭効果などを有数する。多くの種類の香辛料がここに分類される（表2-55）。

表2-55　主な香味香辛料

香辛料	利用部位	主な成分	主な生理作用
クローブ（丁子）	花蕾	オイゲノール、イソオイゲノール	胃腸運動機能亢進、鎮痛、
シナモン（桂皮、肉桂）	樹皮	シンナムアルデヒド、オイゲノール	抗ウイルス、芳香健胃
ナツメグ	種子	ピネン、ミリスチシン	解熱、鎮痛、発汗、鎮痙
オールスパイス	果実	オイゲノール	覚醒、鎮痛
バニラ	果実	バニリン	抗菌
クミン	果実	クミンアルデヒド	鎮静、抗感染
アニス	果実	アネトール、アニスアルコール	抗酸化、抗菌、チロシナーゼ阻害
スターアニス（八角）	果実	アネトール	抗炎症、エストロゲン様作用
オレガノ（はなはっか）	葉	チモール	抗菌、抗アレルギー
カルダモン	果実	シネオール	鎮咳、健胃
キャラウェイ（ひめういきょう）	果実	S-カルボン	芳香健胃、胃内ガスの排出促進
セージ	葉、花穂	ツヨン、ボルネオール	健胃、胃内ガスの排出促進
タイム	葉	チモール、カルバクロール	抗酸化、発汗抑制、抗菌
ローズマリー	茎、葉	ピネン、シネオール	抗酸化、抗菌
コリアンダー（パクチー）	果実、葉	リナロール、ピネン	抗酸化、抗ウイルス、抗炎症

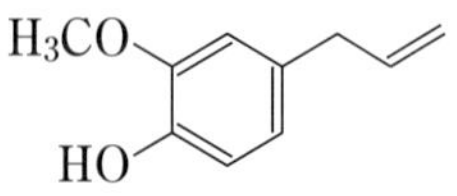

H_3CO
HO

● 図 2-65
オイゲノール

A：クローブ［フトモモ科］

日本にも古くから伝わっており、正倉院の御物としても収められている。矯臭作用があるため主に肉料理などに利用される他、菓子類の香り付けにも利用される。主な香気成分は**オイゲノール**（図 2-65）である。

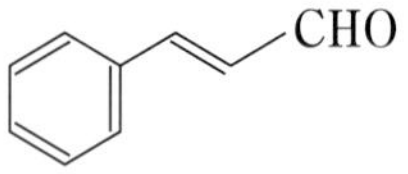

CHO

● 図 2-66
シンナムアルデヒド

B：シナモン［クスノキ科］

植物学上の種の違いで、セイロンシナモン（*Cinnamomum. zeylanicum*）、チャイナシナモン（*C.cassia*）、日本シナモン（*C.sieboldii*）の３種が主に栽培されており、総じてシナモンとして市販されている。主な香気成分は**シンナムアルデヒド**（図 2-66）である。シンナムアルデヒドに由来する香りと併せて、かすかな辛味をもつ芳香が特徴である。菓子類に用いることが多い。西洋では、民間薬としてシナモンを古くから使用する習慣がある。

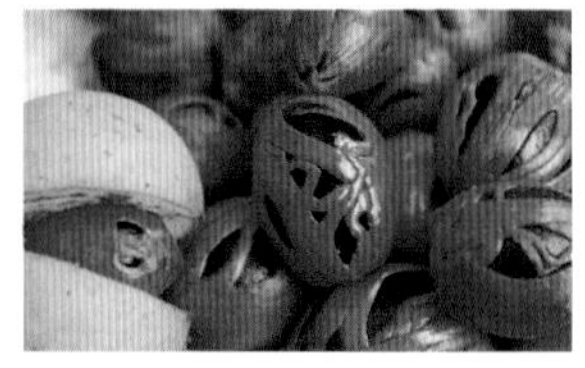

ナツメグ

C：ナツメグ［ニクズク科］

主な香気成分としてピネンやミリスチシンを含む。また、仁を覆う赤い網目状の種皮はメースといい香辛料として用いる。ナツメグの方がメースよりも強い芳香を有するため、ナツメグは肉料理の矯臭に用いられ、メースは菓子類に用いられることが多い。

D：オールスパイス［フトモモ科］

辛味はなく、クローブ、シナモン、ナツメグを合わせたような芳香をもつことから名づけられた。主な香気成分は、オイゲノールである。

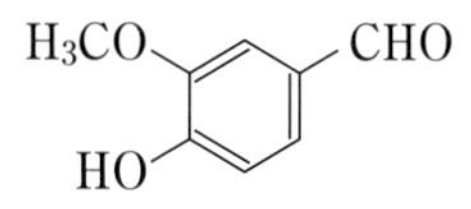

● 図 2-67　バニリン

E：バニラ［ラン科］

マダガスカル産のブルボンバニラは高品質で有名である。収穫後、発酵熟成工程（キュアリング）を繰り返すことで、グルコバニリンから**バニリン**（図 2-67）へ加水分解され、芳醇な甘い香気を示す。主な香気成分はバニリンであるが、他の微量成分もバニラの香気に関与している。バニラは収穫から加工に至るプロセスで多くの時間と手間を要するため、サフランに次ぐ高価な香辛料の１つとして知られている。したがって現在のバニラ風味の食品のほとんどは、化学合成されたバニリンが使用されている。

Column

香辛料の歴史

多くの香辛料が料理の色付けや香味の付与などの目的に限らず、宗教的儀式や呪術・信仰、医療に有益であると考えられ珍重されてきました。特に、低温で食材を保存することができない古い時代では、保存性を高めるために肉類を香辛料で処理していたことから、現代よりもその必要性は高かったことが推察できます。

香辛料の歴史は古く、アジア各国から商人によって西へと運ばれヨーロッパへと広まりました。当時、香辛料は極めて貴重なものであったため換金植物として取引きされ、その貴重さゆえに人々に地球規模での探検や争いをもたらし、大航海時代の幕を開けさせました。実際に、唐辛子は冒険家のクリストファー・コロンブスが広めた香辛料として知られています。

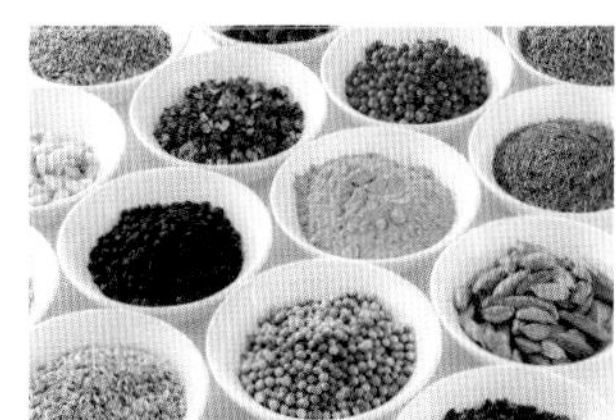

❺　主な着色香辛料

料理に着色することを目的として用いる香辛料である。着色だけではなく、独特なフレーバーなどを付与する香辛料もある（表2-56）。

表2-56　主な着色香辛料

香辛料	利用部位	主な成分	主な生理作用
ウコン （ターメリック）	根　茎	クルクミン	利胆、肝保護、抗菌
サフラン	めしべ	【色　素】 クロシン、クロセチン 【フレーバー】 ピクロクロシン 【アロマ】 サフラナール	鎮静、鎮痛、通経
パプリカ	果　実	カプサンチン	抗酸化

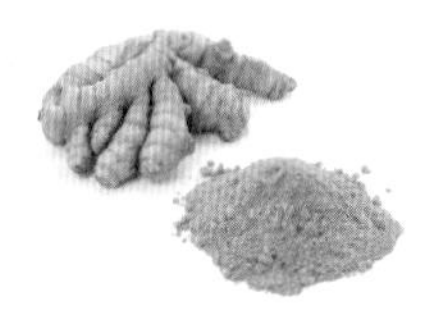
ウコン

A：ウコン［ショウガ科］

弱い苦味と香りがあるが、ウコン（ターメリック）はもっぱら着色を目的として用いられる。主な色素成分は脂溶性の**クルクミン**（図2-68）である。カレー粉の黄色はこの色素によるものである。また、たくあん、バター、チーズなどに着色料として用いられる他、比較的安価であるためサフランの代用品として利用される。

● 図2-68　クルクミン

B：サフラン［アヤメ科］

花部のめしべを使用する香辛料であるが、1つの花から3本のめしべしか収穫できない[*1]。栽培植物として古い歴史があり、世界中で様々な料理に用いられている。サフランは主に着色を目的として使用され、主な色素成分として**クロシン**（図2-69）を含む。クロシンはカロテノイド系色素であるが、2分子のゲンチオビオース[*2]が水分子と水素結合を形成するため水溶性が高い。また、サフランのフレーバーやアロマ成分として、ピクロクロシンやサフラナールを含有する。しかしながら、サフランの価値を決定づけるこれらの化合物は、種々の要因によって分解されやすいため保存は暗所で低温、乾燥状態が基本となる。

（R=ゲンチオビオース）

● 図2-69　クロシン

＊1　収穫量が少なく手作業での収穫や加工に多くの手間を要する。そのため換金性が高くred goldともいわれ、世界で最も高価な香辛料として知られている。

＊2　D-グルコース2分子がβ-1,6結合した二糖類

C：パプリカ［ナス科］

トウガラシ（レッドペッパー）とは異なり、カプサイシンをほとんど含まない甘味種であるため辛味は弱い。料理の着色や彩りを目的として利用される。主な色素成分としてβ-カロテンや、カプサンチン（p.51参照）を含む。

❻ 混合スパイス

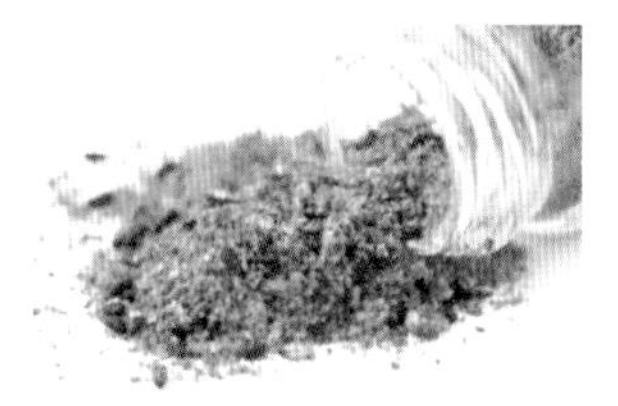

　複数の香辛料を混合したもので、ミックススパイスともいわれる。あらかじめ複数の香辛料を調合することで複雑な味の相互作用を引き出すことが可能である。現在では、様々な用途に合わせて調合したものが市販されている。日本では七味唐辛子が有名である。これらのうち、代表的な混合スパイスを表 2-57 にまとめた。

表 2-57　主な混合スパイスと特徴

混合スパイス	構成香辛料	特徴
七味唐辛子	とうがらし、ごま、山椒、陳皮、アサの実、ケシの実、アオノリなど	●とうがらしを中心に構成される日本を代表する混合スパイス ●構成する香辛料は 7 種類とは限らず、しそやしょうがを加えることもある ●七色唐辛子ともいう
五香粉 （ウーシャンフェン）	フェンネル、さんしょう、シナモン、クローブ、陳皮、スターアニスなど	●中国料理に広く利用されている ●五香とは数種を意味するため、構成する香辛料は 5 種類とは限らない
チリパウダー	とうがらし、クミン、オレガノ、ガーリック、クローブ、こしょうなど	●構成する香辛料の種類や割合によって、辛味の強さが異なる ●主にメキシコ料理に使用される
カレー粉	ターメリック、クミン、コリアンダー、レッドペッパー、ガーリック、シナモン、フェンネル、カルダモンなど	●多くの香辛料を配合し、その風味を統一した混合スパイス ● 20～40 種類の香辛料が配合されることもある
ガラムマサラ	クミン、クローブ、カルダモン、コリアンダー、シナモン、フェンネル、ナツメグなど	●ガラムは辛い、マサラは混合したものの意味があり、インド料理でよく利用される ●家庭ごとにこだわりの配合がある
ブーケガルニ	パセリ、タイム、ローリエなど	●フランス料理で用いられ、料理によって構成する香辛料が異なる ●香草の束という意味がある

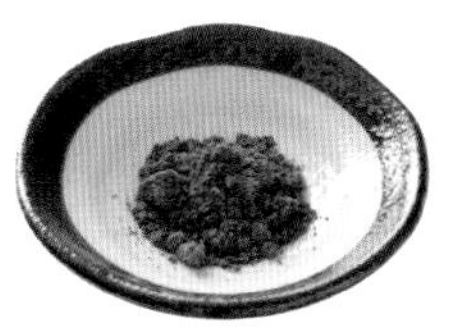
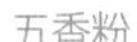

五香粉

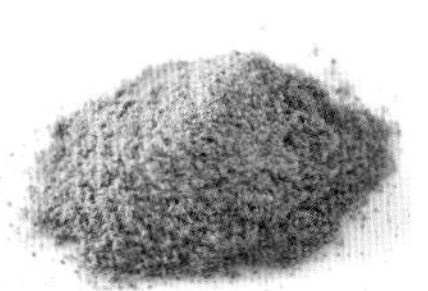

ガラムマサラ

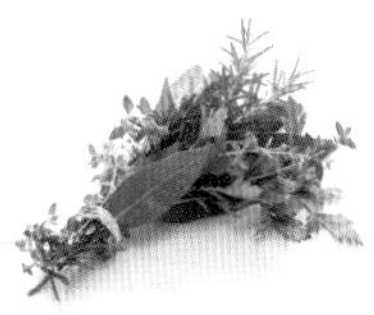

ブーケガルニ

Column

「薬物」と「食物」は表裏一体？

「葛根湯」という漢方薬は誰しもが一度は耳にしたことがあると思います。葛根湯は、日ごろ体力があり、虚弱体質ではない人が風邪の初期に服用する漢方薬で、葛根、麻黄、大棗、桂皮、芍薬、甘草、乾生姜という７つの生薬（漢方薬を構成する薬用植物）から構成されています。そのうちの５つ（葛根（葛）、大棗（なつめ）、桂皮（シナモン）、甘草、乾生姜（生姜））は食品または、甘味料として消費されています。

肌寒い日や風邪をひきそうな時に生姜湯を飲む習慣がありますが、生姜は加熱することで、辛味成分のジンゲロールが脱水反応を経てショウガオールに変化します。ショウガオールは、ジンゲロールよりも体を温める作用が強いことが明らかとなっています。また、生姜は発汗を促し、去痰作用がある生薬として用いられています。「医食同源」や「薬食同源」という言葉の通り、様々な薬効を示す香辛料を適切に取り入れることで、日ごろの健康管理に役立てることができるかもしれません。

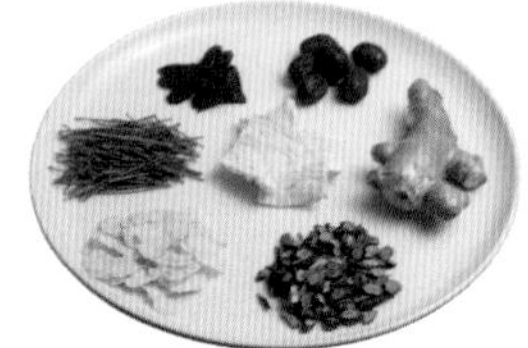
葛根湯の材料

3）嗜好飲料類

嗜好飲料とは栄養素の補給を目的とせず、個人の嗜好を満たすために摂取する、いわば二次機能に特化した飲料である。したがって、生命維持に必ずしも必要なものではないが、QOL の向上や生活に潤いを与えるものとして重要である。ここではアルコール分１％未満の非アルコール飲料である茶、コーヒー、ココア、清涼飲料水について述べる。

（１）茶

茶は中国において薬としてその飲用が始まった。また、日本においては、奈良時代末期には伝来していたとされる。茶はツバキ科ツバキ属の常緑樹であるチャノキ（*Camellia sinensis*）の新芽や葉に種々の加工を施して、その浸出液を飲用とするものの総称である。

❶ 茶の種類

茶は製法的の違いによって、不発酵茶、半発酵茶、発酵茶、後発酵茶の4つに大別される（図2-70）。

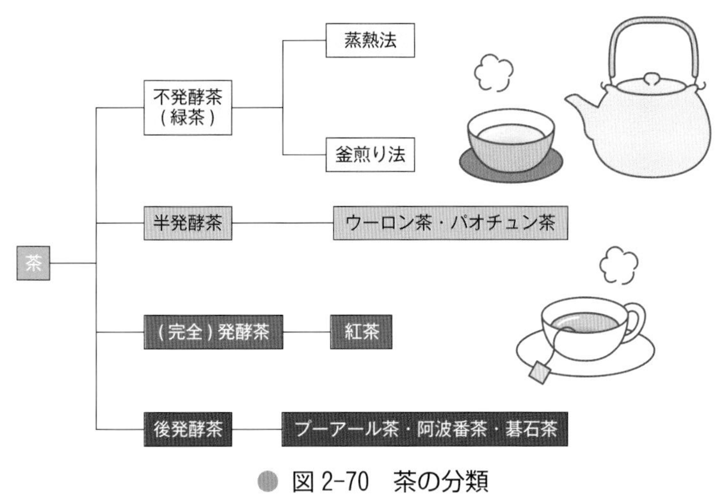

● 図2-70 茶の分類

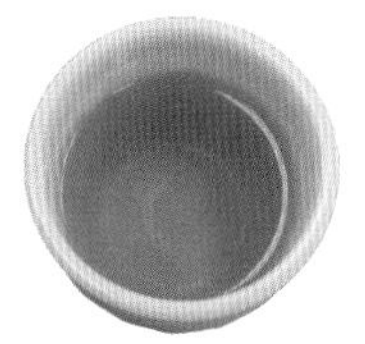

緑 茶
不発酵茶

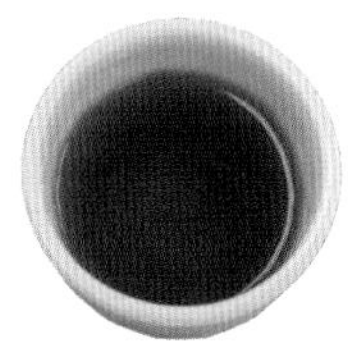

ウーロン茶
半発酵茶

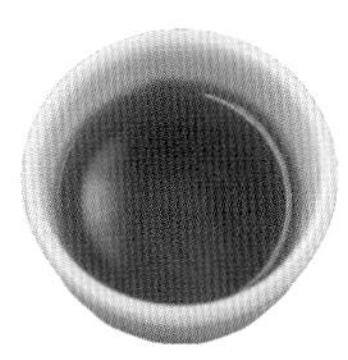

紅 茶
（完全）発酵茶

● 図2-71
主な茶類と色調の違い

各茶類の特徴的な味や香りは、発酵度合いの違いによってもたらされるものである。基本的に茶類の製造における発酵とは、茶葉に含まれる酸化酵素（ポリフェノールオキシダーゼなど）を作用させることを意味する。発酵の度合いによって茶の色合いが大きく異なる（図2-71）。

A：不発酵茶

不発酵茶として緑茶が該当する（表2-58）。日本や中国、台湾において最も飲用されている。緑茶には、露天栽培で生産される煎茶や番茶などがあり、煎茶は日本の緑茶流通量の約6割を占めている。また、覆下（おおいした）栽培[*1]によって玉露や抹茶などが生産されており、玉露は高級茶として知られている。日光を遮って栽培することで、苦味や渋味を呈するカテキン類の生成が抑制される一方、緑茶のうま味や甘味に関与するテアニン含量が増加する。したがって、テアニンは煎茶よりも覆下栽培される玉露などに多く含まれている。

収穫後、茶葉に含まれる種々の酵素は加熱（殺青）することで失活する。具体的には、ポリフェノールオキシダーゼやクロロフィラーゼなどが失活することで、酵素反応による成分変化を抑制し、茶葉や浸出液の鮮やかな緑色を保つことができる。また、アスコルビン酸オキシダーゼも同様に失活しているため、ビタミンCは残存する。

＊1 藁などの被覆資材で日光を遮って育てる栽培方法を指す。被覆栽培ともいわれる。

表 2-58　各種緑茶の特徴

栽培方法	種　類	特　徴
露天栽培	煎茶	●早摘みの茶葉が原料として用いられている ●収穫した茶葉を加熱、揉捻、乾燥させ製造する ●日本各地で生産されており、静岡県や鹿児島県が主な産地である
	深蒸し茶	●煎茶よりも２倍以上の時間をかけて蒸したもの ●渋味が少なくまろやかで濃厚な味わいが特徴である
	番茶	●夏以降、成長し硬くなった茶葉や古葉を原料とする茶 ●淡白な味わいが特徴である
	ほうじ茶	●番茶や煎茶を強火で煎り、香ばしさを引き出した茶 ●焙じることで渋味や苦味が少なくなり、まろやかな味わいとなる
	玄米茶	●番茶や煎茶に玄米をブレンドした茶 ●香ばしい玄米の香りと風味が特徴である
覆下栽培	かぶせ茶	●収穫の約７日前から遮光して栽培する ●収穫後は煎茶と同様の処理を行う ●煎茶と玉露の中間的性質を持つ。
	玉露	●一番茶の新芽の伸びはじめの時期に、20日間程度ほぼ完全に遮光し栽培する ●遮光することで、煎茶よりもカテキン類含量が減少し、テアニン含量が増加する
	碾茶(てんちゃ)（抹茶）	●収穫時期前に2〜3週間程度遮光し栽培する ●収穫後は、蒸した茶葉を揉捻せずに乾燥させ製造する ●抹茶とは、碾茶を茶臼などで微粉末状に加工したものを指す。

茶の穏やかな苦味や不快感の少ない渋味に関与する成分は、カテキン類である。主に、エピカテキン（EC)、エピカテキンガレート（ECG)、エピガロカテキン（EGC)、エピガロカテキンガレート（EGCG）の４種類が知られている。これらカテキン類の構造的な違いは、B環3′位のヒドロキシ基とC環３位のガレート基の有無である（図 2-72)。

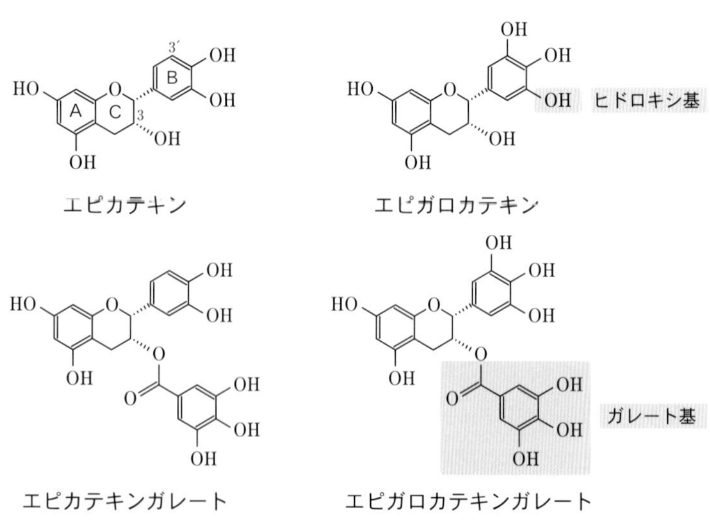

図 2-72　主なカテキン類

乾燥茶葉中のカテキン類の含有量は、種類によって異なるが一般的にEGCGが最も多く約50％を占めており、次いでEGC、ECG、ECの順に多く、緑茶葉中の10〜15％に及ぶ。非ガレート型カテキンは弱い渋味と穏やかな苦味を呈し、ガレート型カテキンは、苦味・渋味ともに強い。また、緑茶の苦味に関与する成分として**カフェイン**（図2-73）があり、2〜4％程度含まれている。

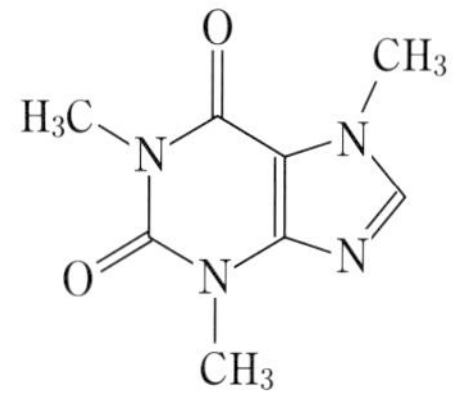

● 図2-73　カフェイン

B：半発酵茶

収穫後の茶葉を日光にさらして萎凋（いちょう）*1させ、揉捻の過程を行わず、酸化酵素による反応が40〜50％程度進行したところで釜炒りし、酵素反応を停止する。発酵の程度が不発酵茶と発酵茶の中間にあるため、半発酵茶といわれる。中国の**ウーロン茶**や、ウーロン茶よりも発酵度合いが低い台湾のパオチュン茶などがある。浸出液中には主にタンニン類やカフェインを含むが、ビタミン類やミネラル類はほとんど含まれない。

また、発酵の過程においてカテキン類が酸化重合して生成するウーロン茶ポリフェノールを含む。

*1　風通しのよい場所で茶葉の水分を蒸発させ、しおれさせること。

C：発酵茶（完全発酵茶）

発酵茶として**紅茶**が挙げられる。収穫後の茶葉を萎凋させ、揉捻によって茶葉の細胞を破壊することで、酸化酵素を十分に反応させる。紅茶は世界で最も飲用されている茶類であり、茶の生産量の80％を占めている。酸化酵素の作用によってカテキン類が酸化重合し、橙赤色の**テアフラビン**（図2-74）や赤褐色のテアルビジン（カテキンの高度重合体）が生成する。また、発酵の過程においてリナロールやゲラニオールなどを生成し、これらが紅茶特有の香りに関与する。半発酵茶と同様に、浸出液中にはビタミン類やミネラル類はほとんど含まれない。

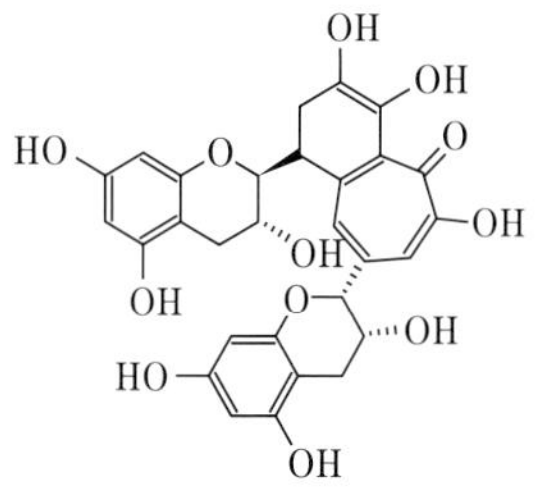

● 図2-74　テアフラビン

D：後発酵茶（微生物発酵茶）

殺青した茶葉を堆積し、種々の細菌やカビ類などの微生物によって発酵（渥堆（あくだ）発酵）させ、乾燥、熟成を経て製造される。好気的発酵で製造したプーアール茶（中国）や、ばたばた茶（富山県）、嫌気的発酵で製造した阿波番茶（徳島県）や碁石茶（高知県）などが有名である。後発酵茶には、微生物によって代謝を受けたカテキン類に由来する二次的産物が含まれている。

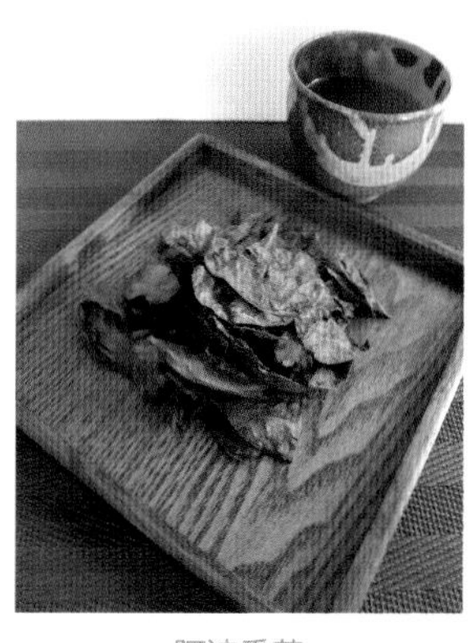

阿波番茶

Column

茶の功績

古代中国の三皇五帝の1人である「神農」は、農業や医療に精通した神様として知られています。神農は、多くの植物の安全性や薬効、毒性などを1つずつ舐めて確認したとされ、時には毒草にあたることもあり、その時は茶の葉を噛んで解毒したとされています。神農が分類した薬用植物は「神農本草経」にまとめられ、今日の医学、薬学、さらには栄養学にも大きな影響を与えたといっても過言ではありません。この偉業は茶がなければ達成されることはありませんでした。また、茶は人と人との交流を生み、茶道という文化や茶器などの芸術を生み出しました。日本の歴史を紐解いてみると、豊臣秀吉は茶室に要人を招き、密談を交わして情報収集することで、絶大なる権力を得たともいわれています。飲食物自体が文化をもつことは極めて稀ですが、茶がもたらした歴史的、文化的功績はわれわれの生活に大きな影響を与えています。

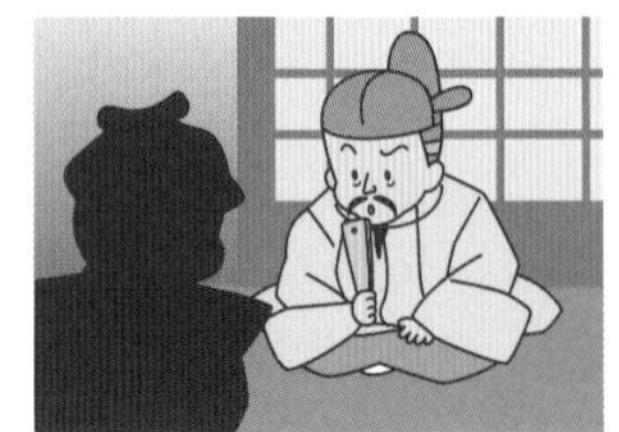

(2)コーヒー

世界で消費されるコーヒーの約半数を南米で生産しており、その中でもブラジル、コロンビアが多い。アカネ科コーヒーノキ属の植物の熟果種子を焙煎し、熱水抽出した浸出液を飲用とするもので、これをレギュラーコーヒーという。また、レギュラーコーヒーを凍結乾燥し、得られたエキスをインスタントコーヒーという。コーヒー特有の色や香りは、焙煎時の加熱によって生じる**アミノカルボニル反応**[*1]に由来するもので、コーヒー製造の中で重要な加工過程である。焙煎の程度によって味が異なり、浅煎りであると酸味が強く、深煎りであると苦味が強い。苦味成分はカフェインであり、**クロロゲン酸**などのポリフェノール成分も豊富に含む。

*1 アミノ化合物(たんぱく質など)とカルボニル化合物(還元糖など)によって、褐変物質のメラノイジンを生成し、特有の色と香りを呈する(p.180 参照)。

(3)ココア

アオギリ科カカオ属の植物のカカオポッドといわれる果実の中に、数十個含まれている種子(カカオ豆)を原料として製造される。カカオ豆から外皮と胚芽を除去し破砕することで、ココアとチョコレートの共通原料となるカカオマスを得る。カカオマスの脂質(カカオバター)を一部取り除き、粉末化したものがピュアココアである。これに糖類や乳製品などを加え、飲みやすく調製したものが調製ココアである。ココアに

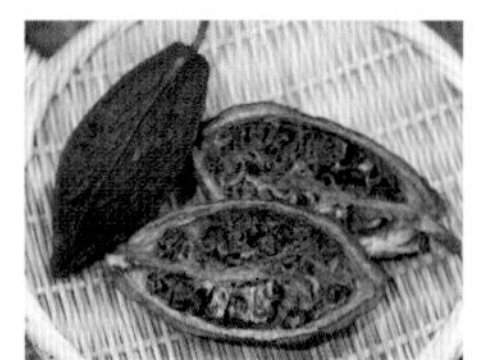

カカオの実

は苦味成分として、カフェインと**テオブロミン**を含む。その他、ポリフェノール成分（エピカテキンやプロシアニジンなど）や20％程度の食物繊維を含む。

（4）清涼飲料水

清涼飲料水とは非アルコール飲料であり、乳酸菌飲料や乳及び乳製品を除いた飲料（粉末清涼飲料を除く）であると食品衛生法において規定されている。茶系飲料や、コーヒー飲料、紅茶飲料、炭酸飲料、スポーツドリンク、野菜・果実飲料、フレーバーウォーター、甘酒、青汁など多様な飲料が該当する。ミネラルウォーター類は水のみを原材料とした清涼飲料水のことであるため、果汁や甘味料などが加えられたフレーバーウォーターとは区別されている。現在、消費者ニーズに合わせて様々な形態で販売されており、近年ではペットボトルに充填した清涼飲料水が多くを占めている。

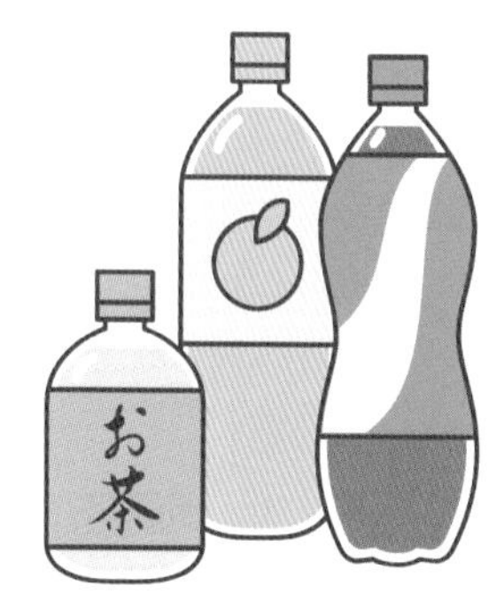

チェック問題Ⅳ

次の文章の下線部分が正しければ○、間違っていれば×をつけなさい（解答は p.240）。

【油脂類】

① 魚油は、なたね油に比べてヨウ素価が**低い**。
② やし油は、大豆油に比べてケン化価が**低い**。
③ 植物油の精製段階で固体の脂を取り除く工程を、**キュアリング**という。
④ こめ油は、米の**胚乳**部分から抽出する。
⑤ ごま油の色の違いは、ごまの**品種**による。
⑥ ごま油は、他の植物油に比べて酸化安定性が**低い**。
⑦ オリーブ油には、**オレイン酸**が多く含まれる。
⑧ 牛脂（ヘット）は、豚脂（ラード）に比べて融点が**高い**。
⑨ 硬化油は、植物油に**窒素**添加することで生成される。
⑩ マーガリンは、**動物性**油脂からつくられる。

【調味料及び香辛料】

① マヨネーズは、**油中水滴（W/O）**型エマルションを形成する。
② **こんぶ**のうま味成分は、5′-グアニル酸（二ナトリウム）である。

③ 貝類のうま味成分は、**コハク酸**である。
④ こしょうの辛味成分は、**ピペリジン**である。
⑤ とうがらしの辛味成分は、**カプサンチン**である。
⑥ にんにくなどに含まれるアリシンが結合することによって、ビタミン B_1 は吸収**されやすく**なる。
⑦ からしやわさびの辛味成分に関与する酵素は、**アリイナーゼ**である。
⑧ クローブの主な香気成分は、**オイゲノール**である。
⑨ **バニラ**の主な香気成分は、シンナムアルデヒドである。
⑩ カレーの黄色は、ウコンに含まれる**クロシン**による。

【嗜好飲料類】
① 緑茶は、**発酵茶**である。
② 紅茶は、**半発酵茶**である。
③ ウーロン茶は、**不発酵茶**である。
④ 茶は、**ツバキ科**である。
⑤ 緑茶のうま味成分は、**カテキン**である。
⑥ 玉露は、**覆下**栽培で生産される。
⑦ 紅茶の赤色色素は、**テオブロミン**である。
⑧ コーヒーに多く含まれるポリフェノールは、**クロロゲン酸**である。
⑨ ココアとチョコレートの原料は、**同じである**。
⑩ カカオの苦味成分は、**テアフラビン**である。

第3章

食品の生産・加工・保存・流通と栄養

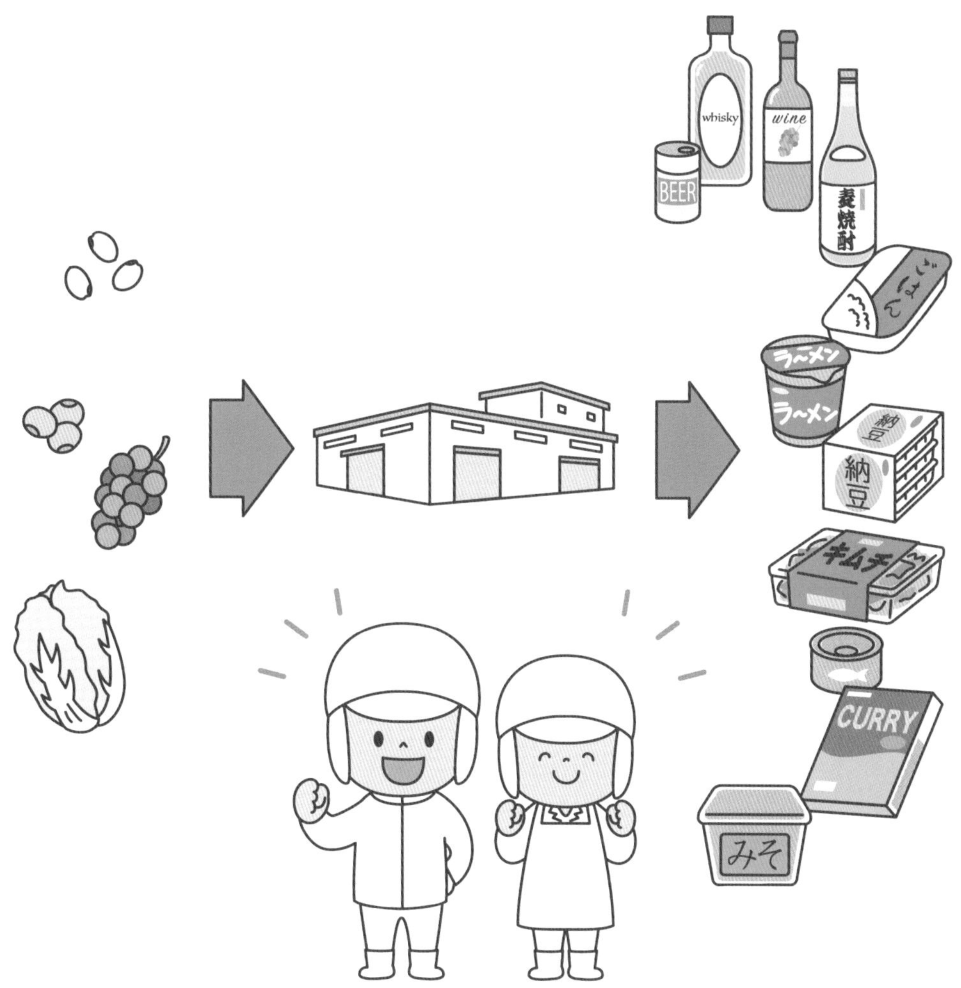

食品は、植物や動物、微生物などの生物が由来となっています。そのため、食品は劣化しやすく、いつでも、どこへでも安定した供給ができるとは限りません。これらを可能にするために食品の保存や加工において、どのような技術が利用されているのでしょうか。また、近年の社会的背景変化によって食品の輸入量は増加しており、食品生産や流通においても大きな影響を及ぼしています。これらの変化に対応するため、食品流通ではどのような整備が行われているのでしょうか。

この章では、食品の保存や加工、食品流通の概要、食品成分や栄養との関連性について学びます。

1 食料生産と栄養

食料は、生産地の違いによって農産物、水産物、林産物、その他に分類され、これらの栄養成分は「日本食品標準成分表 2022 年版(八訂)」に収載されています。農産物や水産物には生産に適した季節（旬）が存在し、その時期に収穫できる農産物や水産物は味がよく、栄養価も高くなります。一方、生産地や天候（気温、降水量、日射時間）の違いによって、栽培された農作物の成分値は大きく変動します。また、わが国の食料自給率（供給熱量ベース）の長期的な低下や食品産業の発達により、多くの食品を海外から輸入しています。流通している輸入食品が多いことも栄養価に影響を与えます。

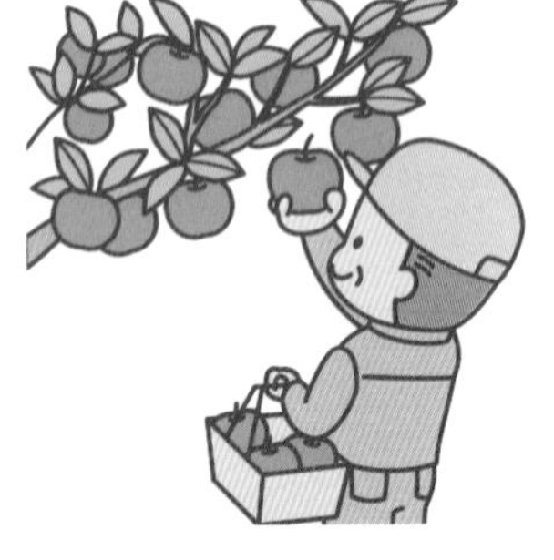

1）生産条件

生鮮食品は、生産される場所や時期によって栄養成分値が異なるものがある。また、生産条件によっては栄養成分の増強にもつながる。

（1）生産地

日本国内で生産された食料は、生産地の天候の違いから、栄養成分値が影響を受ける可能性があるが、食品標準成分表では生産地別の成分値の収載はない。2015（平成 27）年に施行された「食品表示法」では、生鮮食品と加工食品において原産地表示が義務化[*1]された（図 3-1）。

＊1 一部の例外を除く。
加工食品の場合は、主原料が生鮮食品であった場合その生産地が、加工食品が原料であった場合はその製造地が表示される。輸入食品では、数は多くないが一部の食品は食品標準成分表に国産品と区別して成分値が表記されている。

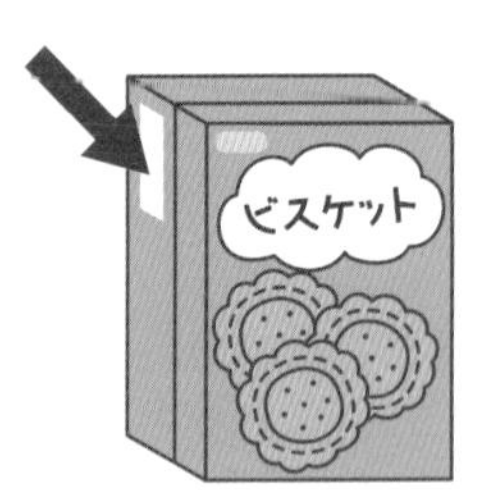

名　称❶	ビスケット
原材料名❷	小麦粉（国内製造）❸、砂糖、マーガリン、チョコレート、卵、食塩／乳化剤、香料、カラメル色素、膨張剤、（一部に小麦・乳成分・卵を含む）❹
内 容 量❺	8枚
賞味期限❻	令和5年6月30日
保存法方❼	直射日光・高温多湿を避けて保存してください。
製 造 者❽	㈱〇〇製菓 東京都〇区〇〇1−1−1

❶名称
❷原材料名
❸原産地、原料原産地、原産国
❹アレルゲン
❺内容量
❻期限表示
❼保存方法
❽製造者等

● 図3-1 クッキーの表示例

（2）生産時期

旬に収穫される農作物（巻末資料2参照）などは、味がよく栄養価が高い。一方、生鮮食品の食料供給安定化のため、農作物では生産地の気候に合った品種改良や異なった栽培方法を用いることで、収穫時期を分散できるが成分値が変動する。水産物の成分値は、漁場や漁獲時期、魚の成長度によって変動する。また、畜産物では、夏場の気温上昇によるストレスによって、食欲不振などの影響が起こり成分値が変動する。

（3）生産条件

農作物では、露地や温室を用いた栽培、林産物は、原木または菌床による栽培など生産条件は異なる。また、果実や野菜では、負荷を与える栽培条件にすることで栄養成分や水分量を変動させ、風味豊かな作物を栽培する方法もある。水産物の養殖魚や畜産物は、栄養価の高いまたは特徴のある餌を与えることで、成分値の変動や特徴的な風味の付与などが起こる。

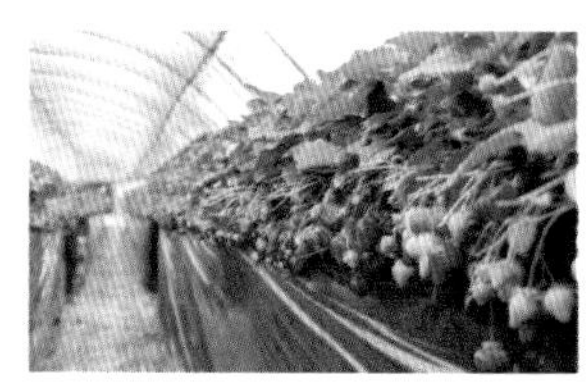
いちごの温室栽培

2　食品加工と栄養、加工食品とその利用

私たちは毎日、動物や植物に由来する様々な食物を食べて生命を維持しています。これらの食物や食物に含まれている成分は変質しやすく、また、生育に適した時期や生育するまでに一定の期間が必要であり、収穫時期も限られています。そのため、食品加工や保存技術を利用することは、食料の有効活用や安定した供給に繋がります。近年では、社会的変化の影響から加工食品や調理済み食品の利用が増加しています。これらの食品を安心、安全に取り入れるため、正しい科学的知識を身につけることが重要となっています。

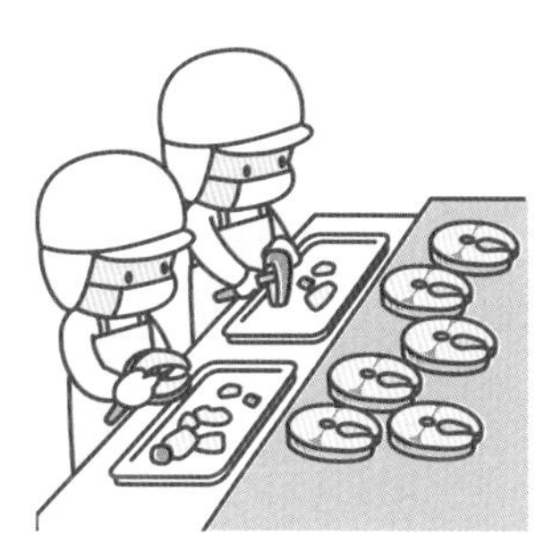

1）食品加工の意義・目的

食品は、生鮮食品と加工食品とに分けられる。加工食品とは、主に原料となる生鮮食品に付加価値を付けるために、様々な方法や技術を用いて加工を施された食品である。

食品加工は、原料とする食材の長期保存や、食品をどこへでも供給できるための輸送性を実現するため生まれた技術である。さらに、家庭における調理作業の短縮化や食材の有効利用によるコストの軽減化、安定的な食品の供給などの役割も有している。近年では、日々発達する技術により様々な加工食品の開発が進み、私たちの食生活にはなくてはならないものとなった。

食品加工の目的とは、農産物、水産物、畜産物などの様々な食品の価値を高めるために**表 3-1** のような付加価値を付与することである。

表 3-1　食品加工の目的

付加価値	内　容
可食性	そのままでは利用できない、または生食できない食品を利用しやすくする(例: 魚の頭、内臓や骨など食べられない部位を取り除く)
安全性	人体にとって有害となる成分の除去、微生物の増殖や酵素作用による変質を防止する
嗜好性の向上	加熱調理や加工によって原料とは違った食味を作り出し、満足感、食欲増進などに繋がる
栄養性、機能性の向上	食品を消化しやすい形態に変化させたり、栄養成分や機能性を強化させたりする
保存性の向上	加熱、乾燥、塩蔵、糖蔵などを利用して、食品の保存性を高める
利便性・簡便性の付与	調理に手間をかけずに、短時間で食事を準備できる（レトルトパウチ食品、冷凍食品など）
経済性の改善	家庭で調理するよりも、大量に加工することでコストを軽減することが可能であり、安定した価格で供給することができる

2）食品加工の方法

食品加工の方法は、**物理的操作、化学的操作、生物的操作**の３つに分類される。食品加工法は、単一の操作だけでなくいくつかの操作を組み合わせて用いられることが多く、近年では、技術面の発展も進み、多種多様な加工食品が開発されている。

（１）物理的操作

物理的操作は、粉砕、分離、混捏など機械的に処理することや、加熱、冷蔵、冷凍、乾燥によって、殺菌や濃縮、食品成分の機能性の変換などを行う加工法である。

❶ 加　熱

加熱工程は、食品の嗜好性の向上だけでなく保存性を高める。微生物の殺菌、滅菌、食品中の酵素の失活、褐変や酸化の防止における役割は大きく、蒸発や濃縮を目的とした加熱も行われる。加熱操作は、焼く、ゆでる、揚げる、蒸すや電磁波を利用した加熱（電子レンジ、遠赤外線、近赤外線）などがある。

❷ 冷蔵・冷凍

食品の氷結点から10℃までの温度帯を冷蔵、−18℃以下の温度帯を冷凍という。食品を低温に保つことによって、微生物の生育を抑制でき、食品の品質維持や保存性が高まる。

❸ 乾　燥

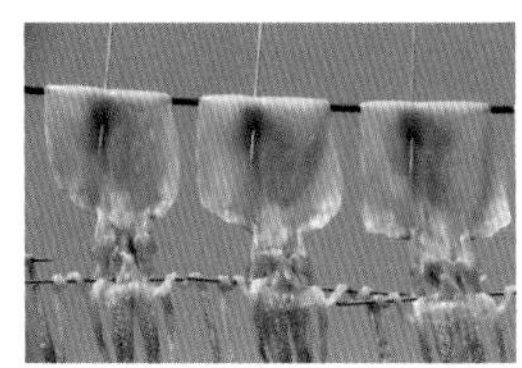
イカの天日乾燥

乾燥工程は、水分を除去して水分活性を低下させ、保存性を高めることが大きな目的である。また、乾燥によって各種成分濃度を高くしたり食品の重量や容積を軽減させたりすることによって、輸送性を高めることにも有効である。

乾燥の方法は、自然乾燥（天日乾燥）や人工乾燥がある。人工乾燥には、熱風を食品に吹き付けて水分を除去する熱風乾燥、液状食品に加圧して熱風中に霧状に噴出させ、水分を除去する噴霧乾燥、食品を急速凍結し減圧下で水分を昇華させて乾燥する凍結乾燥などがある。

❹ エクストルーダー加工（エクストルージョンクッキング）

エクストルーダーは押し出し成型機の一種である。機器内部にらせん状のスクリューが組み込まれており、加熱、混捏、混合、粉砕、加圧、成形、冷却、乾燥などの加工操作を1台の装置で行う（図3-2）。

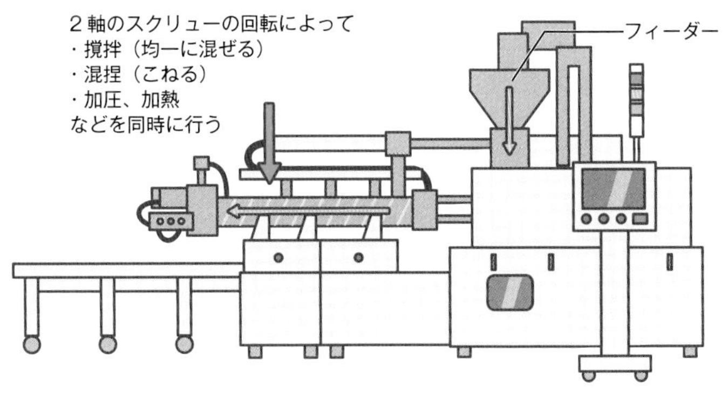

図3-2　エクストルーダー（二軸型）の構造

❺ その他の物理的操作

原材料に物理的圧力を加えて細かくする粉砕や、溶媒との溶解性の差を利用して特定の成分を溶出する抽出、粒子 (分子) の大きさの差を利用して分離するろ過などの操作も物理的操作である。

（２）化学的操作

化学的操作は**還元反応**、**加水分解反応**、**エステル化反応**などによって食品成分を化学的に変化させる加工法である。

❶ 還元反応

硬化油は、原料油の不飽和脂肪酸の二重結合に水素添加を行い飽和度を高めて製造されるが、これは還元反応を利用した加工法である。また、糖アルコールは、糖類を還元することで製造される（図3-3)。

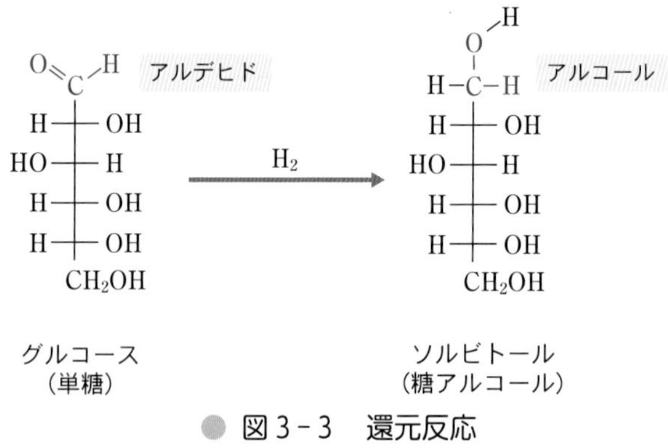

● 図３－３　還元反応

❷ 加水分解反応

でんぷんのグリコシド結合を加水分解することによって、水あめ、デキストリン、グルコースなどが生成される。また、たんぱく質の加水分解反応でできるアミノ酸は「だしの素」の製造に、核酸を加水分解するとうま味成分（イノシン酸、グアニル酸）ができ、うま味調味料の製造などに利用されている（図3-4)。

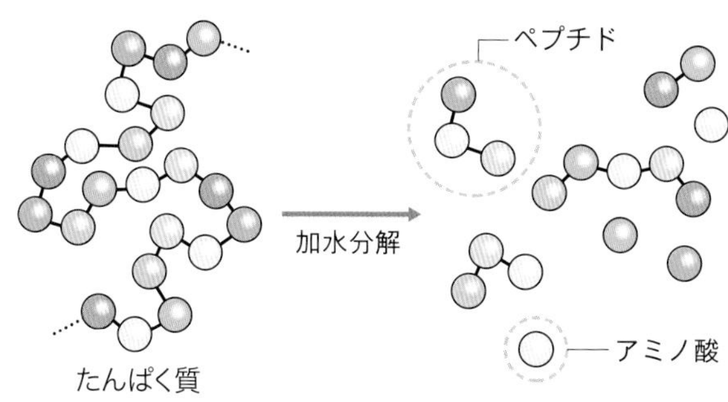

図3-4　加水分解反応

❸ エステル化反応

エステルは、酸のカルボキシル基（－COOH）とアルコール性の水酸基(－OH)の脱水縮合反応によって生成され、エステル結合をもつ化合物である。乳化剤や粘度調整に利用されるショ糖脂肪酸エステルや、リン酸、酢酸、コハク酸のエステル化でんぷん（加工でんぷん）の製造などに利用されている（図3-5）。

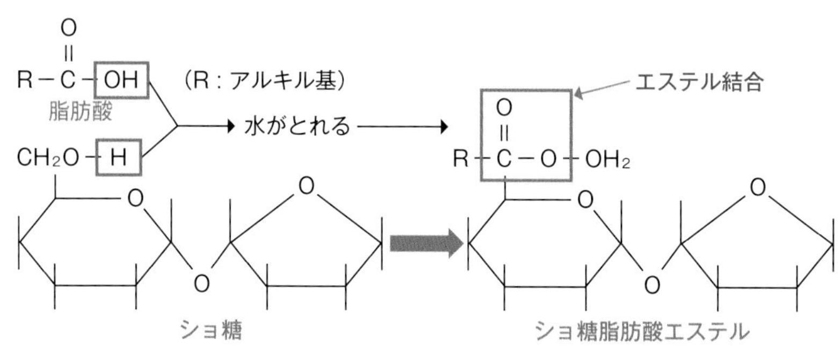

図3-5　エステル化反応

（3）生物的操作

生物的操作は、酵素や微生物を利用した加工法であり、昔から発酵食品の製造などに用いられている。

❶ 酵素による加工法

酵素反応は、基質特異性をもつため、温和な条件下で特定の成分に作用して特定の反応だけを行うことができる。例えば柑橘類の苦味成分であるナリンギン除去にはナリンギナーゼが作用し、ナチュラルチーズの製造はたんぱく質分解酵素であるレンニンが作用しカード[*1]が形成される。

*1　p.117 参照

❷ 微生物による加工法

食品加工には、カビ、酵母、細菌などの微生物が利用されて、様々な発酵食品がつくられている。麹カビを利用した味噌、しょうゆ、清酒、酵母を利用したビール、パン、乳酸菌を利用したヨーグルト、納豆菌を利用した納豆の製造などがある。

❸ バイオテクノロジー

バイオテクノロジーとは、生体内の酵素反応を工業的に利用して開発された先端技術であり、遺伝子操作技術、バイオリアクター*1 などがこれにあたる。遺伝子組換え作物として、大豆やとうもろこし、じゃがいもなどが栽培されている。バイオリアクターは、でんぷんからの糖の製造、異性化糖の製造、アミノ酸の精製などに利用されている。

*1 特定の酵素や微生物の生体反応を利用して目的とする物質を生産する方法。固定化酵素、固定化菌体が利用されている。

3）食品加工に伴う食品・栄養成分の変化

食品加工は、原材料に可食性、嗜好性、保蔵性などの価値を与えるために、物理的、化学的、生物的操作を行うことである。この操作によって、食品の味、香り、形、食感などが形成され、さらに食品成分の変化や食品の品質においても影響を及ぼす。

（１）たんぱく質の変化

たんぱく質の変化は、酵素、熱、酸などによるペプチド結合の切断によるたんぱく質の分解と、二次～四次構造が変化して起こるたんぱく質の変性に分けられる。

❶ たんぱく質の分解

たんぱく質のペプチド結合の加水分解を行う酵素は、主にプロテアーゼである。食品中のたんぱく質の分解は、物性の変化やうま味成分の生成などに影響する。

しょうゆや味噌などの発酵食品では、麹カビがもつプロテアーゼによって大豆たんぱく質を分解し、特有の風味を付与する。また、たんぱく質分解酵素をもつ果実類（パイナップル、キウイフルーツなど）は、ゼラチンを用いたゼリーのゲル化を妨げる。

❷ たんぱく質の変性

たんぱく質は、加熱、凍結、撹拌などの物理的操作や、酸、アルカリなどの化学的操作によって、たんぱく質の高次構造が破壊されて、たんぱく質の機能や活性を失う。これを**たんぱく質の変性**といい、多くの加工食品の製造に利用されている（**表 3-2**）。

表 3-2　たんぱく質の変性による食品加工

変　性		加工食品	変性の仕組み
物理的変性	加熱変性	ゆで卵、湯葉、かまぼこ	●たんぱく質は、高温（50～70 ℃）にすると高次構造が変化し、凝固やゲル化がおこる
	凍結変性	凍り豆腐、冷凍肉、冷凍魚介類	●食品の凍結により、食品水分の氷結晶化や乾燥による水分の離脱によってたんぱく質が変性する
	表面変性（界面変性）	スポンジケーキ、メレンゲ	●たんぱく質内部に位置する疎水部分が、撹拌などによって境界面に出ることでたんぱく質が変性する
化学的変性	酸変性	ヨーグルト	●有機酸（乳酸、酢酸など）によってたんぱく質が変性する ●等電点付近では、溶解度が最小となりたんぱく質が凝集、沈殿する
	アルカリ変性	ピータン	●水酸化ナトリウム、生石灰によってたんぱく質が凝固する
	金属塩	豆　腐	●硫酸カルシウム、塩化マグネシウムによってたんぱく質が凝固する ●たんぱく質に 2 価の金属イオンが架橋形成し凝固する

（2）炭水化物の変化

食品に含まれている炭水化物の多くは多糖類である。高分子である多糖類は酵素作用や調理加工によって構造が変化し、新たな性質をもつ物質に変化する。そのため加工食品の製造だけでなく、食品添加物や機能性を有する甘味料の製造などにも利用されている。

❶ 糖類の構造変化

単糖類は還元すると、低カロリーや低う蝕性などの性質をもつ糖アルコールに変化する。一方、でんぷんはアミラーゼによって加水分解され、水あめやイソマルトオリゴ糖などが生成される。その他にも酵素作用を利用して、ラフィノース、フラクトオリゴ糖、ガラクトオリゴ糖などが製造される。

＊1　分子が規則正しく配列した構造を示す。ミセル構造は結合が強く、常温では水分子は入り込むことができない。

❷ でんぷんの糊化・老化

生でんぷん（β-でんぷん）は、アミロースとアミロペクチンが密に結合しミセル構造*1であるため硬く消化しにくい。β-でんぷんに水を加えて加熱すると、ミセル構造が壊れ、消化性のよい糊化でんぷん（α-でんぷん）となる（糊化または α 化）。しかし、α-でんぷんは放置すると、再びミセル化し β-でんぷん様の状態に戻る（老化または β 化）。老化すると、硬くなって食味や消化性が低下する（**図 3-6**）。でんぷんの老化防止法として、糖や脂質（モノグリセリド）の添加、高温（60℃以上）の維持、急速冷凍や高温状態のまま乾燥するなどが有効である。

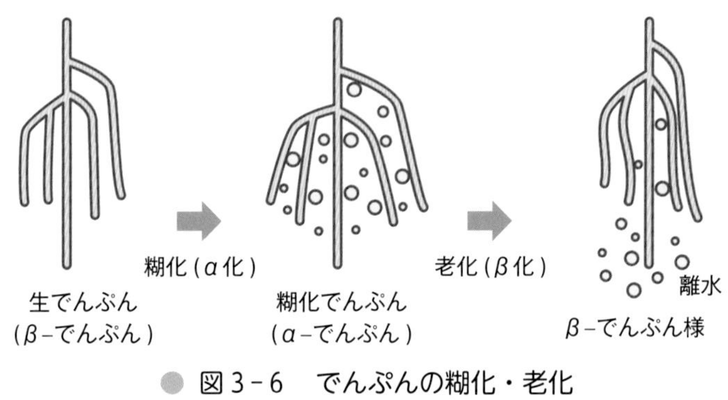

● 図 3-6　でんぷんの糊化・老化

（３）脂質の変化

油脂は、食品の調理加工や保存中に酸化されやすい。酵素による脂質の分解や脂肪酸の酸化、油脂の自動酸化によって、食品の栄養価、物性、嗜好性などに影響を及ぼす。

❶ 酵素作用による脂質の変化

食品中の脂質を変化させる酵素は、脂質を分解する**リパーゼ**や脂肪酸を酸化させる**リポキシゲナーゼ**などである。リパーゼは、中性脂肪（トリグリセリド）のエステル結合の加水分解を促し、脂肪酸を遊離する。一方、リポキシゲナーゼは、遊離した脂肪酸（リノール酸や α-リノレン酸など）を酸化しヒドロペルオキシ体を生じる。さらに、このヒドロペルオキシ体が分解され、野菜類（トマト、きゅうり）の香気や、大豆の不快臭の原因となる（**図 3-7**）。

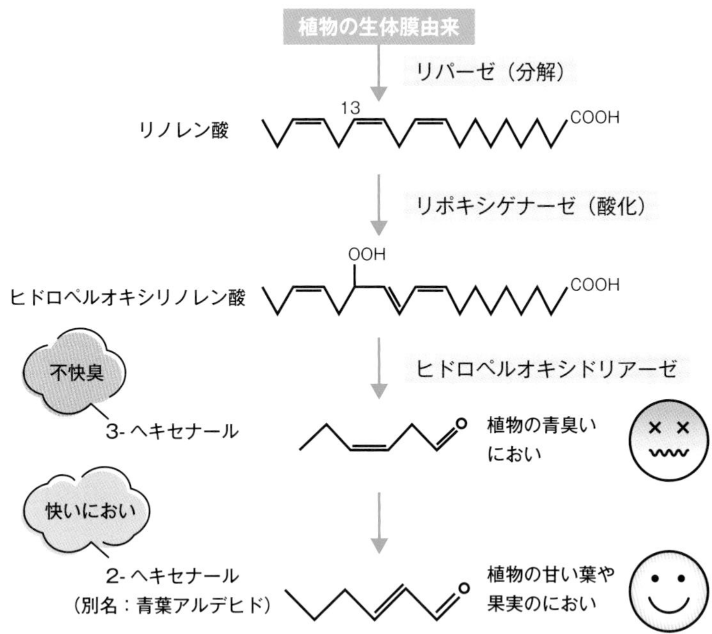

図3－7　香気成分の生成過程

❷ 油脂の酸化

油脂の酸化の中で連鎖反応を伴うものが**自動酸化**であり、不飽和脂肪酸が酸化されやすい。特に活性メチレン基の水素の引き抜きが起こりやすく、連鎖的に脂肪酸ラジカル、ペルオキシラジカルを生成する。ペルオキシラジカルは、新たに不飽和脂肪酸から水素の引き抜きを起こし、連続的に過酸化脂質（ヒドロペルオキシド）が生じる。食品中で油脂の自動酸化が進行すると品質劣化を招く。

一方、高温加熱（160℃以上）によって油脂の**加熱酸化**が起こる。特に天ぷらなどの調理で、長時間高温で加熱し、かつ空気に触れている状態であると酸化が進行する。自動酸化と似た酸化であるが、加熱酸化の場合は過酸化脂質の蓄積はなく、速やかに二次生成物へと変化する。二次生成物の重合化によって、着色や粘度上昇などが顕著に生じる。

4）食品成分間反応

食品は多種多様な成分を含んでいるため、調理・加工や保存の際に食品成分間でおこる褐変反応や酵素による酵素的反応が起こる。これらの反応によって、食品の品質に影響を与える場合がある。褐変反応は食品の成分間で起こる化学的な反応であり、生成物質によって食品が褐色に変わる。褐変には酵素反応で褐変する酵素的褐変と、酵素は関与せず食品成分の相互作用による非酵素的褐変がある。

（１）酵素的褐変

酵素的褐変は、ポリフェノールオキシダーゼやペルオキシダーゼによる褐変反応がある。食品に含まれるポリフェノール類はポリフェノールオキシダーゼも含んでおり、組織や細胞が破壊されるとポリフェノール類が酸化される。ポリフェノール類の酸化によって生じたキノン類が重合して褐色のメラニン色素となる。ポリフェノールオキシダーゼには、チロシナーゼ、ラッカーゼ、カテコールオキシダーゼなどがある。

酵素的褐変の抑制には、ブランチングによる酵素の失活が最も有効である。その他にも、食塩などの阻害剤や抗酸化剤の添加、pHを低下させる、酸素を遮断するといった方法がある。また、水分活性の低下によって酵素反応も抑制されるため、水分活性の調整も重要である（**表3-3**）。

表 3-3　酵素的褐変を抑制する方法

方　法	内　容
酸素を遮断	水につける、ラップをするなど空気中の酸素に触れないようにする
酵素不活性化	加熱処理（ブランチング）をする
阻害剤の使用	食塩などを用いる
還元剤の使用	アスコルビン酸や亜硫酸塩などを用いる
酵素の働きを抑える	クエン酸や酢酸（食酢）などを加えてpHを3以下に下げる

（２）非酵素的褐変

非酵素的褐変にはアミノカルボニル反応、カラメル化反応、アスコルビン酸の分解などがある。

❶ アミノカルボニル反応

アミノカルボニル反応は、**アミノ化合物**[*1]と**カルボニル化合物**[*2]をもつ化合物との成分間で起こり、褐変物質である**メラノイジン**を生成する。この反応は、初期、中期、終期の三段階に分類され、初期段階としてシッフ塩基（窒素配糖体）を生成するところから開始する。続いてアマドリ転位によりアマドリ化合物を生成する。中期段階では、アミノ基

＊1　アミノ基をもつ化合物の総称であり、アミノ酸やペプチド、たんぱく質などがある。

＊2　カルボニル基をもつ化合物の総称であり、還元糖、脂質、アスコルビン酸などがある。

の脱離や脱水などにより α-ジカルボニル化合物を生成する。終期段階ではジカルボニル化合物などが重合しメラノイジン（褐色色素）を生成する（**図 3-8**）。メラノイジンは、反応に関与する物質によって様々な構造を有するが、いずれも抗酸化活性を示す。アミノカルボニル反応は、食品加工や保存中に起きる反応であり、一般的に、温度や pH は高いほど反応は速やかに進む。また、中間水分食品では褐変が生じやすい。

さらに、アミノカルボニル反応の中期には副反応として**ストレッカー分解**が起こる。この反応は、アミノカルボニル反応で生じた α-ジカルボニル化合物が α-アミノ酸と反応し、アルデヒド類やピラジン類を生成する。これらの生成物は、加熱香気の重要な成分である。

パン、コーヒー、しょうゆ、味噌などでは、アミノカルボニル反応によって色素や香りを付与し嗜好性を高める。一方、褐変や香りの発生が好ましくない場合、食品の品質劣化に繋がることもある。

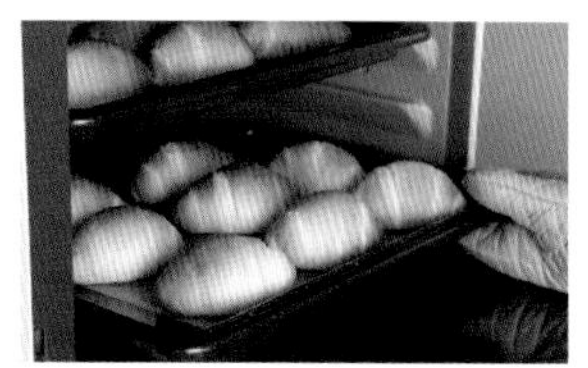

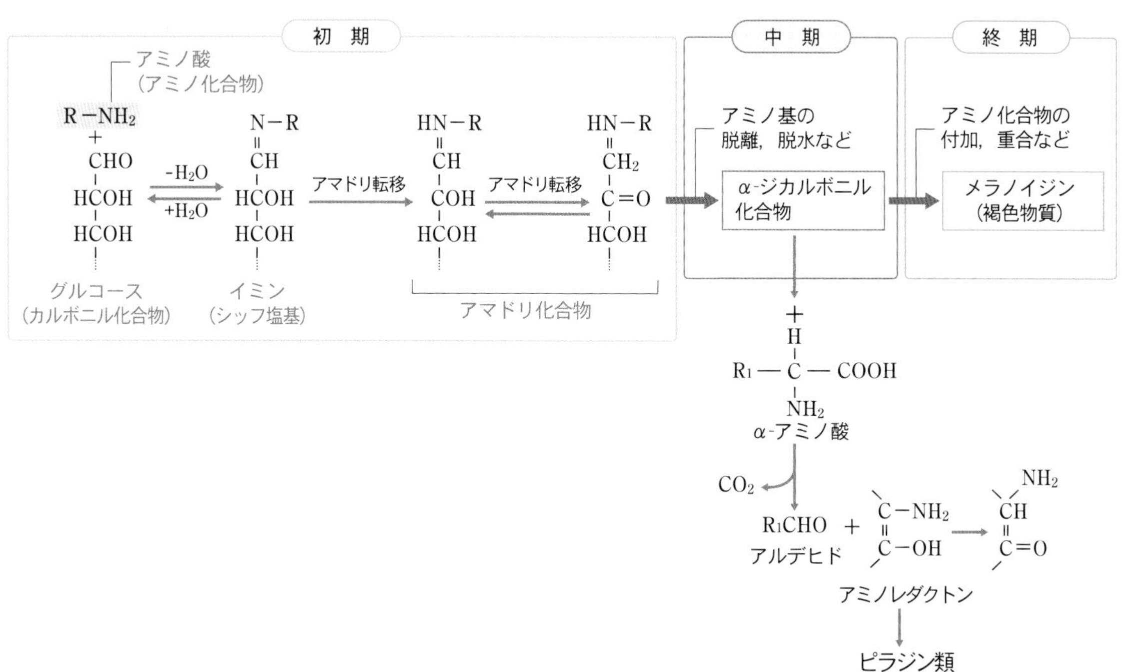

図 3-8　アミノカルボニル反応

❷ カラメル化反応

糖質を水とともに高温加熱するとカラメルが生成する褐変化反応である。カラメル化反応は、特有の焙焼香や独特の苦味を有する糖単独の反応である。

5）微生物利用食品とその利用

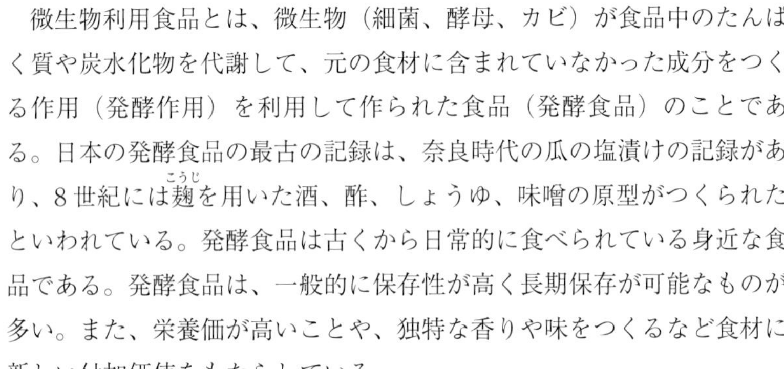

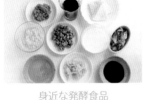

身近な発酵食品

微生物利用食品とは、微生物（細菌、酵母、カビ）が食品中のたんぱく質や炭水化物を代謝して、元の食材に含まれていなかった成分をつくる作用（発酵作用）を利用して作られた食品（発酵食品）のことである。日本の発酵食品の最古の記録は、奈良時代の瓜の塩漬けの記録があり、８世紀には麹（こうじ）を用いた酒、酢、しょうゆ、味噌の原型がつくられたといわれている。発酵食品は古くから日常的に食べられている身近な食品である。発酵食品は、一般的に保存性が高く長期保存が可能なものが多い。また、栄養価が高いことや、独特な香りや味をつくるなど食材に新しい付加価値をもたらしている。

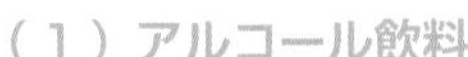

（１）アルコール飲料

日本の酒税法では1％以上のアルコールを含むものをアルコール飲料としている。アルコール飲料は、製造方法の違いにより、醸造酒、蒸留酒、混成酒の３つに大別される（図3-9）。

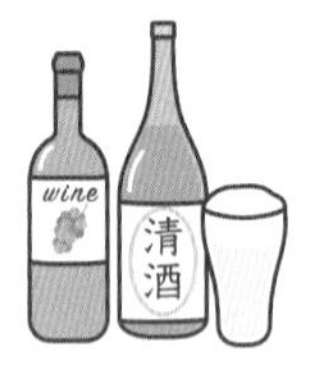
wine
清酒
醸造酒
（ワイン・清酒・ビールなど）

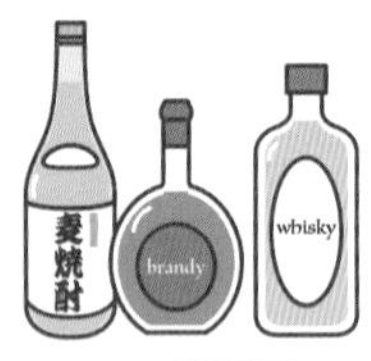
麦焼酎
brandy
whisky
蒸留酒
（焼酎・ブランデー・ウイスキーなど）

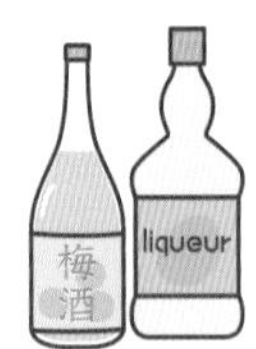
梅酒
liqueur
混成酒
（梅酒・リキュールなど）

● 図３－９　アルコール飲料の種類

❶ 醸造酒

原料食材をアルコール発酵してできたアルコール液をそのまま飲用するものをいう。

A：ワイン

ワインはブドウを原料とし、ワイン酵母[*1]による発酵作用により生成される。ブドウはフルクトースやグルコースなどの単糖類を多く含むため、酵母がそのままアルコールを生成する単発酵式で製造される。ワインには亜硫酸塩が添加されることが多いが、酸化防止や雑菌の繁殖抑制、色素の安定のためである。

*1　*Saccharomyces cerevisiae*、*S. bayanus*

赤ワインは、ブドウの果皮や種子を残したまま発酵させるため、果皮や種子中のアントシアニンやタンニンなどの成分により、赤色や渋味となる（図3-10）。

白ワインは、果皮を取り除いた後に発酵するため、薄黄色で赤ワインより渋味が少ない。

ロゼワインは、赤ワインと同様に果皮や種子を残したまま仕込み、目的の色となった段階で果皮などを取り除き、その後は白ワインと同様に発酵させる。ロゼとはフランス語で「バラ色」のことであり、ピンク色をしたワインである。

炭酸ガスを含む発泡性のワインをスパークリングワインという。フランスのシャンパン、ドイツのゼクト、イタリアのスプマンテなどがある。

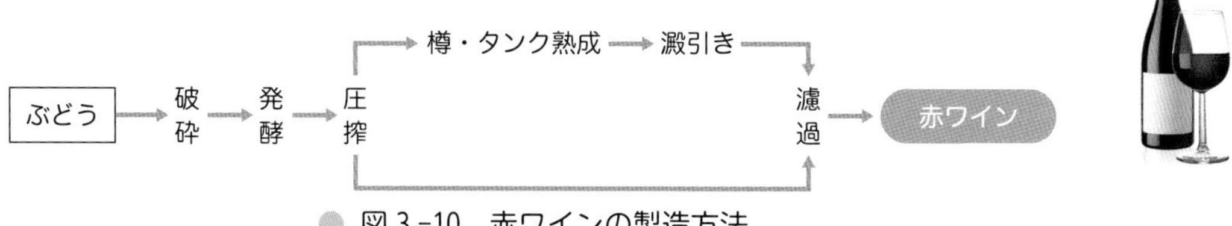

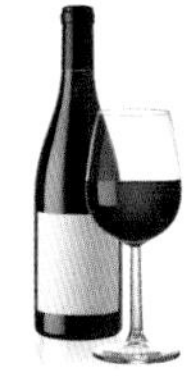

図3-10　赤ワインの製造方法

B：清酒（日本酒）

清酒は米を原料とし、麹カビ[*1]による糖化と清酒酵母[*2]による発酵作用により生成される。酵母は米のでんぷんをそのまま利用できないため、麹カビが産生するアミラーゼなどの糖化酵素によりでんぷんをグルコールに分解（糖化）したものを利用する。清酒の製造では糖化とアルコール発酵が同時進行する並行複発酵式で製造される（図3-11）。

*1　*Aspergillus oryzae*

*2　*Saccharomyces cerevisiae*

純米酒、吟醸酒、本醸造酒の特定名称酒は、使用原料と精米歩合により8種類に分類される（表3-4）。

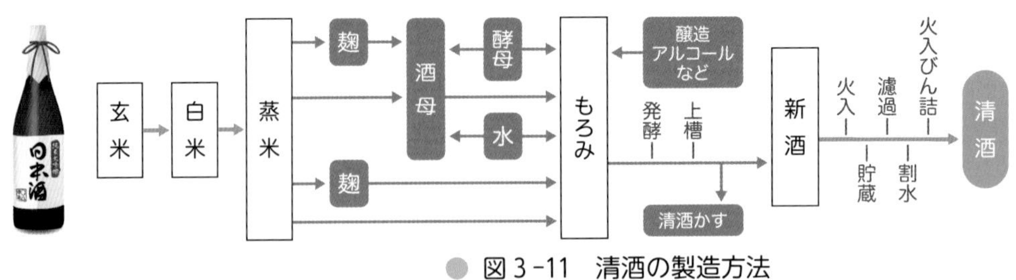

● 図3-11　清酒の製造方法

表3-4　清酒（日本酒）の分類

分　類	名　称	原　料	精米歩合※
本醸造酒	特別本醸造酒	米、米麹（15％以上）、醸造アルコール	60％以下または特別な製造方法
	本醸造酒		70％以下
吟醸酒	大吟醸酒		50％以下
	吟醸酒		60％以下
	純米大吟醸酒	米、米麹（15％以上）	50％以下
	純米吟醸酒		60％以下
純米酒	特別純米酒		60％以下または特別な製造方法
	純米酒		—

※**精米歩合**…米の表層部分にはでんぷんやたんぱく質、脂質があり、これらが多すぎると雑味が残る。一般的に精米歩合が高い清酒はすっきりとした味わいとなる。

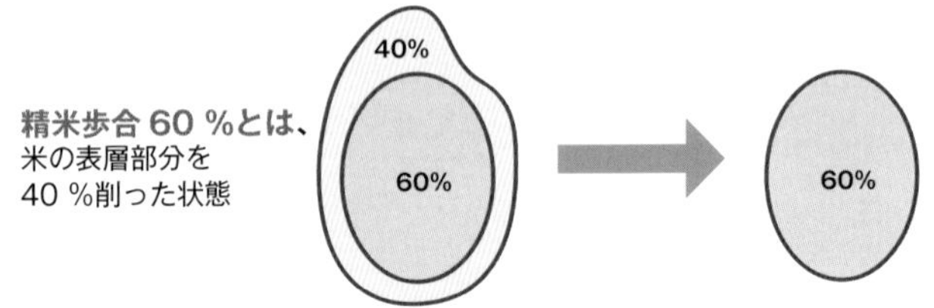

C：ビール

ビールは大麦、ホップを原料とし、麦芽中のアミラーゼによる糖化後、ビール酵母*1による発酵作用により生成される。すべての原料が糖化された後に発酵をする単行複発酵式で製造される（図 3-12）。麦芽は大麦が発芽する際につくられ、この時にアミラーゼが生成され糖化に利用される。ホップに含まれるフムロンは煮沸によりイソフムロンに変化することで、ビールに独特の苦味を与える。ビールの種類には、酵母が発酵中に上部に上がってくる**上面発酵ビール**（**エール**）と酵母が下部に沈降する**下面発酵ビール**（**ラガー**）がある。日本のビールは大部分が下面発酵で製造されている（表 3-5）。

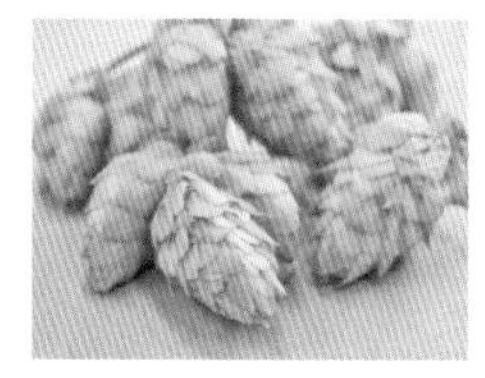

ホップ

*1　*Saccharomyces cerevisiae*、*S. pastorianus*

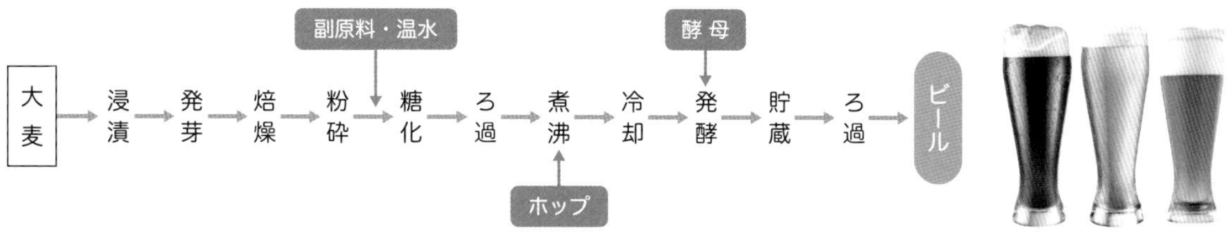

図 3-12　ビールの製造方法

表 3-5　ビールの種類と特徴

	上面発酵ビール（エール）	下面発酵ビール（ラガー）
製　法		
発酵の温度	18℃～24℃（高い）	5～14℃（低い）
発酵の期間	3～5日（短い）	7～10日（長い）
淡色ビール	ペールエール（イギリス）、ケルシュ（ドイツ）	ピルゼン（チェコ） ドルトムント（ドイツ）
中濃色ビール	アルト（ドイツ）	ウィーン（オーストラリア）
濃色ビール	スタウト（アイルランド）、ポーター（イギリス）	ミュンヘン（ドイツ）

生ビールとは、熱処理をしていないビールのことであり、現在製造されている大部分のビールが生ビールである。麦芽の使用比率が 50 %以

上かつ、ビールに使用可能な副原料の使用が５％未満のものをビールといい、それ以外のものを発泡酒という。第3のビール（新ジャンル）とよばれる飲料は、ビール及び発泡酒以外の酒類のうちアルコール分が10度未満で発泡性を有するもののことであり、「酒税法」では「その他の発泡性酒類」に分類される。

❷ 蒸留酒

蒸留酒は醸造酒を蒸留して製造する酒類である。蒸留によりアルコールが濃縮され、アルコール度数は20〜70％と高くなる。

A：焼　酎

焼酎は、米、いも、麦、糖蜜、酒粕などを原料とした「もろみ」を蒸留して製造する。単式蒸留機で蒸留したものを**単式蒸留焼酎**（乙類）、連続式蒸留機で蒸留したものを**連続式蒸留焼酎**（甲類）という。単式蒸留焼酎は原料の違いにより、米焼酎、芋焼酎、麦焼酎とよばれる。沖縄地方で有名な泡盛も単式蒸留焼酎であり、アワモリコウジカビ[*1]を用いた米麹を使用して製造される。連続式蒸留焼酎はチューハイなどのベースや、梅酒などの果実酒をつくる際に使われるホワイトリカーとして使用されている。

＊1 *Aspergillus luchuensis*

B：ブランデー

ブランデーは、ワインなどの果実酒を蒸留した後、樽に入れ熟成することで製造される。通常、ブドウを原料としたものをブランデーといい、コニャックが有名である。他にもリンゴを原料としたアップルブランデー（カルヴァドス）やさくらんぼを原料としたチェリーブランデー（キルシュヴァッサー）などがある。

C：ウイスキー

ウイスキーは、大麦、とうもろこし、ライ麦などの穀物の麦芽を糖化し、発酵後蒸留し、樽で熟成することで製造される。大麦麦芽（モルト）のみを原料とするものを**モルトウイスキー**、とうもろこしやライ麦を主原料とするものを**グレーンウイスキー**という。産地により原料や製造法が異なり、スコッチウイスキー（スコットランドで製造される）、アイリッシュウイスキー（アイルランド島で製造される）など区別されている。

❸ 混成酒

醸造酒や蒸留酒に果実、薬草、香辛料、甘味料、香料などの成分を混合した酒類である。梅酒、リキュール、みりんなどがある。

Column

お酒に強い人と弱い人は何が違うの？

お酒に強い人、弱い人がいますが、これは遺伝による体質によって決まっています。アルコールは肝臓でアセトアルデヒド、酢酸へと分解され最終的に水と二酸化炭素となり体外へ排出されます。酔いの原因となるアセトアルデヒドを分解する酵素をALDH 2（アルデヒド脱水素酵素2）といいますが、日本人はこのALDH 2の活性が弱い人が多く、お酒に弱い体質といわれています。ALDH 2が不活性型の人は、お酒を全く飲めないのですが、これはモンゴロイド系の人々に特有のものだといわれています。また、お酒に対する強さは、遺伝の他に、年齢差や体重差、男女差などによっても異なります。

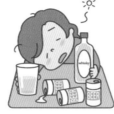

（2）発酵調味料

発酵調味料とは、微生物の発酵により製造する調味料である。日本の伝統的な発酵調味料として味噌、しょうゆ、食酢、みりんがある。中華料理でよく用いられる豆板醤、甜面醤、オイスターソース、エスニック料理で用いられるナンプラー（魚醤）なども発酵調味料である。

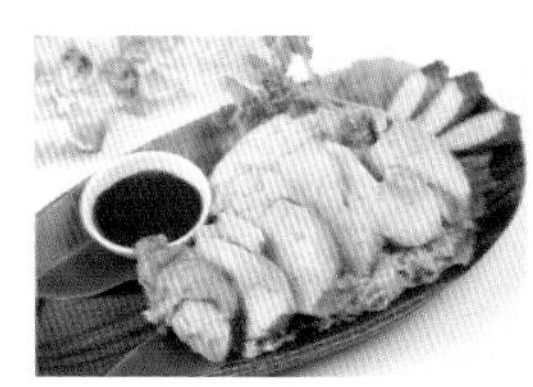

エスニック料理とナンプラー

❶ 味　噌

味噌は、大豆を蒸煮したものに、麹と食塩を加えて仕込み、発酵、熟成したものである（図3-13）。麹の原料に米を用いたものを米味噌、麦を用いたものを麦味噌、豆を用いたものを豆味噌という。麹や食塩の含量割合により味に違いが生まれ、甘味噌、甘口味噌、辛味噌に分けられる。また、色により白味噌、淡色味噌、赤味噌に分けられる。味噌の色は褐変反応（アミノカルボニル反応）により生成されたメラノイジンによるものであり、熟成期間が長いと色が濃くなる。

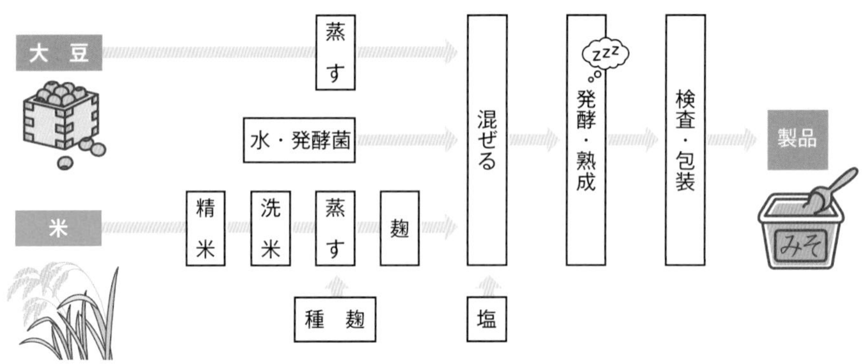

● 図 3-13　味噌の製造方法

＊1　濃口しょうゆの塩分含量は 14.5 g / 100 g、うすくち（淡口）しょうゆの塩分含量は 16.0 g / 100 g であり、色は薄いがうすくち（淡口）しょうゆの方が塩分含量は高い。レシピなどの表記は濃口しょうゆの場合が多く、調理の際には注意が必要である。

❷　しょうゆ

しょうゆは、大豆を主原料としてつくられる。原料の配合割合や製造方法の違いにより、濃口しょうゆ、うすくち（淡口）しょうゆ*1、たまり（溜）しょうゆ、しろ（白）しょうゆ、さいしこみ（再仕込み）しょうゆの 5 種類に分けられる（表 3-6）。生産量の 8 割がこいくちしょうゆである。

表 3-6　しょうゆの種類と食塩相当量

種　類	食塩相当量（100 g 中）	特　徴
濃口しょうゆ	14.5	●一般的なしょうゆとして用いられる ●しっかりと味つけをする煮物に適している
うすくち（淡口）しょうゆ	16.0	●塩分含量は濃口しょうゆよりも高め ●素材の色を活かしたい料理に適している
たまり（溜）しょうゆ	13.0	●大豆の割合が高いため、大豆のたんぱく質のうま味成分を多く含む ●うなぎや焼き鳥のタレなどに適している
しろ（白）しょうゆ	14.2	●小麦の割合が高く、独特の香りと甘味が特徴 ●出汁に加えることで「白だし」になる ●糖分が高いため吸い物、茶碗蒸しなどにも向いている
さいしこみ（再仕込み）しょうゆ	12.4	●製造過程で食塩水の代わりにしょうゆを使って熟成される ●色、味、香りが濃いので寿司、さしみ、冷ややっこなどに向いている

製造方法は、原料の大豆と小麦を、麹菌、酵母、乳酸菌などの微生物により発酵させてつくる本醸造方式、本醸造方式でできたもろみに、アミノ酸液を加え熟成させる混合醸造方式、本醸造方式でつくった生揚げしょうゆに、アミノ酸液を加える混合方式がある（図3-14）。

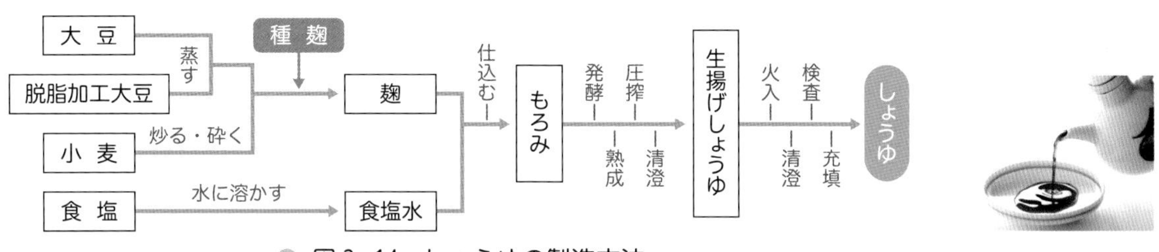

図3-14　しょうゆの製造方法

❸ 食　酢

食酢は、酢酸菌を用いてアルコールを酢酸発酵させて製造する**醸造酢**と酢酸の希釈液に砂糖類などを加えた**合成酢**に分類される（図3-15）。

醸造酢には、米を原料とする米酢、米黒酢や大麦のみを原料とした大麦黒酢などの穀物酢と、果実を原料とするりんご酢やブドウ酢などの果実酢がある。黒酢は発酵熟成により褐色または黒褐色に着色したものである。

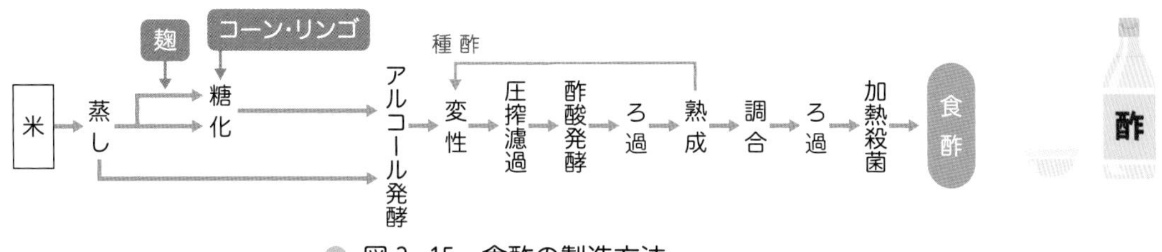

図3-15　食酢の製造方法

❹ みりん

みりんは、もち米に、米麹とアルコールまたは焼酎を添加して製造される。アルコール度数が14％前後となるため、酒税法では混成酒に分類され、アルコール度数が1％未満のみりん風調味料と区別するため**本みりん**という。

製造方法は、蒸したもち米に、米麹とアルコールや焼酎を加えもろみとした後、糖化・熟成させて製造される。みりん風調味料は、水あめ（糖類）、米・米麹の醸造調味料、酸味料などを混合して製造される（図3-16）。

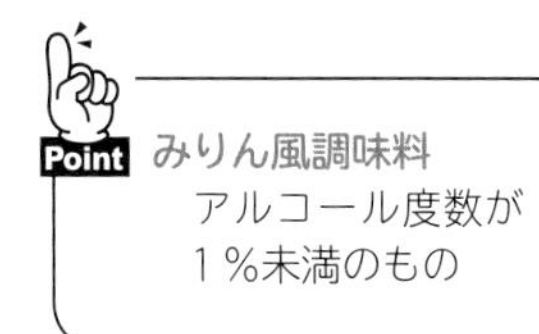

みりん風調味料
アルコール度数が1％未満のもの

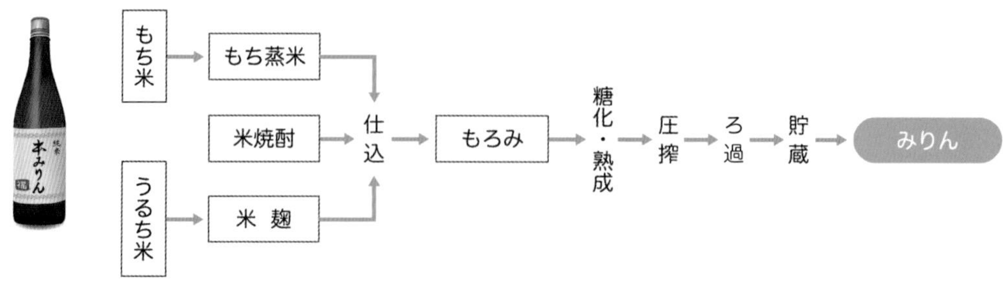

● 図 3-16　みりんの製造方法

（３）その他の微生物利用食品

微生物の発酵作用を利用した食品には、酒類や調味料の他にかつお節、納豆、漬物、パン、ヨーグルト、チーズなど多くの加工食品がある。発酵食品は古来より人々の生活の中で生まれてきたが、現在のバイオテクノロジーの技術の原点となっている。

かつお節にはうま味成分であるイノシン酸が多量に含まれ、各種料理やだしに使用される。昆布やしいたけに含まれるうま味成分であるグルタミン酸やグアニル酸と相乗効果をもつことから合わせだしは様々な料理に重宝されている。

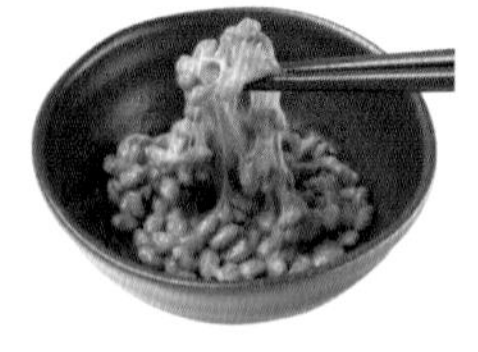

❶ 納　豆

納豆は、大豆を発酵したものであり、糸引き納豆と塩辛納豆（浜納豆、寺納豆）に分けられる（図 3-17）。糸引き納豆は蒸煮した大豆を納豆菌[*1]により発酵させたものである。発酵中に納豆菌のプロテアーゼにより大豆のたんぱく質が分解され、消化吸収率が上がる他、うま味成分であるグルタミン酸などが生成される。納豆の粘り成分は、グルタミン酸が多数結合してつくられるポリグルタミン酸とフルクトースの重合体であるフルクタンからなる。

塩辛納豆は、蒸煮した大豆に麹カビ[*2]をつけて大豆麹をつくり、塩水とともに半年ほど発酵させた食品である。

＊1　*Bacillus natto*

＊2　*Aspergillus oryzae*

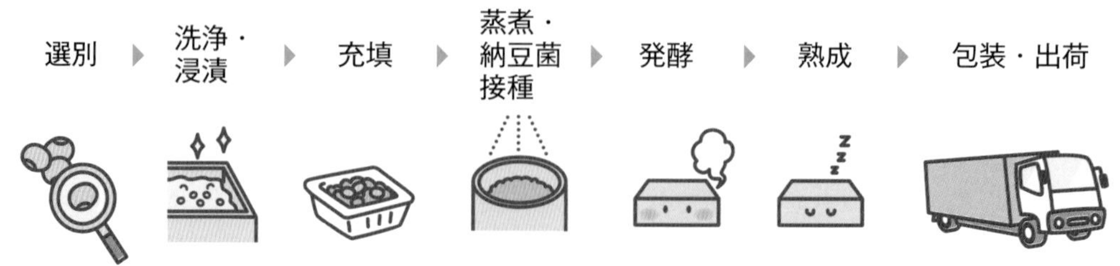

● 図 3-17　納豆の製造方法

❷ 漬　物

漬物は、様々な食材を酢、食塩、しょうゆ、酒粕、味噌などに漬け込み熟成させ、保存性を高めた食品である。製造過程で発酵する発酵漬物と、発酵しない無発酵漬物に分類される。発酵漬物は食材にもとから付着していたり空気中に存在していたりする乳酸菌が、糖類を分解して乳酸を生成することでpHが低下し酸性になり、腐敗細菌の繁殖を抑制するとともに酸味が増す。乳酸菌は嫌気性菌であるため、酸素の少ない環境で発酵させる必要がある。また、空気中から付着した酵母は漬物特有の風味を形成する香気成分の生成に関与する。

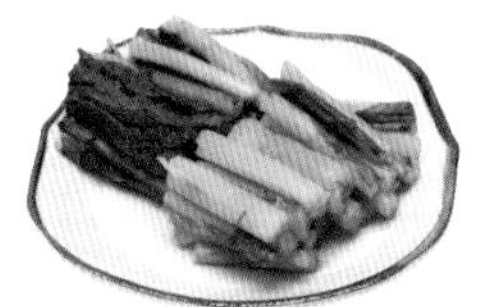
野沢菜漬

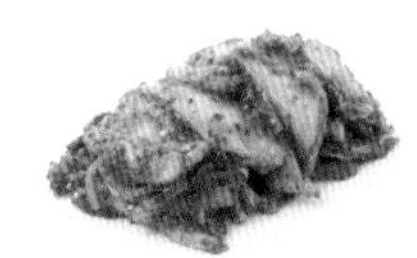
キムチ

漬け込む期間により、短いものでは一夜漬けや新漬といい、長いものではひね漬けや古漬という。漬物の種類は多く、漬け床の種類によって塩漬け、糠漬け、味噌漬けとよばれる。塩漬けの中で野沢菜漬、高菜漬、広島菜漬は日本三大菜漬といわれている。また、日本以外の漬物としてキムチ、ザワークラウト、ピクルスなどが有名である。

6）冷凍食品、インスタント食品、レトルトパウチ食品とその利用

冷凍食品やインスタント食品、レトルトパウチ食品は、食品加工の目的のうち、特に食品の嗜好性や保存性の向上、利便性や簡便性を付与した加工食品である。近年、多種類の食品が生産され流通している。

（1）冷凍食品

冷凍食品とは、「前処理を施し、品温は－18℃以下になるよう急速凍結し、通常そのまま消費者に販売されることを目的として包装されている食品」と定義している[*1]。

＊1　出典：日本冷凍食品協会より

冷蔵よりもさらに低温で保管する冷凍は食品の品質を長期間維持するのに適しており、加熱などの簡単な加工を施した食材や調理済み食品など、冷凍食品への利用が増加している。冷凍食品は、食品衛生法によって**図3-18**のように分類され、規格基準は細菌数、大腸菌群、*E.coli*（大腸菌）、腸炎ビブリオの4つが決められている（**表3-7**）。

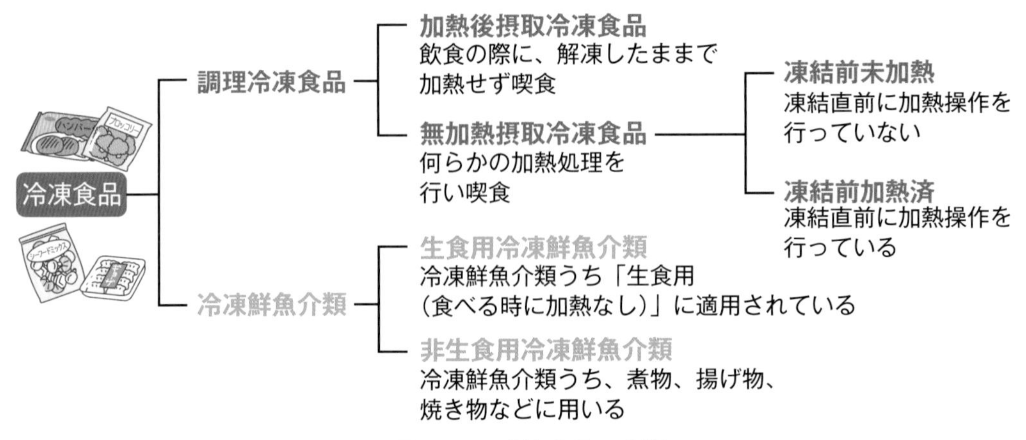

● 図 3-18　冷凍食品の分類

表 3-7　冷凍食品の規格基準

分　類		細　菌	大腸菌	大腸菌群	腸炎ビブリオ
無加熱摂取冷凍食品		10 万以下	陰　性	—	—
加熱後摂取冷凍食品	凍結前未加熱	300 万以下	—	陰　性	—
	凍結前加熱済	10 万以下	陰　性	—	—
生食用冷凍鮮魚介類		10 万以下	陰　性	—	100 以下

❶ 前処理

新鮮な食材を洗浄し、魚は不可食部分（内臓、骨、皮など）を取り除き切り身や三枚おろしに、野菜類は不可食部分を取り除く他に、小さく切る、加熱するなどの加工処理を施す。近年では、前処理した食材にパン粉などをつけてすぐに調理ができるものや、すでに調理済みの食品を冷凍し電子レンジやオーブントースターで加熱するだけでよい冷凍食品が数多く流通している。

❷ 急速冷凍

食品の凍結には**急速凍結法**と**緩慢凍結法**があり、凍結速度は冷凍食品の品質に影響を及ぼすため、急速凍結を用いる。食品を氷結点以下に冷却すると、食品中の水が凍結し始める。氷結点に近い－1℃ ～ －5℃の温度帯を**最大氷結晶生成温度帯**（図 3-19）といい、大きな氷結晶を生成する。急速に冷凍した場合、最大氷結晶生成温度帯を通過する時間が短く微細な氷結晶が分散して形成されるため、細胞や組織の損傷が少なく、品質劣化も小さい。一方、緩慢凍結では、最大氷結晶生成温度帯の通過に時間がかかり、大きな氷結晶ができる。その結果、細胞や組織破

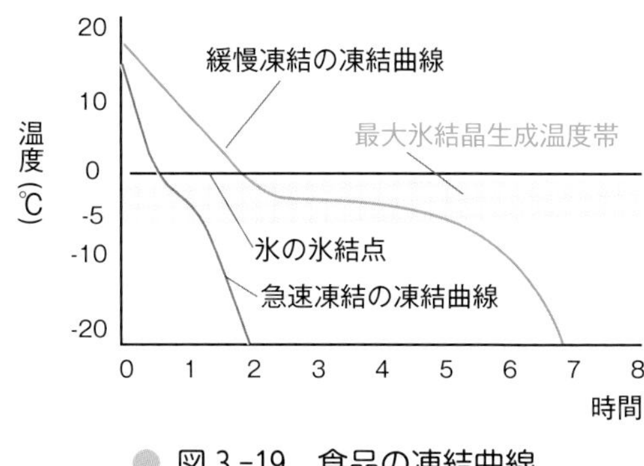

図3-19　食品の凍結曲線

壊が起こり、解凍する際にドリップ[*1]が流出してくるため品質は劣化する。

*1　氷結晶の細胞破壊による細胞質の流出のこと。解凍時に発生し、水分や栄養成分、うま味成分の損失となる。

❸ 包　装

冷凍食品は、流通による汚染や乾燥、酸化からおこる品質劣化を防ぐために、消費者が利用する直前まで包装して保存している。

❹ 品　温

冷凍食品の生産、貯蔵、輸送、販売のすべての段階において、品温が－18℃以下になるように徹底して管理している。適切な温度管理を行うことによって冷凍食品の品質が保たれる。

❺ 冷凍保存による食品の劣化とその予防

冷凍食品の氷結晶は、凍結保管の温度設定や温度の変動、保存期間によって大きく変化するため、適切な温度管理が必要である。

水産物の冷凍食品では、たんぱく質の変性によって、魚肉のスポンジ化やすり身製品の粘度変化が起こる。急速冷凍し－18℃以下で保管することで大きな変性は抑制できるが、徐々に進行する。そのため、以下のような方法で予防している。

- たんぱく質変性を抑制するショ糖やソルビトール、重合リン酸塩などの利用
- 水産物の冷凍やけ[*2]の予防としてグレーズ[*3]（氷の膜）の形成

*2　冷凍保存中に脂質の酸化や乾燥によって色素が変色すること。

*3　冷凍した食品を水につけたり、スプレーすることで表面に氷の被膜を形成すること。

また、冷凍食品の解凍時には様々な品質劣化がおこるが、特にドリップの発生による影響は大きい。

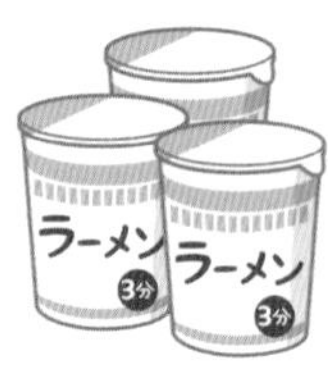

（2）インスタント食品

インスタント食品は、法的基準はないが簡単な調理操作（短時間の加熱、湯、水、牛乳などを加えるなど）によって食べられるように加工を施された食品である。インスタント食品の製造に必要な条件として、栄養的価値を有していること、安全であること、美味しく食べられることなどが挙げられる。さらに、本来の目的である「簡単な調理操作で食べることができる」に加え、貯蔵性や輸送性を有していることも重要である。

インスタント食品には多くの種類があり製造法は食品によって異なる。広義には、缶詰、乾燥食品、レトルト食品、冷凍食品などもインスタント食品に含むが、一般的には、水を加えることで従来の形に再現できるものをインスタント食品とみなす。

❶ インスタント食品の劣化とその予防

インスタント食品においても、微生物による変質がおこる。液体状の食品は、水分量を減らすための濃縮や、食塩、糖類の添加によって水分活性を低下させて予防する。また、pH 調整や高温加熱による殺菌密封で微生物の生育を抑制・防止している。

微生物以外では、油脂の酸化や褐変反応などによる食品の品質劣化が起こる。油脂の酸化防止には酸化防止剤の添加、酸化安定性の高い原料油の使用などによって予防する。さらに、包装材料は、光、酸素、湿気に対する遮断性が高い材料を使用し、品質劣化を防ぎ貯蔵性を高めている。

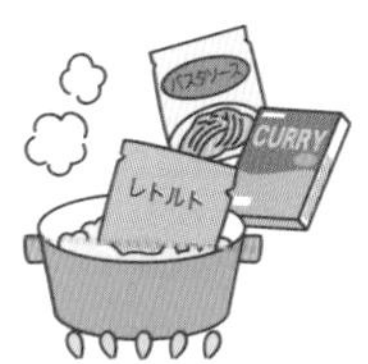

（3）レトルトパウチ食品

レトルトパウチ食品とは、気密性または遮光性を有する合成樹脂フィルム、もしくは金属箔を貼りあわせた袋（パウチ）またはトレイ状容器に充填し密封後、高圧釜（レトルト）を使用して高温の湿式加熱を施した保存性の高い食品である。

❶ レトルトパウチ食品の種類

わが国のレトルトパウチ食品は、生産量や種類が多い。流通している種類が多い物として、調理済み食品（カレー、シチューなど）、食肉加工品（ハンバーグ、唐揚げ、ハム・ソーセージ類）、魚肉加工品、米飯でんぷん食品（チャーハン、白飯、スパゲティーなど）、その他の食品がある。

❷ 包装材料

レトルト食品は高温高圧殺菌過程において、酸素による褐変など変色がおこる。また、光や酸素による品質劣化を招くおそれがあり、予防が必要である。レトルト食品に使用されているパウチは、通常タイプ、バリアタイプ、金属箔パウチなどがある。バリアタイプは、水分や酸素を透過しにくいため、殺菌や保存中の酸化によって色素の変色や脂質の酸化を招きやすい食品に使用される。金属箔パウチは、遮光性が高いため光による酸化を起こしやすい食品に使用される。一方、電子レンジを使用する食品には金属箔パウチは使用できないため、酸化ケイ素などを用いたポリエステル層をバリア層としたラミネートパウチが使われている。レトルト食品は種類が豊富であるため、詰められる食品の種類や形状（固形物、液状）によって包装が異なる。

3 食品流通・保存と栄養

食品は、収穫や加工後から、吸湿、乾燥、変色のような様々な変化が起こり、品質低下が始まります。食品の品質を安定させるには、温度、水分活性、pH、呼吸、微生物などの変質に係る要因を制御する必要があります。

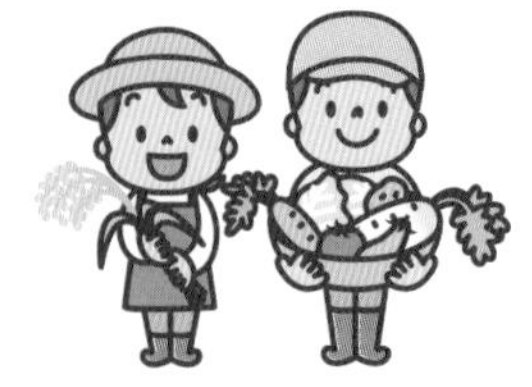

生産者

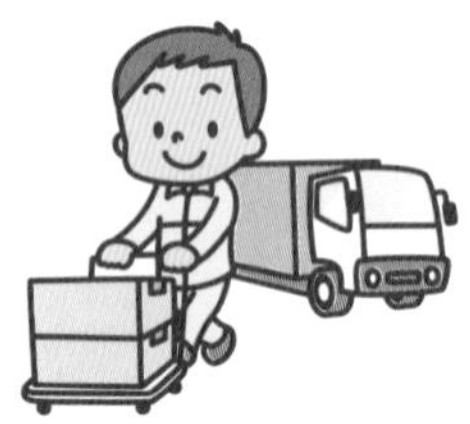

卸売業者

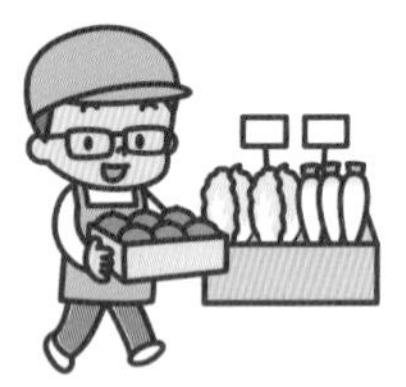

小売業者

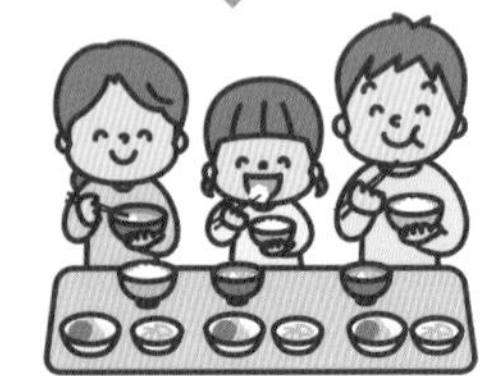

消費者

1）食品流通の概略

食品流通とは、食品が生産者から、卸売業者や小売業者などの流通業者を経由し、消費者のもとへと至る過程をいう。食品流通において最も重要な課題の１つが品質管理である。消費者に、安全・安心な食品を届けなければならないが、食品流通は生産者から消費者へ届くまでに数多くの事業者が関わることが多いため、様々な問題が発生する可能性を考慮しなければならない。

食品が生産者から消費者のもとへと至るまでの移動を明確に把握することを**食品トレーサビリティ**という。問題が発生した際に、食品の移動したルートをたどることで原因究明や商品の回収を円滑にするためのしくみである。

2）食品保存の方法

食品の保存性を高めるためには、有害微生物による汚染や増殖を抑制する、食肉や魚肉、野菜、果物などの生鮮物の鮮度低下を防止する、酸化などによる化学的な食品の品質低下を抑制する必要がある。

主な保存の方法として、低温保持、水分活性の低下、pH の低下、燻煙処理、殺菌、気相の調節、食品添加物の使用などがある。

3）流通環境と食品・栄養成分変化；温度、光、気相

食品は加工あるいは収穫後、様々な品質の低下が開始される。食品中の成分は流通環境における温度、光、気相などの条件により大きく影響される。

(1) 温 度

食品の保存中に微生物の増殖、酸化反応や酵素反応などの化学変化を抑制する最も一般的な方法は低温保存である。

❶ 冷凍保存

食品中の水分は冷凍すると徐々に凍り氷結晶を生成し食品の温度を低下させる。

氷結晶は細胞内の水分を吸収して細胞外で大きな結晶となるため、細胞の脱水により食品組織は破壊される。また、解凍時にドリップを生じ、香りや味を損なうため品質が低下する。氷結晶を大きくしないためには、－1℃ ～ －5℃の温度帯（最大氷結晶生成帯）を急速（30分以内）に通過させる急速冷凍をする必要がある。

野菜類はそのまま冷凍すると酵素反応により褐変などが起こり、品質が低下する。あらかじめ湯通しをしたり、短時間の高温の蒸気などを吹きつけ、酸化酵素を失活させるブランチングを行ったりすることで品質低下を抑制できる。また、食肉や魚介類などの脂質を多く含む食品を冷凍すると、油やけを起こすことがある。これは食品表面が乾燥し、脂質が直接空気に触れ不飽和脂肪酸が酸化されるためである。あらかじめ食品表面を氷の皮膜で覆うグレーズ処理（p.193参照）を行うことで予防できる。

❷ 冷 蔵

0～10℃の温度帯で保存することを冷蔵という。野菜や果物などの青果物は収穫後も細胞が呼吸を続けるため、徐々に成分が変化し品質が低下する。通常、温度が10℃上昇すると呼吸が2～3倍に増加する。逆に10℃下げると呼吸が1／2～1／3に抑制されるため、低温で保存することで品質低下を抑制することができる。しかし、青果物の中には一定の温度以下で保存すると**低温障害**[*1]を引き起こすものもあり注意が必要である。

＊1 一定の温度以下で貯蔵すると褐変や表面に小さなくぼみができる（ピッティング）などの生理障害を起こすことがある。低温障害が起こると品質が低下する。

(2) 光

電磁波のうち、ヒトの目でみえる波長のものを**可視光線**（380～780 nm）といい、可視光線より波長の短いものを**紫外線**（190～380 nm）、長いものを**赤外線**（780～30,000 nm）という（図3-20）。

光は酸化反応を促進し、油脂の酸化やクロロフィルやカロテノイドなどの色素成分の退色を引き起こし、品質を劣化させる。対処法として、暗所貯蔵や遮光できる包装資材を使用する方法がある。

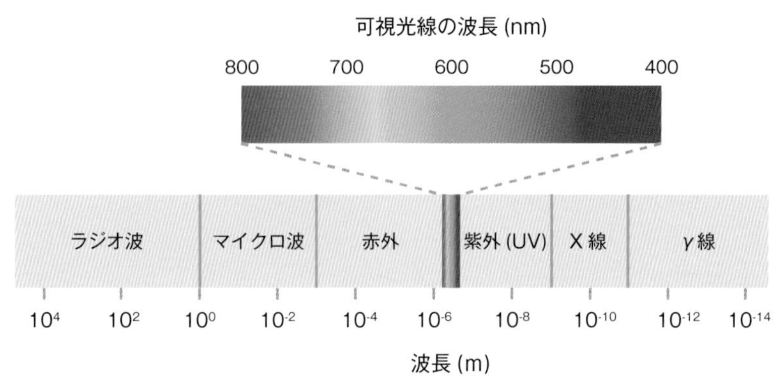

● 図 3-20　電磁波の種類と波長

（３）気　相

青果物の呼吸を抑制する方法として低温にすることの他に気相の調整による抑制方法がある。

❶ CA 貯蔵

貯蔵庫内の気相を低酸素、高二酸化炭素の状態にすることで青果物の呼吸を抑制することができる。**CA 貯蔵**[*1] では、酸素濃度を低く（2 ～ 10 %程度）、二酸化炭素濃度を高く（2 ～ 10 %程度）とすることで[*2]、通常の冷蔵と比べて２倍程度長い期間保存することができる。バナナ、りんご、ナシ、モモ、メロン、マンゴー、アボカドなどのクライマクテリック型果実は成熟期の後半や追熟中に、果物の呼吸量が急激に増加する現象（クライマクテリックライズ）がみられる。クライマクテリック型の果実において CA 貯蔵は効果的である。CA 貯蔵は主にりんごの貯蔵に利用されている。

＊1　CA：
Controlled Atmosphere

＊2　空気中の酸素の濃度は約 20 %、二酸化炭素の濃度は約 0.04 %である。

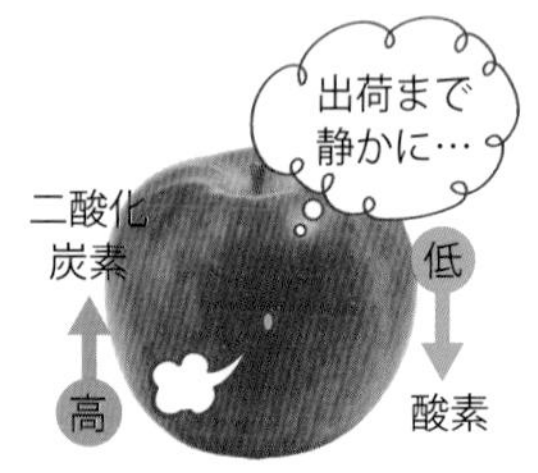

❷ MA 包装

MA 包装[*3] は、包装内の空気を CA 貯蔵に近い状態（低酸素、高二酸化炭素）にして、青果物の鮮度を保つ方法である（**図 3-21**）。包装された食品が呼吸することで徐々に包装内部の気相が低酸素、高二酸化炭素状態となる。青果物の流通で広く用いられている方法の１つである。

＊3　MA：
Modified Atmosphere packaging

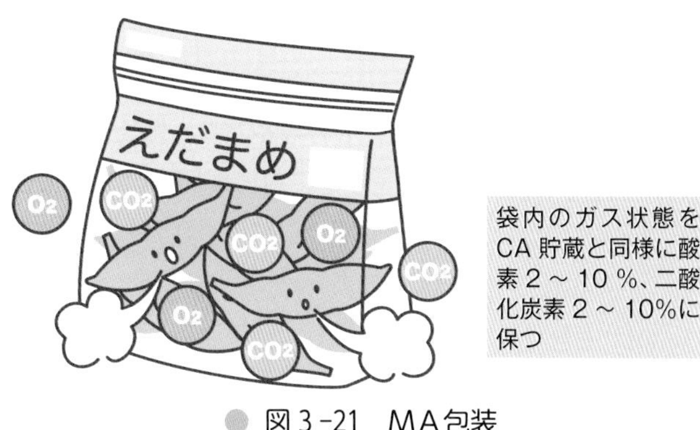

図3-21　MA包装

❸ ガス置換包装（MAP*1 包装）

包装内の空気を除去し不活性化ガスを充填するものをいう。不活性化ガスには主に窒素、二酸化炭素、酸素が用いられ、保存する食品に合わせて混合割合を調整して利用される。微生物の繁殖の抑制や食品の酸化による品質低下を抑制することができる。

＊1　MAP：Modified Atmosphere Packaging

❹ 真空包装

包装内部の空気を抜いて真空にすることで、食品の乾燥や酸化を防ぎ、鮮度を保つ方法をいう。食品の保存や流通など様々な場面で活用されている。

❺ 品質保持剤

品質保持剤は、包装した食品の湿度や気相などを調整することで保存期間を延ばすものである。乾燥剤、脱酸素剤、エチレン除去剤などが用いられている（表3-8）。

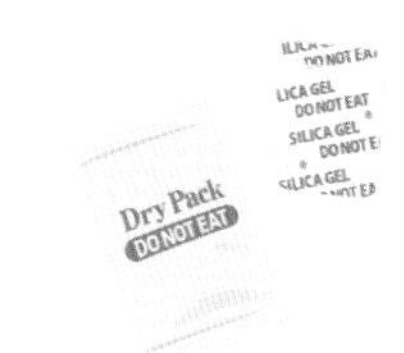

表3-8　主な品質保持剤

種　類	特　徴
乾燥剤	● 空気中の水分を吸収し乾燥状態を維持する ● 主にシリカゲル、塩化カルシウム、生石灰が使われる
脱酸素剤	● 包装内の酸素を除去することで好気性微生物の繁殖や酸化による品質劣化を防ぐ ● 主に鉄粉が用いられており、鉄が酸化されるときに酸素を消費する反応を利用して酸素を吸収する
エチレン除去剤	● エチレンが鮮度に影響する青果物などにおいて、品質を保つ効果がみられる ● ゼオライト、炭酸カルシウムなどが用いられている

4）保存条件と食品・栄養成分変化（水分活性、保存による変化、食品成分間反応）

植物性食品である農産物は収穫後も呼吸や蒸散、動物性食品である畜肉や魚介類は、酵素などの化学反応等、内部要因により成分が変化する。また、乾燥などによる水分減少や、空気中の酸素による酸化などの外部要因により食品中の成分が変質する。

（１）水分活性

食品中に存在する水分は、食品に含まれる他の成分との相互作用により、**自由水**[*1]と**結合水**[*2]の２つに分類される。自由水と結合水を合わせて食品中の水分となるが、分布や割合により食品の保存性や加工性に大きな影響を与える（図 3-22）。

＊1　食品組織の中で自由に動ける状態の水であり、乾燥で蒸発する、0℃で凍結する、微生物の生育に利用できる、他の成分を溶解することができるなどの性質をもつ。

＊2　自由水と反対の性質をもつ水であり、水分子が水素結合により食品成分と結合している。そのため、自由に動くことができず、蒸発しにくく、0℃でも凍結しない。また、微生物の生育に利用されず、糖質やたんぱく質などの溶質を溶かす作用がない。

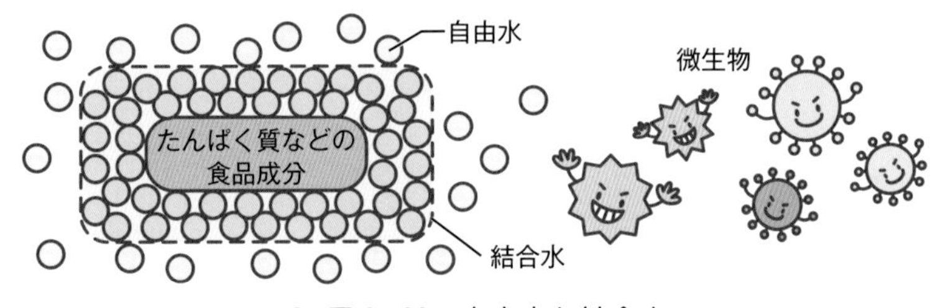

● 図 3-22　自由水と結合水

食品中の水分の状態を示す指標として水分活性（Aw[*3]）がある。水分活性は同じ温度における純水の蒸気圧（P_0）と、食品の蒸気圧（P）との比（$Aw=P/P_0$）で表される。すなわち、純水の水分活性は 1.00 であり、食品中の水分活性は 0 ～ 1.00 の範囲で示される（表 3-9）。

＊3　Aw：Water activity

表 3-9　各種食品の水分活性

水分活性（Aw）	主な食品
1.00～0.95	新鮮肉、果実、シロップ漬けの缶詰果実
0.95～0.90	プロセスチーズ、パン類、生ハム、濃縮オレンジジュース
0.90～0.80[*4]	加糖練乳、ジャム、マーガリン
0.80～0.70[*4]	生干しのいちじく、高濃度の塩蔵魚、いか燻製、ケーキ、マーマレード、しらす干し、いわし干し、ドライソーセージ、
0.70～0.60[*4]	乾燥果実、コーンシロップ
0.60～0.50	チョコレート、はちみつ
0.40	ココア
0.30	ポテトチップス、クラッカー
0.20	粉乳、乾燥野菜、くるみの実

＊4　Aw が 0.65 ～ 0.85 の食品を中間水分食品という。

微生物の増殖には水分が必要である。ほとんどの細菌は水分活性 0.9 以上、酵母は 0.88 以上、カビは 0.8 以上の水分活性で増殖し食品を腐敗させる。一部の耐乾性のカビなどは 0.65 程度の水分活性でも増殖するが、0.6 以下で生存する微生物は存在しない。水分活性は食品の品質において微生物の増殖以外にも様々な影響を及ぼしている。非酵素的褐変反応や酵素反応は、水分活性が 0.6 ～ 0.8 付近で最も高くなる。そのため水分活性が 0.65 ～ 0.85 のような中間水分食品では、褐変が起こりやすい。中間水分食品にはレーズンや干し柿などの乾燥果実やジャムなどがある。また、脂質においては水分活性が低下するにつれて酸化も抑制されるが 0.3 付近で最も抑制され、0.3 以下になると空気中の酸素が直接食品中の油脂と反応し酸化が促進する（図 3-23）。

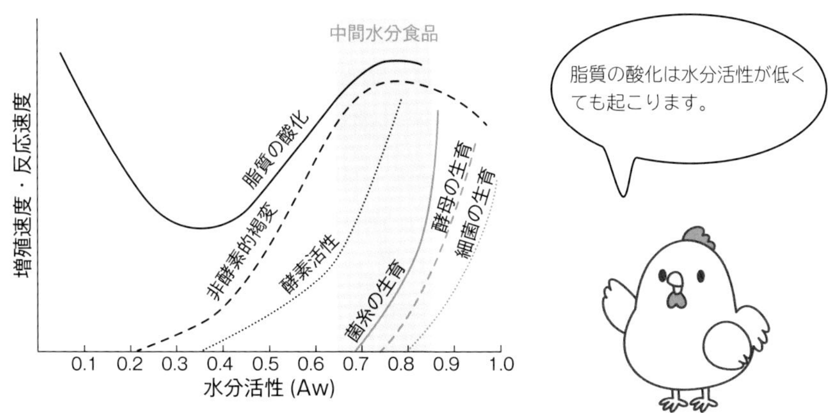

● 図 3-23　水分活性と食品の変化、微生物の生育

引用：太田英明・白土英樹・古庄律編集「健康・栄養科学シリーズ 食べ物と健康 食品の科学（改訂第 3 版）」、南江堂、2022 年より

（２）保存による変化

食品成分は保存中に化学反応を起こし、酸化、褐変、分解、変性などにより様々な物質を生成し食品の品質に影響を及ぼす。

❶　たんぱく質の変化

たんぱく質は冷凍保存する際に、食品中の水分が氷結晶を生成し細胞を破壊するため、解凍時にエキス成分の一部がドリップとして溶出し、品質が低下する。これを防ぐには、最大氷結生成帯を短時間で通過させる急速冷凍を行うとよい。

食品中には様々なたんぱく質分解酵素が含まれており、保存中にたんぱく質を分解してうま味などの味覚に影響を及ぼすペプチドやアミノ酸を生成して味に影響を及ぼす。食肉においては、熟成中にプロテアーゼが作用してたんぱく質が分解し、ペプチドやアミノ酸が生成することで肉質がやわらかくなる、味や香りがよくなるなど食味が向上する。

❷ 脂質の変化

脂質は保存中に酸化することで品質低下が起こる。酸化には自動酸化、酵素による酸化、光増感酸化などがある。

油脂類を放置しておくと空気中の酸素と反応し酸化が進行する。これを**自動酸化**という。特に不飽和脂肪酸が酸化されやすく、酸化されると過酸化物（ヒドロペルオキシド）を生成する。さらに進行すると過酸化物は分解され、重合物やアルデヒドやケトンなどの低分子化合物を生成し、油特有の不快臭を生じる（図 3-24）。

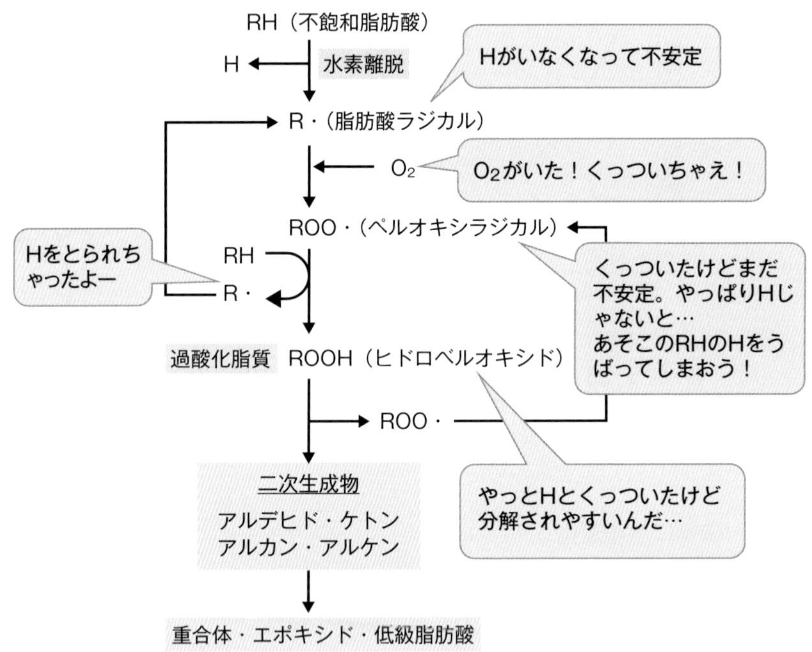

● 図 3-24 脂質の酸化の流れとその生成物

❸ 炭水化物の変化

穀類やいも類はアミラーゼを保有しており、保存中においてもでんぷんに作用し還元糖が増加する。生成した還元糖は、アミノカルボニル反応により食品を褐変させる。

（3）食品成分間反応

食品中には様々な成分が含まれているため、保存や加工中に成分間反応が起こり、原材料には存在しなかった新たな成分が生成することがある。これらの生成物が食品の栄養性や嗜好性などの品質に影響を及ぼしている。

❶ 脂質の変化

脂質の酸化には前述の自動酸化の他、酵素による酸化、光増感酸化*[1]などがある。

リパーゼはトリアシルグリセロールを分解し、遊離脂肪酸を生成する。遊離脂肪酸のうち揮発性の脂肪酸は、食品の香気に影響を及ぼす。乳脂肪にリパーゼを作用させて得られた香気を回収し、発酵乳やクリームなどの乳製品フレーバーとして利用されることもある。リポキシゲナーゼは、多価不飽和脂肪酸に作用して過酸化脂質を生成する。リノール酸に作用すると最終的に青臭いにおいであるヘキサナールを、α-リノレン酸からは、ヘキセナールやノナジエノールなどができる。

食品中のクロロフィルなどの色素成分は、光に当たると化学反応を起こすことがある。

＊1　クロロフィルなどの光増感物質が光エネルギーを吸収し、反応性の高い一重項酸素を生成し、不飽和脂肪酸と反応して過酸化脂質を生じさせる酸化反応のことをいう。

❷ アミノカルボニル反応

アミノカルボニル反応（p.180参照）は、温度が高く、pHが高いほど反応速度が速くなるため、食品の品質劣化を抑制するには保存温度やpHなど考慮する必要がある。

❸ たんぱく質の変化

たんぱく質をアルカリ条件下で加熱すると、たんぱく質中のシスチンやセリンなどのアミノ酸残基からデヒドロアラニン残基を生じ、これにリシンのε-アミノ基と反応して架橋し、リシノアラニンが生成する。リシノアラニンは腎臓に蓄積され腎障害を起こすなどの動物実験の報告もあることから、安全性において注意が必要な成分である。また、生成される際にリシンが損失することから栄養価が低下する（図3-25）。

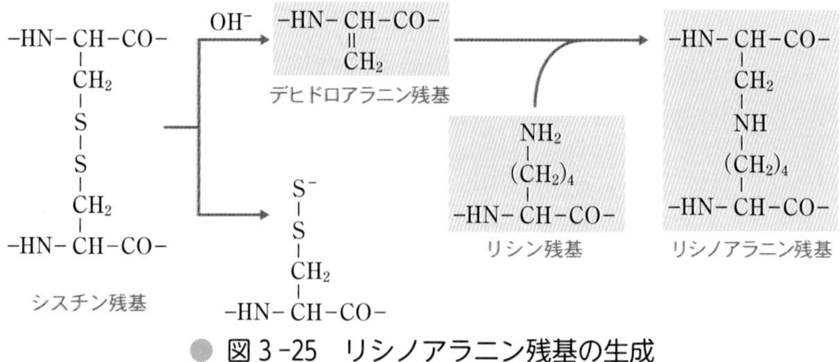

● 図 3-25　リシノアラニン残基の生成

❹　食品色素の変化

食品に含まれる色素は、保存中の温度、光、酸素、金属イオンなどと反応し変色や退色する。食品色素の変化は、栄養成分の変化の他にも外観へ大きな影響を及ぼす。

A：クロロフィル

クロロフィル（葉緑素）は緑黄色野菜などに含まれる緑色の色素成分である。クロロフィルはたんぱく質と結合しているため比較的安定ではあるが、加熱するとたんぱく質が変性して変色しやすくなる。クロロフィルを酸性条件下で加熱するとマグネシウムが脱離しフェオフィチンとなり黄褐色となる。アルカリ条件下では、フィトールとメタノールが脱離し水溶性のクロロフィリンとなり鮮緑色を示す。植物組織に傷を受けるとクロロフィラーゼが働き、フィトールが脱離し水溶性のクロロフィリドとなる。クロロフィルからマグネシウムとフィトールが脱離すると光過敏症状の原因物質であるフェオホルバイドとなる。また、クロロフィルのマグネシウムを銅や鉄で置換されたものは安定な緑色を示し、着色料などに利用される（図 3-26）。

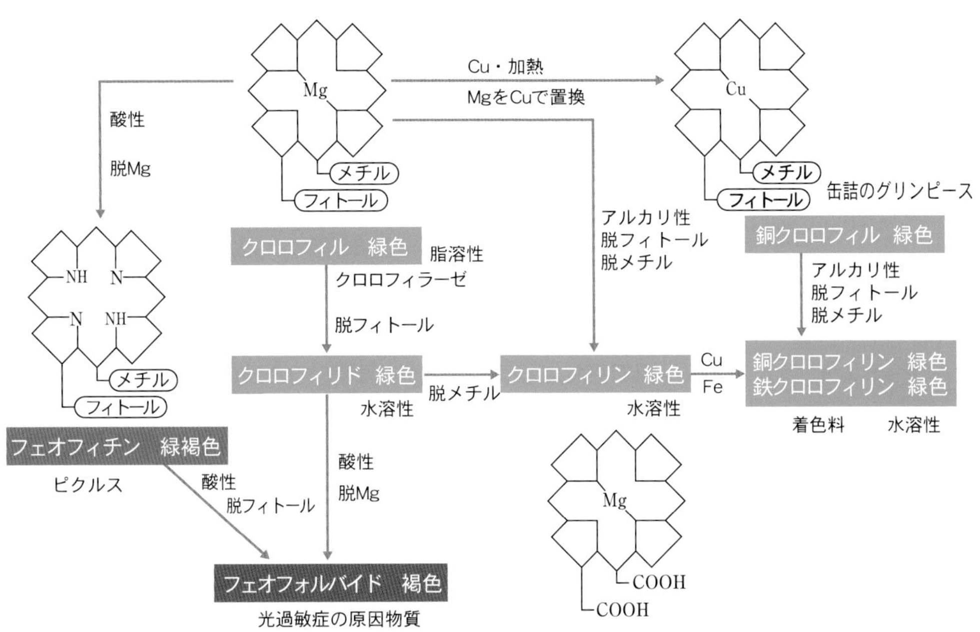

図 3-26　クロロフィルの変化
引用：道家晶子他「イラスト食品学総論（第9版）」、東京教学社、2022年より

B：フラボノイド系色素

フラボノイドは、C6-C3-C6 を基本骨格とする化合物の総称である（図 3-27）。無色から淡黄色を示すフラボノイドや赤や紫色を示すアントシアニンなどがある。これらの色素は pH や金属イオンとキレートを形成することで食品の色に影響を及ぼしている。缶詰のみかんが濃い黄色をしているのは、剥皮の際のアルカリ処理によりみかんに含まれるヘスペリジンなどのフラボノイドがアルカリと反応するためである。また、ナスの糠漬けにサビた鉄くぎやミョウバンをいれると鮮やかな青色となるのは、金属イオンとキレートを形成するためである。

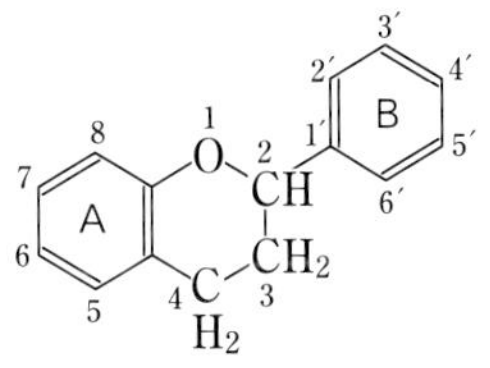

図 3-27
フラボノイドの基本構造

4 器具と容器包装

食品を包装することで保存中に受ける食品の品質劣化、微生物・害虫・異物の混入、食品の形状崩壊などの影響を抑制する効果があります。食品包装材料については、食品衛生法の「器具及び容器包装」において規格基準が定められています。

食品に直接接触する包装を個装、個装された食品を包装することを内装、さらにそれを段ボールなどで梱包することを外装といいます。

1）材料及び形態

食品の包装材料として主に用いられているものは、金属、ガラス、紙、セロファン、プラスチック、複合材料などである。

（1）包装材料

❶ 金 属

金属は主に、缶詰や飲料などの容器に用いられ、強度、耐熱性、外界からの光や酸素との遮断性に優れた素材である。金属材料としては主にアルミニウムとスチール材がある。

❷ ガラス

ガラスは主に液状食品の容器として使用されている。内容物が見える透明性、気体遮断性、化学的安定性に優れた素材である。

❸ 紙

紙はラベルや包装紙などの柔軟包装と段ボールやカートン類の剛体包装に分類される。紙包装は、軽量で遮光性や印刷性に優れているが、防水性、気体遮断性、ヒートシール性などが低いためプラスチックフィルムをラミネートした形態*1で使用されることが多い。

*1　LL牛乳パックのラミネート

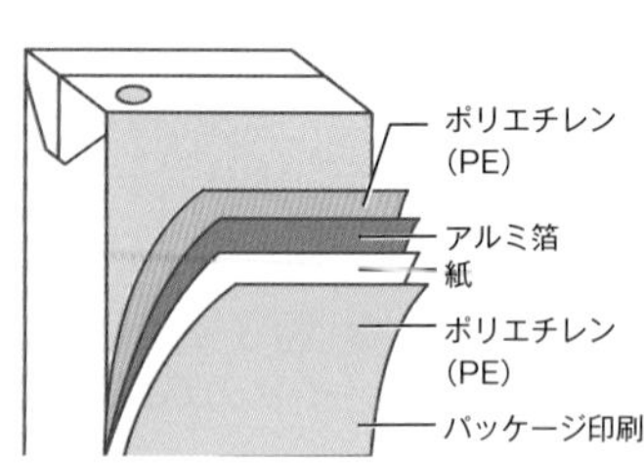

❹ セロファン

セロファンは主に菓子、粉末食品の袋などに使用されている。透過性が高く、パルプが原料であるため紙のような性質を有しておりリサイクルができる。防湿性とヒートシール性に欠けるため、プラスチックフィルムとラミネートした形態で使用されることが多い。

❺ プラスチック

プラスチックは多くの食品包装に用いられている*1。素材の種類が多く、それぞれ特有の性質を有しているため、目的に適した素材を選択することができる（表 3-10）。単体のフィルムなどとして使用されることもあるが、通常それぞれの長所を組み合わせて、欠点を補ったラミネート化したものが多く利用されている。

＊1 ほとんどは**熱可塑性樹脂**（加熱するとやわらかくなり、冷やすと硬くなる）でできている。

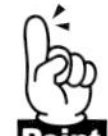

Point 熱可塑性樹脂と異なり、加熱してもやわらかくならない素材を熱硬化性樹脂という。

表 3-10 主な食品包装用プラスチックフィルムの特徴

種類		特徴	主な使用用途
ポリエチレン	低密度ポリエチレン（LDPE）	●防水性・防湿性、ヒートシール性が高い	ゴミ袋、ラップなどの包装材、食品保存用チャック付きの袋など
	高密度ポリエチレン（HDPE）	●不透明 ●防水性・防湿性、電気絶縁性が高い	レジ袋など
ポリエチレンテレフタラート（PET）		●ポリエステルの代表例 ●防水性、耐熱性、気体遮断性、強度が高い	ペットボトルなど
ポリ塩化ビニル（PVC）		●軟質と硬質がある（可塑剤の量による） ●硬質は防水性が高い ●温度による影響を受けやすい	青果や肉・魚のラップ、食品用トレイなど
ポリ塩化ビニリデン（PVDC）		●防水性、防湿性、耐熱性、気体遮断性が高い	家庭用ラップなど
ポリプロピレン（PP）		●無延伸ポリプロピレン（CPP）と延伸ポリプロピレン（OPP）がある ●防水性、防湿性、耐熱性が高い	パンやラーメンの袋、おにぎりの包装など
ポリスチレン（PS）		●透湿性が高く、気体遮断性が低い	青果の包装など

（2）包装形態

❶ びん詰・缶詰

一般に、調整した原料を容器に充填後、脱気、密封、加熱殺菌が行われる。脱気により充填した食品の酸化防止、変質防止、加熱殺菌時の熱膨張による容器の破損を防止することができる。

びん詰の密封は通常打栓機で圧着するかキャップ巻締機でねじ締される。缶詰の場合は通常二重巻締法（図 3-28）で密封される*2。

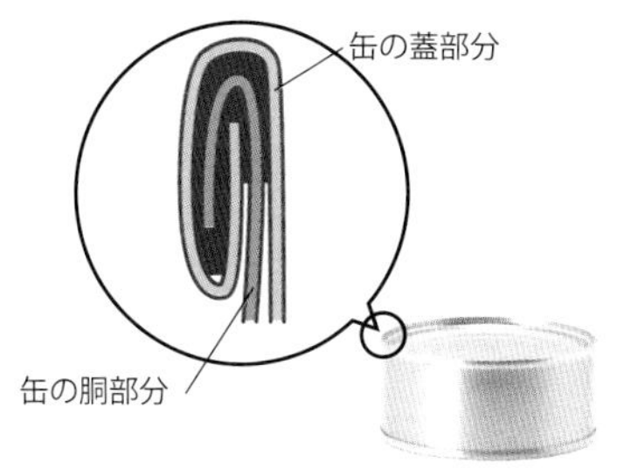

図 3-28 二重巻締法

＊2 缶詰には2つのパーツで構成される2ピース缶と、蓋・胴・底の3つのパーツで構成される3ピース缶がある。胴部分がスチールでも、蓋部分はアルミニウムを使用しているものが多い。

缶の材質としてはスチール（ブリキ）、アルミニウムがある。ブリキ缶は鋼をスズでめっき（表面処理）したもので光沢がある。またスズを使用せず酸化クロムをめっきしたTFS（Tin Free Steel）缶がある。

容器内の微生物を殺滅するために加熱殺菌が行われる。殺菌条件は内容物の水分活性、pH、量、形などで異なる。一般にpHが低い果実の缶詰などは比較的低温で加熱殺菌される。加熱殺菌した容器は好熱性細菌によるフラットサワー*1の原因となる菌の増殖を抑制するため、ただちに冷却する。ガラスは熱伝導率が低く温度の急変により破損しやすいのでびん詰めの場合は、段階的に冷却する必要がある（図3-29）。

＊1　一般に缶詰中の食品が腐敗するとガスが生成され缶詰は膨張するが、ガスを生成しない菌による腐敗では、缶詰は膨張せず内容物が酸性化し酸味が増加する。

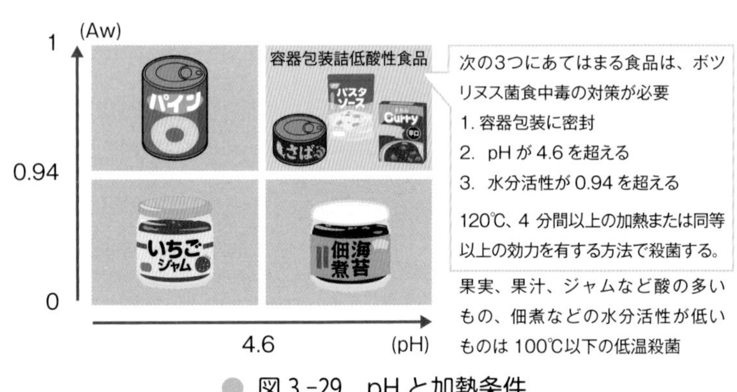

● 図3-29　pHと加熱条件

❷ レトルト食品

レトルト食品は食品をレトルト食品用のラミネートフィルム（多層フィルム）に充填して兼ねる殺菌をしたものである（図3-30）。一般に120℃で加熱される。

＊2　**エチレンビニルアルコール共重合樹脂（EVOH）**
ガスバリアー性が高く、油脂や有機溶剤への耐性もあるため食品のラミネートフィルム、レトルトパウチ包装などに使用される。

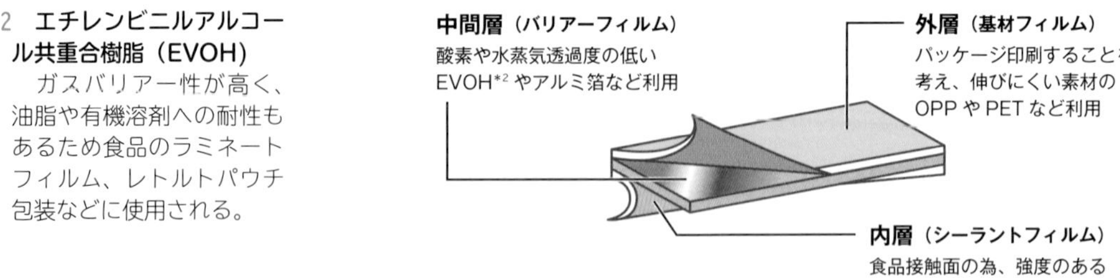

● 図3-30　ラミネートフィルムの断面

❸　無菌充填

殺菌された容器に、無菌環境下で充填密封される（図3-31）。レトルト殺菌と異なり、短時間での殺菌で済むため食品の風味や色調の劣化が少ない。主にLL牛乳などの液状食品に利用されている。

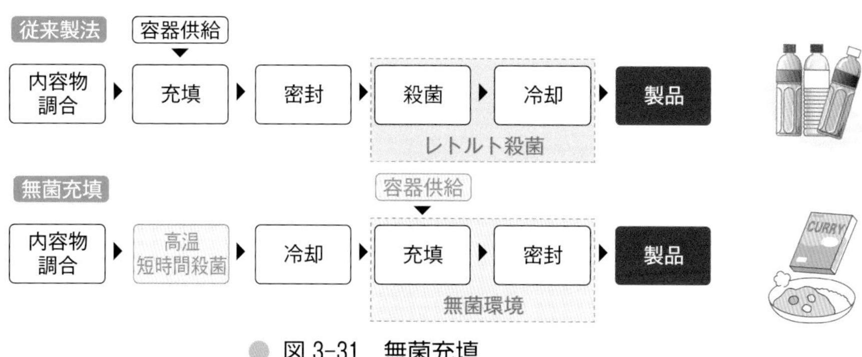

図3-31　無菌充填

2）包装による成分及び品質変化

食品は保存中に化学的、物理的要因などにより様々な変化を受けるが、包装することでそれらの変化を抑制することができる。食品の色調や香りは食品の美味しさに大きな影響を与えるため、それらを防ぐことのできる包装材料を選択することは重要である。

3）素材による環境汚染

プラスチックは低コストで利便性が高いため世界中で使用されている包装素材である。プラスチックは原料となる石油が有限であること、燃焼する際に温室効果ガスを発生するため地球温暖化に影響を与えることや、近年では海洋汚染に対する影響が問題視されている。適切に廃棄されなかったプラスチックが河川から海へ流れつくまでに様々な物理的要因を経て5 mm未満に細かくなったものを**マイクロプラスチック**という。マイクロプラスチックは魚に影響を与えるだけでなく食物連鎖を経てヒトにも影響を与えることが懸念されている。プラスチックごみを減らすために、使用削減の他、生分解性の高いプラスチックの開発やプラスチックの代替素材の開発などが進められている。

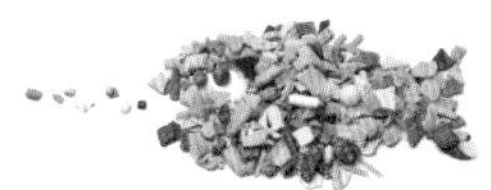

マイクロプラスチック

チェック問題Ⅴ

次の文章の**下線部分**が正しければ○、間違っていれば×をつけなさい（解答は p. 240）。

【微生物利用食品】

① ワインは**蒸留酒**である。
② 日本酒は、**単行複発酵酒**である。
③ ビールの苦味は、ホップに含まれる**クロロゲン酸**による。
④ ブランデーの原料は、一般的に**ぶどう**である。
⑤ ウイスキーは、**蒸留酒**である。
⑥ みりんは、**醸造酒**である。
⑦ 麦味噌の主原料は、**小麦**である。
⑧ うすくち（淡口）しょうゆより濃口しょうゆのほうが、塩分濃度は**高い**。
⑨ みりんは、**もち米**からつくられる。
⑩ 塩辛納豆（寺納豆）は、**納豆菌**を用いて製造される。

【器具と容器包装】

① アルミニウム缶は、リサイクル**できる**。
② ガラスは、気体遮断性が**劣る**。
③ 牛乳パックは、紙と**セロファン**をラミネート加工して使用している。
④ ポリエチレンテレフタラート（PET）は、気体透過性が**高い**。
⑤ ポリプロピレンは、比較的熱に**強い**。
⑥ **ポリ塩化ビニル**は、低温で焼却するとダイオキシンが発生する。
⑦ **TFS** 缶は、内側にスズめっきをして品質劣化を防止している。
⑧ アルミは、光透過性が**高い**。
⑨ LL 牛乳は無菌充填が行われているため、常温で保存**できる**。
⑩ 食品包装に用いられるプラスチックは、ほとんどが**熱硬化性**樹脂でできている。

【巻末資料 1】「日本食品標準成分表 2020 年版（八訂）」抜粋

数値の表示について

- 各成分において、「－」は未測定であること、「0」は食品成分表の最小記載量の 1/10（ヨウ素、セレン、クロム及びモリブデンにあっては 3/10、ビオチンにあっては 4/10。以下同じ）未満又は検出されなかったこと、「Tr（微量、トレース）」は最小記載量の 1/10 以上含まれているが 5/10 未満であることをそれぞれ示す。ただし、食塩相当量の 0 は算出値が最小記載量（0.1 g）の 5/10 未満であることを示す。

- 文献等により含まれていないと推定される成分については測定をしていない場合が多い。しかし、何らかの数値を示して欲しいとの要望も強いことから、推定値として「(0)」と表示した。同様に微量に含まれていると推定されるものについては「(Tr)」と記載した。

- 「アミノ酸組成によるたんぱく質」、「脂肪酸のトリアシルグリセロール当量」及び「利用可能炭水化物（単糖当量）」については、原則としてアミノ酸成分表 2020 年版、脂肪酸成分表 2020 年版又は炭水化物成分表 2020 年版の収載値に基づき個別の組成成分値から算出したが、計算食品においては、原材料食品の「アミノ酸組成によるたんぱく質」、「脂肪酸のトリアシルグリセロール当量」及び「利用可能炭水化物（単糖当量）」から算出したものもある。さらに、これらの組成を諸外国の食品成分表の収載値から借用した場合や原材料配合割合（レシピ）等を基に計算した場合には、（ ）を付けて数値を示した。

- 無機質、ビタミン等においては、類似食品の収載値から類推や計算により求めた成分について、（ ）を付けて数値を示した。

- アミノ酸組成によるたんぱく質とたんぱく質の収載値がある食品については、エネルギーの計算には、アミノ酸組成によるたんぱく質の収載値を用いた。脂肪酸のトリアシルグリセロール当量で表した脂質と脂質の収載値がある食品については、エネルギーの計算には、脂肪酸のトリアシルグリセロール当量で表した脂質の収載値を用いた。そして、成分項目群「利用可能炭水化物」については、成分値の確からしさを評価した結果等に基づき、エネルギーの計算には、利用可能炭水化物（単糖当量）あるいは差引き法による利用可能炭水化物のどちらかを用いた。これについては、エネルギーの計算にどちらの成分項目を用いたかを明示するため、本表において、エネルギーの計算に利用した収載値の右に「*」を付けた。

資料：文部科学省「日本食品標準成分表 2020 年版（八訂）」より作成
（https://www.mext.go.jp/a_menu/syokuhinseibun/mext_01110.html）

掲載ページ	食品名	廃棄率	エネルギー		水分	たんぱく質: アミノ酸組成によるたんぱく質	たんぱく質	脂質: 脂肪酸のトリアシルグリセロール当量	コレステロール	脂質	炭水化物: 利用可能炭水化物（単糖当量）	利用可能炭水化物（質量計）	差引き法による利用可能炭水化物	食物繊維総量	糖アルコール	炭水化物	有機酸	灰分	無機質: ナトリウム	カリウム	カルシウム	マグネシウム	リン	鉄
	可食部100 g当たり▶	%	kJ	kcal	g	g	g	g	mg	g	g	g	g	g	g	g	g	g	mg	mg	mg	mg	mg	mg
	■穀類																							
16	**アマランサス　玄穀**	0	1452	343	13.5	(11.3)	12.7	5.0	(0)	6.0	63.5*	57.8	59.9	7.4	—	64.9	—	2.9	1	600	160	270	540	9.4
16	**キヌア　玄穀**	0	1455	344	12.2	9.7	13.4	2.7	0	3.2	60.7	55.4	67.1*	6.2	—	69.0	—	2.2	35	580	46	180	410	4.3
16	**こ　め（水稲穀粒）**																							
17	玄米	0	1472	346	14.9	6.0	6.8	2.5	(0)	2.7	78.4*	71.3	72.4	3.0	—	74.3	—	1.2	1	230	9	110	290	2.1
17	七分つき米	0	1483	348	14.9	(5.4)	6.3	(1.4)	(0)	1.5	83.3*	75.8	76.8	0.9	—	76.6	—	0.6	1	120	6	45	180	1.3
17	精白米　うるち米	0	1455	342	14.9	5.3	6.1	0.8	(0)	0.9	83.1*	75.6	78.1	0.5	—	77.6	—	0.4	1	89	5	23	95	0.8
18	もち米	0	1455	343	14.9	5.8	6.4	1.0	(0)	1.2	77.6	70.5	77.4*	(0.5)	0	77.2	—	0.4	Tr	97	5	33	100	0.2
17	インディカ米	0	1472	347	13.7	6.4	7.4	0.7	(0)	0.9	80.3	73.0	78.3*	0.5	—	77.7	—	0.4	1	68	5	18	90	0.5
19	発芽玄米	0	1440	339	14.9	5.5	6.5	2.8	(0)	3.3	76.2*	69.3	72.6	3.1	—	74.3	—	1.1	3	160	13	120	280	1.0
	うるち米製品																							
19	アルファ化米　一般用	0	1527	358	7.9	5.0	6.0	0.8	(0)	1.0	87.6*	79.6	84.7	1.2	—	84.8	—	0.3	5	37	7	14	71	0.1
19	ビーフン	0	1526	360	11.1	5.8	7.0	(1.5)	(0)	1.6	(79.9)	(72.7)	80.3*	0.9	—	79.9	—	0.4	2	33	14	13	59	0.7
	こむぎ																							
19	国産　普通	0	1391	329	12.5	9.5	10.8	2.5	(0)	3.1	64.3*	58.5	59.8	14.0	—	72.1	—	1.6	2	440	26	82	350	3.2
19	輸入　軟質	0	1457	344	10.0	—	10.1	2.7	(0)	3.3	68.4*	62.2	64.6	11.2	—	75.2	—	1.4	2	390	36	110	290	2.9
19	輸入　硬質	0	1406	332	13.0	—	13.0	2.5	(0)	3.0	62.6*	57.0	58.5	11.4	—	69.4	—	1.6	2	340	26	140	320	3.2
	パン類																							
21	角形食パン　食パン	0	1050	248	39.2	7.4	8.9	3.7	0	4.1	48.2*	44.2	44.1	4.2	0	46.4	—	1.4	470	86	22	18	67	0.5
21	フランスパン	0	1231	289	30.0	8.6	9.4	(1.1)	(0)	1.3	63.9*	58.2	55.8	2.7	—	57.5	—	1.8	620	110	16	22	72	0.9
21	ライ麦パン	0	1066	252	35.0	6.7	8.4	(2.0)	(0)	2.2	—	—	49.0*	5.6	—	52.7	—	1.7	470	190	16	40	130	1.4
	うどん・そうめん類																							
22	うどん　生	0	1058	249	33.5	5.2	6.1	(0.5)	(0)	0.6	55.0	50.1	54.2*	3.6	Tr	56.8	—	3.0	1000	90	18	13	49	0.3
22	干しうどん　乾	0	1420	333	13.5	8.0	8.5	(1.0)	(0)	1.1	(76.8)*	(69.9)	70.2	2.4	—	71.9	—	5.0	1700	130	17	19	70	0.6
22	そうめん　乾	0	1413	333	12.5	8.8	9.5	(1.0)	(0)	1.1	71.5	65.1	71.0*	2.5	0	72.7	—	4.2	1500	120	17	22	70	0.6
22	干し中華めん　乾	0	1433	337	14.7	(11.5)	11.7	(1.4)	(0)	1.6	71.4*	65.0	64.5	6.0	0.1	70.2	—	1.9	410	300	21	23	82	1.1
	おおむぎ																							
22	押麦　乾	0	1395	329	12.7	5.9	6.7	1.2	(0)	1.5	72.4*	65.8	67.2	12.2	—	78.3	—	0.7	2	210	21	40	160	1.1
22	米粒麦（切断麦）	0	1407	333	14.0	(6.2)	7.0	(1.8)	(0)	2.1	68.8	62.5	68.6*	8.7	—	76.2	—	0.7	2	170	17	25	140	1.2
23	麦こがし（はったい粉）	0	1553	368	3.5	(11.1)	12.5	(4.2)	(0)	5.0	(80.1)	(72.8)	63.8*	15.5	—	77.1	—	1.9	2	490	43	130	340	3.1
	とうもろこし																							
24	玄穀　黄色種	0	1441	341	14.5	(7.4)	8.6	(4.5)	(0)	5.0	71.2	64.8	63.3*	9.0	—	70.6	—	1.3	3	290	5	75	270	1.9
24	コーンミール　黄色種	0	1591	375	14.0	(7.0)	8.3	(3.6)	(0)	4.0	(79.7)*	(72.5)	66.1	8.0	—	72.4	—	1.3	2	220	5	99	130	1.5
24	コーングリッツ　黄色種	0	1498	352	14.0	7.6	8.2	0.9	(0)	1.0	82.3*	74.8	74.7	2.4	—	76.4	—	0.4	1	160	2	21	50	0.3
25	ポップコーン	0	1979	472	4.0	(8.7)	10.2	(21.7)	(0)	22.8	(59.5)*	(54.1)	52.8	9.3	—	59.6	—	3.4	570	300	7	95	290	4.3
26	コーンフラワー　黄色種	0	1478	347	14.0	(5.7)	6.6	(2.5)	(0)	2.8	(79.7)*	(72.5)	75.6	1.7	—	76.1	—	0.5	1	200	3	31	90	0.6
26	コーンフレーク	0	1618	380	4.5	6.8	7.8	(1.2)	(0)	1.7	(89.9)*	(82.2)	82.7	2.4	—	83.6	—	2.4	830	95	1	14	45	0.9
	そ　ば																							
27	そば粉　全層粉（挽きぐるみ）	0	1438	339	13.5	10.2	12.0	2.9	(0)	3.1	70.2*	63.9	67.3	4.3	—	69.6	—	1.8	2	410	17	190	400	2.8
27	そば粉　内層粉（さらしな粉）	0	1455	342	14.0	(5.1)	6.0	(1.5)	(0)	1.6	81.2*	73.8	76.0	1.8	—	77.6	—	0.8	1	190	10	83	130	1.7
27	そば粉　中層粉	0	1417	334	13.5	(8.7)	10.2	(2.5)	(0)	2.7	71.3*	64.9	68.9	4.4	—	71.6	—	2.0	2	470	19	220	390	3.0
27	そば粉　表層粉	0	1425	337	13.0	(12.8)	15.0	(3.3)	(0)	3.6	45.5	41.5	60.5*	7.1	—	65.1	—	3.3	2	750	32	340	700	4.2
28	**ライ麦　全粒粉（黒麦）**	0	1342	317	12.5	10.8	12.7	(2.0)	(0)	2.7	61.2*	55.7	60.0	13.3	—	70.7	—	1.4	1	400	31	100	290	3.5
28	**ひ　え　精白米**	0	1534	361	12.9	8.4	9.4	3.0	(0)	3.3	77.9*	70.8	70.2	4.3	—	73.2	—	1.3	6	240	7	58	280	1.6
28	**あ　わ　精白粒**	0	1466	346	13.3	10.2	11.2	4.1	(0)	4.4	69.6*	63.3	67.6	3.3	0	69.7	—	1.4	1	300	14	110	280	4.8
28	**き　び　精白粒**	0	1496	353	13.8	10.0	11.3	2.9	(0)	3.3	71.5	65.0	70.9*	1.6	0.1	70.9	—	0.7	2	200	9	84	160	2.1
	いも及びでん粉類																							
	じゃがいも																							
29	塊茎　皮なし　生（馬鈴薯）	10	245	59	79.8	1.3	1.8	Tr	(0)	0.1	17.0	15.5	8.5*	8.9	0	17.3	0.5	1.0	1	410	4	19	47	0.4
	さつまいも類																							
31	塊根　皮なし　生（甘藷）	9	536	126	65.6	1.0	1.2	0.1	(0)	0.2	30.9*	28.3	29.7	2.2	—	31.9	0.4	1.0	11	480	36	24	47	0.6
	さといも類																							
32	さといも　球茎　生	15	227	53	84.1	1.2	1.5	0.1	(0)	0.1	11.2*	10.3	10.5	2.3	—	13.1	0.6	1.2	Tr	640	10	19	55	0.5
32	セレベス　球茎　生	25	338	80	76.4	1.7	2.2	0.2	(0)	0.3	17.1*	15.6	17.3	2.3	—	19.8	0.8	1.3	0	660	18	29	97	0.6

無機質							ビタミン（脂溶性）												ビタミン（水溶性）											食塩相当量
							A						D	E				K												
亜鉛	銅	マンガン	ヨウ素	セレン	クロム	モリブデン	レチノール	カロテン		β-クリプトキサンチン	β-カロテン当量	レチノール活性当量		トコフェノール					B_1	B_2	ナイアシン	ナイアシン当量	B_6	B_{12}	葉酸	パントテン酸	ビオチン	C	アルコール	
								α	β					α	β	γ	δ													
mg	mg	mg	μg	μg	μg	μg	μg	μg	μg	μg	μg	μg	μg	mg	mg	mg	mg	μg	mg	mg	mg	mg	mg	μg	μg	mg	μg	mg	g	g
5.8	0.92	6.14	1	13	7	59	(0)	0	2	0	2	Tr	(0)	1.3	2.3	0.2	0.7	(0)	0.04	0.14	1.0	(3.8)	0.58	(0)	130	1.69	16.0	(0)	—	0
2.8	0.47	2.45	2	3	3	23	0	0	11	1	12	1	(0)	2.6	0.1	4.0	0.1	Tr	0.45	0.24	1.2	4.0	0.39	Tr	190	0.95	23.0	0	—	0.1
1.8	0.27	2.06	Tr	3	0	65	(0)	0	1	0	1	Tr	(0)	1.2	0.1	0.1	0	(0)	0.41	0.04	6.3	8.0	0.45	(0)	27	1.37	6.0	(0)	—	0
1.5	0.23	1.05	0	2	Tr	73	(0)	(0)	(0)	(0)	(0)	(0)	(0)	0.4	Tr	0	0	(0)	0.24	0.03	1.7	(3.2)	0.20	(0)	15	0.84	2.9	(0)	—	0
1.4	0.22	0.81	0	2	0	69	(0)	0	0	0	0	(0)	(0)	0.1	Tr	0	0	0	0.08	0.02	1.2	2.6	0.12	(0)	12	0.66	1.4	(0)	—	0
1.5	0.22	1.30	0	2	0	79	(0)	(0)	(0)	(0)	(0)	(0)	(0)	(0.2)	0	(0)	(0)	(0)	0.12	0.02	1.6	3.1	(0.12)	(0)	(12)	(0.67)	(1.4)	(0)	—	0
1.6	0.20	0.88	0	7	2	62	(0)	0	0	0	0	(0)	(0)	Tr	0	0	0	(0)	0.06	0.02	1.1	2.9	0.08	(0)	16	0.61	2.0	(0)	—	0
1.9	0.23	2.07	—	—	—	—	(0)	(0)	(0)	(0)	(0)	(0)	(0)	1.2	0.1	0.2	0	0	0.35	0.02	4.9	6.4	0.34	(0)	18	0.75	—	(0)	—	0
1.6	0.22	0.60	0	2	1	69	(0)	0	0	0	0	(0)	(0)	0.1	0	0	0	0	0.04	Tr	0.5	1.9	0.04	(0)	7	0.19	1.0	(0)	—	0
0.6	0.06	0.33	5	3	4	25	(0)	—	—	—	(0)	(0)	(0)	0	0	0	0	(0)	0.06	0.02	0.6	2.4	0	(0)	4	0.09	0.6	(0)	—	0
2.6	0.38	3.90	1	3	1	29	(0)	—	—	—	(0)	(0)	(0)	1.2	0.6	0	0	(0)	0.41	0.09	6.3	8.9	0.35	(0)	38	1.03	7.5	(0)	—	0
1.7	0.32	3.79	0	5	1	19	(0)	—	—	—	(0)	(0)	(0)	1.2	0.6	0	0	(0)	0.49	0.09	5.0	6.7	0.34	(0)	40	1.07	9.6	(0)	—	0
3.1	0.43	4.09	0	54	1	47	(0)	—	—	—	(0)	(0)	(0)	1.2	0.6	0	0	(0)	0.35	0.09	5.8	8.0	0.34	(0)	49	1.29	11.0	(0)	—	0
0.5	0.09	0.25	1	22	1	15	0	0	4	0	4	0	0	0.4	0.1	0.3	0.1	0	0.07	0.05	1.1	2.6	0.03	Tr	30	0.42	2.3	0	—	1.2
0.8	0.14	0.39	Tr	29	1	20	(0)	0	0	0	0	(0)	(0)	0.1	0.1	0.1	Tr	(0)	0.08	0.05	1.1	2.9	0.04	(0)	33	0.45	1.9	(0)	—	1.6
1.3	0.18	0.87	—	—	—	—	(0)	0	0	0	0	(0)	Tr	0.3	0.1	0.2	0.1	(0)	0.16	0.06	1.3	2.7	0.09	(0)	34	0.46	—	(0)	—	1.2
0.3	0.08	0.39	2	6	2	7	(0)	0	0	0	0	(0)	(0)	0.2	0.2	0	0	—	0.09	0.03	0.6	1.7	0.03	(0)	5	0.36	0.8	(0)	—	2.5
0.4	0.11	0.50	0	10	1	12	(0)	0	0	0	0	(0)	(0)	0.3	0.2	0	0	(0)	0.08	0.02	0.9	2.5	0.04	(0)	9	0.45	1.3	(0)	—	4.3
0.4	0.12	0.44	0	16	1	14	(0)	0	0	0	0	(0)	(0)	0.3	0.2	0	0	(0)	0.08	0.02	0.9	2.8	0.03	(0)	8	0.70	1.3	(0)	—	3.8
0.5	0.15	0.44	0	24	1	18	(0)	0	0	0	0	(0)	(0)	0.2	0.1	0	0	—	0.02	0.03	0.8	(3.1)	0.05	(0)	11	0.76	1.4	(0)	—	1.0
1.1	0.22	0.86	0	1	0	11	(0)	—	—	—	(0)	(0)	(0)	0.1	0	0	0	(0)	0.11	0.03	3.4	5.0	0.13	(0)	10	0.40	2.7	(0)	—	0
1.2	0.37	—	Tr	1	Tr	9	(0)	—	—	—	(0)	(0)	(0)	0.1	0	0	0	(0)	0.19	0.05	2.3	(4.0)	0.19	(0)	10	0.64	3.5	(0)	—	0
3.8	0.41	1.81	—	—	—	—	(0)	—	—	—	(0)	(0)	(0)	0.5	0.1	0.2	0	(0)	0.09	0.10	7.6	(11.0)	0.09	(0)	24	0.28	—	(0)	—	0
1.7	0.18	—	0	6	Tr	20	(0)	11	99	100	150	13	(0)	1.0	0.1	3.9	0.1	(0)	0.30	0.10	2.0	(3.0)	0.39	(0)	28	0.57	8.3	(0)	—	0
1.4	0.16	0.38	—	—	—	—	(0)	11	100	100	160	13	(0)	1.1	0.1	4.1	0.2	(0)	0.15	0.08	0.9	(1.6)	0.43	(0)	28	0.57	—	(0)	—	0
0.4	0.07	—	Tr	6	0	10	(0)	15	110	130	180	15	(0)	0.2	Tr	0.5	0	(0)	0.06	0.05	0.7	1.4	0.11	(0)	8	0.32	3.1	(0)	—	0
2.4	0.20	—	—	—	—	—	(0)	3	91	170	180	15	(0)	3.0	0.1	8.3	0.4	—	0.13	0.08	2.0	(3.2)	0.27	(0)	22	0.46	—	(0)	—	1.4
0.6	0.08	0.13	—	—	—	—	(0)	14	69	100	130	11	(0)	0.2	Tr	0.8	0	(0)	0.14	0.06	1.3	(2.1)	0.20	(0)	9	0.37	—	(0)	—	0
0.2	0.07	—	Tr	5	3	15	(0)	10	72	80	120	10	(0)	0.3	0.1	3.1	2.0	(0)	0.03	0.02	0.3	1.0	0.04	(0)	6	0.22	1.6	(0)	—	2.1
2.4	0.54	1.09	1	7	4	47	(0)	—	—	—	(0)	(0)	(0)	0.2	0	6.8	0.3	0	0.46	0.11	4.5	7.7	0.30	(0)	51	1.56	17.0	(0)	—	0
0.9	0.37	0.49	0	7	2	12	(0)	—	—	—	(0)	(0)	(0)	0.1	0	2.7	0.2	(0)	0.16	0.07	2.2	(3.8)	0.20	(0)	30	0.72	4.7	(0)	—	0
2.2	0.58	1.17	0	13	3	43	(0)	—	—	—	(0)	(0)	(0)	0.2	0	7.2	0.4	(0)	0.35	0.10	4.1	(6.8)	0.44	(0)	44	1.54	18.0	(0)	—	0
4.6	0.91	2.42	2	16	6	77	(0)	—	—	—	(0)	(0)	(0)	0.4	Tr	11.0	0.7	(0)	0.50	0.14	7.1	(11.0)	0.76	(0)	84	2.60	38.0	(0)	—	0
3.5	0.44	2.15	0	2	1	65	(0)	—	—	—	(0)	(0)	(0)	1.0	0.3	0	0	(0)	0.47	0.20	1.7	4.2	0.22	(0)	65	0.87	9.5	0	—	0
2.2	0.15	1.37	0	4	2	10	(0)	(0)	(0)	(0)	(0)	(0)	(0)	0.1	0	1.2	0	(0)	0.25	0.02	0.4	2.3	0.17	(0)	14	1.50	3.6	0	—	0
2.5	0.49	0.88	0	2	1	22	(0)	(0)	(0)	(0)	(0)	(0)	(0)	0.6	0	2.2	0	(0)	0.56	0.07	2.9	6.4	0.18	(0)	29	1.83	14.0	0	—	0
2.7	0.38	—	0	2	1	16	(0)	(0)	(0)	(0)	(0)	(0)	(0)	Tr	Tr	0.5	0.3	(0)	0.34	0.09	3.7	6.2	0.20	(0)	13	0.95	7.9	0	—	0
0.2	0.09	0.37	1	0	4	3	(0)	Tr	2	0	3	0	(0)	Tr	0	0	0	1	0.09	0.03	1.5	1.8	0.20	(0)	20	0.50	0.4	28	—	0
0.2	0.17	0.41	1	0	1	4	(0)	0	28	0	28	2	(0)	1.5	Tr	Tr	0	(0)	0.11	0.04	0.8	1.1	0.26	(0)	49	0.90	4.1	29	—	0
0.3	0.15	0.19	Tr	1	0	8	(0)	0	5	0	5	Tr	(0)	0.6	0	0	0	(0)	0.07	0.02	1.0	1.5	0.15	(0)	30	0.48	3.1	6	—	0
0.7	0.15	0.32	1	0	Tr	24	(0)	0	14	2	15	1	(0)	0.6	0	0	0	(0)	0.10	0.03	1.7	2.4	0.21	(0)	28	0.48	3.0	6	—	0

掲載ページ	可食部100 g当たり▶ 食品名	廃棄率	エネルギー		水分	たんぱく質: アミノ酸組成によるたんぱく質	たんぱく質: たんぱく質	脂質: 脂肪酸のトリアシルグリセロール当量	脂質: コレステロール	脂質: 脂質	炭水化物: 利用可能炭水化物 単糖当量	炭水化物: 利用可能炭水化物 質量計	炭水化物: 利用可能炭水化物 差引き法による	炭水化物: 食物繊維総量	炭水化物: 糖アルコール	炭水化物: 炭水化物	有機酸	灰分	無機質: ナトリウム	無機質: カリウム	無機質: カルシウム	無機質: マグネシウム	無機質: リン	無機質: 鉄
		%	kJ	kcal	g	g	g	g	mg	g	g	g	g	g	g	g	g	g	mg	mg	mg	mg	mg	mg
	やまのいも類																							
33	ながいも　塊根　生	10	273	64	82.6	1.5	2.2	0.1	(0)	0.3	14.1	12.9	13.8 *	1.0	—	13.9	—	1.0	3	430	17	17	27	0.4
33	いちょういも　塊根　生	15	458	108	71.1	3.1	4.5	0.3	(0)	0.5	23.6 *	21.5	22.2	1.4	—	22.6	0.7	1.3	5	590	12	19	65	0.6
33	やまといも　塊根　生	10	504	119	66.7	2.9	4.5	0.1	(0)	0.2	26.9 *	24.5	26.3	2.5	—	27.1	—	1.5	12	590	16	28	72	0.5
33	じねんじょ　塊根　生	20	498	118	68.8	1.8	2.8	0.3	(0)	0.7	25.7	23.4	25.7 *	2.0	—	26.7	0.4	1.0	6	550	10	21	31	0.8
	こんにゃく																							
33	精粉	0	786	194	6.0	—	3.0	—	(0)	0.1	—	—	5.4 *	79.9	—	85.3	—	5.6	18	3000	57	70	160	2.1
33	板こんにゃく　精粉	0	21	5	97.3	—	0.1	—	(0)	Tr	—	—	0.1 *	2.2	—	2.3	—	0.3	10	33	43	2	5	0.4
	でん粉・でん粉製品																							
26	でん粉類　コーンスターチ	0	1548	363	12.8	—	0.1	(0.7)	(0)	0.7	(94.9) *	(86.3)	86.3	(0)	—	86.3	—	0.1	1	5	3	4	13	0.3
34	キャッサバでん粉	0	1510	354	14.2	—	0.1	—	(0)	0.2	(93.8) *	(85.3)	85.3	(0)	—	85.3	—	0.2	1	48	28	5	6	0.3
42	でん粉製品　ごま豆腐	0	315	75	84.8	(1.5)	1.5	(3.5)	0	4.3	(7.8)	(7.2)	8.9 *	1.0	—	9.1	—	0.2	Tr	32	6	27	69	0.6
34	タピオカパール　乾	0	1494	352	11.9	—	0	—	(0)	0.2	—	—	87.4 *	0.5	—	87.8	—	0.1	5	12	24	3	8	0.5
	砂糖及び甘味類																							
	砂糖類																							
34	車糖　上白糖	0	1667	391	0.7	—	(0)	—	(0)	(0)	104.2 *	99.3	99.3	(0)	—	99.3	—	0	1	2	1	Tr	Tr	Tr
34	三温糖	0	1662	390	0.9	—	Tr	—	(0)	(0)	103.9 *	99.0	99.0	(0)	—	99.0	—	0.1	7	13	6	2	Tr	0.1
34	和三盆糖	0	1675	393	0.3	—	0.2	—	(0)	Tr	(104.5) *	(99.6)	99.0	(0)	—	99.0	—	0.5	1	140	27	17	13	0.7
34	ざらめ糖　グラニュー糖	0	1662	390	0.9	—	Tr	—	(0)	(0)	103.9 *	99.0	99.0	(0)	—	99.0	—	0.1	7	13	6	2	Tr	0.1
34	白ざら糖	0	1679	394	Tr	—	(0)	—	(0)	(0)	(104.9) *	(99.9)	100	(0)	0	100	—	0	Tr	Tr	Tr	0	(0)	Tr
34	中ざら糖	0	1678	393	Tr	—	(0)	—	(0)	(0)	(104.9) *	(99.9)	100	(0)	—	100	—	0	Tr	Tr	0	0	(0)	Tr
34	加工糖　角砂糖	0	1679	394	Tr	—	(0)	—	(0)	(0)	(104.9) *	(99.9)	100	(0)	—	100	—	0	Tr	Tr	Tr	0	(0)	0.1
34	氷砂糖	0	1679	394	Tr	—	(0)	—	(0)	(0)	(104.9) *	(99.9)	100	(0)	—	100	—	0	Tr	Tr	Tr	Tr	(0)	0.1
	その他																							
35	はちみつ　国産品	0	1392	328	18.1	0	0.1	—	—	Tr	69.3	69.2	81.4 *	—	—	81.7	0.3	Tr	1	23	2	1	3	0.1
35	メープルシロップ	0	1129	266	33.0	—	0.1	—	(0)	0	—	—	66.3 *	(0)	—	66.3	—	0.6	1	230	75	18	1	0.4
	豆　類																							
	大　豆																							
37	全粒　青大豆　国産　乾	0	1473	354	12.5	31.4	33.5	16.9	Tr	19.3	8.5 *	8.1	12.9	20.1	—	30.1	1.6	4.6	3	1700	160	200	600	6.5
38	きな粉　青大豆　全粒	0	1769	424	5.9	34.9	37.0	20.9	(Tr)	22.8	8.7	8.2	14.7 *	16.9	—	29.3	1.8	5.0	1	2000	160	240	690	7.9
	豆腐・油揚げ類																							
38	木綿豆腐	0	304	73	85.9	6.7	7.0	4.5	0	4.9	0.8 *	0.8	0.9	1.1	—	1.5	0.2	0.7	9	110	93	57	88	1.5
38	絹ごし豆腐	0	235	56	88.5	5.3	5.3	(3.2)	(0)	3.5	1.0 *	0.9	1.1	0.9	—	2.0	0.2	0.7	11	150	75	50	68	1.2
38	凍り豆腐　乾（高野豆腐）	0	2064	496	7.2	49.7	50.5	32.3	(0)	34.1	0.2 *	0.2	4.3	2.5	—	4.2	—	4.0	440	34	630	140	820	7.5
38	油揚げ　生	0	1564	377	39.9	23.0	23.4	31.2	(Tr)	34.4	0.5 *	0.5	2.8	1.3	—	0.4	—	1.9	4	86	310	150	350	3.2
38	がんもどき	0	925	223	63.5	15.2	15.3	(16.8)	Tr	17.8	2.2 *	2.0	1.3	1.4	—	1.6	—	1.8	190	80	270	98	200	3.6
39	**納豆類**　糸引き納豆	0	765	184	59.5	14.5	16.5	(9.7)	Tr	10.0	0.3	0.3	(4.8) *	9.5	—	12.1	—	1.9	1	690	91	100	220	3.3
	その他																							
38	豆乳	0	178	43	90.8	3.4	3.6	2.6	(0)	2.8	1.0 *	0.9	1.6	0.9	—	2.3	0.2	0.5	2	190	15	25	49	1.2
38	おから　生	0	363	88	75.5	5.4	6.1	(3.4)	(0)	3.6	0.6	0.5	3.2 *	11.5	—	13.8	—	1.0	5	350	81	40	99	1.3
38	湯葉　生	0	912	218	59.1	21.4	21.8	12.3	(0)	13.7	1.1	1.0	5.1 *	0.8	—	4.1	—	1.3	4	290	90	80	250	3.6
	小　豆																							
39	全粒　乾	0	1279	304	14.2	17.8	20.8	0.8	0	2.0	46.5 *	42.3	37.7	24.8	—	59.6	1.2	3.4	1	1300	70	130	350	5.5
40	あん　こし生あん	0	624	147	62.0	8.5	9.8	(0.3)	(0)	0.6	26.0 *	23.6	22.0	6.8	—	27.1	—	0.5	3	60	73	30	85	2.8
40	**ささげ**　全粒　乾	0	1182	280	15.5	19.6	23.9	1.3	(0)	2.0	40.7 *	37.1	41.5	18.4	—	55.0	—	3.6	1	1400	75	170	400	5.6
	えんどう豆																							
40	全粒　青えんどう　乾	0	1307	310	13.4	17.8	21.7	1.5	(0)	2.3	42.7	38.9	47.8 *	17.4	—	60.4	—	2.2	1	870	65	120	360	5.0
40	**いんげん豆**　全粒　乾	0	1180	280	15.3	17.7	22.1	1.5	(0)	2.5	41.8 *	38.1	42.3	19.6	—	56.4	—	3.7	Tr	1400	140	150	370	5.9
40	**そら豆**　全粒　乾	0	1368	323	13.3	20.5	26.0	1.3	(0)	2.0	37.6	34.3	52.8 *	9.3	—	55.9	—	2.8	1	1100	100	120	440	5.7
40	**緑　豆**　全粒　乾	0	1346	319	10.8	20.7	25.1	1.0	(0)	1.5	45.4	41.4	49.4 *	14.6	—	59.1	—	3.5	0	1300	100	150	320	5.9
40	**ひよこ豆**　全粒　乾	0	1413	336	10.4	(16.7)	20.0	4.3	(0)	5.2	41.3	37.7	49.4 *	16.3	—	61.5	—	2.9	17	1200	100	140	270	2.6
40	**レンズ豆**　全粒　乾	0	1319	313	12.0	(19.7)	23.2	1.0	(0)	1.5	45.2	41.1	47.9 *	16.7	—	60.7	—	2.7	Tr	1000	57	100	430	9.0

無機質							ビタミン（脂溶性）												ビタミン（水溶性）											
							A						D	E				K												
								カロテン						トコフェノール																
亜鉛	銅	マンガン	ヨウ素	セレン	クロム	モリブデン	レチノール	α	β	β-クリプトキサンチン	β-カロテン当量	レチノール活性当量	D	α	β	γ	δ	K	B_1	B_2	ナイアシン	ナイアシン当量	B_6	B_{12}	葉酸	パントテン酸	ビオチン	C	アルコール	食塩相当量
mg	mg	mg	μg	μg	μg	μg	μg	μg	μg	μg	μg	μg	μg	mg	mg	mg	mg	μg	mg	mg	mg	mg	mg	μg	μg	mg	μg	mg	g	g
0.3	0.10	0.03	1	1	Tr	2	(0)	—	—	—	Tr	(0)	(0)	0.2	0	0	0	(0)	0.10	0.02	0.4	0.9	0.09	(0)	8	0.61	2.2	6	—	0
0.4	0.20	0.05	1	1	0	3	(0)	—	—	—	5	Tr	(0)	0.3	0	0	0	(0)	0.15	0.05	0.4	1.5	0.11	(0)	13	0.85	2.6	7	—	0
0.6	0.16	0.27	1	1	0	4	(0)	Tr	6	—	6	1	(0)	0.2	0.1	Tr	Tr	(0)	0.13	0.02	0.5	1.5	0.14	(0)	6	0.54	4.0	5	—	0
0.7	0.21	0.12	Tr	Tr	0	1	(0)	—	—	—	5	Tr	(0)	4.1	0	0	0	(0)	0.11	0.04	0.6	1.3	0.18	(0)	29	0.67	2.4	15	—	0
2.2	0.27	0.41	4	1	5	44	(0)	—	—	—	(0)	(0)	(0)	0.2	0	0	0	(0)	(0)	(0)	(0)	(0.5)	1.20	(0)	65	1.52	4.5	(0)	—	0
0.1	0.02	0.02	—	—	—	—	(0)	—	—	—	(0)	(0)	(0)	0	0	0	0	(0)	(0)	(0)	(0)	(Tr)	0.02	(0)	1	0	—	(0)	—	0
0.1	0.04	—	1	Tr	1	2	0	—	—	—	0	0	(0)	—	—	—	—	(0)	0	0	0	Tr	(0)	(0)	(0)	(0)	0.1	0	—	0
Tr	0.03	0.09	—	—	—	—	0	—	—	—	0	0	(0)	—	—	—	—	(0)	0	0	0	Tr	(0)	(0)	(0)	(0)	—	0	—	0
0.4	0.12	0.10	—	—	—	—	0	0	0	0	0	0	0	0	0	2.5	Tr	0	0.10	0.01	0.4	(0.9)	0.03	0	6	0.03	—	0	—	0
0.1	0.01	0.13	—	—	—	—	(0)	(0)	(0)	(0)	(0)	(0)	(0)	(0)	(0)	(0)	(0)	(0)	(0)	(0)	(0)	0	(0)	(0)	(0)	(0)	—	(0)	—	0
0	0.01	0	0	0	0	0	(0)	—	—	—	(0)	(0)	(0)	(0)	(0)	(0)	(0)	(0)	(0)	(0)	(0)	0	(0)	(0)	(0)	(0)	0.1	(0)	—	0
Tr	0.07	0.01	0	0	Tr	0	(0)	—	—	—	(0)	(0)	(0)	(0)	(0)	(0)	(0)	(0)	Tr	0.01	Tr	0	(0)	(0)	(0)	(0)	0.3	(0)	—	0
0.2	0.07	0.30	0	0	2	Tr	(0)	0	Tr	0	Tr	0	(0)	(0)	(0)	(0)	(0)	(0)	0.01	0.03	Tr	Tr	0.08	(0)	2	0.37	0.9	(0)	—	0
Tr	0.07	0.01	0	0	Tr	0	(0)	—	—	—	(0)	(0)	(0)	(0)	(0)	(0)	(0)	(0)	Tr	0.01	Tr	0	(0)	(0)	(0)	(0)	0.3	(0)	—	0
Tr	0	0	0	0	0	0	(0)	—	—	—	(0)	(0)	(0)	(0)	(0)	(0)	(0)	(0)	(0)	(0)	(0)	0	(0)	(0)	(0)	(0)	0.1	(0)	—	0
0	0	—	—	—	—	—	(0)	—	—	—	(0)	(0)	(0)	(0)	(0)	(0)	(0)	(0)	(0)	(0)	(0)	0	(0)	(0)	(0)	(0)	—	(0)	—	0
0	0.01	—	—	—	—	—	(0)	—	—	—	(0)	(0)	(0)	(0)	(0)	(0)	(0)	(0)	(0)	(0)	(0)	0	(0)	(0)	(0)	(0)	—	(0)	—	0
Tr	0	—	—	—	—	—	(0)	—	—	—	(0)	(0)	(0)	(0)	(0)	(0)	(0)	(0)	(0)	(0)	(0)	0	(0)	(0)	(0)	(0)	—	(0)	—	0
Tr	0.01	0.09	0	0	0	0	—	0	Tr	0	Tr	0	—	—	—	—	—	—	Tr	Tr	0.1	0.1	0.03	—	Tr	0.04	0.2	—	—	0
1.5	0.01	2.01	4	0	5	2	(0)	0	0	0	0	(0)	(0)	(0)	(0)	(0)	(0)	(0)	Tr	0.02	Tr	Tr	Tr	(0)	1	0.13	0.1	(0)	—	0
3.9	0.96	2.11	Tr	9	1	450	0	1	8	1	9	1	0	2.3	0.8	12.0	7.0	36	0.74	0.24	2.4	11.0	0.55	0	260	0.83	24.0	2	—	0
4.5	1.32	2.76	1	3	5	450	(0)	4	50	3	53	4	(0)	2.4	0.7	15.0	9.0	57	0.29	0.29	2.2	11.0	0.51	(0)	250	0.91	29.0	1	—	0
0.6	0.16	0.41	6	4	4	44	(0)	0	0	0	0	0	(0)	0.2	Tr	2.9	1.3	6	0.09	0.04	0.2	1.9	0.05	(0)	12	0.02	4.1	0	—	0
0.5	0.16	0.34	1	1	1	69	(0)	0	0	0	0	0	(0)	0.1	Tr	2.3	1.0	9	0.11	0.04	0.2	1.6	0.06	(0)	12	0.09	3.5	0	—	0
5.2	0.57	4.32	1	19	5	67	(0)	1	7	3	9	1	(0)	1.9	0.8	20.0	11.0	60	0.02	0.02	Tr	13.0	0.02	0.1	6	0.10	21.0	0	—	1.1
2.5	0.22	1.55	1	8	5	97	(0)	—	—	—	(0)	(0)	(0)	1.3	0.2	12.0	5.6	67	0.06	0.04	0.2	6.2	0.07	(0)	18	0.07	7.1	0	—	0
1.6	0.22	1.30	32	4	8	60	(0)	—	—	—	(0)	(0)	(0)	1.5	0.2	8.1	2.5	43	0.03	0.04	0.2	4.0	0.08	(0)	21	0.20	7.6	Tr	—	0.5
1.9	0.6	1.39	Tr	16	1	290	(0)	Tr	4	1	4	Tr	(0)	0.5	0.2	5.9	3.3	870	0.13	0.3	0.6	4.6	0.24	Tr	130	3.63	18.2	3	—	0
0.3	0.12	0.23	Tr	1	0	54	(0)	0	1	0	1	0	(0)	0.1	Tr	2.0	1.0	4	0.03	0.02	0.5	1.4	0.06	(0)	28	0.28	3.8	Tr	—	0
0.6	0.14	0.40	1	1	1	45	(0)	0	0	0	0	(0)	(0)	0.4	0.1	2.8	0.4	8	0.11	0.03	0.2	1.6	0.06	(0)	14	0.31	4.1	Tr	—	0
2.2	0.70	—	1	3	1	100	(0)	—	—	—	10	1	(0)	0.9	0.1	4.0	0.3	22	0.17	0.09	0.3	5.4	0.13	(0)	25	0.34	14.0	Tr	—	0
2.4	0.68	1.09	0	1	2	210	(0)	2	8	1	9	1	(0)	0.1	0.2	3.0	11.0	8	0.46	0.16	2.2	6.2	0.40	(0)	130	1.02	9.6	2	—	0
1.1	0.23	0.74	Tr	1	1	59	(0)	—	—	—	0	(0)	(0)	0	0	1.4	3.8	7	0.02	0.05	0.1	1.8	0	(0)	2	0.07	2.5	Tr	—	0
4.9	0.71	—	0	6	6	380	(0)	0	18	1	19	2	(0)	Tr	0	6.2	9.7	14	0.50	0.10	2.5	7.2	0.24	(0)	300	1.30	11.0	Tr	—	0
4.1	0.49	—	1	11	2	280	(0)	0	89	6	92	8	(0)	0.1	0	6.7	0.2	16	0.72	0.15	2.5	5.8	0.29	(0)	24	1.74	16.0	Tr	—	0
2.5	0.77	1.93	0	1	3	110	(0)	Tr	6	0	6	Tr	(0)	0.1	0	2.0	0.1	8	0.64	0.16	2.0	6.1	0.37	(0)	87	0.65	9.5	Tr	—	0
4.6	1.20	—	0	3	1	260	(0)	0	5	0	5	Tr	(0)	0.7	0	5.0	0.1	13	0.50	0.20	2.5	6.2	0.41	(0)	260	0.48	13.0	Tr	—	0
4.0	0.91	—	0	2	3	410	(0)	0	150	2	150	13	(0)	0.3	0	6.4	0.6	36	0.70	0.22	2.1	6.2	0.52	(0)	460	1.66	11.0	Tr	—	0
3.2	0.84	—	1	11	1	150	(0)	0	17	3	19	2	(0)	2.5	0.1	7.7	0.6	9	0.37	0.15	1.5	(4.8)	0.64	(0)	350	1.77	21.0	Tr	—	0
4.8	0.95	1.57	0	54	2	180	(0)	0	29	2	30	3	(0)	0.8	0.1	5.2	Tr	17	0.52	0.17	2.5	(5.3)	0.55	0	77	1.58	23.0	1	—	0

掲載ページ	食品名（可食部 100 g 当たり）	廃棄率	エネルギー		水分	たんぱく質		脂質			炭水化物						有機酸	灰分	無機質					
						アミノ酸組成によるたんぱく質	たんぱく質	脂肪酸のトリアシルグリセロール当量	コレステロール	脂質	利用可能炭水化物 単糖当量	利用可能炭水化物 質量計	利用可能炭水化物 差引き法による	食物繊維総量	糖アルコール	炭水化物			ナトリウム	カリウム	カルシウム	マグネシウム	リン	鉄
		%	kJ	kcal	g	g	g	g	mg	g	g	g	g	g	g	g	g	g	mg	mg	mg	mg	mg	mg
	種実類																							
	アーモンド																							
41	乾	0	2516	609	4.7	18.7	19.6	51.9	—	51.8	5.5	5.2	11.5 *	10.1	—	20.9	—	3.0	1	760	250	290	460	3.6
41	フライ　味つけ	0	2587	626	1.8	21.1	21.3	53.2	0	55.7	4.9	4.6	10.6 *	10.1	—	17.9	—	3.2	100	760	240	270	490	3.5
42	**えごま**　乾	0	2162	523	5.6	16.9	17.7	40.6	(0)	43.4	2.5	2.4	12.2 *	20.8	—	29.4	—	3.9	2	590	390	230	550	16.0
42	**カシューナッツ**　フライ　味つけ	0	2452	591	3.2	19.3	19.8	47.9	(0)	47.6	(18.6) *	(17.2)	20.2	6.7	—	26.7	—	2.7	220	590	38	240	490	4.8
42	**かぼちゃ**　いり　味つけ	35	2445	590	4.5	(25.3)	26.5	(48.7)	(0)	51.8	(2.1)	(2.0)	9.0 *	7.3	—	12.0	—	5.2	47	840	44	530	1100	6.5
42	**くるみ**　いり	0	2940	713	3.1	13.4	14.6	70.5	(0)	68.8	2.8 *	2.6	3.7	7.5	—	11.7	—	1.8	4	540	85	150	280	2.6
	ご　ま																							
42	乾	0	2494	604	4.7	19.3	19.8	53.0	(0)	53.8	1.0	0.9	7.0 *	10.8	—	16.5	—	5.2	2	400	1200	370	540	9.6
42	むき	0	2360	570	4.1	19.0	19.3	44.8	(0)	54.9	0.6	0.5	16.2 *	13.0	—	18.8	—	2.9	2	400	62	340	870	6.0
43	**チアシード**　乾	0	1837	446	6.5	18.0	19.4	32.7	1	33.9	0.9 *	0.9	0	36.9	—	34.5	0.8	4.7	0	760	570	360	820	7.6
43	**ピスタチオ**　いり　味つけ	45	2549	617	2.2	16.2	17.4	55.9	(0)	56.1	(8.2) *	(7.7)	13.1	9.2	—	20.9	—	3.4	270	970	120	120	440	3.0
43	**マカダミアナッツ**　いり　味つけ	0	3093	751	1.3	7.7	8.3	76.6	(0)	76.7	(4.8) *	(4.5)	6.7	6.2	—	12.2	—	1.5	190	300	47	94	140	1.3
43	**ま　つ**　生	0	2811	681	2.5	(14.5)	15.8	66.7	(0)	68.2	(4.0) *	(3.8)	9.3	4.1	—	10.6	—	2.9	2	730	14	290	680	5.6
	らっかせい																							
43	大粒種　乾（ピーナッツ）	30	2368	572	6.0	24.0	25.2	46.4	(0)	47.0	10.7 *	10.0	12.4	8.5	—	19.4	0.3	2.3	2	740	49	170	380	1.6
43	バターピーナッツ	0	2521	609	2.4	22.6	23.3	51.8	(0)	53.2	8.9 *	8.3	10.6	9.5	—	18.3	0.3	2.8	120	700	50	190	380	2.0
43	ピーナッツバター	0	2484	599	1.2	19.7	20.6	47.8	(0)	50.4	19.8 *	18.6	20.5	7.6	—	24.9	0.3	2.9	350	650	47	180	370	1.6
44	**ぎんなん**　生	25	710	168	57.4	4.2	4.7	1.3	(0)	1.6	33.4	30.4	33.9 *	1.6	—	34.8	—	1.5	Tr	710	5	48	120	1.0
	くり類																							
44	日本ぐり　生	30	625	147	58.8	2.4	2.8	(0.4)	(0)	0.5	33.5 *	30.6	33.2	4.2	—	36.9	—	1.0	1	420	23	40	70	0.8
44	甘露煮	0	984	232	40.8	(1.5)	1.8	(0.3)	(0)	0.4	—	—	54.4 *	2.8	—	56.8	—	0.2	7	75	8	8	25	0.6
44	中国ぐり　甘ぐり	20	875	207	44.4	(4.3)	4.9	(0.9)	(0)	0.9	(43.9) *	(40.2)	40.6	8.5	—	48.5	—	1.3	2	560	30	71	110	2.0
50	**は　す**　成熟　乾	0	1383	327	11.2	(18.0)	18.3	1.6	(0)	2.3	52.1	47.4	54.9 *	10.3	—	64.3	—	3.9	6	1300	110	200	690	2.9
	野菜類																							
	とうもろこし類																							
24	スイートコーン　未熟種子　生	50	375	89	77.1	2.7	3.6	1.3	0	1.7	12.5	12.0	14.8 *	3.0	—	16.8	0.2	0.8	Tr	290	3	37	100	0.8
24	ヤングコーン　幼雌穂　生	0	124	29	90.9	(1.7)	2.3	(0.2)	(0)	0.2	(4.2) *	(4.1)	3.9	2.7	—	6.0	—	0.6	0	230	19	25	63	0.4
32	**ずいき**　生	30	64	15	94.5	(0.2)	0.5	—	(0)	0	—	—	2.8 *	1.6	—	4.1	—	0.9	1	390	80	6	13	0.1
46	**コリアンダー**（パクチー）	10	75	18	92.4	—	1.4	—	—	0.4	—	—	0.1 *	4.2	—	4.6	—	1.2	4	590	84	16	59	1.4
47	**キャベツ**　結球葉　生	15	95	23	92.9	0.8	1.2	Tr	(0)	0.1	3.9 *	3.9	3.7	1.8	—	5.2	0.1	0.5	5	190	42	14	26	0.3
47	**こまつな**　葉　生	15	55	13	94.1	1.3	1.5	0.1	(0)	0.2	0.3	0.3	0.8 *	1.9	—	2.4	—	1.3	15	500	170	12	45	2.8
47	**し　そ**　葉　生（大葉）	0	130	32	86.7	3.1	3.9	Tr	(0)	0.1	—	—	1.0 *	7.3	—	7.5	—	1.7	1	500	230	70	70	1.7
	はくさい																							
48	結球葉　生	6	54	13	95.2	0.6	0.8	Tr	(0)	0.1	2.0 *	2.0	2.1	1.3	—	3.2	—	0.6	6	220	43	10	33	0.3
48	漬物　塩漬	4	70	17	92.1	(1.1)	1.5	(Tr)	(0)	0.1	0	—	1.8 *	1.8	0	3.3	0.3	2.8	820	240	39	12	41	0.4
48	キムチ	0	112	27	88.4	—	2.3	—	(0)	0.1	0	—	2.7 *	2.2	0	5.4	0.3	3.6	1100	290	50	11	48	0.5
	ほうれんそう																							
48	夏採り　生	10	75	18	92.4	(1.7)	2.2	0.2	0	0.4	(0.3) *	(0.3)	0.1	2.8	—	3.1	0.9	1.7	16	690	49	69	47	2.0
48	冬採り　生	10	75	18	92.4	(1.7)	2.2	0.2	0	0.4	(0.3) *	(0.3)	0.1	2.8	—	3.1	0.9	1.7	16	690	49	69	47	2.0
	ねぎ類																							
48	根深ねぎ　葉　軟白　生	40	146	35	89.6	1.0	1.4	Tr	2	0.1	3.6	3.6	6.4 *	2.5	—	8.3	—	0.5	Tr	200	36	13	27	0.3
48	葉ねぎ　葉　生（青ねぎ）	7	121	29	90.5	1.3	1.9	0.1	(0)	0.3	0	0	4.0 *	3.2	—	6.5	—	0.7	1	260	80	19	40	1.0
48	こねぎ　葉　生	10	111	26	91.3	(1.4)	2.0	(0.1)	(0)	0.3	—	—	3.7 *	2.5	—	5.4	—	0.9	1	320	100	17	36	1.0
	カリフラワー																							
49	花序　生	50	117	28	90.8	2.1	3.0	(0.1)	0	0.1	3.2 *	3.2	2.9	2.9	—	5.2	0.3	0.9	8	410	24	18	68	0.6
49	花序　ゆで	0	111	26	91.5	(1.9)	2.7	(0.1)	(0)	0.1	(3.0) *	(2.9)	2.4	3.2	—	5.1	0.3	0.6	8	220	23	13	37	0.7
	き　く																							
49	花びら　生	15	104	25	91.5	(1.2)	1.4	—	(0)	0	—	—	3.3 *	3.4	—	6.5	—	0.6	2	280	22	12	28	0.7
49	菊のり	0	1188	283	9.5	(9.5)	11.6	—	(0)	0.2	—	—	46.0 *	29.6	—	73.5	—	5.2	14	2500	160	140	250	11.0
	ブロッコリー																							
49	花序　生	35	156	37	86.2	3.8	5.4	0.3	0	0.6	2.4 *	2.3	3.1	5.1	—	6.6	0.3	1.2	7	460	50	29	110	1.3
49	芽ばえ　生（ブロッコリースプラウト）	0	75	18	94.3	(1.3)	1.9	(0.3)	(0)	0.6	(1.0)	(1.0)	1.6 *	1.8	—	2.6	0.1	0.5	4	100	57	32	60	0.7

無機質							ビタミン（脂溶性）												ビタミン（水溶性）											
							A						D	E				K												
							レチノール	カロテン		β-クリプトキサンチン	β-カロテン当量	レチノール活性当量		トコフェノール																
亜鉛	銅	マンガン	ヨウ素	セレン	クロム	モリブデン		α	β					α	β	γ	δ		B_1	B_2	ナイアシン	ナイアシン当量	B_6	B_{12}	葉酸	パントテン酸	ビオチン	C	アルコール	食塩相当量
mg	mg	mg	μg	μg	μg	μg	μg	μg	μg	μg	μg	μg	μg	mg	mg	mg	mg	μg	mg	mg	mg	mg	mg	μg	μg	mg	μg	mg	g	g
3.6	1.17	2.45	—	—	—	—	(0)	0	10	3	11	1	(0)	30.0	0.3	0.8	0	0	0.20	1.06	3.6	7.2	0.09	(0)	65	0.49	—	0	—	0
3.1	0.87	2.24	0	1	6	32	0	0	7	1	7	1	0	22.0	0.2	0.8	0.1	0	0.05	1.07	4.4	8.0	0.10	0	49	0.50	60.0	0	—	0.3
3.8	1.93	3.09	Tr	3	2	48	(0)	Tr	23	1	24	2	(0)	1.3	0.3	24.0	0.5	1	0.54	0.29	7.6	12.0	0.55	(0)	59	1.65	35.0	Tr	—	0
5.4	1.89	—	0	27	1	30	(0)	—	—	—	10	1	(0)	0.6	Tr	5.4	0.6	28	0.54	0.18	0.9	7.0	0.36	(0)	63	1.32	19.0	0	—	0.6
7.7	1.26	4.39	Tr	5	13	42	(0)	2	29	2	31	3	(0)	0.6	0.1	15.0	0.5	2	0.21	0.19	4.4	(13.0)	0.16	(0)	79	0.65	13.0	Tr	—	0.1
2.6	1.21	3.44	—	—	—	—	(0)	—	—	—	23	2	(0)	1.2	0.1	24.0	2.6	7	0.26	0.15	1.0	4.4	0.49	(0)	91	0.67	—	0	—	0
5.5	1.66	2.24	Tr	10	4	92	(0)	0	8	1	9	1	(0)	0.1	0.2	22.0	0.3	7	0.95	0.25	5.1	11.0	0.60	(0)	93	0.56	12.0	Tr	—	0
5.5	1.53	1.23	1	43	1	120	(0)	Tr	2	1	2	0	(0)	0.1	Tr	32.0	0.5	1	1.25	0.14	5.3	11.0	0.44	(0)	83	0.39	11.0	(0)	—	0
5.9	1.79	4.80	0	11	8	44	(0)	0	3	0	3	0	(0)	0.3	0	14.0	0.5	1	0.97	0.25	9.8	15.0	0.42	(0)	84	0.53	24.0	1	—	0
2.5	1.15	—	—	—	—	—	(0)	0	120	0	120	10	(0)	1.4	Tr	26.0	0.6	29	0.43	0.24	1.0	5.5	1.22	(0)	59	1.06	—	(0)	—	0.7
0.7	0.33	—	0	13	2	5	(0)	—	—	—	Tr	(0)	(0)	Tr	0	0	0	5	0.21	0.09	2.1	3.7	0.21	(0)	16	0.50	6.5	(0)	—	0.5
6.9	1.44	9.78	—	—	—	—	(0)	0	0	0	0	(0)	(0)	11.0	0.6	4.4	0	1	0.63	0.13	3.6	(6.3)	0.17	(0)	79	0.59	—	Tr	—	0
2.3	0.59	1.56	1	20	4	88	0	0	6	3	8	1	0	11.0	0.3	7.1	0.3	0	0.41	0.10	20.0	24.0	0.49	(0)	76	2.56	92.0	0	—	0
3.1	0.64	2.81	1	5	1	68	(0)	0	4	2	5	Tr	(0)	1.9	0.2	3.3	0.4	Tr	0.20	0.10	17.0	21.0	0.48	(0)	98	2.42	96.0	0	—	0.3
2.7	0.65	1.45	1	5	3	92	(0)	0	3	2	4	Tr	(0)	4.8	0.3	7.1	0.5	0	0.10	0.09	16.0	20.0	0.36	(0)	86	1.87	79.0	(0)	—	0.9
0.4	0.25	0.26	2	0	0	3	(0)	—	—	—	290	24	(0)	2.5	0.1	0.6	0	3	0.28	0.08	1.2	2.5	0.07	(0)	45	1.27	6.2	23	—	0
0.5	0.32	3.27	0	3	0	2	(0)	26	24	0	37	3	(0)	0	0	3.0	0	1	0.21	0.07	1.0	1.6	0.27	(0)	74	1.04	3.9	33	—	0
0.1	0.15	0.75	—	—	—	—	(0)	15	24	0	32	3	(0)	0	0	1.8	0	Tr	0.07	0.03	0.3	(0.7)	0.03	(0)	8	0.18	—	0	—	0
0.9	0.51	1.59	0	1	0	1	(0)	33	52	0	68	6	(0)	0.1	Tr	12.0	0.2	0	0.20	0.18	1.3	(2.2)	0.37	(0)	100	0.57	6.0	2	—	0
2.8	1.12	8.25	10	8	Tr	14	(0)	0	6	Tr	6	1	(0)	1.0	0	2.9	0	0	0.44	0.11	4.2	(8.6)	0.60	(0)	200	2.58	27.0	1	—	0
1.0	0.10	0.32	0	Tr	1	6	0	9	22	54	53	4	(0)	0.3	Tr	1.0	Tr	1	0.15	0.10	2.3	2.8	0.14	(0)	95	0.58	5.4	8	—	0
0.8	0.09	0.60	—	—	—	—	(0)	0	33	4	35	3	(0)	0.4	0	0.4	0	1	0.09	0.11	0.9	(1.2)	0.16	(0)	110	0.40	—	9	—	0
1.0	0.03	2.24	—	—	—	—	(0)	0	110	0	110	9	(0)	0.4	0	0.1	0	9	0.01	0.02	0.2	(0.3)	0.03	(0)	14	0.28	—	5	—	0
0.4	0.09	0.39	2	Tr	2	23	—	5	1700	34	1700	150	0	1.9	0	0.2	0	190	0.09	0.11	1.3	1.5	0.11	—	69	0.52	6.2	40	—	0
0.1	0.02	0.13	0	0	0	2	0	0	24	Tr	24	2	(0)	0.1	0	0	0	79	0.04	0.03	0.2	0.4	0.1	(0)	66	0.19	1.5	38	—	0
0.2	0.06	0.13	2	1	2	10	(0)	0	3100	28	3100	260	(0)	0.9	0	0.1	0	210	0.09	0.13	1.0	1.6	0.12	(0)	110	0.32	2.9	39	—	0
1.3	0.20	2.01	6	1	2	30	(0)	0	11000	0	11000	880	(0)	3.9	0	0	0	690	0.13	0.34	1.0	2.4	0.19	(0)	110	1.00	5.1	26	—	0
0.2	0.03	0.11	1	Tr	0	6	(0)	0	92	13	99	8	(0)	0.2	0	0	0	59	0.03	0.03	0.6	0.7	0.09	(0)	61	0.25	1.4	19	—	0
0.2	0.04	0.06	4	0	Tr	8	(0)	0	14	Tr	14	1	(0)	0.2	0	0	0	61	0.04	0.03	0.4	(0.6)	0.08	Tr	59	0.11	0.5	29	—	2.1
0.2	0.04	0.10	14	1	1	6	(0)	22	110	110	170	15	(0)	0.5	Tr	0.1	Tr	42	0.04	0.06	0.6	1.0	0.13	Tr	22	0.24	0.8	15	—	2.9
0.7	0.11	0.32	3	3	2	5	(0)	0	4200	34	4200	350	(0)	2.1	0	0.2	0	270	0.11	0.20	0.6	(1.3)	0.14	(0)	210	0.20	2.9	20	—	0
0.7	0.11	0.32	3	3	2	5	(0)	0	4200	34	4200	350	(0)	2.1	0	0.2	0	270	0.11	0.20	0.6	(1.3)	0.14	(0)	210	0.20	2.9	60	—	0
0.3	0.04	0.12	0	Tr	0	2	(0)	0	82	1	83	7	(0)	0.2	0	0	0	8	0.05	0.04	0.4	0.6	0.12	(0)	72	0.17	1.0	14	—	0
0.3	0.05	0.18	1	1	2	1	(0)	Tr	1500	17	1500	120	(0)	0.9	Tr	0	0	110	0.06	0.11	0.5	0.9	0.13	(0)	100	0.23	1.7	32	—	0
0.3	0.03	0.18	—	—	—	—	(0)	0	2200	13	2200	190	(0)	1.3	0	0	0	120	0.08	0.14	0.6	(1.1)	0.13	(0)	120	0.20	—	44	—	0
0.6	0.05	0.22	0	0	0	4	(0)	0	18	0	18	2	(0)	0.2	0	0.4	0	17	0.06	0.11	0.7	1.3	0.23	(0)	94	1.30	8.5	81	—	0
0.4	0.03	0.17	—	—	—	—	(0)	0	16	0	16	1	(0)	0.2	0	0.4	0	31	0.05	0.05	0.2	(0.7)	0.13	(0)	88	0.84	—	53	—	0
0.3	0.04	0.36	—	—	—	—	(0)	0	67	0	67	6	(0)	4.6	0.1	0.3	0	11	0.10	0.11	0.5	(0.9)	0.08	(0)	73	0.20	—	11	—	0
2.2	0.62	1.34	—	—	—	—	(0)	0	180	0	180	15	(0)	25.0	0.5	0.6	0.1	62	0.73	0.89	3.8	(7.2)	0.69	(0)	370	1.50	—	10	—	0
0.8	0.10	0.28	0	2	0	11	0	0	900	7	900	75	0	3.0	Tr	0.4	0	210	0.17	0.23	1.0	2.0	0.30	0	220	1.42	13.0	140	—	0
0.4	0.03	0.37	—	—	—	—	(0)	3	1400	27	1400	120	(0)	1.9	Tr	1.3	0	150	0.08	0.11	1.3	(1.6)	0.20	(0)	74	0.52	—	64	—	0

掲載ページ	食品名（可食部100 g当たり）	廃棄率	エネルギー	エネルギー	水分	たんぱく質：アミノ酸組成によるたんぱく質	たんぱく質：たんぱく質	脂質：脂肪酸のトリアシルグリセロール当量	脂質：コレステロール	脂質：脂質	炭水化物：利用可能炭水化物 単糖当量	炭水化物：利用可能炭水化物 質量計	炭水化物：利用可能炭水化物 差引き法による	炭水化物：食物繊維総量	炭水化物：糖アルコール	炭水化物：炭水化物	有機酸	灰分	無機質：ナトリウム	無機質：カリウム	無機質：カルシウム	無機質：マグネシウム	無機質：リン	無機質：鉄
		%	kJ	kcal	g	g	g	g	mg	g	g	g	g	g	g	g	g	g	mg	mg	mg	mg	mg	mg
	アスパラガス																							
49	若茎　生	20	87	21	92.6	1.8	2.6	(0.2)	Tr	0.2	2.1 *	2.1	2.7	1.8	—	3.9	0.2	0.7	2	270	19	9	60	0.7
49	水煮缶詰	0	102	24	91.9	(1.6)	2.4	(0.1)	(0)	0.1	(2.3)	(2.3)	3.4 *	1.7	—	4.3	—	1.3	350	170	21	7	41	0.9
	たけのこ																							
49	若茎　生	50	114	27	90.8	2.5	3.6	(0.1)	(0)	0.2	1.4	1.4	2.5 *	2.8	—	4.3	0.1	1.1	Tr	520	16	13	62	0.4
49	若茎　ゆで	0	129	31	89.9	(2.4)	3.5	(0.1)	0	0.2	(1.6)	(1.5)	3.2 *	3.3	—	5.5	0.1	0.9	1	470	17	11	60	0.4
49	めんま　塩蔵　塩抜き	0	62	15	93.9	(0.7)	1.0	(0.4)	(0)	0.5	—	—	0.6 *	3.5	—	3.6	—	1.0	360	6	18	3	11	0.2
	たまねぎ類																							
49	りん茎　生	6	139	33	90.1	0.7	1.0	Tr	1	0.1	7.0 *	6.9	7.1	1.5	—	8.4	0.2	0.4	2	150	17	9	31	0.3
49	赤たまねぎ　りん茎　生	8	145	34	89.6	(0.6)	0.9	(Tr)	(0)	0.1	(7.3) *	(7.2)	7.4	1.7	—	9.0	0.3	0.4	2	150	19	9	34	0.3
49	葉たまねぎ　りん茎及び葉　生	1	140	33	89.5	(1.2)	1.8	—	(0)	0.4	(5.1) *	(5.1)	5.2	3.0	—	7.6	—	0.7	3	290	67	14	45	0.6
	にんにく類																							
50	にんにく　りん茎　生	9	544	129	63.9	4.0	6.4	0.5	(0)	0.9	1.1	1.0	24.1 *	6.2	—	27.5	0	1.4	8	510	14	24	160	0.8
50	茎にんにく　花茎　生	0	186	44	86.7	(1.4)	1.9	(0.1)	(0)	0.3	—	—	7.5 *	3.8	—	10.6	—	0.5	9	160	45	15	33	0.5
	れんこん																							
50	根茎　生	20	280	66	81.5	1.3	1.9	Tr	0	0.1	14.2	13.0	14.1 *	2.0	—	15.5	—	1.0	24	440	20	16	74	0.5
50	根茎　ゆで	0	278	66	81.9	(0.9)	1.3	(Tr)	(0)	0.1	(13.9)	(12.7)	14.3 *	2.3	—	16.1	—	0.6	15	240	20	13	78	0.4
50	甘酢れんこん	0	281	66	80.8	0.5	0.6	—	(0)	0.2	15.1 *	13.8	14.2	2.3	—	16.5	0.5	1.5	550	14	6	1	26	0.1
	わさび																							
50	わさび　根茎　生	30	376	89	74.2	—	5.6	—	(0)	0.2	—	—	14.0 *	4.4	—	18.4	—	1.5	24	500	100	46	79	0.8
50	わさび漬	0	591	140	61.4	—	7.1	—	(0)	0.5	—	—	25.3 *	2.7	—	28.0	—	3.0	1000	140	40	16	72	0.9
	かぼちゃ類																							
51	日本かぼちゃ　果実　生	9	175	41	86.7	1.1	1.6	Tr	0	0.1	8.3 *	7.8	8.6	2.8	—	10.9	—	0.7	1	420	20	15	55	0.5
51	西洋かぼちゃ　果実　生	10	331	78	76.2	1.2	1.9	0.2	0	0.3	17.0 *	15.9	17.6	3.5	—	20.6	0.4	1.0	1	430	22	25	48	0.4
51	そうめんかぼちゃ　果実　生	30	105	25	92.4	(0.5)	0.7	(0.1)	(0)	0.1	—	—	4.9 *	1.5	—	6.1	—	0.6	1	260	27	16	35	0.3
51	**ズッキーニ**　果実　生	4	66	16	94.9	(0.9)	1.3	(0.1)	(0)	0.1	(2.3) *	(2.3)	1.9	1.3	—	2.8	—	0.8	1	320	24	25	37	0.5
	きゅうり																							
51	果実　生	2	55	13	95.4	0.7	1.0	Tr	0	0.1	2.0 *	1.9	2.0	1.1	—	3.0	0.3	0.5	1	200	26	15	36	0.3
51	漬物　塩漬	2	70	17	92.1	(0.7)	1.0	(Tr)	(0)	0.1	—	—	2.8 *	1.3	—	3.7	—	3.1	1000	220	26	15	38	0.2
51	しょうゆ漬	0	216	51	81.0	—	3.2	(0.1)	(0)	0.4	—	—	7.7 *	3.4	—	10.8	—	4.6	1600	79	39	21	29	1.3
51	糠みそ漬	2	120	28	85.6	—	1.5	(Tr)	(0)	0.1	—	—	4.8 *	1.5	—	6.2	—	6.6	2100	610	22	48	88	0.3
51	ピクルス　スイート型	0	297	70	80.0	(0.2)	0.3	(Tr)	(0)	0.1	(17.4) *	(17.0)	16.7	1.7	—	18.3	—	1.3	440	18	25	6	16	0.3
	とうがらし																							
51	葉　果実　生	60	131	32	86.7	(2.5)	3.4	(Tr)	(0)	0.1	—	—	2.5 *	5.7	—	7.2	—	2.2	3	650	490	79	65	2.2
51	果実　生	9	301	72	75.0	(2.9)	3.9	(1.3)	(0)	3.4	(7.7) *	(7.7)	9.2	10.3	—	16.3	—	1.4	6	760	20	42	71	2.0
51	**ししとう**　果実　生	10	102	24	91.4	1.3	1.9	(0.1)	(0)	0.3	1.2	1.2	2.6 *	3.6	—	5.7	0.3	0.7	1	340	11	21	34	0.5
	トマト類																							
51	赤色トマト　果実　生	3	83	20	94.0	0.5	0.7	0.1	0	0.1	3.1	3.1	3.5 *	1.0	0	4.7	0.4	0.5	3	210	7	9	26	0.2
51	赤色ミニトマト　果実　生	2	127	30	91.0	(0.8)	1.1	(0.1)	(0)	0.1	4.6	4.5	5.6 *	1.4	—	7.2	0.6	0.6	4	290	12	13	29	0.4
51	黄色トマト　果実　生	0	75	18	94.7	(0.8)	1.1	—	—	0.4	—	—	2.2 *	1.3	—	3.2	—	0.7	2	310	6	10	35	0.3
52	トマトジュース　食塩添加	0	66	15	94.1	(0.7)	0.7	(0.1)	(0)	0.1	(2.9) *	(2.9)	3.3	0.7	—	4.0	—	1.1	120	260	6	9	18	0.3
	なす類																							
52	なす　果実　生	10	77	18	93.2	0.7	1.1	Tr	1	0.1	2.6 *	2.6	3.0	2.2	—	5.1	0.4	0.5	Tr	220	18	17	30	0.3
52	べいなす　果実　生	30	83	20	93.0	(0.9)	1.1	(Tr)	(0)	0.1	(2.7) *	(2.6)	2.8	2.4	—	5.3	0.4	0.5	1	220	10	14	26	0.4
52	漬物　塩漬	0	90	22	90.4	(0.9)	1.4	(Tr)	(0)	0.1	—	—	3.1 *	2.7	—	5.2	—	2.9	880	260	18	18	33	0.6
52	糠みそ漬	0	112	27	88.7	—	1.7	—	(0)	0.1	—	—	3.4 *	2.7	—	6.1	—	3.4	990	430	21	33	44	0.5
52	こうじ漬	0	369	87	69.1	—	5.5	—	(0)	0.1	—	—	14.0 *	4.2	—	18.2	—	7.1	2600	210	65	22	65	1.4
52	からし漬	0	536	127	61.2	—	2.6	—	(0)	0.2	—	—	26.5 *	4.2	—	30.7	—	5.3	1900	72	71	36	55	1.5
52	しば漬	0	111	27	86.4	—	1.4	—	(0)	0.2	—	—	2.6 *	4.4	—	7.0	—	4.9	1600	50	30	16	27	1.7
52	**にがうり**　果実　生（ゴーヤ）	15	63	15	94.4	0.7	1.0	(0.1)	(0)	0.1	0.3	0.3	1.6 *	2.6	—	3.9	Tr	0.6	1	260	14	14	31	0.4

無機質 亜鉛	銅	マンガン	ヨウ素	セレン	クロム	モリブデン	ビタミン（脂溶性） A レチノール	A カロテン α	A カロテン β	A β-クリプトキサンチン	A β-カロテン当量	A レチノール活性当量	D	E トコフェロール α	E トコフェロール β	E トコフェロール γ	E トコフェロール δ	K	ビタミン（水溶性） B_1	B_2	ナイアシン	ナイアシン当量	B_6	B_{12}	葉酸	パントテン酸	ビオチン	C	アルコール	食塩相当量
mg	mg	mg	µg	µg	µg	µg	µg	µg	µg	µg	µg	µg	µg	mg	mg	mg	mg	µg	mg	mg	mg	mg	mg	µg	µg	mg	µg	mg	g	g
0.5	0.10	0.19	1	0	0	2	(0)	5	370	9	380	31	(0)	1.5	Tr	0.2	0	43	0.14	0.15	1.0	1.4	0.12	(0)	190	0.59	1.8	15	—	0
0.3	0.07	0.05	—	—	—	—	(0)	0	7	0	7	1	(0)	0.4	0	0	0	4	0.07	0.06	1.2	(1.6)	0.02	(0)	15	0.12	—	11	—	0.9
1.3	0.13	0.68	4	1	0	2	(0)	0	11	0	11	1	(0)	0.7	0	0.3	0	2	0.05	0.11	0.7	1.2	0.13	(0)	63	0.63	0.8	10	—	0
1.2	0.13	0.55	—	—	—	—	(0)	0	12	0	12	1	0	1.0	0	0.6	0	2	0.04	0.09	0.6	(1.1)	0.06	(0)	63	0.63	—	8	—	0
Tr	0.02	0.03	—	—	—	—	(0)	0	0	0	0	(0)	(0)	Tr	Tr	0	0	Tr	0	0	0	(0.1)	0	(0)	1	0	—	0	—	0.9
0.2	0.05	0.15	1	1	0	1	0	0	1	0	1	0	0	Tr	0	0	0	0	0.04	0.01	0.1	0.3	0.14	0	15	0.17	0.6	7	—	0
0.2	0.04	0.14	—	—	—	—	(0)	0	0	0	0	(0)	(0)	0.1	0	0	0	Tr	0.03	0.02	0.1	(0.3)	0.13	(0)	23	0.15	—	7	—	0
0.3	0.03	0.35	—	—	—	—	0	2	1500	17	1500	120	(0)	1.1	0	0.3	0	92	0.06	0.11	0.6	(0.9)	0.16	(0)	120	0.13	—	32	—	0
0.8	0.16	0.28	0	1	0	16	(0)	0	2	0	2	0	(0)	0.5	0	0	0	0	0.19	0.07	0.7	1.8	1.53	(0)	93	0.55	2.0	12	—	0
0.3	0.06	0.35	—	—	—	—	(0)	0	710	7	710	60	(0)	0.8	Tr	0.1	0	54	0.11	0.10	0.3	(0.9)	0.31	(0)	120	0.29	—	45	—	0
0.3	0.09	0.78	9	1	0	1	(0)	0	3	0	3	Tr	(0)	0.6	Tr	0	0	0	0.10	0.01	0.4	0.7	0.09	0	14	0.89	2.9	48	—	0.1
0.3	0.05	0.80	—	—	—	—	(0)	0	3	0	3	Tr	(0)	0.6	Tr	0	0	0	0.06	0	0.2	(0.4)	0.07	0	8	0.49	—	18	—	0
Tr	0.07	Tr	*	0	1	1	(0)	(0)	3	(0)	3	0	(0)	0.8	0	0	0	0	0	0	0	0.2	0	0	1	0	0.1	7	—	1.4
0.7	0.03	0.14	1	9	1	2	(0)	(0)	7	(0)	7	1	(0)	1.4	0	0	0	49	0.06	0.15	0.6	1.5	0.32	(0)	50	0.20	3.5	75	—	0.1
1.1	0.15	0.38	—	—	—	—	(0)	0	16	7	20	2	(0)	0.1	0	0	0	9	0.08	0.17	0.6	1.8	0.38	(0)	45	0.25	—	1	—	2.5
0.3	0.08	0.08	Tr	0	0	1	0	49	1400	3	1400	120	(0)	2.2	0	2.9	0.1	26	0.08	0.05	0.9	1.2	0.15	(0)	80	0.5	1.9	16	—	0
0.3	0.07	0.07	Tr	0	0	5	(0)	17	2500	90	2600	210	(0)	3.9	0.1	1.2	0	37	0.07	0.08	1.4	1.7	0.23	(0)	42	0.62	1.9	43	—	0
0.2	0.05	0.09	—	—	—	—	(0)	0	49	0	49	4	(0)	0.2	0	Tr	0	Tr	0.05	0.01	0.5	(0.7)	0.10	(0)	25	0.36	—	11	—	0
0.4	0.07	0.15	Tr	Tr	1	6	(0)	0	310	10	320	27	(0)	0.4	0	0.4	0	35	0.05	0.05	0.4	(0.6)	0.09	(0)	36	0.22	2.7	20	—	0
0.2	0.11	0.07	1	1	1	4	(0)	1	330	0	330	28	(0)	0.3	0	0	0	34	0.03	0.03	0.2	0.4	0.05	(0)	25	0.33	1.4	14	—	0
0.2	0.07	0.07	—	—	—	—	(0)	4	210	2	210	18	(0)	0.3	Tr	0.1	0	46	0.02	0.03	0.2	(0.4)	0.06	(0)	28	0.34	—	11	—	2.5
0.2	0.08	0.16	—	—	—	—	(0)	12	570	0	580	48	(0)	0.5	0.1	0.1	0	83	0.03	0.02	0.1	0.6	0.01	(0)	5	0.12	—	8	—	4.1
0.2	0.11	0.14	1	1	1	7	(0)	4	210	0	210	18	(0)	0.2	Tr	0	0	110	0.26	0.05	1.6	1.9	0.20	0	22	0.93	1.2	22	—	5.3
0.1	0.04	0	—	—	—	—	(0)	0	53	0	53	4	(0)	0.1	Tr	0	0	32	Tr	0.01	0.1	(0.2)	0.04	(0)	2	0	—	0	—	1.1
0.4	0.12	0.43	—	—	—	—	(0)	190	5100	0	5200	430	(0)	7.7	0.2	0.1	0	230	0.08	0.28	1.3	(2.0)	0.25	(0)	87	0.41	—	92	—	0
0.5	0.23	0.27	—	—	—	—	(0)	130	6600	2200	7700	640	(0)	8.9	0.1	2.0	0	27	0.14	0.36	3.7	(4.5)	1.00	(0)	41	0.95	—	120	—	0
0.3	0.10	0.18	0	4	1	4	(0)	0	530	0	530	44	(0)	1.3	0	0	0	51	0.07	0.07	1.4	1.8	0.39	(0)	33	0.35	4.2	57	—	0
0.1	0.04	0.08	Tr	1	Tr	2	(0)	4	540	0	540	45	(0)	0.9	Tr	0.2	0	4	0.05	0.02	0.7	0.8	0.08	(0)	22	0.17	2.3	15	—	0
0.2	0.06	0.10	4	Tr	0	4	(0)	4	960	0	960	80	(0)	0.9	Tr	0.5	0	7	0.07	0.05	0.8	(0.9)	0.11	(0)	35	0.17	3.6	32	—	0
0.2	0.04	0.10	2	0	0	7	—	3	110	0	110	9	—	1.2	Tr	0.6	Tr	7	0.08	0.03	1.0	(1.1)	0.07	—	29	0.14	3.1	28	—	0
0.1	0.06	0.05	4	Tr	1	4	(0)	0	310	0	310	26	(0)	0.7	0	0.1	0	2	0.04	0.04	0.7	(0.8)	0.09	(0)	17	0.18	4.2	6	—	0.3
0.2	0.06	0.16	0	0	0	10	(0)	0	100	1	100	8	(0)	0.3	0	0	0	10	0.05	0.05	0.5	0.7	0.05	(0)	32	0.33	2.3	4	—	0
0.2	0.08	0.13	—	—	—	—	(0)	0	45	0	45	4	(0)	0.3	0	0	0	9	0.04	0.04	0.6	(0.8)	0.06	(0)	19	0.30	—	6	—	0
0.2	0.09	0.18	—	—	—	—	(0)	0	44	0	44	4	(0)	0.3	0	0	0	10	0.03	0.04	0.4	(0.6)	0.07	(0)	32	0.41	—	7	—	2.2
0.2	0.09	0.19	—	—	—	—	(0)	0	26	0	26	2	(0)	0.3	0	0	0	12	0.10	0.04	1.0	1.3	0.15	Tr	43	0.67	—	8	—	2.5
0.4	0.17	0.40	—	—	—	—	(0)	0	5	0	5	Tr	(0)	0.5	Tr	0	0	27	0.03	0.05	0.3	1.2	0.03	(0)	9	0.13	—	0	—	6.6
0.4	0.13	0.32	—	—	—	—	(0)	0	76	0	76	6	(0)	0.2	Tr	0	0	24	0.06	0.04	0.6	1.0	0.09	(0)	18	0.08	—	87	—	4.8
0.2	0.12	0.29	—	—	—	—	(0)	8	570	5	580	48	(0)	0.7	Tr	0.1	0	72	0	0.02	0.1	0.3	0.03	(0)	9	0.13	—	0	—	4.1
0.2	0.05	0.10	1	0	1	7	(0)	93	160	3	210	17	(0)	0.8	0.1	0.1	0	41	0.05	0.07	0.3	(0.5)	0.06	(0)	72	0.37	0.5	76	—	0

可食部 100 g 当たり ▶

掲載ページ	食品名	廃棄率	エネルギー		水分	たんぱく質：アミノ酸組成によるたんぱく質	たんぱく質	脂質：脂肪酸のトリアシルグリセロール当量	コレステロール	脂質	炭水化物：利用可能炭水化物 単糖当量	利用可能炭水化物 質量計	利用可能炭水化物 差引き法による	食物繊維総量	糖アルコール	炭水化物	有機酸	灰分	無機質：ナトリウム	カリウム	カルシウム	マグネシウム	リン	鉄
		%	kJ	kcal	g	g	g	g	mg	g	g	g	g	g	g	g	g	g	mg	mg	mg	mg	mg	mg
	ピーマン類																							
52	青ピーマン　果実　生	15	85	20	93.4	0.7	0.9	0.1	0	0.2	2.3	2.3	3.0 *	2.3	—	5.1	0.2	0.4	1	190	11	11	22	0.4
52	赤ピーマン　果実　生	10	117	28	91.1	(0.8)	1.0	(0.2)	(0)	0.2	(5.3) *	(5.3)	5.8	1.6	—	7.2	—	0.5	Tr	210	7	10	22	0.4
52	オレンジピーマン　果実　生	9	81	19	94.2	0.7	0.9	0.1	—	0.3	3.1 *	3.1	2.8	1.8	—	4.2	—	0.4	0	230	5	10	26	0.3
52	黄ピーマン　果実　生	10	119	28	92.0	(0.6)	0.8	(0.1)	(0)	0.2	(4.9)	(4.9)	5.7 *	1.3	—	6.6	—	0.4	Tr	200	8	10	21	0.3
52	トマピー　果実　生	15	138	33	90.9	(0.8)	1.0	—	(0)	0.2	—	—	6.1 *	1.6	—	7.5	—	0.4	Tr	210	8	8	29	0.4
	しょうが類																							
53	葉しょうが　根茎　生	40	36	9	96.3	(0.4)	0.5	(0.1)	(0)	0.2	—	—	0.7 *	1.6	—	2.1	—	0.7	5	310	15	21	21	0.4
53	しょうが　根茎　皮なし　生	20	117	28	91.4	0.7	0.9	(0.2)	(0)	0.3	4.2	4.0	4.6 *	2.1	—	6.6	0.1	0.7	6	270	12	27	25	0.5
53	新しょうが　根茎　生	10	42	10	96.0	(0.2)	0.3	—	—	0.3	0.8 *	0.8	0.7	1.9	—	2.7	—	0.8	3	350	11	15	23	0.5
53	**ごぼう**　根　生	10	244	58	81.7	1.1	1.8	(0.1)	(0)	0.1	1.1	1.0	10.4 *	5.7	—	15.4	—	0.9	18	320	46	54	62	0.7
	だいこん類																							
53	かいわれだいこん　芽生え　生	0	88	21	93.4	(1.8)	2.1	(0.2)	(0)	0.5	—	—	2.0 *	1.9	—	3.3	—	0.6	5	99	54	33	61	0.5
53	葉だいこん　葉　生	20	71	17	92.6	(1.7)	2.0	(0.1)	(0)	0.2	(1.1) *	(1.1)	1.1	2.6	—	3.3	—	1.5	41	340	170	25	43	1.4
53	だいこん　根　皮なし　生	15	63	15	94.6	0.3	0.4	(Tr)	0	0.1	2.9 *	2.8	3.0	1.3	—	4.1	—	0.6	17	230	23	10	17	0.2
53	葉　生	10	94	23	90.6	1.9	2.2	Tr	(0)	0.1	1.4	1.4	1.6 *	4.0	—	5.3	—	1.6	48	400	260	22	52	3.1
53	切干しだいこん　乾	0	1178	280	8.4	(7.3)	9.7	(0.3)	(0)	0.8	—	—	51.3 *	21.3	—	69.7	—	8.5	210	3500	500	160	220	3.1
53	漬物　いぶりがっこ	0	317	76	73.8	(0.8)	1.1	—	—	0.3	—	—	13.9 *	7.1	—	21.0	—	3.9	1400	350	42	31	77	0.4
53	たくあん漬　塩押し	0	182	43	85.0	(0.5)	0.6	—	(0)	0.3	0	—	8.5 *	2.3	0	10.8	0.2	3.3	1300	56	16	5	12	0.2
53	守口漬	0	821	194	46.2	—	5.3	—	(0)	0.2	—	—	41.0 *	3.3	—	44.3	—	4.0	1400	100	26	9	72	0.7
53	べったら漬	0	223	53	83.1	(0.3)	0.4	—	(0)	0.2	0	—	11.5 *	1.6	0	13.1	0.2	3.1	1100	190	15	6	24	0.2
53	みそ漬	0	218	52	79.0	—	2.1	—	0	0.3	0	—	9.0 *	2.1	0	11.4	0.3	7.3	2800	80	18	12	42	0.3
53	福神漬	0	581	137	58.6	—	2.7	—	(0)	0.1	—	—	29.4 *	3.9	—	33.3	—	5.3	2000	100	36	13	29	1.3
	にんじん類																							
54	にんじん　根　皮なし　生	10	134	32	89.6	0.5	0.7	0.1	(0)	0.2	6 *	5.9	6	2.8	—	8.8	0.3	0.7	24	300	24	9	28	0.2
54	きんとき　根　皮なし　生	20	170	40	87.1	(1.3)	1.8	0.1	(0)	0.3	—	—	6.8 *	3.6	—	9.7	—	1.1	12	520	34	10	67	0.4
54	**ビーツ**　根　生	10	159	38	87.6	(1.0)	1.6	(0.1)	(0)	0.1	(7.3) *	(6.9)	7.2	2.7	—	9.3	—	1.1	30	460	12	18	23	0.4
	その他																							
54	ミックスベジタブル　冷凍	0	282	67	80.5	—	3.0	—	0	0.7	—	—	9.2 *	5.9	—	15.1	—	0.6	22	220	19	21	71	0.7
54	野菜ミックスジュース　通常	0	89	21	93.9	—	0.8	—	—	0.1	3.1	3.1	3.7 *	0.9	—	4.7	—	0.5	17	230	10	9	19	0.2
	果実類																							
	なし類																							
58	日本なし　生	15	161	38	88.0	0.2	0.3	(0.1)	0	0.1	8.3 *	8.1	9.0	0.9	1.5	11.3	—	0.3	Tr	140	2	5	11	0
58	中国なし　生	15	209	49	86.8	(0.1)	0.2	(0.1)	(0)	0.1	—	—	11.4 *	1.4	—	12.7	—	0.2	1	140	2	5	8	0.1
58	西洋なし　生	15	203	48	84.9	(0.2)	0.3	(0.1)	(0)	0.1	(9.2) *	(9.2)	9.6	1.9	2.9	14.4	—	0.3	Tr	140	5	4	13	0.1
	りんご																							
58	皮なし　生	15	225	53	84.1	0.1	0.1	Tr	(0)	0.2	12.4 *	12.2	13.0	1.4	0.7	15.5	0.5	0.2	Tr	120	3	3	12	0.1
58	果実飲料　ストレートジュース	0	182	43	87.7	—	0.2	(Tr)	(0)	0.1	10.8 *	10.7	11.4	Tr	0.4	11.8	—	0.2	3	77	2	3	6	0.4
58	濃縮還元ジュース	0	200	47	88.1	—	0.1	(0.1)	(0)	0.2	(10.4)	(10.3)	11.5 *	Tr	—	11.4	—	0.2	6	110	3	4	9	0.1
63	ジャム	0	864	203	46.9	(0.2)	0.2	(Tr)	(0)	0.1	(53.3) *	(51.0)	52.0	0.8	—	52.7	—	0.1	7	33	6	2	4	0
	うめ																							
58	生	15	139	33	90.4	0.4	0.7	(0.4)	0	0.5	—	—	5.0 *	2.5	—	7.9	—	0.5	2	240	12	8	14	0.6
58	梅漬　塩漬	15	114	27	72.3	(0.4)	0.7	(0.3)	(0)	0.4	—	—	4.4 *	2.7	—	6.7	—	19.9	7600	150	47	32	15	2.9
58	調味漬	20	189	45	80.2	—	1.5	(0.4)	(0)	0.5	—	—	7.2 *	3.4	—	10.5	—	7.3	2700	100	87	26	17	1.2
58	梅びしお（練うめ）	0	834	196	42.4	—	0.7	(0.4)	(0)	0.5	—	—	46.9 *	1.3	—	48.1	—	8.3	3100	190	27	11	19	7.0
	もも類																							
59	もも　白肉種　生	15	161	38	88.7	0.4	0.6	(0.1)	0	0.1	8.4 *	8.0	8.4	1.3	0.3	10.2	0.4	0.4	1	180	4	7	18	0.1
59	黄肉種　生	15	204	48	85.4	0.4	0.5	Tr	—	0.2	11.4	11.0	8.6 *	1.9	2.7	13.4	0.4	0.4	0	210	3	6	21	0.1
59	ネクタリン　生	15	164	39	87.8	(0.4)	0.7	(0.2)	(0)	0.3	(8.0) *	(7.7)	8.7	1.7	0.6	10.7	—	0.5	1	210	5	10	16	0.2
	かき																							
59	甘がき　生	9	268	63	83.1	0.3	0.4	0.1	0	0.2	13.3	13.1	14.5 *	1.6	—	15.9	—	0.4	1	170	9	6	14	0.2
59	渋抜きがき　生	15	250	59	82.2	(0.3)	0.5	(Tr)	(0)	0.1	13.7 *	13.6	14.3	2.8	—	16.9	—	0.3	1	200	7	6	16	0.1
59	干しがき	8	1156	274	24.0	(1.0)	1.5	(0.8)	(0)	1.7	—	—	58.7 *	14.0	—	71.3	—	1.5	4	670	27	26	62	0.6

無機質							ビタミン（脂溶性）												ビタミン（水溶性）											食塩相当量
							A							E																
亜鉛	銅	マンガン	ヨウ素	セレン	クロム	モリブデン	レチノール	カロテン α	カロテン β	β-クリプトキサンチン	β-カロテン当量	レチノール活性当量	D	トコフェノール α	β	γ	δ	K	B_1	B_2	ナイアシン	ナイアシン当量	B_6	B_{12}	葉酸	パントテン酸	ビオチン	C	アルコール	
mg	mg	mg	μg	μg	μg	μg	μg	μg	μg	μg	μg	μg	μg	mg	mg	mg	mg	μg	mg	mg	mg	mg	mg	μg	μg	mg	μg	mg	g	g
0.2	0.06	0.10	Tr	0	1	3	(0)	6	400	3	400	33	(0)	0.8	0	0	0	20	0.03	0.03	0.6	0.8	0.19	(0)	26	0.30	1.6	76	—	0
0.2	0.03	0.13	—	—	—	—	(0)	0	940	230	1100	88	(0)	4.3	0.2	0.2	Tr	7	0.06	0.14	1.2	(1.4)	0.37	(0)	68	0.28	—	170	—	0
0.2	0.04	0.10	Tr	0	0	6	—	150	420	290	630	53	—	3.1	0.1	Tr	0	4	0.04	0.03	1.3	1.4	0.32	—	53	0.21	2.3	150	—	0
0.2	0.04	0.15	—	—	—	—	(0)	71	160	27	200	17	(0)	2.4	0.1	Tr	0	3	0.04	0.03	1.0	(1.2)	0.26	(0)	54	0.25	—	150	—	0
0.3	0.07	0.12	—	—	—	—	(0)	33	1700	500	1900	160	(0)	4.3	0.1	0.1	0	4	0.05	0.09	1.2	(1.4)	0.56	(0)	45	0.33	—	200	—	0
0.4	0.05	4.73	—	—	—	—	(0)	0	4	0	4	Tr	(0)	0.1	0	0.4	0	Tr	0.02	0.03	0.3	(0.4)	0.08	(0)	14	0.07	—	3	—	0
0.1	0.06	5.01	0	1	1	6	(0)	1	4	0	5	Tr	(0)	0.1	Tr	0.8	0	0	0.03	0.02	0.6	0.8	0.13	(0)	8	0.21	0.7	2	—	0
0.4	0.04	7.65	Tr	0	1	3	—	1	6	0	6	Tr	—	0.1	0	0.7	0	Tr	0.01	0.01	0.2	(0.3)	0.05	—	10	0.05	0.5	2	—	0
0.8	0.21	0.18	2	1	1	1	(0)	0	1	0	1	Tr	(0)	0.6	0	0	0	Tr	0.05	0.04	0.4	0.6	0.10	(0)	68	0.23	1.3	3	—	0
0.3	0.03	0.35	12	0	0	6	(0)	0	1900	0	1900	160	(0)	2.1	0.1	0.5	0	200	0.08	0.13	1.3	(2.0)	0.23	(0)	96	0.29	5.6	47	—	0
0.4	0.05	0.23	—	—	—	—	(0)	0	2300	15	2300	190	(0)	1.5	Tr	0	0	220	0.07	0.15	0.5	(1.2)	0.22	(0)	130	0.39	—	49	—	0.1
0.1	0.02	0.04	3	1	0	2	(0)	0	0	0	0	(0)	(0)	0	0	0	0	Tr	0.02	0.01	0.2	0.3	0.05	(0)	33	0.11	0.3	11	—	0
0.3	0.04	0.27	—	—	—	—	(0)	0	3900	0	3900	330	(0)	3.8	0	0.1	0	270	0.09	0.16	0.5	1.3	0.18	(0)	140	0.26	—	53	—	0.1
2.1	0.13	0.74	20	2	3	29	(0)	0	2	0	2	0	(0)	0	0	0	0	Tr	0.35	0.20	4.6	(6.1)	0.29	(0)	210	1.24	5.9	28	—	0.5
0.3	0.03	0.47	2	1	0	6	—	0	1	0	1	0	—	Tr	0	0	0	0	0.08	0.02	0.8	(1.0)	0.12	—	10	0.22	0.5	0	—	3.5
0.1	0.03	0.06	2	0	1	3	(0)	0	1	0	1	(0)	(0)	Tr	0	0	0	0	0.01	0.01	0.1	(0.2)	0.01	0	10	0.03	0.2	40	—	3.3
0.8	0.12	0.69	—	—	—	—	(0)	(0)	0	(0)	(0)	(0)	(0)	0	0	0	0	0	0.05	0.17	0.7	1.6	0.32	(0)	45	0.19	—	0	—	3.6
0.1	0.02	0.03	1	0	Tr	3	(0)	0	0	0	0	(0)	(0)	Tr	0	0	0	0	Tr	0.11	Tr	(0.1)	0	12.0	0	0.07	—	49	—	2.8
0.2	0.03	0.13	1	1	6	7	0	0	0	0	0	0	0	Tr	0	Tr	0	0	3.70	0.01	0.1	0.5	0.01	Tr	9	0.04	0.8	0	—	7.2
0.1	0.05	0.15	5	3	2	12	(0)	0	100	0	100	8	(0)	0.1	0	0	0	7	0.02	0.10	0	0.5	0	(0)	3	0	1.1	0	—	5.1
0.2	0.04	0.11	Tr	Tr	0	Tr	0	2600	6300	0	7600	630	(0)	0.5	0	0	0	4	0.04	0.03	0.7	0.8	0.09	(0)	23	0.27	2.5	4	—	0.1
0.9	0.08	0.16	—	—	—	—	(0)	250	4400	0	4500	380	(0)	0.5	0	0	0	2	0.07	0.05	1.0	(1.3)	0.13	(0)	100	0.33	—	8	—	0
0.3	0.09	0.15	—	—	—	—	(0)	(0)	(0)	(0)	(0)	(0)	(0)	0.1	0	0	0	0	0.05	0.05	0.3	(0.6)	0.07	(0)	110	0.31	—	5	—	0.1
0.5	0.08	0.20	0	1	1	24	0	1300	3200	18	3900	320	0	0.3	0	0.6	0	10	0.14	0.07	1.5	2.0	0.09	Tr	50	0.35	3.4	9	—	0.1
0.1	0.05	0.07	0	0	1	3	—	390	730	0	920	77	—	1.0	Tr	Tr	0	3	0.03	0.02	0.8	0.9	0.07	—	11	0.14	3.1	2	—	0
0.1	0.06	0.04	0	0	0	Tr	(0)	0	0	0	0	(0)	(0)	0.1	Tr	0	0	(5)	0.02	Tr	0.2	0.2	0.02	(0)	6	0.14	0.5	3	—	0
Tr	0.05	0.03	—	—	—	—	0	—	—	—	0	0	(0)	0.2	Tr	0	0	—	0.02	0.01	0.2	(0.2)	0.02	(0)	6	0.14	—	6	—	0
0.1	0.12	0.04	0	0	0	1	(0)	0	0	0	0	(0)	(0)	0.3	Tr	0	0	(4)	0.02	0.01	0.2	(0.2)	0.02	(0)	4	0.09	0.3	3	—	0
Tr	0.05	0.02	0	0	1	0	(0)	0	12	7	15	1	(0)	0.1	0	0	0	Tr	0.02	Tr	0.1	0.1	0.04	(0)	2	0.03	0.5	4	—	0
Tr	0.03	0.03	0	0	1	Tr	(0)	0	0	0	0	(0)	(0)	0.1	0	0	0	—	0.01	0.01	0.1	0.1	0.03	(0)	3	0.21	0.5	3	—	0
Tr	0.02	0.04	—	—	—	—	(0)	0	0	0	0	(0)	(0)	0.1	0	0	0	—	Tr	Tr	0.1	0.1	0.02	(0)	2	0.11	—	1	—	0
Tr	0.02	0.01	1	0	2	Tr	(0)	0	4	0	4	Tr	(0)	0.1	0	0	0	—	0.01	0	0	(Tr)	0.03	(0)	1	0	0.3	Tr	—	0
0.1	0.05	0.07	0	0	Tr	1	(0)	7	220	30	240	20	(0)	3.3	0	2.0	0	(3)	0.03	0.05	0.4	0.5	0.06	(0)	8	0.35	0.5	6	—	0
0.1	0.11	0.21	—	—	—	—	0	—	—	—	8	1	(0)	1.4	0.1	2.1	0.1	(9)	0.02	0.04	0.3	(0.4)	0.06	(0)	1	0.20	—	0	—	19.3
0.1	0.07	0.07	—	—	—	—	(0)	0	27	0	27	2	(0)	0.2	0	1.2	0.1	(6)	0.03	0.03	0.1	0.4	0.02	(0)	2	0.07	—	0	—	6.9
Tr	0.05	0.10	—	—	—	—	(0)	0	Tr	0	Tr	(0)	(0)	0.1	Tr	0.9	0	(18)	0.03	0.03	0.2	0.3	0.02	(0)	0	0	—	0	—	7.9
0.1	0.05	0.04	0	0	0	1	(0)	0	0	9	5	Tr	(0)	0.7	0	0	0	(1)	0.01	0.01	0.6	0.6	0.02	(0)	5	0.13	0.3	8	—	0
0.1	0.06	0.03	0	0	0	2	—	1	140	130	210	17	—	1.3	0	Tr	0	1	0.02	0.02	0.7	0.7	0.01	0	8	0.15	0.2	6	—	0
0.1	0.08	0.06	—	—	—	—	(0)	0	150	180	240	20	(0)	1.4	0	0	0	(2)	0.02	0.03	0.7	(0.8)	0.01	(0)	12	0.20	—	10	—	0
0.1	0.03	0.50	0	0	1	1	(0)	17	160	500	420	35	(0)	0.1	0	0	0	(2)	0.03	0.02	0.3	0.4	0.06	(0)	18	0.28	2.0	70	—	0
Tr	0.02	0.60	0	0	0	Tr	(0)	11	100	380	300	25	(0)	0.2	0	0	0	(2)	0.02	0.02	0.3	(0.4)	0.05	(0)	20	0.27	1.1	55	—	0
0.2	0.08	1.48	—	—	—	—	(0)	15	370	2100	1400	120	(0)	0.4	Tr	0	0	(10)	0.02	0	0.6	(1.0)	0.13	(0)	35	0.85	—	2	—	0

掲載ページ	食品名	廃棄率	エネルギー		水分	たんぱく質		脂質			炭水化物						有機酸	灰分	無機質					
	可食部100 g当たり▶					アミノ酸組成によるたんぱく質	たんぱく質	脂肪酸のトリアシルグリセロール当量	コレステロール	脂質	利用可能炭水化物 単糖当量	利用可能炭水化物 質量計	利用可能炭水化物 差引き法による	食物繊維総量	糖アルコール	炭水化物			ナトリウム	カリウム	カルシウム	マグネシウム	リン	鉄
		%	kJ	kcal	g	g	g	g	mg	g	g	g	g	g	g	g	g	g	mg	mg	mg	mg	mg	mg
	いちご																							
59	生	2	130	31	90.0	0.7	0.9	0.1	0	0.1	(6.1)*	(5.9)	6.6	1.4	0	8.5	0.8	0.5	Tr	170	17	13	31	0.3
59	ジャム　高糖度	0	1064	250	36.0	(0.3)	0.4	(0.1)	(0)	0.1	(65.4)*	(62.4)	62.1	1.3	—	63.3	—	0.2	6	67	9	7	13	0.2
	いちじく																							
59	生	15	239	57	84.6	0.4	0.6	(0.1)	(0)	0.1	(11.0)	(11.0)	12.5*	1.9	0	14.3	0.1	0.4	2	170	26	14	16	0.3
63	乾	0	1152	272	18.0	(2.0)	3.0	(0.8)	(0)	1.1	(62.7)*	(62.1)	65.9	10.7	—	75.3	—	2.5	93	840	190	67	75	1.7
	キウイフルーツ																							
59	緑肉種　生	15	217	51	84.7	0.8	1.0	0.2	0	0.2	9.6*	9.5	9.1	2.6	0	13.4	2.0	0.7	1	300	26	14	30	0.3
59	黄肉種　生	20	267	63	83.2	—	1.1	(0.2)	(0)	0.2	(11.9)	(11.9)	13.6*	1.4	—	14.9	—	0.5	2	300	17	12	25	0.2
60	**パインアップル**　生	45	231	54	85.2	0.4	0.6	(0.1)	0	0.1	12.6*	12.2	11.9	1.2	—	13.7	0.9	0.4	Tr	150	11	14	9	0.2
60	**バナナ**　生	40	392	93	75.4	0.7	1.1	(0.1)	0	0.2	19.4	18.5	21.1*	1.1	—	22.5	0.7	0.8	Tr	360	6	32	27	0.3
	パパイア																							
60	完熟　生	35	141	33	89.2	(0.2)	0.5	(0.2)	(0)	0.2	(7.1)*	(7.1)	7.6	2.2	—	9.5	—	0.6	6	210	20	26	11	0.2
60	未熟　生	25	149	35	88.7	(0.6)	1.3	(0.1)	(0)	0.1	(7.4)*	(7.4)	7.9	2.2	—	9.4	—	0.5	5	190	36	19	17	0.3
	ぶどう																							
60	皮なし　生	15	247	58	83.5	0.2	0.4	Tr	0	0.1	(14.4)*	(14.4)	14.8	0.5	0	15.7	0.6	0.3	1	130	6	6	15	0.1
63	干しぶどう（レーズン）	0	1374	324	14.5	(2.0)	2.7	(0.1)	(0)	0.2	(60.3)	(60.3)	75.9*	4.1	0	80.3	1.2	1.9	12	740	65	31	90	2.3
	ブルーベリー																							
60	生	0	201	48	86.4	(0.3)	0.5	(0.1)	0	0.1	(8.6)	(8.6)	9.8*	3.3	—	12.9	—	0.1	1	70	8	5	9	0.2
60	乾	0	1181	280	21.9	(1.5)	2.7	(1.5)	(0)	1.9	—	—	56.4*	17.6	—	72.5	—	1.0	4	400	43	28	63	1.2
60	**シークワーサー**　果汁　生	0	149	35	90.9	—	0.8	—	(0)	0.1	—	—	7.6*	0.3	—	7.9	—	0.3	2	180	17	15	8	0.1
	うんしゅうみかん																							
61	じょうのう　普通　生	20	209	49	86.9	0.4	0.7	Tr	0	0.1	9.2	8.9	11.3*	1.0	—	12.0	—	0.3	1	150	21	11	15	0.2
61	砂じょう　普通　生	25	206	49	87.4	(0.4)	0.7	(Tr)	(0)	0.1	9.8	9.5	11.4*	0.4	—	11.5	—	0.3	1	150	15	10	15	0.1
	グレープフルーツ																							
61	白肉種　砂じょう　生	30	168	40	89.0	0.5	0.9	(0.1)	0	0.1	7.5	7.3	8.3*	0.6	—	9.6	1.1	0.4	1	140	15	9	17	Tr
61	紅肉種　砂じょう　生	30	168	40	89.0	(0.7)	0.9	0.1	0	0.1	(6.5)	(6.3)	8.1*	0.6	—	9.6	1.1	0.4	1	140	15	9	17	Tr
61	**レモン**　全果　生	3	178	43	85.3	—	0.9	0.2	0	0.7	2.6	2.6	5.0*	4.9	—	12.5	3.2	0.6	4	130	67	11	15	0.2
	すいか																							
61	赤肉種　生	40	172	41	89.6	0.3	0.6	(0.1)	0	0.1	—	—	9.5*	0.3	—	9.5	—	0.2	1	120	4	11	8	0.2
61	黄肉種　生	40	172	41	89.6	(0.3)	0.6	0.1	0	0.1	—	—	9.5*	0.3	—	9.5	—	0.2	1	120	4	11	8	0.2
	メロン																							
61	露地メロン　緑肉種　生	45	193	45	87.9	0.6	1.0	(0.1)	0	0.1	9.5	9.2	10.3*	0.5	—	10.4	—	0.6	6	350	6	12	13	0.2
61	露地メロン　赤肉種　生	45	193	45	87.9	(0.6)	1.0	0.1	0	0.1	(9.5)	(9.2)	10.3*	0.5	—	10.4	—	0.6	6	350	6	12	13	0.2
	ココナッツ																							
62	ココナッツウォーター	0	92	22	94.3	(0.2)	0.2	0.1	(0)	0.1	(7.9)	(7.8)	5.0*	0	—	5.0	—	0.4	11	230	11	6	11	0.1
62	ココナッツミルク	0	649	157	78.8	(1.8)	1.9	14.9	0	16.0	(9.4)	(8.9)	3.8*	0.2	—	2.8	—	0.5	12	230	5	28	49	0.8
62	ナタデココ	0	341	80	79.7	—	0	—	(0)	Tr	—	—	19.7*	0.5	—	20.2	—	Tr	2	0	1	1	Tr	0
63	**あんず**　乾	0	1253	296	16.8	(6.7)	9.2	(0.1)	(0)	0.4	(49.9)	(49.0)	60.0*	9.8	3.4	70.4	—	3.2	15	1300	70	45	120	2.3
63	**なつめやし（デーツ）**　乾	5	1191	281	24.8	(1.2)	2.2	(Tr)	(0)	0.2	(59.0)	(59.0)	65.4*	7.0	—	71.3	—	1.5	Tr	550	71	60	58	0.8
63	**マンゴー**　ドライマンゴー	0	1436	339	9.3	2.3	3.1	0.3	(0)	0.7	68.9	66.8	76.6*	6.4	—	84.9	3.0	2.1	1	1100	37	57	81	0.5
	きのこ類																							
	えのきたけ																							
64	生	15	144	34	88.6	1.6	2.7	0.1	0	0.2	1.0	0.9	4.8*	3.9	0.1	7.6	—	0.9	2	340	Tr	15	110	1.1
64	味付け瓶詰（なめたけ）	0	320	76	74.1	2.4	3.6	(0.2)	(0)	0.3	10.3	9.9	14.2*	4.1	0	16.9	—	5.1	1700	320	10	26	150	0.8
	きくらげ類																							
64	あらげきくらげ　生	4	57	14	93.6	0.5	0.7	0.1	0	0.1	0.1*	0.1	0.1	5.6	—	5.4	—	0.2	7	59	10	9	16	0.1
64	きくらげ　乾	0	888	216	14.9	5.3	7.9	1.3	0	2.1	2.7	2.6	17.1*	57.4	0	71.1	—	4.0	59	1000	310	210	230	35.0
64	しろきくらげ　乾	0	686	170	14.6	3.4	4.9	0.5	(0)	0.7	3.6*	3.4	7.2	68.7	0.3	74.5	—	5.3	28	1400	240	67	260	4.4
	しいたけ																							
64	生しいたけ　菌床栽培　生	20	102	25	89.6	2.0	3.1	0.2	0	0.3	0.7*	0.7	1.3	4.9	1.2	6.4	0.2	0.6	1	290	1	14	87	0.4
64	原木栽培　生	20	141	34	88.3	1.9	3.1	0.2	(0)	0.4	0.8	0.7	3.2*	5.5	—	7.6	0.2	0.7	1	270	2	16	61	0.4
64	乾しいたけ　乾	20	1072	258	9.1	14.1	21.2	(1.7)	0	2.8	11.8	11.2	22.1*	46.7	—	62.5	1.9	4.4	14	2200	12	100	290	3.2

無機質							ビタミン（脂溶性）												ビタミン（水溶性）											食塩相当量
							A						D	E				K												
							レチノール	カロテン		β-クリプトキサンチン	β-カロテン当量	レチノール活性当量		トコフェノール																
亜鉛	銅	マンガン	ヨウ素	セレン	クロム	モリブデン		α	β					α	β	γ	δ		B_1	B_2	ナイアシン	ナイアシン当量	B_6	B_{12}	葉酸	パントテン酸	ビオチン	C	アルコール	
mg	mg	mg	µg	µg	µg	µg	µg	µg	µg	µg	µg	µg	µg	mg	mg	mg	mg	µg	mg	mg	mg	mg	mg	µg	µg	mg	µg	mg	g	g
0.2	0.05	0.20	1	Tr	0	9	(0)	0	17	1	18	1	(0)	0.4	0	0.2	0	(2)	0.03	0.02	0.4	0.5	0.04	(0)	90	0.33	0.8	62	—	0
0.1	0.03	0.14	0	0	1	2	(0)	0	Tr	0	Tr	(0)	(0)	0.1	0	0	0	(4)	0.01	0.01	0.2	(0.3)	0.02	(0)	23	0.08	0.4	9	—	0
0.2	0.06	0.08	0	0	Tr	4	(0)	0	15	6	18	1	(0)	0.4	Tr	0.1	0	(3)	0.03	0.03	0.2	0.3	0.07	(0)	22	0.23	0.4	2	—	0
0.6	0.31	0.48	—	—	—	—	(0)	1	34	25	46	4	(0)	0.6	Tr	7.5	0.2	(18)	0.10	0.06	0.7	(1.2)	0.23	(0)	10	0.36	—	0	—	0.2
0.1	0.10	0.09	0	1	0	Tr	(0)	0	53	0	53	4	(0)	1.3	0	0	0	6	0.01	0.02	0.3	0.5	0.11	(0)	37	0.31	1.4	71	—	0
0.1	0.07	0.04	—	—	—	—	(0)	1	38	4	41	3	(0)	2.5	0	0	0	(6)	0.02	0.02	0.3	(0.5)	0.14	(0)	32	0.26	—	140	—	0
0.1	0.11	1.33	0	0	0	Tr	(0)	Tr	37	2	38	3	(0)	Tr	0	0	0	1	0.09	0.02	0.2	0.3	0.10	(0)	12	0.23	0.2	35	—	0
0.2	0.09	0.26	0	1	0	7	(0)	28	42	0	56	5	(0)	0.5	0	0	0	(Tr)	0.05	0.04	0.7	0.9	0.38	(0)	26	0.44	1.4	16	—	0
0.1	0.05	0.04	0	Tr	0	1	(0)	0	67	820	480	40	(0)	0.3	Tr	0.3	0	(2)	0.02	0.04	0.3	(0.4)	0.01	(0)	44	0.42	0.2	50	—	0
0.1	0.03	0.02	—	—	—	—	(0)	0	45	140	120	10	(0)	0.1	0	0.6	0	(2)	0.03	0.04	0.3	(0.7)	0.01	(0)	38	0.55	—	45	—	0
0.1	0.05	0.12	0	0	0	Tr	(0)	0	21	0	21	2	(0)	0.1	0	0.2	0	—	0.04	0.01	0.1	0.1	0.04	(0)	4	0.10	0.7	2	—	0
0.3	0.39	0.20	3	Tr	9	12	(0)	0	11	0	11	1	(0)	0.5	0	0.3	0	—	0.12	0.03	0.6	(1.0)	0.23	(0)	9	0.17	4.3	Tr	—	0
0.1	0.04	0.26	0	0	Tr	1	(0)	0	55	0	55	5	(0)	1.7	Tr	0.6	Tr	(15)	0.03	0.03	0.2	(0.2)	0.05	0	12	0.12	1.1	9	—	0
0.4	0.23	1.94	(0)	(0)	(2)	(4)	(0)	10	72	8	81	7	(0)	5.1	0.1	1.9	0.1	89	0.12	0.10	1.5	(1.7)	0.20	(0)	13	0.26	—	Tr	—	0
0.1	0.06	0.06	—	—	—	—	(0)	0	31	120	89	7	(0)	0.5	0	0	0	—	0.08	0.03	0.3	0.4	0.03	(0)	7	0.10	—	11	—	0
0.1	0.03	0.07	0	0	0	Tr	(0)	0	180	1700	1000	84	(0)	0.4	0	0	0	(0)	0.10	0.03	0.3	0.4	0.06	(0)	22	0.23	0.5	32	—	0
0.1	0.03	0.05	Tr	0	0	Tr	(0)	0	190	1800	1100	92	(0)	0.4	0	0	0	(0)	0.09	0.03	0.3	(0.4)	0.05	(0)	22	0.23	0.4	33	—	0
0.1	0.04	0.01	0	0	0	1	(0)	0	0	0	0	(0)	(0)	0.3	0	0	0	(0)	0.07	0.03	0.3	0.4	0.04	(0)	15	0.39	0.5	36	—	0
0.1	0.04	0.01	0	0	0	1	(0)	0	400	4	410	34	(0)	0.3	0	0	0	(0)	0.07	0.03	0.3	(0.5)	0.04	(0)	15	0.39	0.5	36	—	0
0.1	0.08	0.05	0	1	0	1	(0)	0	7	37	26	2	(0)	1.6	0	0.1	0	(0)	0.07	0.07	0.2	0.4	0.08	(0)	31	0.39	1.2	100	—	0
0.1	0.03	0.03	0	0	0	1	(0)	0	830	0	830	69	(0)	0.1	0	0	0	0	0.03	0.02	0.2	0.3	0.07	(0)	3	0.22	0.9	10	—	0
0.1	0.03	0.03	0	0	0	1	(0)	—	—	—	10	1	(0)	0.1	0	0	0	0	0.03	0.02	0.2	(0.3)	0.07	(0)	3	0.22	0.9	10	—	0
0.2	0.04	0.02	0	1	0	2	(0)	6	140	0	140	12	(0)	0.2	0	0.1	0	(3)	0.05	0.02	0.8	0.9	0.11	(0)	24	0.16	0.9	25	—	0
0.2	0.04	0.02	0	1	0	2	(0)	16	3600	0	3600	300	(0)	0.2	0	0.1	0	(3)	0.05	0.02	0.8	(0.9)	0.11	(0)	24	0.16	0.9	25	—	0
0.1	Tr	0.16	—	—	—	—	0	—	—	—	Tr	0	(0)	0	0	0	0	—	0.01	0.01	0.1	(0.1)	0	(0)	1	0	—	2	—	0
0.3	0.22	0.59	—	—	—	—	0	0	0	0	0	0	(0)	Tr	0	0	0	—	0.01	0	0.4	(0.8)	0.02	0	4	0	—	0	—	0
0	0	0	—	—	—	—	(0)	0	0	0	0	0	(0)	0	0	0	0	—	0	0	0	0	0	(0)	0	0	—	0	—	0
0.9	0.43	0.32	—	—	—	—	(0)	0	4800	270	5000	410	(0)	1.4	Tr	0	0	(4)	0	0.03	3.5	(5.0)	0.18	(0)	10	0.53	—	Tr	—	0
0.4	0.40	0.38	—	—	—	—	(0)	0	160	0	160	13	(0)	1.4	Tr	0.3	0	(3)	0.07	0.04	1.8	(2.0)	0.16	(0)	19	0.94	—	0	—	0
0.6	0.20	0.53	2	2	1	2	(0)	15	5900	280	6100	500	(0)	6.8	0.2	0.1	0	16	0.27	0.21	3.4	4.0	0.43	(0)	260	0.46	5.3	69	—	0
0.6	0.10	0.07	0	1	0	Tr	0	(0)	0	(0)	(0)	(0)	0.9	0	0	0	0	0	0.24	0.17	6.8	7.4	0.12	(0)	75	1.40	11.0	0	—	0
0.6	0.08	0.24	—	3	—	6	0	(0)	0	(0)	(0)	(0)	0.1	(0)	(0)	(0)	(0)	0	0.26	0.17	4.4	4.9	0.09	(0)	39	1.04	6.9	0	—	4.3
0.1	0.01	0.02	Tr	1	1	1	(0)	(0)	(0)	(0)	(0)	(0)	0.1	(0)	(0)	(0)	(0)	(0)	—	0.05	0.4	0.6	0.01	Tr	5	0.10	1.9	0	—	0
2.1	0.31	6.18	7	9	27	6	(0)	(0)	(0)	(0)	(0)	(0)	85.0	0	0	0	0	0	0.19	0.87	3.2	5.5	0.10	(0)	87	1.14	27.0	0	—	0.1
3.6	0.10	0.18	0	1	7	1	0	(0)	0	(0)	(0)	(0)	15.0	(0)	(0)	(0)	(0)	0	0.12	0.70	2.2	3.7	0.10	(0)	76	1.37	87.0	0	—	0.1
0.9	0.10	0.21	0	5	1	4	0	0	0	0	0	0	0.3	0	0	0	0	0	0.13	0.21	3.4	4.0	0.21	0	49	1.21	7.6	0	—	0
0.7	0.06	0.27	0	1	Tr	1	(0)	(0)	(0)	(0)	(0)	(0)	0.4	(0)	(0)	(0)	(0)	(0)	0.13	0.22	3.4	4.0	0.19	(0)	75	0.95	7.7	0	—	0
2.7	0.60	0.96	4	5	5	3	0	(0)	0	(0)	(0)	(0)	17.0	0	0	0	0	0	0.48	1.74	19.0	23.0	0.49	—	270	8.77	41.0	20	—	0

掲載ページ	食品名（可食部100 g当たり）	廃棄率	エネルギー	エネルギー	水分	たんぱく質：アミノ酸組成によるたんぱく質	たんぱく質：たんぱく質	脂質：脂肪酸のトリアシルグリセロール当量	脂質：コレステロール	脂質：脂質	炭水化物：利用可能炭水化物 単糖当量	炭水化物：利用可能炭水化物 質量計	炭水化物：利用可能炭水化物 差引き法による	炭水化物：食物繊維総量	炭水化物：糖アルコール	炭水化物：炭水化物	有機酸	灰分	無機質：ナトリウム	無機質：カリウム	無機質：カルシウム	無機質：マグネシウム	無機質：リン	無機質：鉄
		%	kJ	kcal	g	g	g	g	mg	g	g	g	g	g	g	g	g	g	mg	mg	mg	mg	mg	mg
	しめじ類																							
65	はたけしめじ　生	15	105	25	92.0	—	2.6	—	(0)	0.3	—	—	1.7 *	2.7	—	4.5	—	0.7	4	260	1	8	64	0.6
65	ぶなしめじ　生	10	108	26	91.1	1.6	2.7	0.2	0	0.5	1.4	1.3	2.5 *	3.0	0.4	4.8	0.3	0.9	2	370	1	11	96	0.5
65	ほんしめじ　生	20	88	21	93.6	—	2.5	—	(0)	0.4	—	—	0.9 *	1.9	—	2.8	—	0.6	1	310	2	8	76	0.6
	なめこ																							
65	株採り　生	20	89	21	92.1	1.0	1.8	0.1	1	0.2	2.5 *	2.4	2.8	3.4	Tr	5.4	—	0.5	3	240	4	10	68	0.7
65	カットなめこ	0	60	14	94.9	0.7	1.1	0.1	—	0.1	1.8 *	1.8	2.0	1.9	0.1	3.6	—	0.3	3	130	2	6	36	0.5
65	水煮缶詰	0	55	13	95.5	(0.6)	1.0	(0.1)	(0)	0.1	(1.4) *	(1.4)	1.2	2.5	Tr	3.2	—	0.2	8	100	3	5	39	0.8
	ひらたけ類																							
65	うすひらたけ　生	8	156	37	88.0	(3.7)	6.1	(0.1)	(0)	0.2	1.6	1.5	3.5 *	3.8	0	4.8	—	0.9	1	220	2	15	110	0.6
65	エリンギ　生	6	128	31	90.2	1.7	2.8	0.2	(0)	0.4	3.0	2.9	3.7 *	3.4	—	6.0	—	0.7	2	340	Tr	12	89	0.3
65	ひらたけ　生	8	143	34	89.4	2.1	3.3	0.1	(0)	0.3	1.3	1.3	4.8 *	2.6	0.2	6.2	—	0.8	2	340	1	15	100	0.7
65	**まいたけ**　生	10	89	22	92.7	1.2	2.0	0.3	(0)	0.5	0.3	0.3	1.8 *	3.5	—	4.4	—	0.6	0	230	Tr	10	54	0.2
	マッシュルーム																							
65	生	5	62	15	93.9	1.7	2.9	0.1	0	0.3	0.1	0.1	0.2 *	2.0	1.3	2.1	—	0.8	6	350	3	10	100	0.3
65	水煮缶詰	0	76	18	92.0	(1.9)	3.4	(0.1)	(0)	0.2	(0.2) *	(0.2)	0	3.2	1.7	3.3	—	1.1	350	85	8	5	55	0.8
66	**まつたけ**　生	3	132	32	88.3	1.2	2.0	0.2	(0)	0.6	1.6	1.5	3.4 *	4.7	1.4	8.2	—	0.9	2	410	6	8	40	1.3
	藻　類																							
67	**あおのり**　素干し	0	1035	249	6.5	21.4	29.4	3.3	Tr	5.2	0.2	0.2	15.7 *	35.2	0	41.0	—	17.8	3200	2500	750	1400	390	77.0
	あまのり																							
67	ほしのり	0	1154	276	8.4	30.7	39.4	2.2	21	3.7	0.5	0.4	17.7 *	31.2	0	38.7	—	9.8	610	3100	140	340	690	11.0
67	焼きのり	0	1240	297	2.3	32.0	41.4	2.2	22	3.7	1.9	1.7	19.2 *	36.0	Tr	44.3	—	8.3	530	2400	280	300	700	11.0
67	味付けのり	0	1271	303	3.4	31.5	40.0	2.5	21	3.5	14.3	13.5	25.6 *	25.2	0.1	41.8	0.4	11.3	1700	2700	170	290	710	8.2
68	**うみぶどう**　生	0	24	6	97.0	—	0.5	Tr	0	0.1	—	—	0.5 *	0.8	—	1.2	—	1.2	330	39	34	51	10	0.8
	こんぶ類																							
68	まこんぶ　素干し　乾	0	703	170	9.5	5.1	5.8	1.0	0	1.3	0.1	0.1	9.7 *	32.1	23.4	64.3	0.1	19.1	2600	6100	780	530	180	3.2
68	刻みこんぶ	0	486	119	15.5	(4.3)	5.4	0.2	0	0.5	0.4 *	0.4	0	39.1	12.4	50.2	—	28.4	4300	8200	940	720	300	8.6
68	削りこんぶ	0	738	177	24.4	(5.2)	6.5	0.6	0	0.9	—	—	23.6 *	28.2	—	50.2	—	18.0	2100	4800	650	520	190	3.6
68	塩こんぶ	0	813	193	24.1	—	16.9	—	0	0.4	—	—	23.9 *	13.1	—	37	—	21.6	7100	1800	280	190	170	4.2
68	つくだ煮	0	634	150	49.6	4.7	6.0	0.9	0	1.0	20.6	19.8	25.5 *	6.8	2.1	33.3	1.0	9.5	2900	770	150	98	120	1.3
	てんぐさ																							
68	素干し	0	800	194	15.2	—	16.1	—	51	1.0	—	—	6.5 *	47.3	—	53.8	—	13.9	1900	3100	230	1100	180	6.0
68	ところてん	0	8	2	99.1	(0.1)	0.2	—	Tr	0	—	—	0.1 *	0.6	—	0.6	—	0.1	3	2	4	4	1	0.1
68	角寒天（棒寒天）	0	640	159	20.5	(1.0)	2.4	(0.1)	Tr	0.2	—	—	1.4 *	74.1	—	74.1	—	2.8	130	52	660	100	34	4.5
68	寒天	0	12	3	98.5	—	Tr	—	0	Tr	—	—	0 *	1.5	—	1.5	—	Tr	2	1	10	2	1	0.2
68	粉寒天	0	641	160	16.7	0.1	0.2	(0.2)	0	0.3	0.1 *	0.1	2.9	79.0	0	81.7	—	1.2	170	30	120	39	39	7.3
	ひじき																							
69	干しひじき　ステンレス釜　乾	0	739	180	6.5	7.4	9.2	1.7	Tr	3.2	0.4	0.4	6.8 *	51.8	3.1	58.4	—	22.7	1800	6400	1000	640	93	6.2
69	干しひじき　鉄釜　乾	0	759	186	6.5	—	9.2	—	Tr	3.2	—	—	4.2 *	51.8	—	56.0	—	25.2	1800	6400	1000	640	93	58.0
	もずく類																							
69	おきなわもずく　塩蔵　塩抜き	0	27	7	96.7	0.2	0.3	0.1	Tr	0.2	0	0	0.1 *	2.0	0	2.0	—	0.8	240	7	22	21	2	0.2
69	もずく　塩蔵　塩抜き	0	18	4	97.7	0.2	0.2	(0.1)	0	0.1	—	—	0.1 *	1.4	—	1.4	—	0.6	90	2	22	12	2	0.7
	わかめ																							
69	原藻　生	35	100	24	89.0	(1.4)	1.9	(0.1)	0	0.2	—	—	2.6 *	3.6	—	5.6	—	3.3	610	730	100	110	36	0.7
69	乾燥わかめ　素干し	0	716	172	11.3	(11.2)	14.4	(1.1)	0	2.6	—	—	(14.4) *	29.8	—	39.6	—	32.2	6400	6000	830	1000	350	5.8
69	素干し　水戻し	0	81	20	91.7	(1.3)	1.6	(0.1)	0	0.3	—	—	(1.2) *	4.3	—	4.9	—	1.4	260	440	100	96	35	0.4
69	カットわかめ　乾	0	770	186	9.2	14.0	17.9	1.7	0	4.0	0	0	9.1 *	39.2	0	42.1	—	26.8	9300	430	870	460	300	6.5
69	塩蔵わかめ　塩抜き　生	0	68	16	93.3	1.3	1.5	0.2	0	0.3	0	0	0.9 *	2.9	0	3.4	0	1.4	530	10	50	16	30	0.5
69	くきわかめ　湯通し塩蔵　塩抜き	0	74	18	84.9	(0.8)	1.1	(0.1)	0	0.3	—	—	0.9 *	5.1	—	5.5	—	8.2	3100	88	86	70	34	0.4
69	めかぶわかめ　生	0	59	14	94.2	0.7	0.9	0.5	0	0.6	0 *	0	0.1	3.4	0.2	3.4	—	0.9	170	88	77	61	26	0.3

無機質							ビタミン（脂溶性）												ビタミン（水溶性）											食塩相当量
							A							E																
								カロテン						トコフェノール																
亜鉛	銅	マンガン	ヨウ素	セレン	クロム	モリブデン	レチノール	α	β	β-クリプトキサンチン	β-カロテン当量	レチノール活性当量	D	α	β	γ	δ	K	B_1	B_2	ナイアシン	ナイアシン当量	B_6	B_{12}	葉酸	パントテン酸	ビオチン	C	アルコール	
mg	mg	mg	µg	µg	µg	µg	µg	µg	µg	µg	µg	µg	µg	mg	mg	mg	mg	µg	mg	mg	mg	mg	mg	µg	µg	mg	µg	mg	g	g
0.4	0.13	0.14	—	—	—	—	(0)	(0)	(0)	(0)	(0)	(0)	0.9	0	0	0	0	(0)	0.12	0.44	5.3	5.7	0.11	(0)	20	2.08	—	0	—	0
0.5	0.06	0.16	1	2	0	6	0	(0)	0	(0)	(0)	(0)	0.5	0	0	0	0	0	0.15	0.17	6.1	6.4	0.09	0.1	29	0.81	8.7	0	—	0
0.7	0.32	0.18	—	—	—	—	(0)	(0)	(0)	(0)	(0)	(0)	0.6	(0)	(0)	(0)	(0)	(0)	0.07	0.28	5.1	5.5	0.19	(0)	24	1.59	—	0	—	0
0.5	0.11	0.06	Tr	2	Tr	1	(0)	(0)	(0)	(0)	(0)	(0)	0	0	0	0	0	(0)	0.07	0.12	5.3	5.5	0.05	Tr	60	1.29	7.4	0	—	0
0.4	0.04	0.04	0	1	Tr	1	0	0	0	0	0	0	0	0	0	0	0	0	0.03	0.08	3.5	3.7	0.04	0.1	57	0.48	4.3	0	—	0
0.5	0.04	0.08	0	2	1	1	0	(0)	0	(0)	(0)	(0)	0.1	(0)	(0)	(0)	(0)	0	0.03	0.07	2.1	(2.2)	0.02	(0)	13	0.52	3.3	0	—	0
0.9	0.15	0.11	1	7	1	2	0	(0)	0	(0)	(0)	(0)	2.4	0	0	0	0	0	0.30	0.41	6.9	(8.1)	0.23	(0)	100	2.44	26.0	0	—	0
0.6	0.10	0.06	1	2	0	2	(0)	(0)	(0)	(0)	(0)	(0)	1.2	0	0	0	0	(0)	0.11	0.22	6.1	6.7	0.14	(0)	65	1.16	6.9	0	—	0
1.0	0.15	0.16	0	6	1	1	0	(0)	0	(0)	(0)	(0)	0.3	(0)	(0)	(0)	(0)	0	0.40	0.40	11.0	11.0	0.10	(0)	92	2.40	12.0	0	—	0
0.7	0.22	0.04	0	2	1	1	(0)	(0)	(0)	(0)	(0)	(0)	4.9	(0)	(0)	(0)	(0)	(0)	0.09	0.19	5.0	5.4	0.06	(0)	53	0.56	24.0	0	—	0
0.4	0.32	0.04	1	14	0	2	0	(0)	0	(0)	(0)	(0)	0.3	0	0	0	0	0	0.06	0.29	3.0	3.6	0.11	(0)	28	1.54	11.0	0	—	0
1.0	0.19	0.04	1	5	(0)	2	0	(0)	0	(0)	(0)	(0)	0.4	(0)	(0)	(0)	(0)	0	0.03	0.24	1.0	(1.7)	0.01	(0)	2	0.11	10.0	0	—	0.9
0.8	0.24	0.12	3	82	14	1	0	(0)	0	(0)	(0)	(0)	0.6	(0)	(0)	(0)	(0)	0	0.10	0.10	8.0	8.3	0.15	(0)	63	1.91	18.0	0	—	0
1.6	0.58	13.00	2700	7	39	18	(0)	2200	20000	81	21000	1700	(0)	2.5	0	0	0	3	0.92	1.66	6.3	14.0	0.50	41.6	270	0.57	71.0	62	—	8.1
3.7	0.62	2.51	1400	7	5	93	(0)	8800	38000	1900	43000	3600	(0)	4.3	0	0	0	2600	1.21	2.68	12.0	20.0	0.61	39.6	1200	0.93	41.0	160	—	1.5
3.6	0.55	3.72	2100	9	6	220	(0)	4100	25000	980	27000	2300	(0)	4.6	0	0	0	390	0.69	2.33	12.0	20.0	0.59	56.7	1900	1.18	47.0	210	—	1.3
3.7	0.59	2.35	—	—	—	—	(0)	5600	29000	1200	32000	2700	(0)	3.7	0	0	0	650	0.61	2.31	12.0	20.0	0.51	67.9	1600	1.28	—	200	—	4.3
Tr	0.01	0.08	80	0	Tr	Tr	(0)	98	74	—	120	10	(0)	0.2	0	0	0	35	Tr	0.01	Tr	(0.1)	0	0	4	0	0.1	Tr	—	0.8
0.9	0.11	0.21	200000	2	14	11	(0)	0	1600	43	1600	130	(0)	2.6	0	0	0	110	0.26	0.31	1.3	2.3	0.03	(0)	240	0.35	9.7	29	—	6.6
1.1	0.07	0.34	230000	2	33	14	(0)	0	61	0	61	5	(0)	0.3	0	0	0	91	0.15	0.33	1.2	(2.2)	0.01	0	17	0.09	12.0	0	—	10.9
1.1	0.08	0.19	—	—	—	—	(0)	0	760	19	760	64	(0)	0.8	0	0	0	150	0.33	0.28	1.0	(2.2)	0.02	0	32	0.14	—	19	—	5.3
0.7	0.04	0.56	—	—	—	—	(0)	0	390	0	390	33	(0)	0.4	Tr	0.1	0.1	74	0.04	0.23	0.8	3.6	0.07	0	19	0.33	—	0	—	18.0
0.5	0.06	0.46	11000	3	6	19	0	0	56	0	56	5	0	0.1	0	0.1	0	310	0.05	0.05	0.6	1.1	0.05	0	15	0.12	4.7	Tr	—	7.4
3.0	0.24	0.63	—	—	—	—	(0)	130	130	13	200	17	(0)	0.2	0	0	0	730	0.08	0.83	2.2	4.9	0.08	0.5	93	0.29	—	Tr	—	4.8
Tr	0.01	0.01	240	Tr	Tr	1	(0)	0	0	0	0	(0)	(0)	0	0	0	0	0	0	0	0	0	0	0	0	0	Tr	Tr	—	0
1.5	0.02	3.19	—	—	—	—	(0)	—	—	—	(0)	(0)	(0)	0	0	0	0	0	0.01	0	0.1	(0.2)	Tr	0	0	0.46	—	0	—	0.3
Tr	Tr	0.04	21	0	1	0	(0)	0	0	0	0	(0)	(0)	0	0	0	0	0	Tr	0	0	0	0	0	0	0	0	0	—	0
0.3	0.04	1.01	81	0	39	5	(0)	0	0	0	0	0	(0)	0	0	0	0	Tr	0	Tr	0.1	0.1	0	0.2	1	0	0.1	0	—	0.4
1.0	0.14	0.82	45000	7	26	17	(0)	2	4400	18	4400	360	(0)	5.0	0	0.4	0	580	0.09	0.42	1.8	4.4	0	0	93	0.30	17.0	0	—	4.7
1.0	0.14	0.82	45000	7	26	17	(0)	2	4400	18	4400	360	(0)	5.0	0	0.4	0	580	0.09	0.42	1.8	3.4	0	0	93	0.30	17.0	0	—	4.7
Tr	0.01	0.01	140	1	0	0	(0)	0	220	4	220	18	(0)	0.1	0	0	0	18	Tr	0.09	0	0.1	0	0	2	0	0.4	0	—	0.6
0.3	0.01	0.03	—	—	—	—	(0)	0	180	0	180	15	(0)	0.1	0	0	0	14	Tr	0.01	Tr	0.1	Tr	0.1	2	0	—	0	—	0.2
0.3	0.02	0.05	1600	1	1	3	(0)	0	930	26	940	79	(0)	0.1	0	0	0	140	0.07	0.18	0.9	(1.5)	0.03	0.3	29	0.19	4.2	15	—	1.5
1	0.06	0.38	10000	6	5	20	(0)	Tr	4400	64	4400	370	(0)	1.2	0	0	0	890	0.36	1.01	9.1	(13.4)	0.11	0.2	320	0.47	23.3	19	—	16.2
0.1	0.04	0.05	1300	1	Tr	2	(0)	0	880	5	880	74	(0)	0.2	0	0	0	110	0.05	0.07	0.4	(0.8)	0.01	Tr	33	0.02	2.9	2	—	0.7
2.8	0.13	0.46	10000	9	19	10	0	0	2200	0	2200	190	0	0.5	0	0	0	1600	0.07	0.08	0.3	5.6	0.01	2.0	18	0.06	25.0	0	—	23.5
0.2	0.04	0.03	810	Tr	1	Tr	(0)	0	210	0	210	17	(0)	0.1	0	0	0	110	0.01	0.01	0	0.5	Tr	0	6	0.07	1.9	0	—	1.4
0.1	0.02	0.04	—	—	—	—	(0)	0	56	0	56	5	(0)	0	0	0	0	33	0.02	0.02	0.1	(0.9)	Tr	0	2	0.07	—	0	—	7.9
0.2	0.02	0.03	390	Tr	1	2	(0)	0	240	2	240	20	(0)	0.1	0	0	0	40	0.02	0.03	0.2	0.4	0.01	0	36	0.05	2.2	2	—	0.4

掲載ページ	可食部100 g当たり▶ 食品名	廃棄率	エネルギー		水分	たんぱく質 アミノ酸組成によるたんぱく質	たんぱく質	脂質 脂肪酸のトリアシルグリセロール当量	コレステロール	脂質	炭水化物 利用可能炭水化物 単糖当量	利用可能炭水化物 質量計	利用可能炭水化物 差引き法による	食物繊維総量	糖アルコール	炭水化物	有機酸	灰分	無機質 ナトリウム	カリウム	カルシウム	マグネシウム	リン	鉄
		%	kJ	kcal	g	g	g	g	mg	g	g	g	g	g	g	g	g	g	mg	mg	mg	mg	mg	mg
	肉類																							
	うし（和牛肉）																							
83	かた　脂身つき　生	0	1069	258	58.8	—	17.7	20.6	72	22.3	(0.3)*	(0.3)	2.0	(0)	—	0.3	—	0.9	47	280	4	19	150	0.9
83	かたロース　脂身つき　生	0	1573	380	47.9	(11.8)	13.8	(35.0)	89	37.4	(0.2)	(0.2)	4.6*	(0)	—	0.2	—	0.7	42	210	3	14	120	0.7
83	リブロース　脂身つき　生	0	2119	514	34.5	8.4	9.7	53.4	86	56.5	(0.1)*	(0.1)	3.4	(0)	—	0.1	—	0.4	39	150	2	10	84	1.2
83	サーロイン　脂身つき　生	0	1900	460	40.0	(10.2)	11.7	(44.4)	86	47.5	(0.3)	(0.3)	4.9*	(0)	—	0.3	—	0.5	32	180	3	12	100	0.9
83	ばら　脂身つき　生（カルビ）	0	1950	472	38.4	(9.6)	11.0	45.6	98	50.0	(0.1)	(0.1)	6.0*	(0)	—	0.1	—	0.5	44	160	4	10	87	1.4
83	もも　脂身つき　生	0	979	235	61.2	(16.2)	19.2	16.8	75	18.7	(0.5)	(0.5)	4.8*	(0)	—	0.5	—	1.0	45	320	4	22	160	2.5
83	そともも　脂身つき　生	0	1015	244	60.8	(15.5)	17.8	(18.2)	68	20.0	(0.5)	(0.5)	4.6*	(0)	—	0.5	—	0.9	46	310	3	20	170	1.1
83	ランプ　脂身つき　生	0	1321	319	53.8	(13.2)	15.1	(27.5)	81	29.9	(0.4)	(0.4)	4.7*	(0)	—	0.4	—	0.8	40	260	3	17	150	1.4
83	ヒレ　赤肉　生	0	861	207	64.6	(16.6)	19.1	13.8	66	15.0	(0.3)	(0.3)	4.0*	(0)	—	0.3	—	1.0	40	340	3	22	180	2.5
84	加工品　コンビーフ缶詰	0	795	191	63.4	18.1	19.8	12.6	68	13.0	1.0*	0.9	3.4	(0)	0	1.7	0.3	2.1	690	110	15	13	120	3.5
84	ビーフジャーキー	0	1285	304	24.4	47.5	54.8	5.8	150	7.8	9.6	9.2	14.1*	(0)	0	6.4	1.6	6.6	1900	760	13	54	420	6.4
	ぶた（大型種肉）																							
86	かた　脂身つき　生	0	836	201	65.7	—	18.5	14.0	65	14.6	(0.2)*	(0.2)	0.8	(0)	—	0.2	—	1.0	53	320	4	21	180	0.5
86	かたロース　脂身つき　生	0	986	237	62.6	(14.7)	17.1	18.4	69	19.2	(0.1)	(0.1)	3.4*	(0)	—	0.1	—	1.0	54	300	4	18	160	0.6
86	ロース　脂身つき　生	0	1029	248	60.4	17.2	19.3	18.5	61	19.2	(0.2)	(0.2)	3.0*	(0)	—	0.2	—	0.9	42	310	4	22	180	0.3
86	ばら　脂身つき　生	0	1511	366	49.4	12.8	14.4	34.9	70	35.4	(0.1)*	(0.1)	2.2	(0)	—	0.1	—	0.7	50	240	3	15	130	0.6
86	もも　脂身つき　生	0	715	171	68.1	(16.9)	20.5	9.5	67	10.2	(0.2)	(0.2)	4.6*	(0)	—	0.2	—	1.0	47	350	4	24	200	0.7
86	そともも　脂身つき　生	0	921	221	63.5	(15.6)	18.8	15.9	69	16.5	(0.2)	(0.2)	4.0*	(0)	—	0.2	—	1.0	51	320	4	22	190	0.5
86	ヒレ　赤肉　生	0	498	118	73.4	18.5	22.2	3.3	59	3.7	(0.3)	(0.3)	3.7*	(0)	—	0.3	—	1.2	56	430	3	27	230	0.9
	ハム類																							
87	骨付きハム	10	866	208	62.9	14.4	16.7	14.4	64	16.6	0.9	0.9	5.0*	(0)	—	0.8	0.4	3.0	970	200	6	19	210	0.7
87	ボンレスハム	0	483	115	72.0	15.8	18.7	3.4	49	4.0	1.2	1.1	4.8*	(0)	—	1.8	0.5	3.5	1100	260	8	20	340	0.7
87	ロースハム	0	881	211	61.1	16.0	18.6	13.5	61	14.5	1.2	1.1	6.0*	0	—	2.0	0.5	3.0	910	290	4	20	280	0.5
87	ショルダーハム	0	917	221	62.7	13.9	16.1	16.2	56	18.2	1.1	1.1	4.4*	(0)	—	0.6	0.3	2.4	640	290	7	19	270	1.0
87	生ハム（ラックスハム）　促成	0	1014	243	55.0	20.6	24.0	16.0	78	16.6	3.4	3.3	3.3	(0)	—	0.5	1.1	3.9	2300	470	6	27	200	0.7
	ソーセージ類																							
87	ウインナーソーセージ	0	1319	319	52.3	10.5	11.5	29.3	60	30.6	3.4*	3.1	5.4	0	—	3.3	0.2	2.3	740	180	6	12	200	0.5
87	セミドライソーセージ	0	1387	335	46.8	14.6	16.9	28.9	81	29.7	3.9*	3.7	5.6	(0)	—	2.9	0.4	3.7	1200	240	34	17	210	2.2
87	ドライソーセージ	0	1935	467	23.5	23.1	26.7	39.8	95	42.0	3.5*	3.3	7.4	(0)	—	2.6	0.8	5.3	1700	430	27	22	250	2.6
87	フランクフルトソーセージ	0	1224	295	54.0	11.0	12.7	24.2	59	24.7	4.9	4.5	8.0*	(0)	—	6.2	0.4	2.4	740	200	12	13	170	0.9
87	ボロニアソーセージ	0	1002	242	60.9	11.0	12.5	20.5	64	21.0	3.2*	3.0	4.6	(0)	—	2.9	0.3	2.7	830	180	9	13	210	1.0
87	リオナソーセージ	0	786	188	65.2	13.4	14.9	12.4	49	13.1	1.6	1.5	5.8*	(0)	—	3.7	0.2	3.1	910	200	13	16	240	1.0
87	レバーソーセージ	0	1346	324	47.7	12.8	14.7	24.7	86	33.5	2.0	2.0	12.4*	(0)	—	1.9	0.2	2.2	650	150	16	14	200	3.2
	ベーコン類																							
88	ばらベーコン	0	1014	244	58.8	13.5	15.4	17.9	60	19.4	2*	1.9	3.9	(0)	—	3.2	0.5	3.2	1000	230	4	15	210	0.4
88	ロースベーコン	0	843	202	62.5	14.6	16.8	12.8	50	14.6	1.3	1.3	6.7*	(0)	—	3.2	0.6	2.9	870	260	6	19	270	0.5
88	ショルダーベーコン	0	744	178	65.4	16.2	17.2	10.4	51	11.9	1.6	1.6	4.3*	(0)	—	2.5	0.7	3.0	940	240	12	17	290	0.8
	にわとり（親・主品目）																							
90	手羽　皮つき　生	40	760	182	66.0	(20.8)	23.0	9.6	140	10.4	0	0	3.0*	(0)	—	0	—	0.6	44	120	16	14	100	1.2
90	むね　皮つき　生	0	954	229	62.6	(15.5)	19.5	16.5	86	17.2	0	0	4.7*	(0)	—	0	—	0.7	31	190	4	20	120	0.3
90	もも　皮つき　生	0	971	234	62.9	(17.4)	17.3	18.3	90	19.1	0*	0	0.8	(0)	—	0	—	0.7	42	160	8	16	110	0.9
90	ささみ　生	5	452	107	73.2	(20.3)	24.6	0.8	52	1.1	0	0	4.6*	(0)	—	0	—	1.1	40	280	8	21	200	0.6
	羊肉（めんよう）																							
90	マトン　ロース　脂身つき　生	0	800	192	68.2	17.7	19.3	13.4	65	15.0	(0.2)*	(0.2)	0	(0)	—	0.2	—	0.8	62	330	3	17	180	2.7
90	もも　脂身つき　生	0	853	205	65.0	17.2	18.8	13.6	78	15.3	(0.1)	(0.1)	3.4*	(0)	—	0.1	—	0.8	37	230	4	21	140	2.5
90	ラム　かた　脂身つき　生	0	888	214	64.8	14.9	17.1	15.3	80	17.1	(0.1)	(0.1)	4.1*	(0)	—	0.1	—	0.9	70	310	4	23	120	2.2
90	ロース　脂身つき　生	0	1189	287	56.5	13.6	15.6	23.2	66	25.9	(0.2)	(0.2)	5.9*	(0)	—	0.2	—	0.8	72	250	10	17	140	1.2
90	もも　脂身つき　生	0	684	164	69.7	17.6	20.0	10.3	64	12.0	(0.3)*	(0.3)	1.4	(0)	—	0.3	—	1.0	59	340	3	22	200	2.0
90	**うま**　肉　赤肉　生（さくら肉）	0	433	102	76.1	17.6	20.1	2.2	65	2.5	(0.3)	(0.3)	3.1*	(0)	—	0.3	—	1.0	50	300	11	18	170	4.3
	かも																							
90	まがも　肉　皮なし　生	0	498	118	72.1	(19.8)	23.6	2.2	86	3.0	(0.1)	(0.1)	4.7*	(0)	—	0.1	—	1.2	72	400	5	27	260	4.3
90	あひる　肉　皮なし　生	0	398	94	77.2	17.2	20.1	1.5	88	2.2	(0.2)	(0.2)	3.0*	(0)	—	0.2	—	1.1	84	360	5	26	230	2.4

無機質							ビタミン（脂溶性）												ビタミン（水溶性）											
亜鉛	銅	マンガン	ヨウ素	セレン	クロム	モリブデン	A レチノール	A カロテン α	A カロテン β	A β-クリプトキサンチン	A β-カロテン当量	A レチノール活性当量	D	E トコフェノール α	E トコフェノール β	E トコフェノール γ	E トコフェノール δ	K	B_1	B_2	ナイアシン	ナイアシン当量	B_6	B_{12}	葉酸	パントテン酸	ビオチン	C	アルコール	食塩相当量
mg	mg	mg	µg	µg	µg	µg	µg	µg	µg	µg	µg	µg	µg	mg	mg	mg	mg	µg	mg	mg	mg	mg	mg	µg	µg	mg	µg	mg	g	g
4.9	0.07	0	—	—	—	—	Tr	—	—	—	Tr	Tr	0	0.4	0	Tr	0	7	0.08	0.21	4.3	7.3	0.32	1.5	6	1.00	—	1	—	0.1
4.6	0.06	0.01	—	—	—	—	3	—	—	—	1	3	0	0.5	0	Tr	0	8	0.06	0.17	3.2	(5.9)	0.18	1.1	6	0.90	—	1	—	0.1
2.6	0.03	0	1	8	0	1	10	0	3	—	3	11	0	0.6	0	0.1	0	8	0.04	0.09	2.4	4.2	0.15	1.1	3	0.35	1.1	1	—	0.1
2.8	0.05	0	—	—	—	—	3	—	—	—	1	3	0	0.6	0	0.1	0	10	0.05	0.12	3.6	(5.8)	0.23	1.1	5	0.66	—	1	—	0.1
3.0	0.09	0	—	—	—	—	3	—	—	—	Tr	3	0	0.6	0	0.1	0	16	0.04	0.11	3.1	(5.2)	0.16	1.2	2	0.74	—	1	—	0.1
4.0	0.07	0.01	—	—	—	—	Tr	0	0	0	0	Tr	0	0.3	0	Tr	0	6	0.09	0.20	5.6	(9.6)	0.34	1.2	8	1.09	—	1	—	0.1
3.7	0.07	0	—	—	—	—	1	—	—	—	0	1	0	0.3	0	Tr	0	8	0.08	0.18	5.7	(9.4)	0.39	1.1	5	0.89	—	1	—	0.1
3.8	0.08	0	—	—	—	—	2	—	—	—	0	2	0	0.5	0	Tr	0	10	0.08	0.19	4.3	(7.3)	0.33	1.2	7	1.22	—	1	—	0.1
4.2	0.09	0.01	—	—	—	—	1	—	—	—	Tr	1	0	0.4	0	0	0	4	0.09	0.24	4.3	(8.4)	0.37	1.6	8	1.28	—	1	—	0.1
4.1	0.11	0.04	9	10	4	1	Tr	—	—	—	Tr	Tr	0	0.8	0	0.3	0.2	5	0.02	0.14	7.6	12.0	0.04	1.3	5	0.20	1.6	0	—	1.8
8.8	0.25	0.13	5	38	11	3	5	—	—	—	(0)	5	0.3	2.2	0	0.2	0.1	8	0.13	0.45	12.0	23.0	0.85	3.5	12	1.25	4.5	1	—	4.8
2.7	0.09	0.01	—	—	—	—	5	—	—	—	0	5	0.2	0.3	0	Tr	0	1	0.66	0.23	4.9	8.0	0.32	0.4	2	1.16	—	2	—	0.1
2.7	0.09	0.01	—	—	—	—	6	—	—	—	0	6	0.3	0.4	0	Tr	0	2	0.63	0.23	3.6	(7.0)	0.28	0.5	2	1.18	—	2	—	0.1
1.6	0.05	0.01	1	21	3	Tr	6	—	—	—	0	6	0.1	0.3	0	Tr	0	3	0.69	0.15	7.3	11.0	0.32	0.3	1	0.98	3.7	1	—	0.1
1.8	0.04	0.01	0	13	0	Tr	11	0	0	0	0	11	0.5	0.5	0	0.1	0	6	0.51	0.13	4.7	7.3	0.22	0.5	2	0.64	3.7	1	—	0.1
2.0	0.08	0.01	—	—	—	—	4	—	—	—	0	4	0.1	0.3	0	Tr	0	2	0.90	0.21	6.2	(10.0)	0.31	0.3	2	0.84	—	1	—	0.1
1.9	0.07	0.01	—	—	—	—	5	—	—	—	0	5	0.2	0.4	0	Tr	0	2	0.79	0.18	5.1	(9.0)	0.36	0.3	1	0.97	—	1	—	0.1
2.2	0.07	0.01	1	21	1	1	3	(0)	0	(0)	(0)	3	0.3	0.3	0	0	0	3	1.32	0.25	6.9	12.0	0.54	0.5	1	0.93	3.0	1	—	0.1
1.6	0.05	0.01	1	24	6	1	4	—	—	—	(0)	4	0.5	0.2	Tr	Tr	Tr	4	0.24	0.24	3.5	7.0	0.25	1.1	Tr	0.66	3.9	39	—	2.5
1.6	0.07	0.01	1	19	4	1	Tr	—	—	—	(0)	(Tr)	0.6	0.2	0	Tr	Tr	2	0.90	0.28	6.5	10.0	0.24	1.3	1	0.70	2.1	49	—	2.8
1.6	0.04	0.01	0	21	12	1	3	0	0	0	0	3	0.2	0.1	0	0	0	6	0.70	0.12	7.3	11.0	0.28	0.5	1	0.71	3.8	25	—	2.3
2.0	0.09	0.02	1	17	1	1	4	—	—	—	(0)	4	0.2	0.3	0	0.1	Tr	2	0.70	0.35	5.7	9.0	0.27	1.9	2	0.92	3.9	55	—	1.6
2.2	0.08	0.02	180	19	1	1	5	—	—	—	(0)	5	0.3	0.3	0	0.1	0	7	0.92	0.18	9.9	15.0	0.43	0.4	3	1.36	3.3	18	—	5.8
1.3	0.05	0.03	3	17	2	2	2	0	Tr	0	Tr	2	0.4	0.4	0	0.1	0	9	0.35	0.12	3.6	5.7	0.14	0.6	1	0.60	4.0	32	—	1.9
2.7	0.12	0.08	1	17	2	2	8	—	—	—	(0)	8	0.7	0.8	0	0.1	0	12	0.26	0.23	11.0	14.0	0.20	1.3	4	0.61	4.3	14	—	2.9
3.9	0.12	0.10	2	25	2	3	3	—	—	—	(0)	3	0.5	1.1	0	0.1	Tr	11	0.64	0.39	6.7	12.0	0.24	1.6	4	0.85	6.2	3	—	4.4
1.8	0.08	0.05	36	15	4	4	5	—	—	—	(0)	5	0.4	0.4	Tr	0.1	0	6	0.21	0.13	2.1	4.6	0.15	0.4	2	0.61	4.3	10	—	1.9
1.5	0.10	0.05	3	13	2	3	5	—	—	—	(0)	5	0.3	0.4	Tr	0.1	0	5	0.20	0.13	2.4	4.9	0.15	0.4	4	0.88	3.8	10	—	2.1
1.7	0.11	0.06	9	13	1	2	4	0	0	0	0	4	0.4	0.4	0	0.1	0	4	0.33	0.14	3.1	5.9	0.20	0.4	5	0.68	3.1	43	—	2.3
2.2	0.14	0.16	6	36	13	60	2800	—	—	—	(0)	2800	0.5	0.4	Tr	0.1	Tr	4	0.23	1.42	6.5	9.8	0.16	4.7	15	1.36	34.0	5	—	1.7
1.4	0.04	Tr	25	11	1	1	Tr	—	—	—	(0)	Tr	Tr	0.6	0	0	0	10	0.54	0.11	5.7	8.6	0.2	0.3	1	0.58	4.9	69	—	2.6
1.2	0.04	0.01	2	23	1	1	4	—	—	—	(0)	4	0.6	0.3	0	0.1	Tr	6	0.59	0.19	5.6	9.1	0.22	0.9	1	0.62	2.9	50	—	2.2
1.6	0.07	0.02	130	28	2	4	4	—	—	—	(0)	4	0.4	0.2	0	0.1	Tr	2	0.58	0.34	4.0	7.9	0.18	1.0	4	0.74	3.4	39	—	2.4
1.7	0.05	0.01	—	—	—	—	60	—	—	—	Tr	60	0.1	0.1	0	0.1	0	70	0.04	0.11	3.3	(7.3)	0.20	0.7	10	1.33	—	1	—	0.1
0.7	0.05	0.01	—	—	—	—	72	—	—	—	Tr	72	0.1	0.2	0	0.1	0	50	0.05	0.08	7.9	(12.0)	0.35	0.3	5	0.97	—	1	—	0.1
1.7	0.07	0.01	—	—	—	—	47	—	—	—	Tr	47	0.1	0.1	0	0.1	0	62	0.07	0.23	3.8	(7.6)	0.17	0.5	6	1.57	—	1	—	0.1
2.4	0.09	—	—	—	—	—	9	—	—	—	Tr	9	0	0.1	0	0	0	18	0.09	0.12	11.0	(16.0)	0.66	0.1	7	1.68	—	Tr	—	0.1
2.5	0.08	0.01	1	8	1	1	12	0	0	0	0	12	0.7	0.7	0	0	0	19	0.16	0.21	5.9	9.8	0.32	1.3	1	0.51	1.4	1	—	0.2
3.4	0.13	0.01	—	—	—	—	7	—	—	—	(0)	7	0.4	1.3	0	0	0	18	0.14	0.33	4.6	8.5	0.30	1.6	1	1.12	—	1	—	0.1
5.0	0.13	—	—	—	—	—	8	—	—	—	(0)	8	0.9	0.5	0	0	0	23	0.13	0.26	4.2	7.5	0.12	2.0	2	0.94	—	1	—	0.2
2.6	0.08	0.01	1	8	1	Tr	30	0	0	0	0	30	0	0.6	0	0	0	22	0.12	0.16	4.2	7.3	0.23	1.4	1	0.64	2.0	1	—	0.2
3.1	0.10	0.01	1	9	Tr	1	9	0	0	0	0	9	0.1	0.4	0	0	0	15	0.18	0.27	6.9	11.0	0.29	1.8	1	0.80	2.0	1	—	0.2
2.8	0.11	—	0	17	0	1	9	—	—	—	Tr	9	—	0.9	0	0	0	2	0.10	0.24	5.8	9.9	0.02	7.1	4	1.01	1.1	1	—	0.1
1.4	0.36	0.03	—	—	—	—	15	—	—	—	Tr	15	3.1	Tr	0	0	0	14	0.40	0.69	9.3	(14.0)	0.61	3.5	3	2.17	—	1	—	0.2
2.3	0.31	0.02	11	21	0	2	9	0	0	—	0	9	0.4	0.4	0	0.1	0	22	0.46	0.41	7.9	12.0	0.54	3.0	14	1.83	5.6	3	—	0.2

掲載ページ	食品名（可食部 100 g 当たり）	廃棄率	エネルギー	エネルギー	水分	たんぱく質：アミノ酸組成によるたんぱく質	たんぱく質：たんぱく質	脂質：脂肪酸のトリアシルグリセロール当量	脂質：コレステロール	脂質：脂質	炭水化物：利用可能炭水化物：単糖当量	炭水化物：利用可能炭水化物：質量計	炭水化物：利用可能炭水化物：差引き法による	炭水化物：食物繊維総量	炭水化物：糖アルコール	炭水化物：炭水化物	有機酸	灰分	無機質：ナトリウム	無機質：カリウム	無機質：カルシウム	無機質：マグネシウム	無機質：リン	無機質：鉄
		%	kJ	kcal	g	g	g	g	mg	g	g	g	g	g	g	g	g	g	mg	mg	mg	mg	mg	mg
	魚介類																							
	あじ類																							
108	まあじ　皮つき　生	55	471	112	75.1	16.8	19.7	3.5	68	4.5	(0.1)	(0.1)	3.3 *	(0)	—	0.1	—	1.3	130	360	66	34	230	0.6
108	まるあじ　生	50	559	133	71.2	18.1	22.1	4.6	66	5.6	(0.2)	(0.1)	4.8 *	(0)	—	0.2	—	1.3	59	410	53	33	260	1.2
108	にしまあじ　生	0	651	156	69.9	17.5	19.6	8.1	78	9.1	(0.1)	(0.1)	3.2 *	(0)	—	0.1	—	1.3	160	360	26	37	230	1.0
108	むろあじ　生	45	621	147	67.7	(19.7)	23.6	4.8	64	6.9	(0.4)	(0.4)	6.5 *	(0)	—	0.4	—	1.4	56	420	19	35	280	1.6
	いわし類																							
108	うるめいわし　生	35	521	124	71.7	18.4	21.3	3.6	60	4.8	(0.3)	(0.3)	4.4 *	(0)	—	0.3	—	1.9	95	440	85	37	290	2.3
108	かたくちいわし　生	45	713	171	68.2	15.3	18.2	9.7	70	12.1	(0.3)	(0.3)	5.7 *	(0)	—	0.3	—	1.2	85	300	60	32	240	0.9
108	煮干し	0	1264	298	15.7	(54.1)	64.5	2.8	550	6.2	(0.3)	(0.3)	14.0 *	(0)	—	0.3	—	13.3	1700	1200	2200	230	1500	18.0
108	まいわし　生	60	653	156	68.9	16.4	19.2	7.3	67	9.2	(0.2)	(0.2)	6.3 *	(0)	—	0.2	—	1.2	81	270	74	30	230	2.1
108	しらす　生	0	285	67	81.8	11.6	15.0	0.8	140	1.3	(0.1)	(0.1)	3.3 *	(0)	—	0.1	—	2.4	380	340	210	67	340	0.4
108	微乾燥品	0	480	113	67.5	19.8	24.5	1.1	250	2.1	(0.1)	(0.1)	6.0 *	0	—	0.1	—	5.6	1700	170	280	80	480	0.6
108	半乾燥品	0	792	187	46.0	33.1	40.5	1.8	390	3.5	(0.5)	(0.5)	9.6 *	(0)	—	0.5	—	9.5	2600	490	520	130	860	0.8
108	めざし　焼き	15	838	200	56.2	(19.7)	23.7	8.4	120	15.0	(0.7)	(0.6)	11.2 *	(0)	—	0.7	—	4.4	1400	220	320	50	290	4.2
108	缶詰　アンチョビ	0	660	157	54.3	21.3	24.2	6.0	89	6.8	(0.1)	(0.1)	4.4 *	(0)	—	0.1	—	14.0	5200	140	150	39	180	2.6
	さば類																							
108	まさば　生	50	883	211	62.1	17.8	20.6	12.8	61	16.8	(0.3)	(0.3)	6.2 *	(0)	—	0.3	—	1.1	110	330	6	30	220	1.2
108	ごまさば　生	50	551	131	70.7	19.9	23.0	3.7	59	5.1	(0.3)	(0.2)	4.5 *	(0)	—	0.3	—	1.3	66	420	12	33	260	1.6
108	加工品　しめさば	0	1099	263	52.1	22.8	26.2	16.3	59	19.1	(0.1)	(0.1)	6.3 *	(0)	—	0.1	—	2.5	720	300	27	35	200	2.0
108	缶詰　水煮	0	727	174	66.0	(17.4)	20.9	9.3	84	10.7	(0.2)	(0.2)	5.1 *	(0)	—	0.2	—	2.2	340	260	260	31	190	1.6
	さんま																							
108	皮つき　生	0	1193	287	55.6	16.3	18.1	22.7	68	25.6	(0.1)	(0.1)	4.4 *	(0)	—	0.1	—	1.0	140	200	28	28	180	1.4
108	皮つき　焼き	35	1171	281	53.2	19.3	23.3	19.8	72	22.8	(0.2)	(0.2)	6.5 *	(0)	—	0.2	—	1.2	130	260	37	30	220	1.7
108	みりん干し	15	1598	382	25.1	(21.6)	23.9	20.3	98	25.8	—	—	28.1 *	(0)	—	20.4	—	4.8	1400	370	120	50	250	2.2
108	缶詰　味付け	0	1081	259	53.9	(17.1)	18.9	17.2	98	18.9	—	—	9.1 *	(0)	—	5.6	—	2.7	540	160	280	37	350	1.9
	たい類																							
108	きだい　生（れんこだい）	60	422	100	76.9	(15.4)	18.6	2.5	67	3.1	(0.2)	(0.2)	4.0 *	(0)	—	0.2	—	1.2	73	390	23	30	210	0.2
108	くろだい　生（ちぬ）	55	574	137	71.4	(16.9)	20.4	5.4	78	6.7	(0.3)	(0.3)	5.1 *	(0)	—	0.3	—	1.2	59	400	13	36	250	0.3
108	ちだい　生（ちだい）	0	411	97	76.8	16.6	19.4	1.9	74	2.4	(0.1)	(0.1)	3.3 *	(0)	—	0.1	—	1.3	75	390	33	32	230	0.6
108	まだい　天然　生	50	543	129	72.2	17.8	20.6	4.6	65	5.8	(0.1)	(0.1)	4.1 *	(0)	—	0.1	—	1.3	55	440	11	31	220	0.2
108	養殖　皮つき　生	55	669	160	68.5	18.1	20.9	7.8	69	9.4	(0.1)	(0.1)	4.4 *	(0)	—	0.1	—	1.3	52	450	12	32	240	0.2
108	養殖　皮つき　焼き	35	779	186	63.8	(19.6)	22.7	9.4	91	12.0	(0.1)	(0.1)	5.7 *	(0)	—	0.1	—	1.4	55	500	24	32	260	0.2
	まぐろ類																							
109	きはだ　生	0	432	102	74.0	20.6	24.3	0.6	37	1.0	(Tr)	(Tr)	3.4 *	(0)	—	Tr	—	1.3	43	450	5	37	290	2.0
109	くろまぐろ　天然　赤身　生	0	490	115	70.4	22.3	26.4	0.8	50	1.4	(0.1)	(0.1)	4.9 *	(0)	—	0.1	—	1.7	49	380	5	45	270	1.1
109	養殖　赤身　生	0	643	153	68.8	20.5	24.8	6.7	53	7.6	(0.3)	(0.3)	2.8 *	0	—	0.3	—	1.3	28	430	3	38	270	0.8
109	びんながまぐろ　生	0	469	111	71.8	21.6	26.0	0.6	49	0.7	(0.2)	(0.2)	4.7 *	(0)	—	0.2	—	1.3	38	440	9	41	310	0.9
109	めばち　赤身　生	0	485	115	72.2	21.9	25.4	1.7	41	2.3	(0.3)	(0.3)	3.0 *	(0)	—	0.3	—	1.3	39	440	3	35	270	0.9
109	缶詰　水煮　フレーク　ライト	0	297	70	82.0	(13.0)	16.0	0.5	35	0.7	(0.2)	(0.2)	3.4 *	(0)	—	0.2	—	1.1	210	230	5	26	160	0.6
109	油漬　フレーク　ライト	0	1098	265	59.1	(14.4)	17.7	21.3	32	21.7	(0.1)	(0.1)	3.8 *	(0)	—	0.1	—	1.4	340	230	4	25	160	0.5
	かつお類																							
109	かつお　春獲り　生	0	457	108	72.2	20.6	25.8	0.4	60	0.5	(0.1)	(0.1)	5.4 *	(0)	—	0.1	—	1.4	43	430	11	42	280	1.9
109	かつお　秋獲り　生	35	631	150	67.3	20.5	25.0	4.9	58	6.2	(0.2)	(0.2)	6.0 *	(0)	—	0.2	—	1.3	38	380	8	38	260	1.9
109	そうだがつお　生	40	533	126	69.9	(20.9)	25.7	2.1	75	2.8	(0.3)	(0.3)	5.7 *	(0)	—	0.3	—	1.3	81	350	23	33	230	2.6
109	加工品　なまり節	0	687	162	58.8	(30.9)	38.0	0.7	95	1.1	(0.5)	(0.5)	8.0 *	(0)	—	0.5	—	1.6	95	630	20	40	570	5.0
109	かつお節	0	1410	332	15.2	64.2	77.1	1.8	180	2.9	(0.8)	(0.7)	14.8 *	(0)	—	0.8	—	4.0	130	940	28	70	790	5.5
109	削り節つくだ煮	0	989	233	36.1	(16.5)	19.5	2.6	57	3.3	—	—	36.0 *	(0)	—	32.3	—	8.8	3100	410	54	69	290	8.0
109	塩辛（酒盗）	0	244	58	72.9	(9.7)	12.0	0.7	210	1.5	(Tr)	(Tr)	3.0 *	(0)	—	Tr	—	13.6	5000	130	180	37	150	5.0
109	**まがれい**　生	0	377	89	77.8	17.8	19.6	1.0	71	1.3	(0.1)	(0.1)	2.2 *	(0)	—	0.1	—	1.2	110	330	43	28	200	0.2
109	**ひらめ**　天然　生	40	406	96	76.8	(17.6)	20.0	1.6	55	2.0	(Tr)	(Tr)	2.8 *	(0)	—	Tr	—	1.2	46	440	22	26	240	0.1
	うなぎ																							
110	養殖　生	25	947	228	62.1	14.4	17.1	16.1	230	19.3	(0.3)	(0.3)	6.2 *	(0)	—	0.3	—	1.2	74	230	130	20	260	0.5
110	白焼き	0	1245	300	52.1	(17.4)	20.7	22.6	220	25.8	(0.1)	(0.1)	6.6 *	(0)	—	0.1	—	1.3	100	300	140	18	280	1.0
110	かば焼き	0	1189	285	50.5	(19.3)	23.0	19.4	230	21.0	—	—	8.4 *	(0)	—	3.1	—	2.4	510	300	150	15	300	0.8

無機質							ビタミン（脂溶性）												ビタミン（水溶性）											食塩相当量
							A						D	E				K												
亜鉛	銅	マンガン	ヨウ素	セレン	クロム	モリブデン	レチノール	カロテン α	カロテン β	β-クリプトキサンチン	β-カロテン当量	レチノール活性当量		トコフェノール α	トコフェノール β	トコフェノール γ	トコフェノール δ		B_1	B_2	ナイアシン	ナイアシン当量	B_6	B_{12}	葉酸	パントテン酸	ビオチン	C	アルコール	
mg	mg	mg	μg	μg	μg	μg	μg	μg	μg	μg	μg	μg	μg	mg	mg	mg	mg	μg	mg	mg	mg	mg	mg	μg	μg	mg	μg	mg	g	g
1.1	0.07	0.01	20	46	1	0	7	0	0	0	0	7	8.9	0.6	0	0	0	Tr	0.13	0.13	5.5	9.2	0.30	7.1	5	0.41	3.3	Tr	—	0.3
1.3	0.09	0.01	—	—	—	—	11	0	0	0	0	11	19.0	1.2	0	0	0	1	0.10	0.19	7.4	12.0	0.47	9.9	8	0.59	—	Tr	—	0.2
0.9	0.08	0.01	41	47	0	0	16	Tr	Tr	(0)	(Tr)	16	8	0.3	Tr	Tr	Tr	(0)	0.10	0.21	6.1	9.8	0.29	8.1	11	0.59	4.0	Tr	—	0.4
1.0	0.13	0.02	—	—	—	—	4	0	0	(0)	(0)	4	6	0.6	0	0	0	(0)	0.18	0.32	15.0	(20.0)	0.57	13.0	5	0.74	—	Tr	—	0.1
1.3	0.16	—	—	—	—	—	130	(0)	(0)	(0)	(0)	130	9	1.6	0	0	0	(0)	0.08	0.36	8.0	12.0	0.55	14.0	16	1.25	—	1	—	0.2
1.0	0.17	0.13	38	40	0	0	11	0	0	(0)	(0)	11	4	0.4	0	0	0	(0)	0.03	0.16	9.7	13.0	0.58	14.0	19	1.07	18.0	1	—	0.2
7.2	0.39	—	—	—	—	—	Tr	(0)	(0)	(0)	(0)	(Tr)	18.0	0.9	0	0.1	0.1	(0)	0.10	0.10	17.0	(28.0)	0.28	41.0	74	1.81	—	(0)	—	4.3
1.6	0.20	0.04	24	48	Tr	Tr	8	0	0	0	0	8	32.0	2.5	0	0	0	1	0.03	0.39	7.2	11.0	0.49	16.0	10	1.14	15.0	0	—	0.2
1.1	0.02	0.07	—	—	—	—	110	0	Tr	0	Tr	110	6.7	0.9	0	0	0	Tr	0.02	0.07	3.7	6.4	0.17	4.2	56	0.51	—	5	—	1.0
1.7	0.06	0.10	27	61	3	1	190	0	0	0	0	190	12.0	1.1	0	Tr	0	0	0.11	0.03	2.6	7.5	0.05	3.2	27	0.50	12.0	0	—	4.2
3.0	0.07	0.17	—	—	—	—	240	0	0	(0)	(0)	240	61.0	1.5	0	Tr	0	(0)	0.22	0.06	7.4	15.0	0.04	6.3	58	0.72	—	Tr	—	6.6
1.5	0.13	1.26	—	—	—	—	95	(0)	(0)	(0)	(0)	95	11.0	0.4	0	0	0	(0)	0.01	0.26	12.0	(17.0)	0.38	13.0	36	1.71	—	Tr	—	3.6
3.7	0.24	0.09	62	52	1	—	4	(0)	(0)	(0)	(0)	4	1.7	1.9	0.1	0.1	0	—	0	0.31	4.1	11.0	0.21	14.0	23	0.48	22.0	0	—	13.1
1.1	0.12	0.01	21	70	2	0	37	0	1	0	1	37	5.1	1.3	0	0	0	2	0.21	0.31	12.0	16.0	0.59	13.0	11	0.66	4.9	1	—	0.3
1.1	0.13	0.01	—	—	—	—	8	0	0	0	0	8	4.3	1.2	0	0	0	4	0.17	0.28	15.0	20.0	0.65	13.0	10	0.72	—	Tr	—	0.2
0.6	0.07	0.02	110	78	1	0	9	(0)	(0)	(0)	(0)	9	11.0	0.5	0	0	0	(0)	0.16	0.59	12.0	17.0	0.41	7.1	10	0.59	5.9	(0)	—	1.8
1.7	0.14	0.02	—	—	—	—	Tr	(0)	(0)	(0)	(0)	(Tr)	11.0	3.2	0	0	0	(0)	0.15	0.40	8.0	(12.0)	0.36	12.0	12	0.55	—	(0)	—	0.9
0.8	0.12	0.02	22	32	2	1	16	0	0	0	0	16	16.0	1.7	0	0	0	1	0.01	0.28	7.4	11.0	0.54	16.0	15	0.74	7.4	0	—	0.4
0.9	0.15	0.03	25	45	1	1	11	0	0	0	0	11	13.0	1.0	0	0	0	Tr	Tr	0.30	9.8	14.0	0.42	16.0	17	0.93	9.4	0	—	0.3
1.3	0.22	0.07	—	—	—	—	31	(0)	(0)	(0)	(0)	31	20.0	0.5	0	0.1	0	(0)	Tr	0.30	3.0	(7.9)	0.35	11.0	14	1.34	—	(0)	—	3.6
1.1	0.16	0.08	—	—	—	—	25	(0)	(0)	(0)	(0)	25	13.0	2.8	0	0	0	(0)	Tr	0.20	3.5	(7.4)	0.30	12.0	29	0.55	—	(0)	—	1.4
0.4	0.02	0.01	—	—	—	—	50	0	0	0	0	50	4	1.5	0	0	0	(0)	0.03	0.04	2.8	(6.2)	0.20	3.2	8	0.38	—	1	—	0.2
0.8	0.03	0.01	—	—	—	—	12	0	0	0	0	12	4	1.4	0	0	0	(0)	0.12	0.30	5.5	(9.2)	0.42	3.7	14	0.62	—	3	—	0.1
0.4	0.03	0.01	24	43	Tr	0	21	(0)	0	(0)	(0)	21	2	1.3	0	0	0	(0)	0.03	0.10	4.7	8.6	0.33	3.0	3	0.49	4.3	2	—	0.2
0.4	0.02	0.01	—	—	—	—	8	0	0	0	0	8	5	1.0	0	0	0	(0)	0.09	0.05	6.0	9.8	0.31	1.2	5	0.64	—	1	—	0.1
0.5	0.02	0	6	36	1	0	11	0	0	0	0	11	7	2.4	0	0	0	—	0.32	0.08	5.6	9.6	0.40	1.5	4	1.34	7.7	3	—	0.1
0.5	0.02	0.01	8	46	Tr	Tr	17	0	0	0	0	17	5.6	4.6	0	0	0	—	0.14	0.09	6.3	(11.0)	0.32	2.6	3	1.25	9.4	3	—	0.1
0.5	0.06	0.01	14	74	1	0	2	Tr	Tr	—	Tr	2	6	0.4	0	0	0	(0)	0.15	0.09	18.0	22.0	0.64	5.8	5	0.36	1.4	0	—	0.1
0.4	0.04	0.01	14	110	0	0	83	0	0	0	0	83	5	0.8	0	0	0	Tr	0.10	0.05	14.0	19.0	0.85	1.3	8	0.41	1.9	2	—	0.1
0.5	0.02	Tr	31	79	0	0	840	—	—	—	—	840	4	1.5	—	—	—	—	0.16	0.05	15.0	20.0	0.51	2.5	10	0.27	1.1	2	—	0.1
0.5	0.05	0.01	12	71	1	0	4	0	0	—	0	4	7	0.7	0	0	0	(0)	0.13	0.10	21.0	26.0	0.94	2.8	4	0.31	1.2	1	—	0.1
0.4	0.03	Tr	18	75	Tr	0	17	0	0	0	0	17	3.6	0.9	0	0	0	Tr	0.09	0.05	15.0	20.0	0.76	1.4	5	0.15	1.5	1	—	0.1
0.7	0.05	0.01	—	—	—	—	10	0	0	—	0	10	3	0.4	0	0	0	(0)	0.01	0.04	9.5	(13.0)	0.26	1.1	4	0.13	—	0	—	0.5
0.3	0.04	0.01	—	—	—	—	8	0	0	—	0	8	2	2.8	0.4	17.0	6.1	44	0.01	0.03	8.8	(12.0)	0.26	1.1	3	0.09	—	0	—	0.9
0.8	0.11	0.01	11	43	0	0	5	0	0	0	0	5	4	0.3	0	0	0	(0)	0.13	0.17	19.0	24.0	0.76	8.4	6	0.70	2.6	Tr	—	0.1
0.9	0.10	0.01	25	100	Tr	Tr	20	0	0	0	0	20	9	0.1	0	0	0	(0)	0.10	0.16	18.0	23.0	0.76	8.6	4	0.61	5.7	Tr	—	0.1
1.2	0.15	0.02	—	—	—	—	9	0	0	—	0	9	22.0	1.2	0	0	0	(0)	0.17	0.29	16.0	(21.0)	0.54	12.0	14	1.29	—	Tr	—	0.2
1.2	0.20	0.03	—	—	—	—	Tr	—	—	—	(0)	(Tr)	21.0	0.4	0	0	0	(0)	0.40	0.25	35.0	(42.0)	0.36	11.0	10	0.70	—	(0)	—	0.2
2.8	0.27	—	45	320	1	1	Tr	—	—	—	(0)	(Tr)	6	1.2	0.3	0.1	0.2	(0)	0.55	0.35	45.0	61.0	0.53	15.0	11	0.82	15.0	(0)	—	0.3
1.3	0.18	0.35	—	—	—	—	Tr	(0)	(0)	(0)	(0)	(Tr)	6	0.4	0.1	1.2	Tr	(0)	0.13	0.10	12.0	(16.0)	0.19	5.3	27	0.57	—	(0)	—	7.9
12.0	0.07	0.07	—	—	—	—	90	—	—	—	(0)	90	120.0	0.7	0	0	0	2	0.10	0.25	1.7	(4.0)	0.05	4.5	48	0.43	—	(0)	—	12.7
0.8	0.03	0.01	21	110	0	0	5	0	0	(0)	(0)	5	13.0	1.5	0	0	0	(0)	0.03	0.35	2.5	6.3	0.15	3.1	4	0.66	22.0	1	—	0.3
0.4	0.03	0.01	—	—	—	—	12	0	0	0	0	12	3	0.6	0	0	0	(0)	0.04	0.11	5.0	(8.6)	0.33	1.0	16	0.82	—	3	—	0.1
1.4	0.04	0.04	17	50	0	5	2400	0	1	0	1	2400	18.0	7.4	0	0.1	0	(0)	0.37	0.48	3.0	5.3	0.13	3.5	14	2.17	6.1	2	—	0.2
1.9	0.04	0.04	—	—	—	—	1500	(0)	(0)	(0)	(0)	1500	17.0	5.3	0	0.1	0	(0)	0.55	0.45	3.5	(6.2)	0.09	2.7	16	1.16	—	Tr	—	0.3
2.7	0.07	—	77	42	2	2	1500	(0)	(0)	(0)	(0)	1500	19.0	4.9	0	0.1	0	(0)	0.75	0.74	4.1	(7.1)	0.09	2.2	13	1.29	10.0	Tr	—	1.3

掲載ページ	可食部100 g当たり▶ 食品名	廃棄率	エネルギー		水分	たんぱく質		脂質			炭水化物						有機酸	灰分	無機質					
						アミノ酸組成によるたんぱく質	たんぱく質	脂肪酸のトリアシルグリセロール当量	コレステロール	脂質	利用可能炭水化物 単糖当量	利用可能炭水化物 質量計	利用可能炭水化物 差引き法による	食物繊維総量	糖アルコール	炭水化物			ナトリウム	カリウム	カルシウム	マグネシウム	リン	鉄
		%	kJ	kcal	g	g	g	g	mg	g	g	g	g	g	g	g	g	g	mg	mg	mg	mg	mg	mg
	さけ・ます類																							
110	しろさけ　生	0	524	124	72.3	18.9	22.3	3.7	59	4.1	(0.1)	(0.1)	3.9 *	(0)	—	0.1	—	1.2	66	350	14	28	240	0.5
110	焼き	0	675	160	64.2	23.7	29.1	4.6	85	5.1	(0.1)	(0.1)	6.0 *	(0)	—	0.1	—	1.5	82	440	19	35	310	0.6
110	イクラ	0	1057	252	48.4	(28.8)	32.6	11.7	480	15.6	(0.2)	(0.2)	7.9 *	(0)	—	0.2	—	3.2	910	210	94	95	530	2.0
110	スジコ	0	1099	263	45.7	27.0	30.5	13.5	510	17.4	(0.9)	(0.8)	8.4 *	(0)	—	0.9	—	5.5	1900	180	62	80	490	2.7
	さめ類																							
110	あぶらつのざめ　生	0	578	138	72.4	(8.3)	16.8	6.6	50	9.4	(Tr)	(Tr)	11.2 *	(0)	—	Tr	—	1.4	100	450	6	19	200	1.0
110	ふかひれ	0	1463	344	13.0	(41.7)	83.9	0.5	250	1.6	(Tr)	(Tr)	43.4 *	(0)	—	Tr	—	1.5	180	3	65	94	36	1.2
110	**キャビア**　塩蔵品	0	1014	242	51.0	(22.6)	26.2	13.0	500	17.1	(1.1)	(1.0)	8.8 *	(0)	—	1.1	—	4.6	1600	200	8	30	450	2.4
	いか類																							
110	けんさきいか　生	20	325	77	80.0	(12.7)	17.5	0.4	350	1.0	(0.1)	(0.1)	5.5 *	(0)	—	0.1	—	1.4	210	330	12	46	260	0.1
110	こういか　生	35	272	64	83.4	10.6	14.9	0.6	210	1.3	(0.1)	(0.1)	4.1 *	(0)	—	0.1	—	1.3	280	220	17	48	170	0.1
110	するめいか　生	30	321	76	80.2	(13.4)	17.9	0.3	250	0.8	(0.1)	(0.1)	4.7 *	(0)	—	0.1	—	1.3	210	300	11	46	250	0.1
110	ほたるいか　生	0	310	74	83.0	7.8	11.8	2.3	240	3.5	(0.2)	(0.2)	5.4 *	(0)	—	0.2	—	1.5	270	290	14	39	170	0.8
110	やりいか　生	25	333	79	79.7	13.1	17.6	0.5	320	1.0	(0.4)	(0.4)	5.3 *	(0)	—	0.4	—	1.3	170	300	10	42	280	0.1
110	加工品　するめ	0	1290	304	20.2	(50.2)	69.2	1.7	980	4.3	(0.4)	(0.4)	22.0 *	(0)	—	0.4	—	5.9	890	1100	43	170	1100	0.8
110	燻製	0	856	202	43.5	(26.4)	35.2	0.7	280	1.5	—	—	22.3 *	(0)	—	12.8	—	7.0	2400	240	9	34	330	0.7
110	塩辛	0	480	114	67.3	(11.0)	15.2	2.7	230	3.4	—	—	11.4 *	(0)	—	6.5	—	7.6	2700	170	16	48	210	1.1
	たこ類																							
110	いいだこ　生	0	271	64	83.2	(10.6)	14.6	0.4	150	0.8	(0.1)	(0.1)	4.5 *	(0)	—	0.1	—	1.3	250	200	20	43	190	2.2
110	まだこ　皮つき　生	15	297	70	81.1	11.4	16.1	0.3	110	0.9	(0.2)	(0.2)	5.5 *	(0)	—	0.2	—	1.7	390	300	15	55	160	0.6
110	みずだこ　生	20	258	61	83.5	9.4	13.4	0.4	100	0.9	(0.1)	(0.1)	5.0 *	(0)	—	0.1	—	1.8	430	270	19	60	150	0.1
	貝　類																							
110	あさり　生	70	123	29	90.3	4.4	5.7	0.2	33	0.7	(0.4)	(0.3)	2.3 *	(0)	—	0.4	—	2.7	800	140	66	92	82	2.2
110	つくだ煮	0	927	218	38.0	(16.1)	20.8	1.0	61	2.4	—	—	36.2 *	(0)	—	30.1	—	8.7	2900	270	260	79	300	19.0
110	缶詰　水煮	0	433	102	73.2	(15.7)	20.3	0.9	89	2.2	(1.9)	(1.7)	7.8 *	(0)	—	1.9	—	2.4	390	9	110	46	260	30.0
110	かき　養殖　生	75	245	58	85.0	4.9	6.9	1.3	38	2.2	2.5	2.3	6.7 *	(0)	—	4.9	0.1	2.1	460	190	84	65	100	2.1
110	ほたてがい　生	50	279	66	82.3	10.0	13.5	0.4	33	0.9	(1.5)	(1.4)	5.5 *	(0)	—	1.5	—	1.8	320	310	22	59	210	2.2
110	貝柱　生	0	347	82	78.4	12.3	16.9	0.1	35	0.3	(3.5)	(3.1)	7.9 *	(0)	—	3.5	—	1.3	120	380	7	41	230	0.2
110	あわび　くろあわび　生	55	324	76	79.5	11.2	14.3	0.3	110	0.8	3.7	3.3	7.2 *	(0)	—	3.6	0.1	1.7	430	160	25	69	82	2.2
110	水煮缶詰	0	359	85	77.2	(15.2)	19.4	0.3	140	0.4	(1.0)	(0.9)	5.3 *	(0)	—	1.0	—	2.0	570	130	20	58	230	1.8
110	さざえ　生	85	353	83	78.0	14.2	19.4	0.1	140	0.4	(0.8)	(0.7)	6.3 *	(0)	—	0.8	—	1.4	240	250	22	54	140	0.8
	えび類																							
110	あまえび　生	65	358	85	78.2	15.2	19.8	0.7	130	1.5	(0.1)	(0.1)	4.2 *	(0)	—	0.1	—	1.6	300	310	50	42	240	0.1
110	いせえび　生	70	365	86	76.6	17.4	20.9	0.1	93	0.4	(Tr)	(Tr)	3.7 *	(0)	—	Tr	—	2.1	350	400	37	39	330	0.1
110	くるまえび　養殖　生	55	383	90	76.1	18.2	21.6	0.3	170	0.6	(Tr)	(Tr)	3.7 *	(0)	—	Tr	—	1.7	170	430	41	46	310	0.7
110	さくらえび　生	0	331	78	78.9	12.0	16.6	1.2	200	2.0	(0.1)	(0.1)	4.9 *	—	—	0.1	—	3.1	270	310	630	69	330	0.3
	かに類																							
110	がざみ　生（わたりがに）	65	258	61	83.1	(10.8)	14.4	0.1	79	0.3	(0.3)	(0.3)	4.1 *	(0)	—	0.3	—	1.9	360	300	110	60	200	0.3
110	毛がに　生	70	286	67	81.9	12.1	15.8	0.3	47	0.5	(0.2)	(0.2)	4.1 *	(0)	—	0.2	—	1.6	220	340	61	38	260	0.5
110	ずわいがに　生（まつばがに）	70	249	59	84.0	10.6	13.9	0.2	44	0.4	(0.1)	(0.1)	3.6 *	(0)	—	0.1	—	1.6	310	310	90	42	170	0.5
110	たらばがに　生	70	239	56	84.7	10.1	13.0	0.5	34	0.9	(0.2)	(0.2)	2.9 *	(0)	—	0.2	—	1.8	340	280	51	41	220	0.3
	その他																							
110	うに　生うに	0	460	109	73.8	11.7	16.0	2.5	290	4.8	(3.3)	(3.0)	9.8 *	(0)	—	3.3	—	2.1	220	340	12	27	390	0.9
110	粒うに	0	726	172	51.8	(12.6)	17.2	3.5	280	5.8	—	—	22.5 *	(0)	—	15.6	—	9.6	3300	280	46	63	310	1.1
110	練りうに	0	701	166	53.1	(9.9)	13.5	2.1	250	2.9	—	—	26.8 *	(0)	—	22.4	—	8.1	2800	230	38	41	220	1.8
110	なまこ　生	20	94	22	92.2	3.6	4.6	0.1	1	0.3	(0.5)	(0.5)	1.7 *	(0)	—	0.5	—	2.4	680	54	72	160	25	0.1
110	このわた	0	227	54	80.2	—	11.4	0.7	3	1.8	(0.5) *	(0.5)	1.6	(0)	—	0.5	—	6.1	1800	330	41	95	170	4.0
	乳類																							
	液状乳類																							
118	普通牛乳	0	256	61	87.4	3.0	3.3	3.5	12	3.8	4.7 *	4.4	5.3	(0)	—	4.8	0.2	0.7	41	150	110	10	93	0.02
119	加工乳　濃厚	0	291	70	86.3	3.0	3.4	4.2	16	4.2	5.0 *	4.8	5.5	(0)	—	5.3	0.2	0.8	55	170	110	13	100	0.1
119	低脂肪	0	178	42	88.8	3.4	3.8	1.0	6	1.0	5.1 *	4.9	5.7	(0)	—	5.5	0.2	0.9	60	190	130	14	90	0.1
119	乳飲料　コーヒー	0	234	56	88.1	1.9	2.2	2.0	8	2.0	8.0 *	7.7	7.4	(0)	—	7.2	0.1	0.5	30	85	80	10	55	0.1
119	フルーツ	0	196	46	88.3	—	1.2	0.2	2	0.2	—	—	9.9 *	(0)	—	9.9	—	0.4	20	65	40	6	36	Tr

無機質							ビタミン（脂溶性）												ビタミン（水溶性）											食塩相当量
亜鉛	銅	マンガン	ヨウ素	セレン	クロム	モリブデン	A レチノール	A カロテン α	A カロテン β	A β-クリプトキサンチン	A β-カロテン当量	A レチノール活性当量	D	E トコフェロール α	E トコフェロール β	E トコフェロール γ	E トコフェロール δ	K	B1	B2	ナイアシン	ナイアシン当量	B6	B12	葉酸	パントテン酸	ビオチン	C	アルコール	
mg	mg	mg	µg	µg	µg	µg	µg	µg	µg	µg	µg	µg	µg	mg	mg	mg	mg	µg	mg	mg	mg	mg	mg	µg	µg	mg	µg	mg	g	g
0.5	0.07	0.01	5	31	1	0	11	0	0	(0)	(0)	11	32.0	1.2	0	Tr	0	(0)	0.15	0.21	6.7	11.0	0.64	5.9	20	1.27	9.0	1	—	0.2
0.7	0.08	0.01	5	41	3	0	14	0	0	(0)	(0)	14	39.0	1.4	0	Tr	0	(0)	0.17	0.26	8.7	14.0	0.57	6.0	24	1.67	12.0	1	—	0.2
2.1	0.76	0.06	—	—	—	—	330	0	0	(0)	(0)	330	44.0	9.1	0	0	0	(0)	0.42	0.55	0.1	(6.1)	0.06	47.0	100	2.36	—	6	—	2.3
2.2	0.73	0.07	—	—	—	—	670	0	0	0	0	670	47.0	11.0	0	Tr	0	Tr	0.42	0.61	0.4	6.0	0.23	54.0	160	2.40	—	9	—	4.8
0.3	0.04	0.01	—	—	—	—	210	—	—	—	(0)	210	1	2.2	0	0	0	(0)	0.04	0.08	1.0	(3.0)	0.33	1.7	2	0.73	—	Tr	—	0.3
3.1	0.06	0.09	—	—	—	—	(0)	(0)	(0)	(0)	(0)	(0)	1	0.4	0	0	0	(0)	Tr	Tr	0.5	(11.0)	0.02	0.9	23	0.24	—	(0)	—	0.5
2.5	0.07	0.12	—	—	—	—	59	0	6	(0)	6	60	1	9.3	0	0	0	(0)	0.01	1.31	0.6	(6.3)	0.24	19.0	49	2.38	—	4	—	4.1
1.3	0.16	0.02	—	—	—	—	7	0	0	0	0	7	(0)	1.6	0	0	0	(0)	0.01	0.02	2.5	(5.0)	0.11	2.5	4	0.28	—	2	—	0.5
1.5	0.45	0.02	4	23	0	0	5	Tr	Tr	—	Tr	5	(0)	2.2	Tr	Tr	Tr	(0)	0.03	0.05	1.3	3.3	0.06	1.4	3	0.52	1.6	1	—	0.7
1.5	0.29	Tr	7	41	Tr	1	13	0	0	0	0	13	0.3	2.1	0	Tr	0	—	0.07	0.05	4.0	(6.5)	0.21	4.9	5	0.34	4.9	1	—	0.5
1.3	3.42	0.05	—	—	—	—	1500	—	—	—	Tr	1500	(0)	4.3	0	0.1	0	Tr	0.19	0.27	2.6	4.6	0.15	14.0	34	1.09	—	5	—	0.7
1.2	0.25	0.02	—	—	—	—	8	0	0	0	0	8	(0)	1.4	0	0	0	(0)	0.04	0.03	3.5	5.9	0.10	1.1	5	0.27	—	2	—	0.4
5.4	0.99	0.06	—	—	—	—	22	0	0	0	0	22	(0)	4.4	0	Tr	0	(0)	0.10	0.10	14.0	(24.0)	0.34	12.0	11	1.57	—	0	—	2.3
2.1	0.26	0.02	—	—	—	—	Tr	—	—	—	(0)	(Tr)	(0)	1.8	0	0.1	0	(0)	0.10	0.15	9.0	(14.0)	0.10	5.3	2	0.17	—	(0)	—	6.1
1.7	1.91	0.03	—	—	—	—	200	Tr	Tr	0	1	200	(0)	3.3	0	0.1	0	Tr	Tr	0.10	3.3	(5.5)	0.31	17.0	13	0.61	—	Tr	—	6.9
3.1	2.96	0.06	—	—	—	—	35	0	9	0	9	36	(0)	2.7	0	0	0	(0)	0.01	0.08	3.2	(5.3)	0.11	2.0	37	0.70	—	1	—	0.6
1.6	0.38	0.03	6	22	0	1	1	0	0	0	0	1	0	0.8	0	0	0	0	0.03	0.08	2.1	4.1	0.08	1.3	3	0.23	8.8	1	—	1
1.6	0.64	0.04	8	46	0	1	4	0	0	0	0	4	0.1	1.1	0	0	0	0	0.04	0.05	1.9	3.7	0.05	0.8	6	0.43	2.4	1	—	1.1
0.9	0.05	0.07	56	35	3	8	2	2	14	Tr	15	4	0.1	0.4	0	0	0	1	0.01	0.16	1.3	2.2	0.03	44.8	11	0.37	21.6	1	—	2
2.8	0.18	0.94	—	—	—	—	26	25	190	0	200	43	(0)	1.4	0	0	0	4	0.02	0.18	1.1	(4.4)	0.09	15.0	42	0.40	—	0	—	7.4
3.4	0.29	1.24	—	—	—	—	3	—	—	—	35	6	(0)	2.7	0.1	0	0	3	Tr	0.09	0.8	(4.0)	0.01	64.0	10	0	—	(0)	—	1.0
14.0	1.04	0.39	67	46	3	4	24	1	6	0	6	24	0.1	1.3	0	Tr	0	0	0.07	0.14	1.5	2.6	0.07	23.0	39	0.54	4.8	3	—	1.2
2.7	0.13	0.12	—	—	—	—	10	1	150	0	150	23	(0)	0.9	0	0	0	1	0.05	0.29	1.7	3.4	0.07	11.0	87	0.66	—	3	—	0.8
1.5	0.03	0.02	2	18	3	1	1	0	0	0	0	1	0	0.8	0	0	0	0	0.01	0.06	1.9	4.1	0.11	1.7	61	0.28	1.7	2	—	0.3
—	—	0.01	200	8	6	15	0	0	17	—	17	1	(0)	0.3	0	0	0	—	0.15	0.09	0.8	2.6	0.02	0.4	20	2.44	1.2	1	—	1.1
0.6	0.42	0.02	—	—	—	—	Tr	—	—	—	Tr	Tr	(0)	1.5	0	0	0	0	0.04	0.04	1.0	(3.5)	0.02	0.7	3	0.23	—	(0)	—	1.4
2.2	0.39	0.02	97	19	6	5	Tr	44	340	11	360	31	(0)	2.3	0	0	0	3	0.04	0.09	1.7	4.1	0.05	1.3	16	0.24	1.9	1	—	0.6
1.0	0.44	0.02	18	33	Tr	1	3	0	0	0	0	3	(0)	3.4	0	0	0	(0)	0.02	0.03	1.1	4.4	0.04	2.4	25	0.21	2.1	Tr	—	0.8
1.8	0.65	0.02	—	—	—	—	0	0	0	0	0	0	(0)	3.8	0	0	0	(0)	0.01	0.03	2.1	5.2	0.14	0.3	15	0.41	—	1	—	0.9
1.4	0.42	0.02	4	35	0	1	0	0	49	0	49	4	(0)	1.6	0	0	0	(0)	0.11	0.06	3.8	7.0	0.12	1.9	23	1.11	2.6	Tr	—	0.4
1.3	0.90	0.05	110	64	1	3	1	Tr	6	0	6	2	0.1	2.3	0	Tr	0	0	0.10	0.08	2.3	5.1	0.10	4.5	94	0.29	5.2	1	—	0.7
3.7	1.10	0.06	—	—	—	—	0	0	7	0	7	1	(0)	1.8	0	0	0	(0)	0.02	0.15	4.2	(6.3)	0.18	4.7	22	0.78	—	Tr	—	0.9
3.3	0.47	0.03	—	—	—	—	Tr	—	—	—	(0)	(Tr)	(0)	2.2	0	0	0	(0)	0.07	0.23	2.3	4.5	0.16	1.9	13	0.41	—	Tr	—	0.6
2.6	0.35	0.02	58	97	1	2	Tr	—	—	—	(0)	(Tr)	(0)	2.1	0	0	0	(0)	0.24	0.60	8.0	10.0	0.13	4.3	15	0.48	3.0	Tr	—	0.8
3.2	0.43	0.03	43	25	1	1	0	0	7	0	7	1	(0)	1.9	0	0	0	(0)	0.05	0.07	2.1	4.3	0.14	5.8	21	0.65	4.9	1	—	0.9
2.0	0.05	0.05	—	—	—	—	0	63	650	23	700	58	(0)	3.6	0	Tr	0	27	0.10	0.44	1.1	4.4	0.15	1.3	360	0.72	—	3	—	0.6
1.9	0.10	0.05	—	—	—	—	Tr	—	—	—	1000	83	(0)	3.6	0.1	4.9	4.1	22	0.14	0.65	1.4	(4.9)	0.07	5.4	98	1.32	—	0	—	8.4
1.3	0.06	0.05	—	—	—	—	Tr	—	—	—	300	25	(0)	4.4	0.3	7.7	3.8	15	Tr	0.30	0.7	(3.5)	0.06	4.8	87	1.22	—	0	—	7.1
0.2	0.04	0.03	78	37	2	3	0	0	5	0	5	Tr	(0)	0.4	0	0	0	(0)	0.05	0.02	0.1	0.7	0.04	2.3	4	0.71	2.6	0	—	1.7
1.4	0.10	0.44	—	—	—	—	60	—	—	—	75	66	(0)	0.4	0	0	0	23	0.20	0.50	4.6	6.5	0.13	11.0	78	2.13	—	0	—	4.6
0.4	0.01	Tr	16	3	0	4	38	0	6	0	6	38	0.3	0.1	0	0	0	2	0.04	0.15	0.1	0.9	0.03	0.3	5	0.55	1.8	1	—	0.1
0.4	Tr	0	24	3	0	4	34	0	14	0	14	35	Tr	0.1	Tr	Tr	Tr	1	0.03	0.17	0.1	0.9	0.05	0.4	0	0.52	3.5	Tr	—	0.1
0.4	0.01	0.01	19	3	0	4	13	0	3	0	3	13	Tr	Tr	Tr	Tr	Tr	Tr	0.04	0.18	0.1	1.0	0.04	0.4	Tr	0.52	2.0	Tr	—	0.2
0.2	Tr	0.01	8	1	0	2	5	—	—	—	Tr	5	Tr	0.1	Tr	Tr	Tr	1	0.02	0.09	0.1	0.6	Tr	0.1	Tr	0.27	1.7	Tr	—	0.1
0.1	Tr	0.01	—	—	—	—	(0)	—	—	—	(0)	(0)	Tr	Tr	Tr	Tr	0	Tr	0.01	0.06	0.1	0.3	Tr	0.1	Tr	0.15	—	Tr	—	0.1

掲載ページ	可食部100 g当たり▶	廃棄率	エネルギー		水分	たんぱく質		脂質			炭水化物						有機酸	灰分	無機質					
	食品名					アミノ酸組成によるたんぱく質	たんぱく質	脂肪酸のトリアシルグリセロール当量	コレステロール	脂質	利用可能炭水化物 単糖当量	利用可能炭水化物 質量計	利用可能炭水化物 差引き法による	食物繊維総量	糖アルコール	炭水化物			ナトリウム	カリウム	カルシウム	マグネシウム	リン	鉄
		%	kJ	kcal	g	g	g	g	mg	g	g	g	g	g	g	g	g	g	mg	mg	mg	mg	mg	mg
	クリーム類																							
119	クリーム　乳脂肪	0	1665	404	48.2	1.6	1.9	39.6	64	43.0	2.9	2.7	10.1 *	0	—	6.5	0.1	0.4	43	76	49	5	84	0.1
119	ホイップクリーム　乳脂肪	0	1691	409	44.3	(1.5)	1.8	(37.5)	110	40.7	(12.8)	(12.2)	16.2 *	(0)	0	12.9	0.1	0.4	24	72	54	4	45	0.1
119	コーヒーホワイトナー																							
119	液状　乳脂肪	0	849	205	70.3	4.8	5.2	17.8	50	18.3	(1.7)	(1.6)	6.4 *	(0)	—	5.5	Tr	0.7	150	55	30	3	150	0.1
	発酵乳・乳酸菌飲料																							
120	ヨーグルト　全脂無糖	0	233	56	87.7	3.3	3.6	2.8	12	3.0	3.9 *	3.8	4.6	(0)	—	4.9	0.9	0.8	48	170	120	12	100	Tr
120	乳酸菌飲料　乳製品	0	273	64	82.1	0.9	1.1	Tr	1	0.1	15.4 *	15.1	16.0	(0)	—	16.4	0.6	0.3	18	48	43	5	30	Tr
120	殺菌乳製品	0	921	217	45.5	1.3	1.5	0.1	2	0.1	—	—	51.6 *	(0)	—	52.6	1.2	0.3	19	60	55	7	40	0.1
	チーズ類																							
121	ナチュラルチーズ　クリーム	0	1291	313	55.5	7.6	8.2	30.1	99	33.0	2.5 *	2.4	5.3	(0)	—	2.3	0.4	1.0	260	70	70	8	85	0.1
121	ゴーダ	0	1479	356	40.0	(26.3)	25.8	26.2	83	29.0	—	—	3.7 *	(0)	—	1.4	—	3.8	800	75	680	31	490	0.3
121	チェダー	0	1618	390	35.3	23.9	25.7	32.1	100	33.8	(0.4) *	(0.4)	3.7	(0)	—	1.4	1.3	3.8	800	85	740	24	500	0.3
121	カマンベール	0	1208	291	51.8	17.7	19.1	22.5	87	24.7	0	0	4.2 *	(0)	—	0.9	0.3	3.5	800	120	460	20	330	0.2
121	モッツァレラ	0	1119	269	56.3	—	18.4	—	62	19.9	(0)	(0)	4.2 *	(0)	—	4.2	—	1.3	70	20	330	11	260	0.1
121	プロセスチーズ	0	1300	313	45.0	21.6	22.7	24.7	78	26.0	0.1 *	0.1	2.4	(0)	—	1.3	1.3	5.0	1100	60	630	19	730	0.3
	粉乳類																							
122	全粉乳	0	2049	490	3.0	(22.9)	25.5	25.5	93	26.2	(35.9)	(34.2)	41.5 *	(0)	—	39.3	1.2	6.0	430	1800	890	92	730	0.4
122	脱脂粉乳（スキムミルク）	0	1503	354	3.8	30.6	34.0	0.7	25	1.0	50.3	47.9	55.2 *	(0)	—	53.3	1.8	7.9	570	1800	1100	110	1000	0.5
122	乳児用調製粉乳	0	2135	510	2.6	10.8	12.4	26.0	63	26.8	53.9	51.3	57.9 *	(0)	—	55.9	0.4	2.3	140	500	370	40	220	6.5
	練乳類																							
123	無糖練乳（エバミルク）	0	563	135	72.5	(6.2)	6.8	7.5	27	7.9	(11.3) *	(10.8)	12.2	(0)	—	11.2	—	1.6	140	330	270	21	210	0.2
123	加糖練乳（コンデンスミルク）	0	1329	314	26.1	7.0	7.7	8.4	19	8.5	55.9 *	53.2	56.5	(0)	—	56.0	0.4	1.6	96	400	260	25	220	0.1
	アイスクリーム類																							
123	アイスクリーム　普通脂肪	0	749	178	63.9	3.5	3.9	7.7	53	8.0	18.0	17.1	23.6 *	0.1	—	23.2	0.1	1.0	110	190	140	13	120	0.1
123	アイスミルク	0	703	167	65.6	(3.0)	3.4	6.5	18	6.4	—	—	24.1 *	(0)	—	23.9	—	0.7	75	140	110	14	100	0.1
123	ラクトアイス　普通脂肪	0	906	217	60.4	2.7	3.1	14.1	21	13.6	20.9 *	20.0	21.8	0.1	—	22.2	0.2	0.7	61	150	95	12	93	0.1
123	ソフトクリーム	0	614	146	69.6	(3.4)	3.8	5.6	13	5.6	—	—	20.5 *	(0)	—	20.1	—	0.9	65	190	130	14	110	0.1
	卵類																							
	鶏卵																							
127	全卵　生	14	594	142	75.0	11.3	12.2	9.3	370	10.2	0.3	0.3	3.4 *	0	—	0.4	—	1.0	140	130	46	10	170	1.5
127	ゆで	11	559	134	76.7	11.2	12.5	9.0	380	10.4	0.3	0.3	2.1 *	0	—	0.3	—	1.0	140	130	47	11	170	1.5
132	**あひる卵**　ピータン	45	783	188	66.7	—	13.7	13.5	680	16.5	0	0	3.0 *	(0)	—	0	—	3.1	780	65	90	6	230	3.0
	うずら卵																							
132	全卵　生	15	655	157	72.9	11.4	12.6	10.7	470	13.1	(0.3)	(0.3)	3.9 *	(0)	—	0.3	—	1.1	130	150	60	11	220	3.1
132	水煮缶詰	0	675	162	73.3	(9.7)	11.0	11.9	490	14.1	(0.3)	(0.3)	4.1 *	(0)	—	0.6	—	1.0	210	28	47	8	160	2.8
	油脂類																							
	植物油脂類																							
144	大豆油	0	3640	885	0	—	0	97.0	1	100	—	—	3.0 *	0	—	0	—	0	0	Tr	0	0	0	0
144	なたね油	0	3649	887	0	—	0	97.5	2	100	—	—	2.5 *	0	—	0	—	0	0	Tr	Tr	0	Tr	0
144	綿実油	0	3632	883	0	—	0	96.6	0	100	—	—	3.4 *	0	—	0	—	0	0	0	0	0	0	0
145	とうもろこし油（コーン油）	0	3636	884	0	—	0	96.8	0	100	—	—	3.2 *	0	—	0	—	0	0	0	Tr	0	0	0
145	米ぬか油（米油）	0	3621	880	0	—	0	96.1	0	100	—	—	3.9 *	0	—	0	—	0	0	Tr	Tr	0	Tr	0
145	ごま油	0	3662	890	0	—	0	98.1	0	100	—	—	1.9 *	0	—	0	—	0	Tr	Tr	1	Tr	1	0.1
146	やし油（ココナッツオイル）	0	3655	889	0	—	0	97.7	1	100	—	—	2.3 *	0	—	0	—	0	0	0	Tr	0	0	0
146	サフラワー油　ハイオレイック	0	3669	892	0	—	0	98.5	0	100	—	—	1.5 *	0	—	0	—	0	0	0	0	0	Tr	0
146	ハイリノール	0	3632	883	0	—	0	96.6	0	100	—	—	3.4 *	0	—	0	—	0	0	0	0	0	Tr	0
146	パーム油	0	3646	887	0	—	0	97.3	1	100	—	—	2.7 *	0	—	0	—	0	0	0	Tr	0	0	0
147	オリーブ油（オリーブオイル）	0	3677	894	0	—	0	98.9	0	100	—	—	1.1 *	0	—	0	—	0	Tr	0	Tr	0	0	0
148	落花生油（ピーナッツオイル）	0	3628	882	0	—	0	96.4	0	100	—	—	3.6 *	0	—	0	—	0	0	0	Tr	0	Tr	0
148	ひまわり油　ハイリノール	0	3697	899	0	—	0	99.9	0	100	—	—	0.1 *	0	—	0	—	0	0	0	0	0	0	0
148	あまに油	0	3688	897	Tr	—	0	99.5	2	100	—	—	0.5 *	0	—	0	—	0	0	0	Tr	0	0	0
148	えごま油	0	3690	897	Tr	—	0	99.5	0	100	—	—	0.5 *	0	—	0	—	0	Tr	Tr	1	Tr	1	0.1

無機質							ビタミン（脂溶性）												ビタミン（水溶性）											食塩相当量
							A						D	E				K												
亜鉛	銅	マンガン	ヨウ素	セレン	クロム	モリブデン	レチノール	カロテン α	カロテン β	β-クリプトキサンチン	β-カロテン当量	レチノール活性当量	D	トコフェノール α	トコフェノール β	トコフェノール γ	トコフェノール δ	K	B_1	B_2	ナイアシン	ナイアシン当量	B_6	B_{12}	葉酸	パントテン酸	ビオチン	C	アルコール	食塩相当量
mg	mg	mg	μg	μg	μg	μg	μg	μg	μg	μg	μg	μg	μg	mg	mg	mg	mg	μg	mg	mg	mg	mg	mg	μg	μg	mg	μg	mg	g	g
0.2	0.02	—	8	2	1	14	150	1	110	2	110	160	0.3	0.4	0	Tr	0	14	0.02	0.13	Tr	0.4	Tr	0.2	0	0.13	1.2	0	—	0.1
0.2	0.02	—	7	2	1	13	340	1	98	2	99	350	0.5	0.7	0	0.1	Tr	13	0.02	0.08	Tr	(0.4)	Tr	0.2	Tr	0.12	1.1	Tr	—	0.1
0.4	0.01	0.01	—	—	—	—	150	—	—	—	22	150	0.2	0.3	0	0.1	0	5	0.01	0.05	0.1	1.2	0.01	0.1	2	0.07	—	Tr	—	0.4
0.4	0.01	Tr	17	3	0	4	33	0	3	0	3	33	0	0.1	0	0	0	1	0.04	0.14	0.1	0.9	0.04	0.1	11	0.49	2.5	1	—	0.1
0.4	Tr	—	6	1	0	1	0	—	—	—	0	0	0	Tr	0	0	0	Tr	0.01	0.05	Tr	0.2	Tr	Tr	Tr	0.11	0.6	Tr	—	0
0.2	0.01	0.01	10	1	0	2	(0)	—	—	—	(0)	(0)	Tr	Tr	Tr	Tr	Tr	Tr	0.02	0.08	0.1	0.4	Tr	Tr	Tr	0.09	0.6	0	—	0
0.7	0.01	0.01	14	7	0	10	240	—	—	—	170	250	0.2	1.2	0	0	0	12	0.03	0.22	0.1	2.1	0.03	0.1	11	0.42	2.2	(0)	—	0.7
3.6	0.02	0.01	—	—	—	—	260	—	—	—	170	270	0	0.8	0	0	0	12	0.03	0.33	0.1	(6.2)	0.05	1.9	29	0.32	—	(0)	—	2.0
4.0	0.07	—	20	12	0	7	310	—	—	—	210	330	0	1.6	0	0	0	12	0.04	0.45	0.1	5.5	0.07	1.9	32	0.43	2.7	(0)	—	2.0
2.8	0.02	0.01	17	14	1	8	230	—	—	—	140	240	0.2	0.9	0	0	0	1	0.03	0.48	0.7	4.7	0.08	1.3	47	0.49	6.3	(0)	—	2.0
2.8	0.02	0.01	—	—	—	—	280	—	—	—	—	280	0.2	0.6	0	0	0	6	0.01	0.19	Tr	3.1	0.02	1.6	9	0.06	—	—	—	0.2
3.2	0.08	0.02	18	13	2	9	240	1	130	2	130	250	Tr	1.1	0	0	0	2	0.03	0.38	0.1	5.0	0.01	3.2	27	0.14	2	0	—	2.8
2.5	0.04	0.02	—	—	—	—	170	—	—	—	70	180	0.2	0.6	0	0	0	8	0.25	1.10	0.8	(6.7)	0.13	1.6	2	3.59	—	5	—	1.1
3.9	0.10	—	120	27	1	35	6	—	—	—	Tr	6	Tr	Tr	0	0	0	Tr	0.30	1.60	1.1	(9.0)	0.27	1.8	1	4.17	19.0	5	—	1.4
2.8	0.34	0.05	41	8	4	16	560	—	—	—	85	560	9.3	5.5	0	0	0	24	0.41	0.72	5.4	8.1	0.35	1.6	82	2.20	4.4	53	—	0.4
1.0	0.02	—	—	—	—	—	48	—	—	—	18	50	Tr	0.2	0	0	0	3	0.06	0.35	0.2	(1.7)	0.01	0.1	1	1.10	—	Tr	—	0.4
0.8	0.02	0.01	35	6	0	9	120	0	20	1	20	120	0.1	0.2	0	Tr	0	0	0.08	0.37	0.3	1.9	0.02	0.7	1	1.29	3.2	2	—	0.2
0.4	0.01	0.01	17	4	Tr	6	55	—	—	—	30	58	0.1	0.2	Tr	0.1	Tr	3	0.06	0.20	0.1	1.0	0.02	0.2	Tr	0.50	2.7	Tr	—	0.3
0.3	Tr	0.01	—	—	—	—	21	—	—	—	9	22	0.1	0.1	0	Tr	Tr	1	0.03	0.14	0.1	(0.8)	0.02	0.3	Tr	0.43	—	Tr	—	0.2
0.4	0.01	0.01	19	3	0	3	10	—	—	—	0	10	Tr	0.6	0	0.3	0.4	1	0.03	0.15	0.4	1.0	0.01	0.2	1	0.51	1.7	Tr	—	0.2
0.4	Tr	0.01	—	—	—	—	17	—	—	—	9	18	0.1	0.2	Tr	Tr	Tr	2	0.05	0.22	0.1	(0.9)	0.01	0.2	Tr	0.58	—	(0)	—	0.2
1.1	0.05	0.02	33	24	0	4	210	Tr	1	12	7	210	3.8	1.3	0	0.5	0	12	0.06	0.37	0.1	(3.2)	0.09	1.1	49	1.16	24.0	0	—	0.4
1.1	0.05	0.03	20	25	0	2	160	1	Tr	7	4	170	2.5	1.2	0	0.4	0	11	0.06	0.32	0.1	(3.3)	0.09	1.0	48	1.18	25.0	0	—	0.3
1.3	0.11	0.03	34	29	Tr	5	220	—	—	—	22	220	6.2	1.9	0.1	0.5	Tr	26	Tr	0.27	0.1	2.4	0.01	1.1	63	0.94	16.0	(0)	—	2.0
1.8	0.11	0.03	140	46	0	8	350	0	9	14	16	350	2.5	0.9	0	0.4	0	15	0.14	0.72	0.1	3.2	0.13	4.7	91	0.98	19.0	(0)	—	0.3
1.8	0.13	0.02	73	42	0	9	480	—	—	—	7	480	2.6	1.6	0	0.4	0	21	0.03	0.33	0	(2.7)	0.05	3.3	47	0.53	8.4	(0)	—	0.5
0	0	0	0	0	0	0	0	0	0	0	0	0	(0)	10.0	2.0	81.0	21.0	210	0	0	0	0	(0)	(0)	(0)	(0)	0	(0)	—	0
Tr	0	0	0	0	0	0	0	0	0	0	0	0	(0)	15.0	0.3	32.0	1.0	120	0	0	0	0	(0)	(0)	(0)	(0)	0	(0)	—	0
0	0	0	—	—	—	—	0	0	0	0	0	0	(0)	28.0	0.3	27.0	0.4	29	0	0	0	0	(0)	(0)	(0)	(0)	—	(0)	—	0
0	0	0	0	0	Tr	0	0	0	0	0	0	0	(0)	17.0	0.3	70.0	3.4	5	0	0	0	0	(0)	(0)	(0)	(0)	0	(0)	—	0
0	0	0	0	0	1	0	0	0	0	0	0	0	(0)	26.0	1.5	3.4	0.4	36	0	0	0	0	(0)	(0)	(0)	(0)	0	(0)	—	0
Tr	0.01	0	0	1	1	0	0	0	Tr	0	Tr	0	(0)	0.4	Tr	44.0	0.7	5	0	0	0.1	0.1	(0)	(0)	(0)	(0)	0	(0)	—	0
Tr	0	0	—	—	—	—	0	0	0	0	0	0	(0)	0.3	0	0.2	Tr	Tr	0	0	0	0	(0)	(0)	(0)	(0)	—	(0)	—	0
0	0	0	—	—	—	—	0	0	0	0	0	0	(0)	27.0	0.6	2.3	0.3	10	0	0	0	0	(0)	(0)	(0)	(0)	—	(0)	—	0
0	0	0	—	—	—	—	0	0	0	0	0	0	(0)	27.0	0.6	2.3	0.3	10	0	0	0	0	(0)	(0)	(0)	(0)	—	(0)	—	0
0	0	0	—	—	—	—	0	0	0	0	0	0	(0)	8.6	0.4	1.3	0.2	4	0	0	0	0	(0)	(0)	(0)	(0)	—	(0)	—	0
0	0	0	0	0	Tr	0	0	0	180	5	180	15	(0)	7.4	0.2	1.2	0.1	42	0	0	0	0	(0)	(0)	(0)	(0)	0	(0)	—	0
0	0	0	—	—	—	—	0	0	0	0	0	0	(0)	6.0	0.3	5.4	0.5	4	0	0	0	0	(0)	(0)	(0)	(0)	—	(0)	—	0
0	0	0	—	—	—	—	0	0	0	0	0	0	(0)	39.0	0.8	2.0	0.4	11	0	0	0	0	(0)	(0)	(0)	(0)	—	(0)	—	0
0	0	0	—	—	—	—	0	0	10	3	11	1	(0)	0.5	0	39.0	0.6	11	0	0	0	0	—	—	—	—	—	(0)	—	0
0	0	0.01	—	—	—	—	0	Tr	22	2	23	2	(0)	2.4	0.6	59.0	4.6	5	0	0	0	0	—	—	—	—	—	(0)	—	0

掲載ページ	可食部 100 g 当たり▶ 食品名	廃棄率	エネルギー	エネルギー	水分	たんぱく質 アミノ酸組成によるたんぱく質	たんぱく質 たんぱく質	脂質 脂肪酸のトリアシルグリセロール当量	脂質 コレステロール	脂質 脂質	炭水化物 利用可能炭水化物 単糖当量	炭水化物 利用可能炭水化物 質量計	炭水化物 利用可能炭水化物 差引き法による	炭水化物 食物繊維総量	炭水化物 糖アルコール	炭水化物 炭水化物	有機酸	灰分	無機質 ナトリウム	無機質 カリウム	無機質 カルシウム	無機質 マグネシウム	無機質 リン	無機質 鉄
		%	kJ	kcal	g	g	g	g	mg	g	g	g	g	g	g	g	g	g	mg	mg	mg	mg	mg	mg
	動物油脂類																							
148	牛脂（ヘット）	0	3577	869	Tr	—	0.2	93.8	100	99.8	—	—	6.0 *	0	—	0	—	0	1	1	Tr	0	1	0.1
149	ラード（豚脂）	0	3639	885	0	—	0	97.0	100	100	—	—	3.0 *	0	—	0	—	0	0	0	0	0	0	0
	バター類																							
120	無発酵バター　有塩	0	2880	700	16.2	0.5	0.6	74.5	210	81.0	0.6	0.5	6.8 *	(0)	—	0.2	—	2.0	750	28	15	2	15	0.1
120	食塩不使用（無塩バター）	0	2964	720	15.8	(0.4)	0.5	77.0	220	83.0	(0.6)	(0.6)	6.2 *	(0)	—	0.2	—	0.5	11	22	14	2	18	0.4
120	発酵バター　有塩	0	2938	713	13.6	(0.5)	0.6	74.6	230	80.0	—	—	9.9 *	(0)	—	4.4	—	1.4	510	25	12	2	16	0.4
	調味料及び香辛料類																							
	しょうゆ類																							
188	こいくちしょうゆ	0	323	76	67.1	6.1	7.7	—	(0)	0	1.6	1.6	8.6 *	(Tr)	0.1	7.9	0.9	15.1	5700	390	29	65	160	1.7
188	うすくちしょうゆ	0	252	60	69.7	4.9	5.7	—	(0)	0	2.6	2.6	6.1 *	(Tr)	—	5.8	0.5	16.8	6300	320	24	50	130	1.1
188	たまりしょうゆ	0	471	111	57.3	9.2	11.8	—	(0)	0	—	—	18.5 *	(0)	—	15.9	—	15.0	5100	810	40	100	260	2.7
188	さいしこみしょうゆ	0	430	101	60.7	(7.6)	9.6	—	(0)	0	(2.0)	(1.9)	16.7 *	(0)	0.1	15.9	1.1	13.8	4900	530	23	89	220	2.1
188	しろしょうゆ	0	365	86	63.0	(2.0)	2.5	—	(0)	0	(1.8)	(1.8)	18.6 *	(0)	0.1	19.2	1.0	15.3	5600	95	13	34	76	0.7
	みそ類																							
39	米みそ　甘みそ（西京みそ）	0	869	206	42.6	8.7	9.7	3.0	(0)	3.0	—	—	33.3 *	5.6	—	37.9	—	6.8	2400	340	80	32	130	3.4
39	麦みそ（田舎みそ）	0	775	184	44.0	8.1	9.7	4.2	(0)	4.3	—	—	25.5 *	6.3	—	30.0	—	12.0	4200	340	80	55	120	3.0
39	豆みそ（八丁みそ）	0	864	207	44.9	14.8	17.2	10.2	(0)	10.5	—	—	10.7 *	6.5	—	14.5	—	12.9	4300	930	150	130	250	6.8
	トマト加工品類																							
52	トマトピューレー	0	187	44	86.9	(1.4)	1.9	(0.1)	(0)	0.1	(5.2)	(5.2)	8.7 *	1.8	—	9.9	—	1.2	19	490	19	27	37	0.8
52	トマトペースト	0	399	94	71.3	(3.2)	3.8	(0.1)	(0)	0.1	(13.5)	(13.4)	17.9 *	4.7	—	22.0	—	2.8	55	1100	46	64	93	1.6
52	トマトケチャップ	0	441	104	66.0	1.2	1.6	0.1	0	0.2	(24.3) *	(24.0)	25.9	1.7	—	27.6	1.2	3.9	1200	380	16	18	35	0.5
52	トマトソース	0	174	41	87.1	(1.9)	2.0	(0.1)	(0)	0.2	(5.3)	(5.3)	7.6 *	1.1	—	8.5	—	2.2	240	340	18	20	42	0.9
	ウスターソース類																							
150	ウスターソース	0	497	117	61.3	0.7	1.0	Tr	—	0.1	24.1	23.8	27.0 *	0.5	0	27.1	1.5	9.0	3300	190	59	24	11	1.6
150	中濃ソース	0	546	129	60.9	0.5	0.8	Tr	—	0.1	26.9	26.6	30.1 *	1.0	0	30.9	1.3	6.3	2300	210	61	23	16	1.7
150	濃厚ソース	0	552	130	60.7	—	0.9	—	—	0.1	(27.1)	(26.7)	29.8 *	1.0	0	30.9	1.3	6.2	2200	210	61	26	17	1.5
150	お好み焼きソース	0	610	144	58.1	1.3	1.6	Tr	Tr	0.1	29.6	29.1	33.5 *	0.9	0	33.7	0.8	5.5	1900	240	31	20	28	0.9
	ドレッシング類																							
151	マヨネーズ　全卵型	0	2747	668	16.6	1.3	1.4	72.5	55	76.0	(2.1) *	(2.1)	7.2	(0)	—	3.6	0.5	1.9	730	13	8	2	29	0.3
	香辛料類																							
155	こしょう　黒　粉	0	1532	362	12.7	(8.9)	11.0	(5.5)	(0)	6.0	(42.3)	(38.5)	69.2 *	—	—	66.6	—	3.7	65	1300	410	150	160	20.0
155	白　粉	0	1590	376	12.3	(7.0)	10.1	(5.9)	(0)	6.4	(42.5)	(38.7)	73.7 *	—	—	70.1	—	1.1	4	60	240	80	140	7.3
155	とうがらし　粉（一味唐辛子）	0	1742	412	1.7	(9.9)	16.2	(8.3)	(0)	9.7	—	—	74.5 *	—	—	66.8	—	5.6	4	2700	110	170	340	12.0
156	しょうが　粉（ジンジャー）	0	1546	365	10.6	(5.3)	7.8	—	(0)	4.9	(59.2)	(55.6)	75.0 *	—	—	72.5	—	4.2	31	1400	110	300	150	14.0
156	おろし	0	176	41	88.2	(0.3)	0.7	(0.4)	(0)	0.6	(5.1)	(4.7)	9.0 *	—	—	8.6	0.2	1.9	580	140	16	17	14	0.3
156	ガーリックパウダー　食塩添加	0	1623	382	3.5	(17.2)	19.9	—	2	0.8	(18.5)	(16.8)	76.5 *	—	—	73.8	—	2.0	3300	390	100	90	300	6.6
156	食塩無添加	0	1614	380	3.5	(17.2)	19.9	0.4	2	0.8	20.2	18.4	77.0 *	—	—	73.8	—	2.0	18	390	100	90	300	6.6
156	さんしょう　粉	0	1588	375	8.3	—	10.3	—	(0)	6.2	—	—	69.6 *	—	—	69.6	—	5.6	10	1700	750	100	210	10.0
156	からし　粉	0	1831	435	4.9	—	33.0	(14.2)	(0)	14.3	—	—	43.8 *	—	—	43.7	—	4.1	34	890	250	380	1000	11.0
156	練り	0	1316	314	31.7	—	5.9	(14.4)	(0)	14.5	—	—	40.2 *	—	—	40.1	—	7.8	2900	190	60	83	120	2.1
157	わさび　粉　からし粒入り	0	1628	384	4.9	(9.4)	16.5	—	(0)	4.4	—	—	76.8 *	—	—	69.7	—	4.5	30	1200	320	210	340	9.3
157	練り	0	1114	265	39.8	(1.9)	3.3	—	(0)	10.3	—	—	41.2 *	—	—	39.8	—	6.8	2400	280	62	39	85	2.0
158	クローブ　粉（ちょうじ）	0	1679	398	7.5	(5.1)	7.2	(9.8)	(0)	13.6	—	—	72.2 *	—	—	66.4	—	5.3	280	1400	640	250	95	9.9
158	シナモン　粉（にっき）	0	1512	356	9.4	(2.7)	3.6	(1.9)	(0)	3.5	—	—	82.1 *	—	—	79.6	—	3.9	23	550	1200	87	50	7.1
158	ナツメグ　粉（にくずく）	0	2172	520	6.3	—	5.7	(30.6)	(0)	38.5	—	—	55.4 *	—	—	47.5	—	2.0	15	430	160	180	210	2.5
158	オールスパイス　粉	0	1543	364	9.2	—	5.6	(3.7)	(0)	5.6	—	—	77.1 *	—	—	75.2	—	4.4	53	1300	710	130	110	4.7
160	パプリカ　粉	0	1624	385	10.0	(14.6)	15.5	(10.9)	(0)	11.6	—	—	57.2 *	—	—	55.6	—	7.3	60	2700	170	220	320	21.0
161	チリパウダー	0	1580	374	3.8	(9.2)	15.0	(8.2)	(0)	8.2	—	—	65.9 *	—	—	60.1	—	12.9	2500	3000	280	210	260	29.0
161	カレー粉	0	1405	338	5.7	(10.2)	13.0	11.6	8	12.2	—	—	29.8 *	36.9	—	63.3	—	5.8	40	1700	540	220	400	29.0

無機質							ビタミン（脂溶性）												ビタミン（水溶性）											食塩相当量
							A							E																
亜鉛	銅	マンガン	ヨウ素	セレン	クロム	モリブデン	レチノール	カロテン α	カロテン β	β-クリプトキサンチン	β-カロテン当量	レチノール活性当量	D	トコフェノール α	トコフェノール β	トコフェノール γ	トコフェノール δ	K	B_1	B_2	ナイアシン	ナイアシン当量	B_6	B_{12}	葉酸	パントテン酸	ビオチン	C	アルコール	
mg	mg	mg	μg	μg	μg	μg	μg	μg	μg	μg	μg	μg	μg	mg	mg	mg	mg	μg	mg	mg	mg	mg	mg	μg	μg	mg	μg	mg	g	g
Tr	Tr	—	—	—	—	—	85	—	—	—	0	85	0	0.6	Tr	0.1	0.6	26	0	0	0	Tr	—	—	—	—	—	0	—	0
Tr	Tr	0	0	0	0	0	0	0	0	0	0	0	0.2	0.3	Tr	0.1	Tr	7	0	0	0	0	0	0	0	0	0	0	—	0
0.1	Tr	0	2	Tr	1	3	500	2	190	6	190	520	0.6	1.5	0	0.1	0	17	0.01	0.03	0	0.1	Tr	0.1	Tr	0.06	0.4	0	—	1.9
0.1	0.01	0.01	3	Tr	0	3	780	1	190	3	190	800	0.7	1.4	0	0.1	0	24	0	0.03	Tr	(0.1)	Tr	0.1	1	0.08	0.3	0	—	0
0.1	0.01	0.01	—	—	—	—	760	—	—	—	180	780	0.7	1.3	0	0.1	0	30	0	0.02	0	(0.1)	0	0.1	1	0	—	0	—	1.3
0.9	0.01	1.00	1	11	3	48	0	0	0	0	0	0	(0)	0	0	0	0	0	0.05	0.17	1.3	1.6	0.17	0.1	33	0.48	12.0	0	2.1	14.5
0.6	0.01	0.66	1	6	2	40	0	0	0	0	0	0	(0)	0	0	0	0	0	0.05	0.11	1.0	1.2	0.13	0.1	31	0.37	8.4	0	2.0	16.0
1.0	0.02	—	—	—	—	—	0	—	—	—	0	0	(0)	—	—	—	—	0	0.07	0.17	1.6	2.0	0.22	0.1	37	0.59	—	0	—	13.0
1.1	0.01	—	—	—	—	—	0	—	—	—	0	0	(0)	—	—	—	—	0	0.17	0.15	1.3	(1.7)	0.18	0.2	29	0.57	—	0	—	12.4
0.3	0.01	—	—	—	—	—	0	—	—	—	0	0	(0)	—	—	—	—	0	0.14	0.06	0.9	(1.0)	0.08	0.2	14	0.28	—	0	—	14.2
0.9	0.22	—	Tr	2	2	33	(0)	—	—	—	(0)	(0)	(0)	0.3	0.1	3.0	1.6	8	0.05	0.10	1.5	3.5	0.04	0.1	21	Tr	5.4	(0)	—	6.1
0.9	0.31	—	16	2	2	15	(0)	—	—	—	(0)	(0)	(0)	0.4	0.1	3.5	2.0	9	0.04	0.10	1.5	2.9	0.10	Tr	35	0.26	8.4	(0)	—	10.7
2.0	0.66	—	31	19	9	64	(0)	—	—	—	(0)	(0)	(0)	1.1	0.3	11.0	5.0	19	0.04	0.12	1.2	3.4	0.13	Tr	54	0.36	17.0	(0)	—	10.9
0.3	0.19	0.19	0	1	2	9	0	0	630	0	630	52	(0)	2.7	0.1	0.3	0	10	0.09	0.07	1.5	(1.7)	0.20	—	29	0.47	8.9	10	—	0
0.6	0.31	0.38	—	—	—	—	0	0	1000	0	1000	85	(0)	6.2	0.2	0.6	0	18	0.21	0.14	3.7	(4.2)	0.38	—	42	0.95	—	15	—	0.1
0.2	0.09	0.11	1	4	4	9	0	1	510	0	510	43	0	2.0	Tr	0.1	0	0	0.06	0.04	1.5	1.7	0.11	Tr	13	0.30	5.2	8	—	3.1
0.2	0.16	—	—	—	—	—	(0)	0	480	0	480	40	(0)	2.1	0.1	1.0	0.3	8	0.09	0.08	1.3	(1.6)	0.12	Tr	3	0.24	—	(Tr)	—	0.6
0.1	0.10	—	3	1	9	4	(0)	10	41	0	47	4	(0)	0.2	0.1	0	0	1	0.01	0.02	0.3	0.3	0.03	Tr	1	0.15	6.5	0	—	8.5
0.1	0.18	0.23	3	1	7	3	(0)	5	85	0	87	7	(0)	0.5	0.1	Tr	0	2	0.02	0.04	0.4	0.4	0.04	Tr	1	0.18	5.8	(0)	—	5.8
0.1	0.23	0.23	—	—	—	—	(0)	14	100	0	110	9	(0)	0.5	0.1	0.1	0	2	0.03	0.04	0.6	0.8	0.06	Tr	1	0.21	—	(0)	—	5.6
0.2	0.10	0.13	2	2	5	6	—	3	200	0	200	17	0	0.8	Tr	Tr	0	1	0.03	0.03	0.8	0.8	0.06	0.1	6	0.19	4.5	3	0	4.9
0.2	0.01	0.01	3	3	1	1	24	0	0	3	1	24	0.3	13.0	0.2	33.0	2.3	120	0.01	0.03	Tr	0.2	0.02	0.1	1	0.16	3.1	0	—	1.9
1.1	1.20	6.34	5	5	30	14	(0)	18	170	4	180	15	(0)	—	—	—	—	—	0.10	0.24	1.2	(2.2)	—	(0)	(0)	—	20.0	(0)	—	0.2
0.9	1.00	4.45	2	2	5	24	(0)	—	—	—	Tr	(0)	(0)	—	—	—	—	—	0.02	0.12	0.2	(1.2)	—	(0)	(0)	—	4.7	(0)	—	0
2.0	1.20	—	3	5	17	41	(0)	140	7200	2600	8600	720	(0)	—	—	—	—	—	0.43	1.15	11.0	(13.0)	—	—	—	—	49.0	Tr	—	0
1.7	0.57	28.00	1	3	6	11	(0)	—	—	—	16	1	(0)	—	—	—	—	—	0.04	0.17	4.2	(6.4)	1.03	(0)	(0)	1.29	9.6	0	—	0.1
0.1	0.04	3.58	0	1	1	1	(0)	2	6	0	7	1	(0)	—	—	—	—	—	0.02	0.03	0.8	(0.9)	—	—	—	—	0.3	120	—	1.5
2.5	0.57	1.17	1	10	2	7	(0)	0	0	0	0	(0)	(0)	0.4	0.1	Tr	0	1	0.54	0.15	1.0	(3.4)	2.32	0	30	1.33	3.5	(0)	—	8.4
2.5	0.57	1.17	1	10	2	7	(0)	0	0	0	0	(0)	(0)	0.4	0.1	Tr	0	1	0.54	0.15	1.0	(3.4)	2.32	0	30	1.33	3.5	(0)	—	0
0.9	0.33	—	32	6	21	19	(0)	—	—	—	200	17	(0)	—	—	—	—	—	0.10	0.45	2.8	(4.5)	—	—	—	—	27.0	0	—	0
6.6	0.60	1.76	0	290	3	79	(0)	—	—	—	38	3	(0)	—	—	—	—	—	0.73	0.26	8.5	14.0	—	(0)	(0)	—	160.0	0	—	0.1
1.0	0.15	0.36	—	—	—	—	(0)	—	—	—	16	1	(0)	—	—	—	—	—	0.22	0.07	1.5	2.5	—	(0)	(0)	—	—	0	—	7.4
4.4	0.45	1.11	3	4	8	4	(0)	0	20	0	20	2	(0)	—	—	—	—	—	0.55	0.30	2.5	(5.0)	—	—	—	—	24.0	(0)	—	0.1
0.8	0.11	0.23	—	—	—	—	(0)	—	—	—	15	1	(0)	—	—	—	—	—	0.11	0.07	0.7	(1.2)	—	—	—	—	—	0	—	6.1
1.1	0.39	93.00	—	—	—	—	(0)	0	120	3	120	10	(0)	—	—	—	—	—	0.04	0.27	0.9	(1.5)	—	(0)	(0)	—	—	(0)	—	0.7
0.9	0.49	41.00	6	3	14	3	(0)	—	—	—	6	1	(0)	—	—	—	—	—	0.08	0.14	1.3	(2.0)	—	(0)	(0)	—	1.4	Tr	—	0.1
1.3	1.20	2.68	—	—	—	—	(0)	—	—	—	12	1	(0)	—	—	—	—	—	0.05	0.10	0.5	1.5	—	(0)	(0)	—	—	(0)	—	0
1.2	0.53	0.72	—	—	—	—	0	6	31	0	34	3	(0)	—	—	—	—	—	0	0.05	2.9	3.8	—	(0)	(0)	—	—	0	—	0.1
10.0	1.08	1.00	17	10	33	13	(0)	0	5000	2100	6100	500	(0)	—	—	—	—	(0)	0.52	1.78	13.0	(14.0)	—	(0)	(0)	—	39.0	(0)	—	0.2
2.2	1.00	1.62	—	—	—	—	(0)	300	7600	3100	9300	770	(0)	—	—	—	—	—	0.25	0.84	7.2	(8.5)	—	(0)	(0)	—	—	(0)	—	6.4
2.9	0.80	4.84	5	18	21	42	0	20	380	0	390	32	(0)	4.4	0.6	2.6	0.1	86	0.41	0.25	7.0	(8.7)	0.59	0.1	60	2.06	28.0	2	—	0.1

掲載ページ	可食部100 g当たり▶					たんぱく質		脂質			炭水化物								無機質					
	食品名	廃棄率	エネルギー		水分	アミノ酸組成によるたんぱく質	たんぱく質	脂肪酸のトリアシルグリセロール当量	コレステロール	脂質	利用可能炭水化物 単糖当量	利用可能炭水化物 質量計	利用可能炭水化物 差引き法による	食物繊維総量	糖アルコール	炭水化物	有機酸	灰分	ナトリウム	カリウム	カルシウム	マグネシウム	リン	鉄
		%	kJ	kcal	g	g	g	g	mg	g	g	g	g	g	g	g	g	g	mg	mg	mg	mg	mg	mg
	和生菓子・和半生菓子																							
18	求　肥	0	1078	253	(36.0)	(1.2)	(1.3)	(0.2)	0	(0.2)	(65.6) *	(61.7)	(62.5)	(0.1)	0	(62.4)	—	(Tr)	(1)	(1)	(1)	(1)	(10)	(0.2)
18	ういろう　白	0	770	181	(54.5)	(0.9)	(1.0)	(0.1)	0	(0.2)	(46.8) *	(43.8)	(44.3)	(0.1)	0	(44.2)	—	(0.1)	(1)	(17)	(2)	(4)	(18)	(0.2)
18	ういろう　黒	0	742	174	(54.5)	(1.1)	(1.5)	(0.1)	(0)	(0.2)	(44.8) *	(41.9)	(43.1)	(0.1)	(0)	(42.7)	—	(1.1)	(1)	(41)	(3)	(10)	(44)	(0.4)
18	かしわもち　こしあん	0	866	203	(48.5)	(3.5)	(4.0)	(0.3)	0	(0.4)	(48.9) *	(45.2)	(45.7)	(1.7)	0	(46.7)	—	(0.4)	(55)	(40)	(18)	(13)	(47)	(0.9)
18	草もち　こしあん	0	956	224	(43.0)	(3.6)	(4.2)	(0.3)	0	(0.4)	(54.3) *	(50.4)	(50.9)	(1.9)	0	(52.1)	—	(0.3)	(17)	(46)	(22)	(14)	(50)	(1.0)
18	桜もち　関西風　こしあん入り	2	836	196	(50.0)	(3.0)	(3.5)	(0.1)	0	(0.3)	(47.9) *	(44.7)	(45.0)	(1.7)	0	(46.0)	—	(0.2)	(33)	(22)	(18)	(8)	(27)	(0.7)
18	桜もち　関東風　こしあん入り	2	1000	235	(40.5)	(4.0)	(4.5)	(0.3)	0	(0.4)	(56.3) *	(52.6)	(52.3)	(2.6)	0	(54.2)	—	(0.3)	(45)	(37)	(26)	(11)	(37)	(1.0)
18	大福もち　こしあん入り	0	950	223	(41.5)	(4.1)	(4.6)	(0.3)	0	(0.5)	(53.4) *	(49.3)	(52.0)	(1.8)	0	(53.2)	—	(0.3)	(33)	(33)	(18)	(10)	(32)	(0.7)
18	もなか　こしあん入り	0	1180	277	(29.0)	(4.3)	(4.9)	(0.2)	0	(0.3)	(67.3) *	(63.2)	(63.3)	(3.1)	0	(65.5)	—	(0.2)	(2)	(32)	(33)	(14)	(41)	(1.2)
40	甘納豆　小豆	0	1206	283	26.2	(2.9)	3.4	(0.1)	0	0.3	(69.6) *	(66.0)	65.4	4.8	-	69.5	—	0.5	45	170	11	17	38	0.7
	和干菓子類																							
18	おこし	0	1604	376	(5.0)	(3.2)	(3.8)	(0.6)	0	(0.7)	(95.2) *	(88.5)	(90.4)	(0.4)	0	(90.2)	—	(0.3)	(95)	(25)	(4)	(5)	(22)	(0.2)
23	落　雁	0	1636	384	(3.0)	(2.0)	(2.4)	(0.2)	0	(0.2)	(99.6) *	(93.4)	(94.5)	(0.2)	0	(94.3)	—	(0.1)	(2)	(19)	(3)	(3)	(17)	(0.2)
	デザート菓子類																							
131	カスタードプリン	0	488	116	(74.1)	(5.3)	(5.7)	(4.5)	(120)	(5.5)	(14.5) *	(13.8)	(15.3)	0	0	(14.0)	(0.1)	(0.7)	(69)	(130)	(81)	(9)	(110)	(0.5)
	スナック類																							
26	コーンスナック	0	2159	516	0.9	(4.7)	5.2	25.4	(0)	27.1	—	—	66.4 *	1.0	—	65.3	—	1.5	470	89	50	13	70	0.4
30	ポテトチップス	0	2255	541	2.0	(4.4)	4.7	(34.2)	Tr	35.2	—	—	51.8 *	4.2	—	54.7	—	3.4	400	1200	17	70	100	1.7
30	成形ポテトチップス	0	2149	515	2.2	(6.3)	5.8	28.8	-	32.0	—	—	55.2 *	4.8	—	57.3	—	2.7	360	900	49	53	140	1.2
	果実菓子類																							
44	マロングラッセ	0	1291	303	21.0	(0.9)	1.1	(0.2)	(0)	0.3	(79.1) *	(75.0)	77.6	—	0	77.4	-	0.2	28	60	8	—	20	0.6
	し好飲料類																							
	茶類																							
163	玉露　茶	0	998	241	3.1	(22.7)	29.1	—	(0)	4.1	—	—	6.4 *	43.9	—	43.9	—	6.3	11	2800	390	210	410	10.0
163	抹茶　茶	0	984	237	5.0	23.1	29.6	3.3	(0)	5.3	1.6	1.5	9.5 *	38.5	—	39.5	—	7.4	6	2700	420	230	350	17.0
165	ウーロン茶　浸出液	0	1	0	99.8	—	Tr	—	(0)	(0)	—	—	0.1 *	—	—	0.1	—	0.1	1	13	2	1	1	Tr
165	紅茶　茶	0	974	234	6.2	—	20.3	—	(0)	2.5	—	—	13.6 *	38.1	—	51.7	—	5.4	3	2000	470	220	320	17.0
	コーヒー・ココア類																							
166	コーヒー　浸出液	0	16	4	98.6	(0.1)	0.2	(Tr)	0	Tr	(0)	(0)	0.8 *	—	—	0.7	—	0.2	1	65	2	6	7	Tr
167	ココア　ピュアココア	0	1603	386	4.0	13.5	18.5	20.9	1	21.6	10.6	9.6	23.5 *	23.9	—	42.4	0.7	7.5	16	2800	140	440	660	14.0
	アルコール飲料類																							
183	ぶどう酒（ワイン）　白	0	313	75	88.6	—	0.1	—	(0)	Tr	(2.5) *	(2.2)	1.4	—	—	2.0	0.6	0.2	3	60	8	7	12	0.3
183	ぶどう酒（ワイン）　赤	0	282	68	88.7	—	0.2	—	(0)	Tr	(0.2) *	(0.2)	1.0	—	—	1.5	0.5	0.3	2	110	7	9	13	0.4
183	ぶどう酒（ワイン）　ロゼ	0	296	71	87.4	—	0.1	0	0	Tr	(2.5) *	(2.5)	3.4	0	—	4.0	0.6	Tr	4	60	10	7	10	0.4
183	清酒　普通酒	0	447	107	82.4	0.3	0.4	0	0	Tr	2.5	2.5	5.0 *	0	—	4.9	—	Tr	2	5	3	1	7	Tr
183	清酒　純米酒	0	425	102	83.7	(0.3)	0.4	0	0	Tr	(2.3)	(2.3)	3.7 *	0	—	3.6	—	Tr	4	5	3	1	9	0.1
183	清酒　本醸造酒	0	440	106	82.8	(0.3)	0.4	0	0	0	(2.6)	(2.6)	4.6 *	0	—	4.5	—	Tr	2	5	3	1	8	Tr
183	清酒　吟醸酒	0	429	103	83.6	(0.2)	0.3	0	0	0	(2.4)	(2.4)	3.7 *	0	—	3.6	—	Tr	2	7	2	1	7	Tr
183	清酒　純米吟醸酒	0	425	102	83.5	(0.3)	0.4	0	0	0	(2.5)	(2.5)	4.2 *	0	—	4.1	—	Tr	3	5	2	1	8	Tr
185	ビール　淡色	0	165	39	92.8	0.2	0.3	0	0	0	Tr	Tr	3.1 *	0	—	3.1	0.1	0.1	3	34	3	7	15	Tr
185	ビール　黒	0	188	45	91.6	(0.3)	0.4	0	0	Tr	—	—	3.5 *	0.2	—	3.6	—	0.2	3	55	3	10	33	0.1
186	焼酎　連続式蒸留焼酎	0	841	203	71.0	—	0	—	(0)	0	—	—	0 *	(0)	—	0	—	0	—	—	—	—	—	—
186	焼酎　単式蒸留焼酎	0	595	144	79.5	—	0	—	(0)	0	—	—	0 *	(0)	—	0	—	0	—	—	—	—	—	—
186	焼酎　泡盛	0	852	206	70.6	—	Tr	—	—	Tr	—	—	0 *	—	—	0	—	0	1	1	Tr	0	0	Tr
186	ブランデー	0	969	234	66.6	—	0	—	(0)	0	—	—	0 *	(0)	—	0	—	0	4	1	0	0	Tr	0
186	ウイスキー	0	969	234	66.6	—	0	—	(0)	0	—	—	0 *	(0)	—	0	—	0	2	1	0	0	Tr	Tr
187	梅酒	0	649	155	68.9	—	0.1	—	—	Tr	—	—	20.7 *	—	—	20.7	—	0.1	4	39	1	2	3	Tr
189	みりん（本みりん）	0	1015	241	47.0	0.2	0.3	—	—	Tr	26.8	26.6	43.3 *	—	—	43.2	—	Tr	3	7	2	2	7	0

無機質							ビタミン（脂溶性）												ビタミン（水溶性）												
							A							E																
							レチノール	カロテン		β-クリプトキサンチン	β-カロテン当量	レチノール活性当量	D	トコフェノール				K												
亜鉛	銅	マンガン	ヨウ素	セレン	クロム	モリブデン		α	β					α	β	γ	δ		B1	B2	ナイアシン	ナイアシン当量	B6	B12	葉酸	パントテン酸	ビオチン	C	アルコール	食塩相当量
mg	mg	mg	µg	µg	µg	µg	µg	µg	µg	µg	µg	µg	µg	mg	mg	mg	mg	µg	mg	mg	mg	mg	mg	µg	µg	mg	µg	mg	g	g
(0.3)	(0.04)	(0.12)	(1)	(1)	0	(12)	0	0	0	0	0	0	0	0	0	0	0	0	(0.01)	(Tr)	(0.1)	(0.4)	(Tr)	0	(3)	0	(0.2)	0	—	0
(0.2)	(0.04)	(0.13)	0	(1)	(1)	(13)	0	—	0	0	0	0	0	—	—	—	—	0	(0.02)	(Tr)	(0.2)	(0.5)	(0.02)	0	(2)	(0.11)	(0.2)	0	—	0
(0.4)	(0.08)	(0.31)	(Tr)	(2)	(1)	(32)	(0)	(0)	(0)	(0)	(0)	(0)	(0)	(0.1)	(0)	(0)	(0)	(0)	(0.04)	(0.01)	(0.5)	(1.1)	(0.05)	(0)	(5)	(0.28)	(0.5)	(0)	—	0
(0.5)	(0.11)	—	(Tr)	(1)	(1)	(36)	0	—	—	—	0	0	0	—	—	—	—	(2)	(0.03)	(0.02)	(0.4)	(1.2)	(0.04)	0	(4)	(0.21)	(0.9)	0	—	
(0.6)	(0.12)	(0.40)	(Tr)	(1)	(1)	(36)	0	0	(150)	0	(150)	(13)	0	(0.1)	0	(0.3)	(0.9)	(11)	(0.03)	(0.02)	(0.4)	(1.3)	(0.04)	0	(5)	(0.21)	(0.9)	0	—	0
(0.5)	(0.09)	(0.32)	0	0	0	(14)	0	0	0	0	0	0	0	0	0	(0.3)	(0.9)	(2)	(0.01)	(0.01)	(0.1)	(0.8)	(0.01)	0	(1)	(0.05)	(0.6)	0	—	(0.1)
(0.4)	(0.09)	(0.31)	0	(1)	(1)	(22)	0	0	0	0	0	0	0	(Tr)	(Tr)	(0.4)	(1.2)	(2)	(0.02)	(0.02)	(0.1)	(1.0)	(Tr)	0	(2)	(0.10)	(1.0)	0	—	(0.1)
(0.8)	(0.13)	(0.51)	0	(1)	0	(46)	0	0	0	0	0	0	0	(Tr)	0	(0.3)	(0.9)	(2)	(0.02)	(0.01)	(0.1)	(1.1)	(0.02)	0	(3)	(0.22)	(0.9)	0	—	(0.1)
(0.6)	(0.12)	(0.41)	0	(Tr)	(Tr)	(34)	0	0	0	0	0	0	0	0	0	(0.6)	(1.7)	(3)	(0.01)	(0.02)	(0.1)	(1.0)	(Tr)	0	(1)	(0.08)	(1.2)	0	—	0
0.4	0.12	0.18	0	1	5	38	0	0	2	—	2	0	0	—	—	—	—	1	0.06	0.02	0.2	(0.9)	0.04	0	9	0.17	1.5	0	—	0.1
(0.8)	(0.12)	(0.48)	0	0	0	0	0	0	0	0	0	0	0	(Tr)	0	(0.2)	(Tr)	(1)	(0.02)	(0.01)	(0.2)	(1.1)	(0.02)	0	(3)	(0.12)	0	0	—	(0.2)
(0.5)	(0.08)	(0.30)	0	0	(1)	0	0	0	0	0	0	0	0	0	0	0	0	0	(0.01)	(Tr)	(0.1)	(0.7)	(0.01)	0	(2)	(0.07)	(Tr)	0	—	0
(0.6)	(0.02)	(0.01)	(20)	(9)	0	(4)	(87)	(Tr)	(4)	(4)	(6)	(88)	(1.4)	(0.5)	0	(0.1)	0	(5)	(0.04)	(0.20)	(0.1)	(1.5)	(0.05)	(0.5)	(18)	(0.69)	(8.4)	(1)	—	(0.2)
0.3	0.05	0.08	—	—	—	—	(0)	12	84	79	130	11	—	3.7	0.1	3.8	1.8	—	0.02	0.05	0.7	(1.3)	0.06	—	8	0.30	—	(0)	—	1.2
0.5	0.21	0.40	260	0	3	10	(0)	—	—	—	(0)	(0)	—	6.2	0.3	0.8	0.1	—	0.26	0.06	4.3	(5.6)	—	—	70	0.94	1.6	15	—	1.0
0.7	0.20	0.30	—	—	—	—	0	0	0	0	0	0	—	2.6	0.1	0.7	0.8	4	0.25	0.05	4.2	(5.2)	0.54	—	36	1.08	—	9	—	0.9
—	—	—	—	—	—	—	0	—	—	—	10	1	(0)	—	—	—	—	—	—	0.03	0.1	(0.3)	—	—	—	—	—	0	—	0.1
4.3	0.84	71.00	—	—	—	—	(0)	—	—	—	21000	1800	(0)	16.0	0.1	1.5	0	4000	0.30	1.16	6.0	(14.0)	0.69	(0)	1000	4.10	—	110	—	0
6.3	0.60	—	—	—	—	—	(0)	—	—	—	29000	2400	(0)	28.0	0	0	0	2900	0.60	1.35	4.0	12.0	0.96	(0)	1200	3.70	—	60	—	0
Tr	Tr	0.24	0	0	0	0	(0)	—	—	—	(0)	(0)	(0)	—	—	—	—	0	0	0.03	0.1	0.1	Tr	(0)	2	0	0.2	0	—	0
4.0	2.10	21.00	6	8	18	2	(0)	—	—	—	900	75	(0)	9.8	0	1.6	0	1500	0.10	0.80	10.0	13.0	0.28	(0)	210	2.00	32.0	0	—	0
Tr	0	0.03	0	0	0	0	0	0	0	0	0	0	0	0	0	0	0	0	0	0.01	0.8	(0.8)	0	0	0	0	1.7	0	—	0
7.0	3.80	—	—	—	—	—	0	—	—	—	30	3	(0)	0.3	0	4.3	0.1	2	0.16	0.22	2.3	6.6	0.08	0	31	0.85	—	0	—	0
Tr	0.01	0.09	—	—	—	—	(0)	—	—	—	(0)	(0)	(0)	—	—	—	—	(0)	0	0	0.1	0.1	0.02	0	0	0.07	—	0	9.1	0
Tr	0.02	0.15	Tr	0	2	1	(0)	—	—	—	(0)	(0)	(0)	—	—	—	—	(0)	0	0.01	0.1	0.1	0.03	0	0	0.07	1.9	0	9.3	0
Tr	0.02	0.10	—	—	—	—	0	0	0	0	0	0	0	0	0	0	0	0	0	0	0.1	0.1	0.02	0	0	0	—	0	8.5	0
0.1	Tr	0.16	1	0	0	1	0	0	0	0	0	0	0	0	0	0	0	0	Tr	0	0	Tr	0.07	0	0	0	0	0	12.3	0
0.1	Tr	0.18	—	—	—	—	0	0	0	0	0	0	0	0	0	0	0	0	Tr	0	0	(Tr)	0.12	0	0	0.02	—	0	12.3	0
0.1	Tr	0.19	—	—	—	—	0	0	0	0	0	0	0	0	0	0	0	0	Tr	0	0	(Tr)	0.09	0	0	0	—	0	12.3	0
0.1	0.01	0.16	—	—	—	—	0	0	0	0	0	0	0	0	0	0	0	0	0	0	0	(Tr)	0.12	0	0	0.06	—	0	12.5	0
0.1	0.01	0.20	—	—	—	—	0	0	0	0	0	0	0	0	0	0	0	0	0	0	0	(Tr)	0.14	0	0	0.06	—	0	12.0	0
Tr	Tr	0.01	1	Tr	0	0	0	0	0	0	0	0	0	0	0	0	0	0	0	0.02	0.8	0.9	0.05	0.1	7	0.08	0.9	0	3.7	0
Tr	Tr	0.02	—	—	—	—	0	0	0	0	0	0	0	0	0	0	0	0	0	0.04	1.0	(1.1)	0.07	Tr	9	0.04	—	0	4.2	0
—	—	—	—	—	—	—	(0)	—	—	—	(0)	(0)	(0)	—	—	—	—	(0)	(0)	(0)	(0)	0	(0)	(0)	(0)	(0)	—	(0)	29.0	(0)
—	—	—	—	—	—	—	(0)	—	—	—	(0)	(0)	(0)	—	—	—	—	(0)	(0)	(0)	(0)	0	(0)	(0)	(0)	(0)	—	(0)	20.5	—
0	Tr	Tr	—	—	—	—	—	—	—	—	—	—	—	—	—	—	—	—	—	—	—	0	—	—	—	—	—	—	29.3	0
Tr	0.03	0	—	—	—	—	(0)	—	—	—	(0)	(0)	(0)	—	—	—	—	(0)	(0)	(0)	(0)	0	(0)	(0)	(0)	(0)	—	(0)	33.4	0
Tr	0.01	0	—	—	—	—	(0)	—	—	—	(0)	(0)	(0)	—	—	—	—	(0)	(0)	(0)	(0)	0	(0)	(0)	(0)	(0)	—	(0)	33.4	0
Tr	0.01	0.01	0	0	1	Tr	(0)	—	—	—	(0)	(0)	—	—	—	—	—	—	0	0.01	Tr	Tr	0.01	0	0	0	0.1	0	10.2	0
0	0.05	0.04	—	—	—	—	(0)	—	—	—	(0)	(0)	—	—	—	—	—	—	Tr	0	Tr	Tr	0.01	0	0	0	—	0	9.5	0

【巻末資料 2】主な食品の旬

いも類	4月	5月	6月	7月	8月	9月	10月	11月	12月	1月	2月	3月	備考
じゃがいも		■	■				■	■					新じゃがは春
さつまいも						■	■	■	■				
さといも					■	■	■	■	■				
やまのいも							■	■	■				春に採取する地域もある
こんにゃくいも							■	■					
きくいも								■	■				

豆類	4月	5月	6月	7月	8月	9月	10月	11月	12月	1月	2月	3月	備考
大豆				■	■		■	■	■				夏に採取されるのは枝豆
小豆							■	■	■	■	■		
ささげ				■	■	■							
えんどう豆	■	■	■									■	グリーンピースやさやえんどうとして出荷
いんげん豆			■	■	■	■							さやいんげんとして出荷
そら豆	■	■											

種実類	4月	5月	6月	7月	8月	9月	10月	11月	12月	1月	2月	3月	備考
くるみ						■	■						
ごま						■	■						
らっかせい						■	■						
ぎんなん							■	■					
くり						■	■						

野菜類	4月	5月	6月	7月	8月	9月	10月	11月	12月	1月	2月	3月	備考
キャベツ	■	■	■	■				■	■	■	■	■	春キャベツと冬キャベツがある
こまつな								■	■	■	■	■	
しそ			■	■	■	■							青じそと赤じそがある
はくさい								■	■	■	■		
ほうれんそう								■	■	■	■		
長ねぎ								■	■	■	■		根深ねぎと葉ねぎがある
カリフラワー								■	■	■	■	■	
食用菊							■						
ブロッコリー							■	■	■	■	■	■	
アスパラガス	■	■	■										
たけのこ	■	■											
たまねぎ	■												新たまねぎは春。品種・産地により年中収穫可能
にんにく		■	■	■	■	■							
れんこん								■	■	■	■	■	
わさび							■	■	■				冬にとれるものが辛みが強い
かぼちゃ				■	■	■	■	■	■				貯蔵により甘みが増す
きゅうり				■	■	■							
ししとうがらし				■	■	■							
トマト				■	■	■							
なす				■	■	■							
にがうり				■	■	■							
ピーマン			■	■	■	■							
しょうが			■	■									新しょうがは初夏
ごぼう	■	■	■				■	■	■				新ごぼうは春～初夏
だいこん							■	■	■	■	■	■	冬にとれるものが甘みがある。年中収穫可能
にんじん							■	■	■				冬にとれるものが甘みがある。年中収穫可能
ビート			■	■				■	■	■			
とうもろこし（未熟）				■	■								

果実類	4月	5月	6月	7月	8月	9月	10月	11月	12月	1月	2月	3月	備考
日本なし				■	■	■							
洋なし					■	■							追熟するため出荷時期はずれる
りんご							■	■	■				
うめ			■	■									
もも				■	■	■							
かき							■	■					
いちご	■	■											需要が多いのは 12月ごろ
いちじく				■	■	■	■						
キウイフルーツ								■	■	■	■	■	国産は冬～春
パインアップル			■	■	■								ほとんどが輸入
バナナ				■	■	■							国産は沖縄などの島バナナ。ほとんどが輸入
パパイア			■	■	■	■							
ブドウ				■	■	■							
ブルーベリー				■	■								
うんしゅうみかん							■	■	■				
グレープフルーツ	■	■											ほとんどが輸入
レモン							■	■	■				早期に収穫するとグリーンレモン
すいか				■	■								
メロン		■	■										

※ 品種や産地により前後することがあります。

【チェック問題 解答】

チェック問題Ⅰ（p.14）

①×：消費者（高次） ②×：低い ③○ ④×：距離 ⑤×：大きい
⑥○ ⑦×：減少 ⑧○ ⑨×：含まれない ⑩○

チェック問題Ⅱ（p.70）

【穀 類】

①×：20：80 ②○ ③×：少ない ④×：薄力粉 ⑤×：ホルデインやホルデニン
⑥○ ⑦×：タデ科 ⑧×：しない ⑨×：乳酸菌 ⑩○

【いも及びでん粉類】

①○ ②×：片栗粉 ③×：放射線 ④×：塊根 ⑤○
⑥×：ガラクタン ⑦×：サトイモ科 ⑧×：水酸化カルシウム ⑨○ ⑩×：イヌリン

【砂糖及び甘味料】

①○ ②×：分蜜糖 ③精製糖（ざらめ糖） ④×：でん粉 ⑤○
⑥○ ⑦×：糖アルコール ⑧×：還元 ⑨×：フェニルアラニン ⑩○

【豆 類】

①×：グリシニン ②○ ③×：マグネシウム ④×：フルクタン ⑤×：大豆
⑥○ ⑦×：えんどう豆 ⑧○ ⑨×；そら豆 ⑩緑豆

【種実類】

①×：堅果類 ②○ ③×：α-リノレン酸 ④○ ⑤×：マメ科
⑥×：地下 ⑦×：イチョウ ⑧×：ビタミンB6 ⑨×：ルテイン ⑩○

【野菜類】

①×：花菜類 ②×：アブラナ科 ③○ ④○ ⑤×：チロシン
⑥○ ⑦×：ククルビタシン ⑧○ ⑨×：ミロシナーゼ ⑩○

【果実類】

①○ ②○ ③×：アミグダリン ④×：γ-ウンデカラクトン ⑤×：不溶化
⑥×：カリステフィン ⑦×：ブロメライン（ブロメリン） ⑧×：酒石酸
⑨×：ヘスペリジン ⑩○

【きのこ類】

①×：キチン ②○ ③○ ④×：レンチオニン ⑤×：グアニル酸 ⑥○
⑦×：分解 ⑧○ ⑨×：現在のところ、できない ⑩○

【藻 類】

①×：褐藻類 ②○ ③×：フィコエリトリン（フィコエリスリン）
④×：マンニトール（マンニット） ⑤×：アルギン酸 ⑥×：紅藻類
⑦×：アガロースとアガロペクチン ⑧○ ⑨×：褐藻類 ⑩×：わかめ

チェック問題Ⅲ（p.134）

【肉 類】

① ×：筋原線維　② ○　③ ×：グリコーゲン　④ ×：低下する　⑤ ○

⑥ ×：ミオグロビン　⑦ ×：亜硝酸ナトリウム　⑧ ×：羊腸　⑨ ○　⑩ ×：マトン

【魚介類】

① ×：（高度）不飽和　② ○　③ ×：20％以下　④ ×：トリメチルアミン　⑤ ○

⑥ ○　⑦ ×：イワシ　⑧ ×：白身　⑨ ×：ベタイン　⑩ ×：コハク酸

【乳 類】

① ×：3％　② ×：カゼイン　③ ×：トリアシルグリセロール　④ ○　⑤ ×：含まれる

⑥ ×：ラクトース　⑦ ×：キモシン（レンネット）　⑧ ×：乳飲料　⑨ ○　⑩ ○

【卵 類】

① ×：炭酸カルシウム　② ○　③ ○　④ ×：卵白　⑤ ×：ビオチン

⑥ ○　⑦ ×：ルテイン　⑧ ○　⑨ ×：卵黄　⑩ ×：アルカリ性

チェック問題Ⅳ（p.167）

【油脂類】

① ×：高い　② ×：高い　③ ×：ウインタリング　④ ×：糠　⑤ ×：焙煎の程度

⑥ ×：高い　⑦ ○　⑧ ○　⑨ ×：水素　⑩ ×：植物性

【調味料及び香辛料】

① ×：水中油滴（O/W）　② ×：しいたけ　③ ○　④ ×：ピペリン⑤ ×：カプサイシン

⑥ ○　⑦ ×：ミロシナーゼ　⑧ ○　⑨ ×：シナモン　⑩ ×：クルクミン

【調味料及び香辛料】

① ×：水中油滴（O/W）　② ×：しいたけ　③ ○　④ ×：ピペリン　⑤ ×：カプサイシン

⑥ ○　⑦ ×：ミロシナーゼ　⑧ ○　⑨ ×：シナモン　⑩ ×：クルクミン

【嗜好飲料類】

① ×：不発酵茶　② ×：発酵茶　③ ×：半発酵茶　④ ○　⑤ ×：テアニン

⑥ ○　⑦ ×：テアフラビン　⑧ ○　⑨ ○　⑩ ×：テオブロミン

チェック問題Ⅴ（p.210）

【微生物利用食品】

① ×：醸造酒　② ×：並行複発酵酒　③ ×：フムロン　④ ○　⑤ ○

⑥ ×：混成酒　⑦ ×：大豆　⑧ ×：低い　⑨ ○ ⑩ ×：麹カビ

【器具と容器包装】

① ○　② ×：優れている　③ ×：ポリエチレン　④ ×：低い　⑤ ○

⑥ ○　⑦ ×：ブリキ　⑧ ×：低い　⑨ ○　⑩ 熱可塑性

【引用・参考文献】

- インフォビジュアル研究所「図解でわかる 14 歳から知る食べ物と人類の 1 万年史」、太田出版、2021 年
- 塚本 学 著「生き物と食べ物の歴史」、高志書院、2021 年
- 八木 宏典 監修「最新日本の農業図鑑」、ナツメ社、2021 年
- 遠藤 泰志・池田 郁男 編著「新版 基礎食品学」、アイ・ケイコーポレーション、2020 年
- 太田 英明、白土 英樹、古庄 律 編集「食べ物と健康 食品の科学 改訂第 3 版」、南江堂、2022 年
- 長澤 治子 編著「食べ物と健康 食品学・食品機能学・食品加工学 第 3 版」、医歯薬出版、2017 年
- 五明 紀春、三浦 理代 、田島 眞 共著「スタンダード食品学 改訂新版」、アイ・ケイコーポレーション、2016 年
- 独立行政法人 環境再生保全機構 HP（https://www.erca.go.jp/）
- 一般社団法人 日本生活習慣病予防協会 HP（https://seikatsusyukanbyo.com/）
- 国立健康・栄養研究所ＨＰ（https://www.nibiohn.go.jp/eiken/）
- 厚生労働省「日本人の栄養と健康の変遷」（https://www.mhlw.go.jp/content/000894103.pdf）
- 文部科学省「日本食品標準成分表 2020 年版（八訂）」（https://www.mext.go.jp/a_menu/syokuhinseibun/mext_01110.html）
- 杉田 浩一、平 宏和、田島 眞、安井 明美 編「新版 日本食品大事典」、医歯薬出版、2020 年
- 日本フードスペシャリスト協会編集「三訂 食品の官能評価・鑑別演習」、建帛社、2015 年
- 瀬口 正晴、八田 一編「新 食品栄養科学シリーズ 食品学各論 第 3 版」、化学同人、2016 年
- 栢野 新市、水品 義之、小西 洋太郎 編 「栄養科学イラストレイテッド　食品学Ⅱ」、羊土社、2016 年
- 下橋 淳子 編著「食べ物と健康Ⅱ［食品学各論］」、八千代出版、2022 年
- 小西 洋太郎、辻 英明、渡邊 浩幸、細谷 圭助 編 「栄養科学シリーズ NEXT 食べ物と健康 食品と衛生　食品学各論 第 4 版」、講談社、2021 年
- 瓦家 千代子「肉の調理」、生活衛生、29 巻 1 号、p.50〜53、1985 年
- 荒川 信彦「肉の熟成について」、調理科学、12 巻 4 号、p.194〜202、1979 年
- 公益社団法人 畜産技術協会ＨＰ（http://jlta.lin.gr.jp/）
- 斉藤 忠夫、根岸 晴夫、八田一 編「畜産物利用学」、文英堂出版 、2011 年
- 一般社団法人 日本養鶏協会ＨＰ（https://www.jpa.or.jp/index.html）
- 山中 良忠、古川 徳「主要鳥卵の各種成分に関する比較研究 1. 主要鳥卵の成分組成」、日本家禽学会誌、12 巻 3 号、p.114〜119、1975 年
- 阿部 宏喜 編「食物と健康の科学シリーズ 魚介の科学」、浅倉書店、2015 年

- 鈴木 平光、和田 俊、三浦 理代 編著「水産食品栄養学－基礎からヒトへ—」、技報堂出版、2004年
- 小泉 千秋、大島 敏明 編「水産食品の加工と貯蔵」、恒星社厚生閣、2005年
- 渡部 終五 編「水産利用化学の基礎（第2版）」、恒星社厚生閣、2020年
- 藤井 建夫 著「塩辛・くさや・かつお節－水産発酵食品の製法と旨味」、恒星社厚生閣、1992年
- 山中 英明 編「魚類の死後硬直」、恒星社厚生閣、2007年
- 鴻巣 章二 監修、阿部 宏喜、福家 眞也 編「シリーズ〈食品の科学〉魚の科学」、朝倉書店、1994年
- 鈴木 たね子「赤身の魚と白身の魚」、日本調理科学会誌9（4）、p.182～187、1976年
- 伊東 肇躬 著「乳製品製造学」、光琳、2011年
- 上野川 修一 編「乳の科学」、朝倉書店、2015年
- 上野川 修一、清水 誠、鈴木 英毅、髙瀬 光德、堂迫 俊一、元島 英雅 編「ミルクの事典」、朝倉書店、2009年
- 農林水産省「ジュニア農林白書 2021年版」
- 齋藤 昭 監修「食品知識ミニブックスシリーズ（改訂3版）食用油脂入門」、日本食糧新聞社、2023年
- 一般社団 法人 日本植物油脂協会　HP（https://www.oil.or.jp/）
- 公益財団 法人 日本食品油脂検査協会　HP（https://www.syken.or.jp/）
- 山野 善正 著「油脂のおいしさと科学—メカニズムから構造・状態、調理・加工まで」、エヌ・ティー・エス、2016年
- 太田 静行、石田賢吾 著「食品調味の知識」、幸書房、2019年
- Zeisel, S. H., et al. Concentrations of choline-containing compounds and betaine in common foods. The Journal of nutrition, 133(5), 1302-1307. (2003)
- Shizuko Yamaguchi. The synergistic taste effect of monosodium glutamate and disodium 5'-inosinate. J. food sci. 32 473-478 (1967)
- Shunsuke Fujii, Yumi Morita, Tomoe Ohta, Takuhiro Uto, Yukihiro Shoyama. Saffron (*Crocus sativus L.*) as a valuable spice and food product: a narrative review. doi: 10.21037/lcm-22-1
- 國﨑 直道、川澄 俊之 編著「改訂初版 食品加工学概論」、同文書院、2013年
- 河端 俊治、菅野 三郎 編、「加工食品と食品衛生」、新思潮社、1973年
- 尾辻 昭秀 他、「(改訂3版）冷凍食品入門」、日本食糧新聞社、2014年
- 矢野 俊博、西野 甫 監修、「(改訂2版）レトルト食品入門」、日本食糧新聞社、2015年

索　引

イラスト 食品学各論

ISBN 978-4-8082-6087-3

2023 年 9 月 11 日 初版発行

著者代表 © 北 越 香 織

発 行 者 鳥 飼 正 樹

印 刷
製 本 ㈱メデューム

発行所 株式会社 東京教学社

郵便番号 112-0002
住 所 東京都文京区小石川 3-10-5
電 話 03（3868）2405
F A X 03（3868）0673

http://www.tokyokyogakusha.com